水利工程与血吸虫病防治

《水利工程与血吸虫病防治》编委会　编

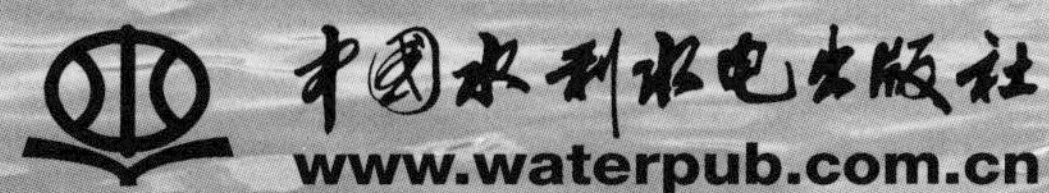

内 容 提 要

本书介绍了我国血吸虫病的流行历史、流行范围、流行因素，以及血吸虫病危害、防治历程，不同历史阶段的防治策略和措施以及防治成效；系统总结了水利血防工程措施的类型、原理和技术要求；重点阐述了防止钉螺扩散的钉螺水力学研究成果；探讨了钉螺在水体中的运动特性和运动规律，取得了有关钉螺生物水力学的物理参数、实用公式、沉降和起动流速值域，形成了钉螺生物水力学新的边缘学科。

本书既是对我国50多年水利血防工作的系统总结，又是对水利血防工程研究成果的回顾；同时结合长江流域水利血防工程指标评价项目5年来工作实践经验而组织编撰的，既有利于从事水利血防的工程技术人员在工作中查阅和借鉴有关信息，又可供相关科研院所及大专院校师生作为教学科研的参考。

图书在版编目（CIP）数据

水利工程与血吸虫病防治 / 《水利工程与血吸虫病防治》编委会编. -- 北京 : 中国水利水电出版社, 2011.12
ISBN 978-7-5084-9384-8

Ⅰ. ①水… Ⅱ. ①水… Ⅲ. ①血吸虫病－防治 Ⅳ. ①R532.21

中国版本图书馆CIP数据核字(2011)第281488号

书　名	**水利工程与血吸虫病防治**
作　者	《水利工程与血吸虫病防治》编委会　编
出版发行	中国水利水电出版社 (北京市海淀区玉渊潭南路1号D座　100038) 网址：www.waterpub.com.cn E-mail：sales@waterpub.com.cn 电话：(010) 68367658 (发行部)
经　售	北京科水图书销售中心（零售） 电话：(010) 88383994、63202643、68545874 全国各地新华书店和相关出版物销售网点
排　版	中国水利水电出版社微机排版中心
印　刷	长江空间信息技术工程有限公司（武汉）航测信息制印分公司
规　格	184mm×260mm　16开本　21.75印张　402千字　4插页
版　次	2011年12月第1版　2011年12月第1次印刷
印　数	0001—1000册
定　价	**65.00**元

《水利工程与血吸虫病防治》
编委会

主　　编　彭　汛

副 主 编　（按姓氏笔画为序）

朱朝峰　陈红根　邱东川　张世清
郑承泽　徐兴建　喻　伟　蔡凯平

编写人员　（按姓氏笔画为序）

元　艺　湖北省疾控中心血吸虫病防治研究所
方育红　江汉大学
吕尚标　江西省寄生虫病防治研究所
朱朝峰　长江水利委员会
李以义　湖南省血吸虫病防治研究所
陈红根　江西省寄生虫病防治研究所
张世清　安徽省寄生虫病防治研究所
邱东川　四川省 CDC 寄生虫病预防控制所
郑承泽　长江水利委员会
钟　波　四川省 CDC 寄生虫病预防控制所
徐兴建　湖北省疾控中心血吸虫病防治研究所
黄轶昕　江苏省血吸虫病防治研究所
彭　汛　长江水利委员会
喻　伟　长江水利委员会
蔡凯平　湖南省血吸虫病防治研究所
操治国　安徽省寄生虫病防治研究所

本书作者分工

前言		徐兴建、元　艺
1	中国血吸虫病概况	邱东川、钟　波
2	水环境与血吸虫病传播的关系	钟　波、邱东川、朱朝峰、郑承泽
3	水利工程对血吸虫病流行的影响	蔡凯平、李以义、黄轶昕
4	三峡工程与大型调水工程对血吸虫病流行的影响	黄轶昕、蔡凯平、操治国、徐兴建、朱朝峰
5	长江中下游湖泊治理工程与血吸虫病防控的关系	张世清、陈红根、蔡凯平、黄轶昕、徐兴建、朱朝峰
6	水利血防工程措施技术要点	朱朝峰、操治国、张世清、彭　汛
7	水利血防工程效果评价	吕尚标、陈红根、朱朝峰、彭　汛
8	水利血防工程实例	操治国、张世清、陈红根、吕尚标、黄轶昕、蔡凯平、李以义、钟　波、邱东川、朱朝峰
附录 1	水利血防常用术语解释	朱朝峰、彭　汛、徐兴建
附录 2	我国水利血防和卫生血防大事记	朱朝峰、彭　汛
附录 3	2004～2008 年全国血防规划水利血防工程已完工程汇总表	方育红、朱朝峰

序

血吸虫病在我国流行历史悠久，严重危害人民群众身体健康，阻碍疫区经济和社会发展。新中国成立以来，我国加强了血吸虫病防治工作，取得了举世瞩目的成就。12个血吸虫病历史流行省份中，已有广东、上海、福建、广西和浙江5个省（直辖市）达到了传播阻断标准，目前我国血吸虫病主要分布在山丘型流行区的四川、云南2省和湖沼型流行区的湖南、湖北、江西、安徽、江苏5省。由于长江水系及地理环境复杂，两岸洲滩植被茂密，水位波动幅度大，非常适合钉螺孳生，以致血吸虫病在这一区域广为流行。

血吸虫病的流行因素复杂，其传播的完成与水的关系密不可分。在血吸虫生活史中，虫卵孵化、毛蚴感染钉螺、尾蚴自钉螺逸出、尾蚴感染人、畜，均在水中进行。血吸虫的唯一中间宿主是钉螺，螺卵的孵化、幼螺成长发育必须在水中进行，成螺产卵也必须在潮湿土壤中完成。由此可见，血吸虫病的每一个传播环节都离不开水。而人群各项生产、生活均和水密切联系，因此，血吸虫病流行区多分布于水量丰沛的南方江河湖泊地区。

新中国成立以来，我国政府在各项水利工程建设中，不仅坚持工程观点、经济观点，而且坚持生态观点和人群健康的观点。血吸虫病流行区几十年江河湖泊的治理和水利工程建设，可以见证是一部治水与治虫相结合的历史篇章。实践证明，水利工程与血防有机结合，可以有效地改变钉螺孳生环境，从而达到压缩钉螺面积和灭螺的效果，减少了人、畜感染血吸虫病的机会，促进了疫区的经济社会发展。为系统地总结新中国成立后60年来水利工程与血吸虫病防治相结合所取得的成果、经验和教训，规范水利血防工程技术要求，探讨水利血防工程效果评价方法，长江水利委员会血吸虫病防治办公室组织全国从事水利血防工作的10余位专家，编写了这本《水利工程与血吸虫病防治》。该书内容涵盖中国血吸虫病流行概况，水环境与血吸虫病传播的关系，水利工程对血吸虫病流行的影响，三峡工程与大型调水工程对血吸虫病流行的影响，长江中下游湖泊治理与血吸虫病防控的关系，水利血防工程措施技术要点，水利血防工程管理和效果评价及水利血防工程实例等8个方面。该书还对近年来我国水利血防新理论、新方法和新技术作了系统介绍，具有较强的科学性、系统性和实用性。

本书不失为水利血防工作人员的实用工具书，同时还可供相关科研院所的科研人员及大专院校的师生作为教学科研的参考书。该书的出版对我国水利血防工作的深入开展将起到推动和指导作用。

鄂竟平

2011年11月

前言

我国血吸虫病分布在长江流域及长江以南的上海、江苏、浙江、安徽、江西、湖北、湖南、四川、福建、广东、广西及云南等12个省（自治区、直辖市）。

我国从1955年就确定了以消灭钉螺为主阻断血吸虫病传播的防治策略，半个世纪以来钉螺控制策略伴随着防治血吸虫病工作的进程以及社会、经济因素的改变而发生相应的改变。1958年全国第一个以消灭钉螺为目标的江西省余江县，宣布消灭血吸虫病。从20世纪60～70年代开始，国家把防治血吸虫病的重点放在控制钉螺的流行环节上。在全国范围内兴起了千军万马送瘟神的灭螺会战，取得了明显成效。到70年代末，我国371个血吸虫病流行县中约占1/3的地区达到了消灭血吸虫病的标准。

经过50余年的有效防治，全国血吸虫病防治工作取得举世瞩目的成绩。至1995年，已有广东、上海、福建、广西、浙江5省（自治区、直辖市）阻断了血吸虫病的传播。在疫区范围大幅度压缩的同时，疫情和病情显著减轻。全国血吸虫病人数由新中国成立初期的1160万人降至现在的84万人左右，下降幅度达93%；钉螺面积由143亿m^2降至现在的37.8亿m^2，下降74%，有效地保护了人民的健康，推动了经济的发展。在效果（效益）方面除血防效果（效益）外，同时实现了农业、水利、林业、船运、交通等综合效益。使昔日的“水窝子、虫窝子、穷窝子”变成了人寿年丰的米粮川，疫区面貌发生了翻天覆地的巨大变化。

钉螺是日本血吸虫的唯一中间宿主，1984年，根据WHO提出的经济不发达国家采用疾病控制的防治策略，我国在不同流行类型地区开展了大量的防治对策研究。提出了湖区和山区、水位控制地区和未控制地区不同的防治策略。对江河水位不能控制且灭螺效果难以巩固的地区，推行疾病控制为主的防治策略，在不受江河水位影响且尚能消灭钉螺的地区，仍实施钉螺控制为主以达传播阻断的防治策略。

随着现代医学模式从生物医学模式向生物—心理—社会医学模式的转变，血吸虫病预防的目标和策略也发生了很大变化。我国根据血吸虫病流行和防治的实际情况，2006年，将血吸虫病防治目标分为疫情控制、传播控制、传播阻断和消灭4个阶段，并制定了相应的国家标准《血吸虫病控制和消灭标准》（GB 15976—2006）。因此，防治策略的选择取决于防治目标，同时还要考虑社会经济发展要求及资源承受能力等。目前我国血吸虫病防治策略在钉螺控制方面是根据不同防治目标来决定的，实际上防治目标进入传播控制阶段后，对控制钉螺的指标和要求更加严格，各地在制定防治策略和目标上，都贯彻"因地制宜、综合治理、科学防治"的方针，针对当地实际情况和条件，制定切实可行的防治对策。

控制钉螺是消灭血吸虫病的一项重要措施。消灭钉螺要全面规划，坚持按水系、分片块、先上游、后下游、由近及远、先易后难的原则，因时因地制宜地采取综合措施，做到灭一块、清一块、巩固一块。控制钉螺的方法有药物灭螺、环境改造、生物灭螺、物理灭螺。在控制血吸虫病传播中，主要以药物和综合性措施灭螺为主。

对于钉螺分布环境极为复杂、水位不能控制、单一措施灭螺难以奏效的地区，在经过多年的摸索和实践，已经总结出了一套行之有效的对策、措施和办法，即通过政府组织、部门配合、群众参与，采取"综合治理、科学防治"的方法，结合农业、水利、林业、交通以及城市建设，不仅可以有效地改变钉螺孳生环境，减轻人、畜感染，而且还可收到血防、生态环境、社会经济等多方面的综合效益，促进疫区经济的同步发展。

钉螺的生存、繁殖及其扩散与水有着非常密切的联系，在湖区，由于围湖垦种、兴修水利，血吸虫病流行类型已由湖沼型演变为渠网型，钉螺由过去的局灶型分布变为现在的沿水系线状分布。在湖沼水网地区，目前渠道钉螺面积已占该地区钉螺面积的90%以上。因居民多沿渠而居，人们生产、生活极易造成血吸虫病感染和重复感染。由于该地区排灌设施和大小渠系已形成一定规模，只能通过水利结合灭螺来改变钉螺孳生环境。在水利建设结合灭螺中，水利部门坚持以"疫区优先治水、治水优先灭螺"为指导原则，将水利建设结合灭螺进行统筹规划和实施，对有钉螺孳生的大江大河治理、堤防加固、修建水库、涵闸改建、湿地保护、分蓄洪区等工程建设，采取河道疏浚扩洗、裁弯取直、渠坡硬化、抬洲降滩以及针对引洪扩散钉螺的涵闸和渠道增设防螺设施等有效的工程措施消灭钉螺。在结合农田小型水利建设灭螺方面，通过治山治水、围湖造田、围垦种植，包括高围垦种、矮围垦种、不围垦种、堵湖汊垦种以及蓄水养殖水淹灭螺等综合性措施，采取开新沟填旧沟、沟渠硬化、抽槽土埋、卷滩土埋、吸淤填埋、引洪导淤填埋等，也可以有效地改造有螺环境。这些工程措施对控制血吸虫病传播、巩固血防成果具有重要意义。

据统计，1956 年全国 12 个省（自治区、直辖市）累计查出钉螺面积 143.21 亿 m^2。钉螺面积最多的是湖北省（43 亿 m^2），占全国总钉螺面积的 33.03%，其次是湖南省（35.38 亿 m^2），占 24.07%，第三是江西省（23.95 亿 m^2），占 16.72%，江苏省和安徽省分别为 14 亿 m^2 和 12.62 亿 m^2。这 5 个省合计 128.92 亿 m^2，占全国总钉螺面积的 90%以上，钉螺主要分布于洞庭湖、鄱阳湖及长江中下游的江汉平原以及江湖洲滩地区。

经过 50 余年的有效防治和综合治理控制钉螺，截至 1995 年的调查结果显示，上海、广东、广西、福建、浙江 5 省（自治区、直辖市）的钉螺面积下降了 99%以上，实现了血吸虫病的传播阻断目标。到 2003 年，全国钉螺面积已由 1956 年的 143.21 亿 m^2 下降到 37.89 亿 m^2，下降了 73.56%。湖区 5 省的钉螺面积排序也发生了明显的变化。

据 2003 年统计，全国 433 个流行县（市、区）中，已有 260 个县（市、区）阻断了血吸虫病的传播，63 个县（市、区）控制了传播，占 74.59%。由此表明，达到血吸虫病传播阻断和传播控制县（市、区）的比例与钉螺面积的下降幅度是一致的。可见钉螺控制所取得的成绩对于压缩疫区范围、改变疫区面貌、促进疫区社会经济发展具有极其重要的作用和深远的现实意义。

目前，全国 37.89 亿 m^2 钉螺面积中，湖沼地区为 36.18 亿 m^2，占 95.48%；水网地区为 419 万 m^2，占 0.11%，山丘地区为 1.67 亿 m^2，占 4.42%。由于长江流域洪涝灾害频繁，尤其是 1998 年特大洪水，使湖沼地区血吸虫病流行区钉螺扩散加剧，阳性钉螺分布范围明显扩大，人、畜感染的危险度增加，钉螺面积呈持续上升的趋势。近年来，随着生态环境的改变，湖沼地区许多过去通过围垦消灭钉螺的地区，在实施“平垸行洪、退田还湖、移民建镇”治水措施后，将可能重新衍生为钉螺孳生地。山丘地区钉螺孳生环境复杂，交通不便，灭螺难度大。

《水利工程与血吸虫病防治》一书共分8章。在中国血吸虫病概况章节中，介绍了我国血吸虫病流行历史、防治历程、流行范围、流行因素、血吸虫病危害、不同阶段的防治策略和措施以及防治成效；在水环境与血吸虫病传播的关系章节中，介绍了水与血吸虫生活史的关系，包括水与血吸虫中间宿主钉螺和血吸虫感染的关系；在水利工程对血吸虫病流行的影响和三峡工程与大型调水工程对血吸虫病流行的影响章节中，介绍了三峡建坝、南水北调、平垸行洪、退田还湖、移民建镇等大型水利工程建设对钉螺扩散和血吸虫病传播的潜在影响。鉴于水利工程建设可能导致钉螺扩散，形成新的钉螺孳生地等潜在危险因素，血吸虫病流行区省级血防专业机构都对兴建的大型水利建设项目进行了卫生学调查，并采取必要的血吸虫病预防、控制措施。江苏省血吸虫病防治研究所对南水北调东线一期工程、安徽省血吸虫病防治研究所对“引江济淮”和“引江济巢”水利工程、浙江省血吸虫病防治中心对合溪水库工程，湖北省疾病预防控制中心血吸虫病防治研究所对南水北调中线引江济汉水利工程以及武昌大东湖生态水网构建等大型工程项目均开展了卫生学评价。针对不同建设工程规模，指出了引水、输水、蓄水、供水及航运等对于钉螺扩散的风险，提出了在规划、论证、建设和运行阶段的对策和措施。因此，在工程建设中只要采取相应的干预措施，可以将血吸虫病传播风险降到最低。

水利血防工程措施技术要点和水利血防工程管理和效果评价章节，除了介绍硬化护坡、抬洲降滩、裁弯取直、渠坡硬化、开新沟填旧沟等水利血防工程措施的类型、原理和技术要求外，重点阐述了钉螺水力学新技术防止钉螺扩散研究成果。为了防止钉螺随水流扩散，20世纪80年代以来，国内不少学者运用流体力学、生物学、水力学、泥沙运动力学、钉螺生态学、水利学等多学科理论，探讨钉螺在水体中的运动特征和规律，取得了有关钉螺生物水力学的物理参数、实用公式、沉降和起动流速值域，形成了钉螺生物水力学新的边缘学科。目前，“沉螺池”和“中层引水”两种防螺扩散新技术已在全国血吸虫病疫区推广应用并纳入水利行业技术标准，为大江大河防止钉螺扩散及对涵闸的改建提供了理论依据和实用、有效的防螺工程模式。

水利血防工程是血防工作的重要组成部分，也是水利工作的重要任务之一。水利血防主要是通过水利措施和防螺设施的建设治理钉螺孳生环境，以达到防螺和灭螺的目的。在水利工程建设过程中增加血防工程措施，能够防患于未然，避免血吸虫病疫情蔓延。为了对水利血防工程措施的效果进行评价，近年来，水利部长江水利委员会血吸虫病防治领导小组办公室在湖北、湖南、江西和云南4省选择了典型工程作为试点进行水利血防效果监测。5年的连续监测结果发现，凡是工程覆盖的范围并按水利血防工程计划实施的地区，螺情和病情均有明显下降，该项监测工作为今后水利血防工程的设计、施工及运行管理等提供了科学依据。此外，水利部长江委血防办公室还组织有关省份的血防专业机构开展水利血防工程指标体系的评价工作。在这章节中重点介绍了水利血防工程评价指标、评价方法以及效果评价的组织实施等，水利血防工程评价指标体系研究工作可谓是从定性评价上升到定量评价开创了新的途径。

水利血防是血吸虫病综合治理的重要组成部分，结合水利工程，实施以环境改造灭螺为主的血吸虫病防治措施。根据《血吸虫病防治条例》的规定，水利部门在血防工作中的职责是负责将水利工程与血防措施相结合并纳入大江大河大湖治理规划，在血吸虫病流行区实施大型水利建设项目时，要科学编制血防专项规划，搞好水利血防工程前期管理和后期管理，将血吸虫病防治设施建设纳入项目内容，一并设计，一并施工和验收，以改善农村水环境，防止疫区钉螺孳生。

在水利血防工程实例章节中，重点介绍国内各省水利结合灭螺成效显著的已建水利工程典型项目，这些水利血防工程在不同范围和规模上均取得了成效。

血吸虫病防治工作是一项系统工程。只有把常规的人、畜查治病，查螺、灭螺工作以及水利血防工程建设与当地的社会经济发展结合起来，采取可持续发展的综合治理策略，才能从根本上防止钉螺扩散和控制血吸虫病传播，最终实现控制血吸虫病传播的目标。

该书的出版，既是对我国60多年水利血防工作的系统总结，又是对水利血防工程研究成果的回顾。从书中所阐述的各个章节精华，仿佛使我们看到许许多多从事水利血防工作的人们所付出的艰辛劳动，体现了他们为了疫区人民健康而奔波在大江大河和江河洲滩的无私奉献精神。编者谨借此机会向战斗在水利血防工作一线的同仁们致以崇高的致敬。

编者

2011年11月

目　　录

1

中国血吸虫病概况

1.1 流行历史

日本血吸虫病在我国流行有很长历史，是我国主要寄生虫病之一。我国古代的史书上有很多关于血吸虫病的记载，公元前16～前15世纪，就有表达晚期血吸虫病腹水的“蛊”字。据考证，古医书里有关水毒、蛊毒的记载，包括了现代血吸虫病的主要症候。20世纪70年代，湖南省长沙市马王堆和湖北省江陵出土的西汉古尸的肝、肠组织中发现有日本血吸虫虫卵，证实日本血吸虫病在我国的流行至少已有2000多年历史。虽然受科技发展水平的限制，我国古医书未能科学地叙述血吸虫病的流行概况和生活史，但对患病季节、感染过程、临床症状和流行区域的描述，与现在了解情况很相似。此外，根据广西发现的钉螺化石推算，早在100多万年以前，我国就有钉螺存在。因此可以证实，血吸虫病在我国流行已久，是一种古老的疾病。1905年，Catto在一个死于新加坡的中国人的肠系膜血管内发现了成虫。同年，美籍医师罗根（Logan）在湖南省常德一名18岁的陈姓居民的粪便中检测出血吸虫虫卵，血吸虫病才逐渐被我国医务工作者认识和了解。此后，一些科学家和医务工作者开展了一些调查，但由于社会体制的原因，新中国成立前数十年只进行了一些自发的零星研究，根本谈不上进行任何防治工作，见诸报道的有关血吸虫病调查和防治研究报告仅20余篇。

新中国成立后，党和政府深刻认识到血吸虫病对人民群众健康的危害，组织技术力量开展防治工作。经过大规模的调查，证明血吸虫病在我国长江流域及其以南的12个省（直辖市、自治区）流行，累计查出病人1200多万人，其中有症状的约占40%，晚期病人（巨脾、腹水、侏儒症型）约占5%，受威胁的人口在1亿人以上，血吸虫病严重危害了疫区人民的健康，阻碍了社会经济的发展。1955年毛泽东主席发出了“一定要消灭血吸虫病”的号召，从中央到地方成立了血吸虫病防治领导小组，建立了血吸虫病防治专业机构，在全国掀起了轰轰烈烈防治血吸虫病的高潮。1984年，邓小平同志批示“防治地方病，为人民造福”。1989年，江泽民同志在致湖区五省血防工作会议的信中指出：“全心全意为人民服务，是共产党唯一的宗旨。和人民群众一起共同努力消灭血吸虫病，是党和政府义不容辞的责任。”从而在20世纪90年代初又掀起了“全民齐动员，再次送瘟神”的血防工作新高潮。1989年起，国务院每年召开全国血防工作会议，研究部署全国血吸虫病防治工作。经过专业人员和疫区群众几十年的艰苦努力，我国血吸虫病防治工作取得了很大的成绩，全国12个流行省（自治区、直辖市）中，广东、上海、福建、广西、浙江相继达到了血吸虫病传播阻断标准，四川、云南达到了血吸虫病传播控制标准，流行严重的湖南、湖北、江西、安徽、江苏等湖区5省均达到疫情控制标准，曾经严重影响我国经济发展和人民身体健康的这一重大疾病得到了基本控制。

1.2 流行概况

1.2.1 我国血吸虫病历史流行情况

新中国成立以后，在党中央、国务院的关注下，全国开展了大规模的血吸虫病调查研究和防治试点工作，至1959年已查明，我国血吸虫病流行区分布在长江流域及以南的湖南、湖北、江苏、浙江、安徽、江西、四川、云南、广东、广西、福建和上海12个省（自治区、直辖市）的部分地区。除湖北省宜昌到上海的长江中下游流行区基本连成一片外，其余均呈片状和点状分布。1959年调查发现，全国病人数达1160万人，受威胁人口达1亿人之多。感染血吸虫病的动物达42种，家畜中以耕牛感染率最高，是我国主要的家畜传染源。钉螺面积为143亿m^2，湖北、湖南、江西、江苏、安徽5省的钉螺面积占全国钉螺孳生面积的90%以上，钉螺分布与血吸虫病流行范围基本一致。全国血吸虫病流行区可分为湖沼型、水网型和山丘型三种类

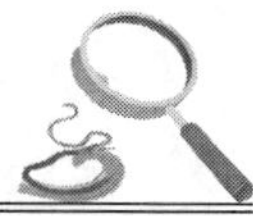

型。湖沼型疫区疫情最为严重，病人数占全国的42. 1%，有螺面积占全国的79.5%；水网地区钉螺沿沟渠成网状分布；山丘型血吸虫病分布十分广泛，除上海市外全国所有的流行省（自治区、直辖市）都有山区型疫区，流行区环境十分复杂。

新中国成立前，长江流域血吸虫病流行猖獗，对人们危害极大。它曾使许多村庄人亡户绝，田园荒芜，一片凄凉景象。毛泽东《送瘟神》诗篇中的“千村薜荔人遗矢，万户萧疏鬼唱歌”，正是农村血吸虫病猖獗流行的真实写照。

经过几十年来的有效防治，全国的血吸虫病防治取得了极大的成就。1989年全国流行病调查显示，全国尚有病人163.8万人，其中晚期病人5.5万人；病畜约20万头；钉螺面积为34.6亿m^2，流行区近1亿人受到血吸虫病的威胁。通过“全国综合治理血吸虫病‘八五’规划”及“世界银行贷款中国血吸虫病控制项目”的实施，至1995年，12个流行省（自治区、直辖市）中先后有广东、上海、福建、广西、浙江5省（自治区、直辖市）消灭了血吸虫病，当年有病人86.5万人，病畜10万头，病人及病牛数分别较1989年下降47.19%和49.87%。

由于血吸虫病流行因素复杂，当防治措施落实不力时，疫情容易出现反复。世界银行贷款项目结束后，全国血吸虫病疫情出现明显回升，血防工作形势十分严峻，为了遏制疫情回升趋势，有效控制血吸虫病的流行，保护人民群众身体健康，2004年，中共中央总书记胡锦涛同志作出重要指示：做好血吸虫病防治工作关系到人民的身体健康和生命安全，关系到经济社会发展和社会稳定。各级党委、政府务必从实践“三个代表”重要思想，坚持立党为公、执政为民的高度，深刻认识做好这项工作的重要性和紧迫性。要加强领导，明确责任；依靠科学，综合治理；发动群众，联防联控；完善政策，增加投入。确保各项防治措施的落实，确保有效控制血吸虫病流行的目标实现。国务院及时下发了《国务院关于进一步加强血吸虫病防治工作的通知》（国发〔2004〕14号），组织编制了《全国预防控制血吸虫病中长期规划纲要（2004～2015年）》（国办发〔2004〕59号）（以下简称《中长期规划纲要》），2006年国务院颁布实施《血吸虫病防治条例》。提出了“预防为主、标本兼治、综合治理、群防群控、联防联控”的工作方针，并及时召开全国血吸虫病防治工作会议，明确了实施以传染源控制为主的血吸虫病防治策略。经过5年的努力，全国血防工作取得显著成效，至2008年全国以行政村为单位，居民和家畜的血吸虫感染率分别降至1.70%和1.38%；血吸虫病病人数减少到41.3万人，比1995年（86.5万人）下降了52.25%；病畜数降至1.05万头，较1995年下降了

89.5%，疫情降至新中国成立以来的最低水平。

1.2.2 全国血吸虫病流行现状

根据卫生部2009年全国血吸虫病疫情通报，全国血吸虫病流行情况如下。

1. 全国血吸虫病地区分布

截至2009年，已有广东、上海、福建、广西、浙江等5省（自治区、直辖市）达到血吸虫病传播阻断标准；四川、云南两个山丘型流行省达到传播控制标准；江苏、江西、湖北、湖南、安徽湖区5省达到疫情控制标准。全国有454个血吸虫病流行县（市、区、农场），流行县总人口24237.88万人，共有3540个流行乡，流行村总人口为6762.66万人。在454个流行县（市、区、农场）中，已有265个达到传播阻断标准，占58.37%，100个达到传播控制标准，占22.03%。达疫情控制标准的流行县（市、区、农场）98个，占21.58%，主要分布在江苏、江西、湖北、湖南、安徽等湖区5省（参见书末彩插，表1.1）。

表1.1　2009年全国血吸虫病流行现状

省（自治区、直辖市）	流行县数	流行乡（镇）数	达到传播阻断标准		达到传播控制标准		达到疫情控制标准	
			县数	乡（镇）数	县数	乡（镇）数	县数	乡（镇）数
上海	9	80	9	80	0	0	0	0
江苏	71	507	53	426	10	54	8	27
浙江	55	480	55	480	0	0	0	0
安徽	50	361	17	163	6	47	27	151
福建	16	76	16	76	0	0	0	0
江西	39	314	20	167	8	55	11	92
湖北	63	522	21	165	19	126	23	231
湖南	38	357	4	84	14	82	20	191
广东	13	32	13	32	0	0	0	0
广西	19	73	19	73	0	0	0	0
四川	63	663	27	195	36	468	0	0
云南	18	75	11	34	7	41	0	0
合计	454	3540	265	1975	100	873	89	692

2. 全国血吸虫病人分布

截至2009年估计，全国血吸虫病人36.58万人，其中晚期血吸虫病人

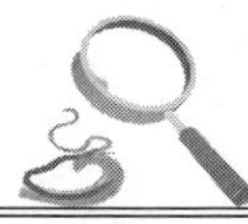

（简称晚血）2.88万人，急性血吸虫病77例；估计湖区5省共有病人35.76万人，占全国血吸虫病人数的97.76%；估计山区2省共有病人6959人，占1.9%。上海、浙江、福建、广东、广西没有当地感染的病例报告。湖区5省的晚血病人数占全国的87.05%，山区2省占8.95%，浙江现有晚血病人1154人。在全国血吸虫病病人数中，湖北省血吸虫病人排第一（13.61万人），占全国血吸虫病人数的37.22%。全国急性血吸虫病报告病例主要集中在湖南、湖北、江西和安徽等湖沼型流行省，上述4省的急血病例数占全国病例的92.21%（表1.2）。

表1.2　　2009年全国血吸虫病人分布

省（自治区、直辖市）	流行县人口数（万人）	流行乡人口数（万人）	流行村人口数（万人）	现有病人数	其中		
					急性血吸虫病病例	输入性急性血吸虫病病例	晚期血吸虫病病例
上海	754.07	416.95	321.02	0	0	0	0
江苏	3980.56	2611.4	1262.36	2359	2	2	2126
浙江	3076.03	1583.13	962.7	1154	1	1	1154
安徽	2172.02	1283.95	689.64	34791	25	0	6286
福建	1067.31	372.81	81.32	0	0	0	0
江西	1810	876	484	89554	13	0	6479
湖北	3722.28	2327.72	983.63	136142	9	0	4787
湖南	1894.9	920.42	636.8	94811	24	0	5409
广东	727	186	30	0	0	0	0
广西	1196.05	323.26	104.25	0	1	1	0
四川	3279.25	1704.95	1034.45	5208	0	0	1767
云南	558.41	274.19	172.49	1751	0	0	812
北京				0	2	2①	0
合计	24237.88	12880.78	6762.66	365770	77	6	28820

① 为境外感染的曼式血吸虫临床诊断病例。

3. 全国钉螺面积分布

截至2009年，全国有螺面积为372358.69hm²，其中湖沼地区有螺面积357864.32hm²，占96.11%；水网地区有螺面积204.79hm²，占0.05%；山丘地区有螺面积为14289.57hm²，占3.84%。在全国现有钉螺面积中，湖南省钉螺面积排第一（176317.2hm²），占全国钉螺面积的47.35%（表1.3）。

表 1.3　　2009 年全国实有钉螺面积和灭螺面积　　单位：hm^2

省（自治区、直辖市）	实有钉螺面积					灭螺面积		
	总面积	湖沼型		水网型	山丘型	总面积	药物灭螺	环境改造
		垸内	垸外					
上海	1.32	0	0	1.32	0	1.3	1.3	0
江苏	4471.49	0	4222.34	201.74	47.42	3775.5	3374	401.42
浙江	95.97	0	0	1.73	94.24	92.44	77.87	14.57
安徽	29521.92	0	25986.93	0	3534.98	4816.07	4679.51	136.57
福建	2.86	0	0	0	2.86	2.66	2.59	0.07
江西	80515.94	176.83	78484.75	0	1854.35	8584.09	7539.24	1044.85
湖北	76667.48	19224.55	54904.01	0	2538.91	22144.93	19532.45	2612.48
湖南	176317.2	1698.89	173166.02	0	1452.29	13055.89	11973.21	1082.68
广东	0	0	0	0	0	0	0	0
广西	5.97	0	0	0	5.97	28.79	28.31	0.48
四川	2814.61	0	0	0	2814.61	19572.32	19066.93	505.39
云南	1943.94	0	0	0	1943.94	1987.52	1987.52	0
合计	372358.7	21100.27	336764.05	204.79	14289.57	74061.51	68262.93	5798.51

为确保《中长期规划纲要》制定的目标如期实现，继续巩固和扩大《血吸虫病综合治理重点项目规划纲要（2004～2008 年）》所取得的防治成果，2009 年卫生部、国家发改委、财政部等七部委联合制定了《血吸虫病综合治理重点项目规划纲要（2009～2015 年）》，确定了 2015 年全国实现传播控制的防治目标。为了进一步推动“十二五”期间的血防工作，2010 年 9 月全国血吸虫病防治工作会议在湖北省武汉市召开。中共中央政治局常委、国务院副总理李克强出席会议并作了重要讲话。他要求各地区各有关部门要以对国家对人民高度负责的精神，加强领导，明确责任，采取以传染源控制为主的综合防控策略，切实落实防治重大传染病的各项措施，努力实现根治血吸虫病的目标，造福广大群众。

1.3　钉螺、血吸虫和血吸虫病

1.3.1　钉螺、血吸虫和血吸虫病的发现史

钉螺最早是由德籍神父 P. Fuchsd 于 1881 年在湖北省汉口地区采集到 3 颗肋壳钉螺，后经德国人 V. Gredler 鉴定，命名为“湖北钉螺”（*Oncomelania hupensis*），至今已有 130 多年。血吸虫最早是由日本学者 Katsurada 于 1904

年在猫体发现血吸虫并命名“日本血吸虫”（*Schistosoma Japanicum*）；1913年由日本学者宫人庆之助和铃木稔发现日本血吸虫与钉螺的关系，并阐明日本血吸虫的生活史。人体血吸虫病最早发现是 Amand Rufferd 在两个埃及木乃伊体内肾脏里找到了钙化的埃及血吸虫卵，距今已有 3000 多年。而我国人体血吸虫病人至少有 2100 年历史，这可以由湖北江陵凤凰山出土的西汉古男尸（公元前约 167 年）和湖南马王堆古女尸（公元前约 100 年）中日本血吸虫卵证实。

1.3.2 钉螺

钉螺是日本血吸虫的唯一中间宿主，是一种用鳃呼吸、雌雄异体、卵生、水陆两栖的淡水螺。钉螺动物分类中属软体动物门、腹足纲、前鳃亚纲、栉鳃目、觿螺科、钉螺属。钉螺的生存和扩散受到纬度、温度、高程、水位、流速、土壤和植被等环境因素的影响。

1. 钉螺种类

在我国钉螺都称湖北钉螺，有 8 个亚种：①指名亚种；②福建亚种；③滇川亚种；④台湾亚种；⑤邱氏亚种；⑥片山亚种；⑦夸氏亚种；⑧杜林亚种。

2. 钉螺的形态特征

钉螺由内外两部分组成，外部分为螺壳和厣，内部为软体部分，包括头、颈、足、外套和脏器。钉螺外壳呈长圆锥形，右螺旋状，呈淡黄、黄褐色、暗褐色。钉螺大小很不一致，因孳生地的不同而异。一般而言，湖沼地区钉螺较大，成螺大小一般在 8.64mm × 3.49mm ～ 9.73mm × 4.24mm 之间，外壳为肋壳；山区钉螺最小，成螺大小为 5.80mm × 2.71mm ～ 6.93mm × 2.85mm 间，外壳为光壳钉螺；水网地区的钉螺介于两者之间。钉螺外壳有肋壳、光壳两种，湖沼和水网地区螺壳表面一般有明显的纵行凸纹，称为纵肋，这种钉螺为肋壳钉螺，山区钉螺壳表纵纹不明显，为广壳钉螺（图 1.1）。

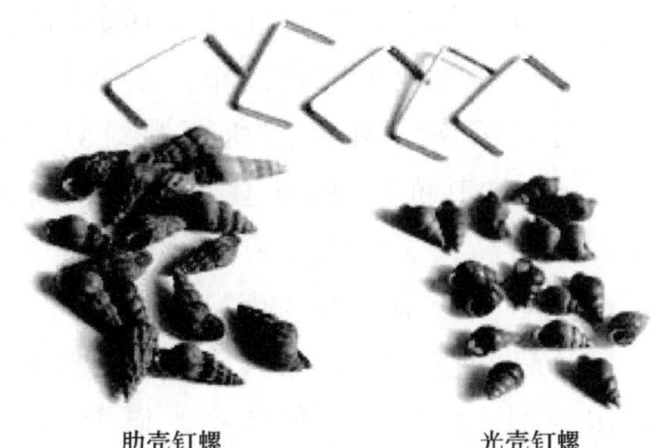

图 1.1 光壳钉螺和肋壳钉螺

3. 钉螺的习性

由于钉螺是一种用鳃呼吸的水陆两栖生物，因此它的生活习性（或生存环境）是既不能长期生活在水下，也不能长期生活在干燥的地面上。幼螺喜在水

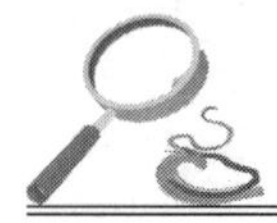

中生活，成螺一般在潮湿而食物丰富的陆地上生活。水流缓慢和水位变化不大的地方是钉螺喜欢栖息的环境。它的生长、繁殖等过程都受到水、温度、土壤、植被和光照等多种因素影响。

4. 钉螺的繁殖与寿命

钉螺雌雄异体，它的生命过程为雌雄钉螺交配、雌螺产卵、螺卵孵化、幼螺孵出，可分为螺卵、幼螺、成螺三个阶段。钉螺交配，一般以4月、5月、6月最旺盛，9月、10月、11月次之；钉螺产卵，随季节呈周期性变化，以4月、5月含卵最多，一个雌螺年产卵数在9～258个，最多的可达上千个，产卵条件需要土皮（即泥皮）；钉螺螺卵发育过程可分为单细胞期、双细胞期等9个时期，螺卵孵出需要在水下，孵化时间的长短与温度有关，平均温度13℃时，需30～40天；幼螺生长条件需要植被，发育为成螺需时2个月。钉螺的平均寿命1年，最长可达4～5年，雌螺比雄螺寿命长约2个月，光壳似乎比肋壳寿命短，感染性钉螺寿命短，平均224天。

5. 钉螺的分布

（1）钉螺的地理平面分布。由于气候原因使得钉螺在高纬度区域无法生存。根据调查结果，我国钉螺分布最东为上海的南汇县（东经121°51′）、最南为广西的玉林市（北纬22°5′）、最西为云南的云龙县（东经99°50′）、最北为江苏的宝应县（北纬33°15′），分布于长江流域及其以南的12个省（自治区、直辖市），且以长江中下游地区较为严重，其中，除湖北省宜昌到上海的长江中下游流行区基本连成一片外，其余均呈分散、隔离状态。

（2）钉螺的地理高程分布。根据海拔较高地区的气候情况和钉螺可生存的温度条件，云南大理血防所资料统计得出我国钉螺最高的分布高程要小于3000m（吴淞基面），丽江县钉螺分布高程为2400m，应该是目前所知的钉螺分布的最高高程。因此，钉螺地理高程分布最低海拔为0m（上海市），最高为3000m左右（云南省丽江市）。

（3）钉螺按地理特征（或环境类型）分布。钉螺按地理特征可分为：湖沼型、水网型、山丘型三种类型。以湖沼型分布为主的包括湖南、湖北、安徽、江西的江湖洲滩，这类地区随江河水位季节性涨落而产生“冬陆夏水”现象，极有利于钉螺孳生繁殖，钉螺常呈面状分布或根据高程呈“两线、三带”（即最高和最低有螺高程线、上下稀螺带、中间密螺带）分布特点。目前我国钉螺面积的96.11%分布于长江流域的江湖洲滩地区，水网型分布为主的包括长江下游江苏、浙江、上海的平原水网地区，河沟纵横，水系相连，钉螺沿水系呈线状分布。山丘型分布为主的包括四川、云南，山丘型钉螺分布环境复杂，钉螺按水系自上而下呈零星、分散的小片或点状分布。

（4）钉螺的水体分布。钉螺在静水中的分布只有水底和水表两层。钉螺在流水中，均以水平形式下沉。钉螺从水面沉降至水底的轨迹，在流速小于10cm/s时呈直线形，流速大于10cm/s时呈抛物线形。

（5）钉螺的土壤和草滩分布。不同种类的植物与钉螺孳生的关系不同。钉螺分布既与植被高度、盖度有关，也与土壤的类型，土壤的比重、容重等有关。钉螺在草滩的分布可分为三类，即随机的、均匀的和聚集的分布。经药物灭螺后，草滩钉螺形成随机分布。随机分布的钉螺经繁殖向周围扩散，就为奈曼（Neyman）分布或Polya-Eggerberger分布。如果钉螺回升较快，形成高密度的核心分布，便符合负二项分布。

（6）钉螺的渠系分布。钉螺在干、支、斗、毛4种类型渠道的活螺平均密度与钉螺感染率呈正相关关系；渠道钉螺感染率与坡降比有显著性差异；渠道流速与活螺平均密度及钉螺感染率均呈负相关。感染性钉螺的分布，在干渠、斗渠和毛渠之间有显著性差异。

6. 钉螺的活动方式

98%的钉螺生活在水面线2m上下，钉螺在地面爬行速度非常缓慢，因此钉螺自身的活动范围有限。钉螺的活动分为主动爬行、浮游和被动漂流、吸附漂浮物携带4种。

7. 钉螺与相似螺类鉴别

在自然环境中孳生的某些螺蛳种类，它们的外形特征与钉螺较为相似，易于混淆。常见与钉螺相似的螺类主要有海蛳螺幼螺、烟管螺、细钻螺和拟钉螺等，其鉴别要点（表1.4，图1.2）。但是，在野外钉螺与相似螺类最大的区别是有唇脊，这是其他螺类没有的，也是钉螺唯一好鉴别的地方，在野外由于螺壳外粘着土，很难鉴别。

表1.4　　钉螺与相似螺类的鉴别要点

鉴别要点	钉　螺	方格短沟蜷	管　螺	细钻螺	拟钉螺
俗称	钉螺蛳	海蛳	烟管螺	菜螺	小黑螺
长度（mm）	5.8～9.7	长	稍长	稍长	短小
螺层	5～9	12	10～11	6～8	5～8
旋向	右旋	右旋	左旋	右旋	右旋
壳色	暗褐	黄褐	黄褐	灰白	灰黑
唇脊	有	无	无	无	无
厣	有	有	无	无	有
习性	两栖	水栖	陆栖	陆栖	水栖

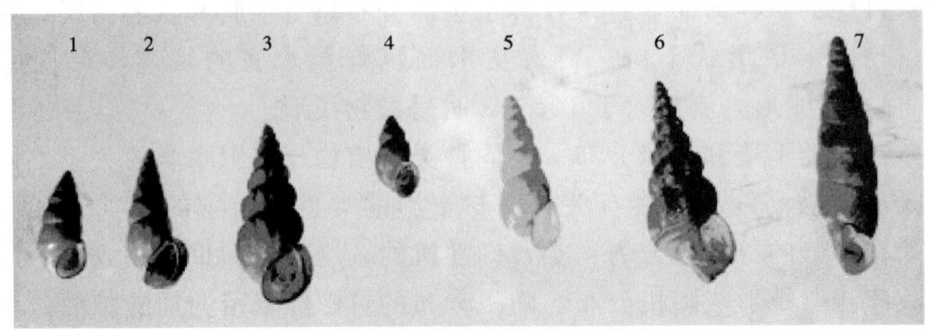

图 1.2 钉螺与相似螺类的外观区别

1—山丘光壳钉螺；2—水网细肋钉螺；3—洲滩粗肋钉螺；4—拟钉螺；5—细钻螺；6—海蛳螺；7—烟管螺

1.3.3 血吸虫

1. 血吸虫的种类

寄生于哺乳动物体内的血吸虫主要有 5 种：①日本血吸虫（*Schistosoma japonicum*）；②埃及血吸虫（*Schistosoma haematobium*）；③曼式血吸虫（*Schistosoma mansoni*）；④间插血吸虫（*Schistosoma intercalatum*）；⑤湄公血吸虫（*Schistosoma mekongi*）。

2. 血吸虫在不同国家的分布

寄生于人、畜体内的 5 种血吸虫分布于不同的国家：①日本血吸虫仅分布在中国、日本、菲律宾和印度尼西亚等 4 个亚洲国家；②埃及血吸虫分布于非洲与若干东地中海地区的 54 个国家；③曼氏血吸虫分布于非洲、东地中海地区、加勒比海国家与南美的 43 个国家；④间插血吸虫分布于中部非洲的 10 个国家；⑤湄公血吸虫分布于老挝与柬埔寨。

3. 血吸虫的形态

成虫分雌虫和雄虫，虫体呈圆柱形，雄虫较粗短，雌虫细长。雄虫乳白色，长 12～24mm，宽 0.50～0.55mm，体表基本光滑或仅有极小的棘，口腹吸盘均较发达。睾丸常为 7 个，椭圆形，排为一行；雌虫因吸食了人、畜体内的红细胞，体呈紫褐色，前细后粗。长 12～28mm，宽 0.10～0.3mm，腹吸盘大于口吸盘，有卵巢一个，长椭圆形，子宫颈长，内含有 50～200 个虫卵，子宫通向开口于腹吸盘下方的生殖腔。血吸虫卵呈椭圆形，（70～100）μm×（50～60）μm，壳薄无盖，色淡黄，侧方有一小刺。

4. 血吸虫的生活史

寄生人体的几种血吸虫的生活史基本相似，可分为成虫、虫卵、毛蚴、尾

蚴和童虫 5 个阶段。

(1) 成虫分雌虫和雄虫，合抱寄生于人、畜体门静脉血管内，雌、雄血吸虫成虫交配产卵，虫卵随血流沉积于肝脏、肠壁血管内。分布在肠壁组织的虫卵分泌溶细胞物质破坏血管壁并使周围肠粘膜组织破溃与坏死。由于肠的蠕动，腹腔内压力与血管内压力的增高，使虫卵与坏死组织落入肠腔，随粪便排出体外。

(2) 虫卵。血吸虫卵一旦随患者、病畜粪便排出体外并进入水中，在适宜的温度下孵化为毛蚴。

(3) 毛蚴。毛蚴在水中游动，毛蚴随水流遇到钉螺后钻入钉螺体内，在螺体肝、淋巴腔内经无性生殖发育成数万条到数十万条尾蚴。

(4) 尾蚴。尾蚴从钉螺体内释放出来后，在水面漂浮，如遇到人或牛、羊等哺乳动物，迅速钻入其体内，转变为童虫，随血流到达肠系膜血管，发育为成虫，并在此寄生。

(5) 成虫。成虫在宿主体内每天排卵约 1000～3000 个，部分虫卵因肠壁破溃，随患者、病畜的粪便排出体外，引起新的感染循环（图 1.3）。成虫在宿主体内生存 2～5 年即死亡，有的成虫在病人体内可存活 30 年以上。

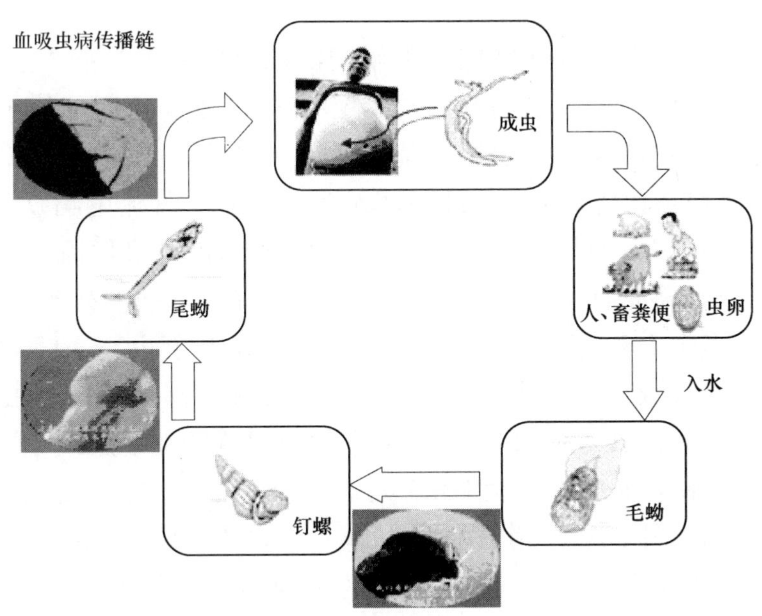

图 1.3 血吸虫生活史示意图

1.3.4 血吸虫病

日本血吸虫病是由血吸虫寄生于人、畜体内引起的寄生虫病。血吸虫发育的不同阶段，尾蚴、童虫、成虫和虫卵均可对宿主引起不同的损害和复杂的免疫病理反应。由于各期致病因子的不同，宿主受累的组织、器官和机体反应性也有所不同，引起的病变和临床表现亦具有相应的特点和阶段性。主要病变为肝与结肠由虫卵引起的肉芽肿。血吸虫病的流行必须同时具备三条传播链，一是要有传染源（病人、病畜）散布血吸虫卵；二是要有传播媒介，也就是说必须通过中间宿主——钉螺来传播；三是有接触含血吸虫尾蚴的疫水的易感人群。这是构成血吸虫病流行的基本条件，然后通过人们生活和生产活动造成血吸虫病的流行和蔓延。感染血吸虫病的季节，全年各月均可发生，主要是3～11月，而以4～9月发生感染的机会最多。因为这个时期温度适宜，雨水多，钉螺最活跃，逸放出来的尾蚴最多，又因生产、生活接触疫水的机会也多，最易感染血吸虫病，尤其是急性血吸虫病。血吸虫病临床表现主要有急性、慢性、晚期和异位血吸虫病等。急性期病人有发热肝肿大与压痛，腹泻或脓血便，血中嗜酸性粒细胞显著增多。慢性期以肝脾肿大为主。晚期则以门静脉周围纤维化病变为主，可发展为门静脉高压症，巨脾与腹水。

1.4 血吸虫病的危害

血吸虫病是危害人民群众健康，阻碍经济社会发展的一种人、兽共患寄生虫病。新中国成立前，血吸虫病在我国猖獗流行，造成疫区居民成批的死亡，无数病人的身体受到摧残，致使田园荒芜、满目凄凉。正如毛泽东主席在《送瘟神》诗篇中所描述的那样："前村薜荔人遗矢，万户萧疏鬼唱歌"，出现许多"无人村"、"寡妇村"、"罗汉村"（腹水肚大如鼓）和"棺材田"等悲惨景象。据有关资料记载，湖北省阳新县20世纪40年代有8万多人死于血吸虫病，被毁灭村庄7000多个，荒芜耕地约1.5万hm^2（23万余亩）；江西省丰城县白富乡梗头村，百年前有1000多户，到1954年只剩下2人，其中死于血吸虫病者达90%；1950年，江苏省高邮县新民乡的农民在有螺洲滩下水劳动，其中4019人患了急性血吸虫病，死亡1335人，死绝45户，遗下孤儿91个。1957年全国调查显示，全国1000余万血吸虫病人中，约有40%左右有症状，劳动力受到不同程度的损害；其中5%～10%的晚期病人丧失了劳动力，并受到死亡威胁；不少儿童患病后生长发育受到影响，成为侏儒。群众将血吸虫病的危害归结为影响"六生"，即生活、生产、生长、生育、生趣、生命，是最真实的描述（图1.4）。

血吸虫病对家畜的危害也十分严重。家畜得了血吸虫病后，出现拉痢、消瘦和生长迟缓，若不及时治疗，有可能导致死亡。这些家畜既加重了血吸虫病

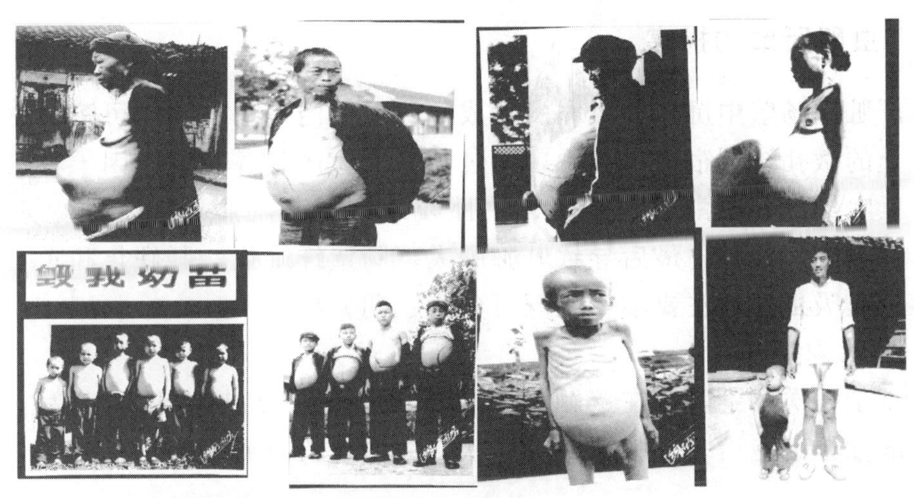

图 1.4 晚期血吸虫病腹水型、侏儒型病人

的传播流行，又因役力显著下降，严重影响农业和畜牧业的发展。1980 年，湖南省君山农场购入的 200 多头菜牛，不久就感染上血吸虫病而无一存活。

血吸虫病至今仍是我国重要的寄生虫病。全国约有近 1 亿人受血吸虫感染的威胁，每年都有新发的病人，这些人群因血吸虫病而丧失了劳力，给家庭和社会带来不同程度的负担，晚期患者的经济和社会负担更为严重。在一些重度流行区还出现因病致贫、因病返贫的现象。

血吸虫病感染的危害，主要表现在尾蚴、童虫、成虫和虫卵等各阶段对宿主造成损害，其中以虫卵所致的损害为最重。

1.4.1 尾蚴所致的损害

尾蚴钻入人体（宿主）皮肤后可引起尾蚴性皮炎，表现为尾蚴入侵部出现瘙痒的小丘疹。初次接触尾蚴的人皮疹反应不明显，重复接触尾蚴后反应逐渐加重，严重者可伴有全身水肿及多形红斑。

1.4.2 童虫所致的损害

童虫在宿主体内移行时，所经过的器官可因机械性损伤而出现血管炎，毛细血管栓塞、破裂、局部细胞浸润和点状出血。

1.4.3 成虫所致的损害

成虫寄生于人体门静脉系统，利用口、腹吸盘的交替吸附血管壁而作短距离移动，因而可引起静脉内膜炎。成虫的代谢产物，包括分泌、排泄物和更新脱落的表膜，在宿主体内可形成免疫复合物，引起免疫复合物型变态反应。

1.4.4 虫卵所致的损害

在肝脏和肠壁中沉积的虫卵发育成熟后，卵内毛蚴释放的可溶性虫卵抗原经卵壳上的微孔渗到宿主组织中，通过免疫反应产生各种淋巴因子，引起淋巴细胞、巨噬细胞、嗜酸性粒细胞、中性粒细胞及浆细胞趋向、集聚于虫卵周围，形成虫卵肉芽肿，最后导致肝脾肿大、肠壁纤维化、肝硬化和腹水。

感染血吸虫病后主要临床表现可分为三期。

1. 急性期

常见于初次感染者，在接触疫水后1～2月出现高热、腹痛腹泻、肝脾肿大、嗜酸性粒细胞增多、脓血便等症状，粪便可检查到大量血吸虫卵，持续1～3月。

2. 慢性期

90%的血吸虫病人为此类血吸虫病。多因急性期未曾发现，未治疗或治疗不彻底，或多次少量重复感染等原因，逐渐发展成慢性。慢性期一般可持续10～20年，因其病程漫长，症状轻重可有很大差异。多数无明显症状或表现出间断性腹泻、脓血便、肝脾肿大、贫血和消瘦等，多次粪检可查到虫卵。

3. 晚期

由于反复感染或重度感染，又未经及时病原治疗，经过较长时期（5～15年，或更长）病理发展过程，出现肝纤维化门脉高压综合征，严重生长发育障碍或结肠显著肉芽肿性增殖的血吸虫病即为晚期血吸虫病。按其主要临床表现，晚期血吸虫病可分为巨脾型、腹水型、侏儒型和结肠增殖型4种类型。巨脾型最常见，脾肿大达Ⅱ级，或伴有脾功能亢进、门脉高压或上消化道出血。腹水型可出现食后上腹部胀满不适、呼吸困难、脐疝、股疝、下肢水肿、右侧胸水和腹壁静脉曲张。容易出现黄疸。结肠增殖型表现为腹痛、腹泻、便秘或便秘与腹泻交替出现。严重者可出现不完全性肠梗阻。侏儒型患者表现为身材矮小、面容苍老、缺少次性征等临床征象。

1.5 流行因素

由于血吸虫的生活史环节多，因此影响血吸虫病流行的因素也很多。理论上，控制好任何一个环节，都有可能阻断血吸虫病的流行，但由于各个环节都受到包括生物、自然和社会因素影响，这三类因素又相互作用，使得单一的措施难以从根本上控制血吸虫病的流行。

1.5.1 生物因素

影响血吸虫病传播的生物因素主要包括终宿主和中间宿主两种生物。

血吸虫病是人、兽共患寄生虫病，其终宿主除人以外，还有42种家畜和野生动物，由于终宿主种类繁多、分布广泛，使得防治工作难度加大。流行病学调查证实，病人和病牛是最重要的终宿主，也是最重要的传染源，但又因流行区类型的差异，其重要性也有所不同。水网地区的传染源以病人为主，湖沼地区除病人外，感染的牛与猪也是重要传染源，而山丘地区除病人、病牛外，野生动物也是本病的传染源。

钉螺是日本血吸虫的唯一中间宿主，血吸虫病不会由人直接传染人，必须通过钉螺这一中间环节，没有钉螺，血吸虫就失去了生存的基础。由于钉螺水陆两栖，可随人、畜活动及水流等方式扩散至远处，因此钉螺是血吸虫病流行的关键环节。多年的实践证明，在一些水系相对孤立的水网地区和部分丘陵地区，通过努力可以消灭钉螺，但在范围广大的湖区和环境复杂的山区，要完全消灭钉螺是难以做到的。

1.5.2 自然因素

影响血吸虫病流行的自然因素很多，包括地理环境、气温、降雨量、水质、土壤和植被等，这些因素是通过影响血吸虫生活史中钉螺孳生繁殖和毛蚴、尾蚴在水中短暂的生活阶段，从而影响血吸虫病的流行。

1.5.2.1 影响钉螺生存的自然因素

钉螺是日本血吸虫的唯一中间宿主。钉螺通过雌雄交配后产卵，螺卵孵化成幼螺、幼螺发育为成螺直至死亡，从而完成其生命周期。钉螺这一系列的生长发育过程都受到多种自然因素的影响。已有的研究结果表明，植被、土壤等环境因素显著地影响钉螺的数量和分布，如土壤特征、群落类型、草本高度、盖度、土壤水分含量和地表状况等。此外，钉螺的栖息、迁移也与气温、地表水位和地下水位等多种自然因素有关。

1. 温度

环境温度是钉螺十分重要的生态因子，其直接或间接地影响着钉螺的生长、发育与分布，钉螺的交配、产卵、螺卵孵化和钉螺活动也都受到温度的影响。钉螺是一种狭温性动物，适宜钉螺生活和繁殖的温度为15～25℃，过冷和过热均不利于钉螺活动和生长繁殖，甚至影响寿命。研究表明，钉螺怕热，温度升至28～30℃时活动加强，但不久即衰竭，在30℃水中不让钉螺爬出水面，48h即死亡。钉螺也怕冷，在−5℃的水中经过2h即死亡。钉螺最适宜舐食的温度介于10～20℃之间。有研究表明，随着环境温度的逐步升高，钉螺的开厣率也逐渐增高，到13℃可达90%以上，当温度超过33℃，钉螺的闭厣率随温度的升高而增加，至39℃时钉螺都闭厣不动。在自然环境中，钉螺喜爱在春秋两季活动，在严寒和酷暑时，泥土表面的钉螺明显减少，喜欢躲藏在杂草下、瓦砾和泥缝中，闭厣不动，等待气温适宜时才爬出活动并交配产卵。当环境温度降低至11℃以下时，钉螺开始出现"冬眠"现象，温度与钉螺"冬眠"率之间存在显著的回归关系。

温度变化也影响着螺卵发育、钉螺的耗氧量、钉螺酶的活性等生理特性。在恒温条件下螺卵的发育零点温度为11.79℃，在发育零点温度以上，随着温度的升高，螺卵的发育速率加快、发育历期缩短、幼螺孵出率增加，温度在27℃时，处于最佳状态（图1.5）。

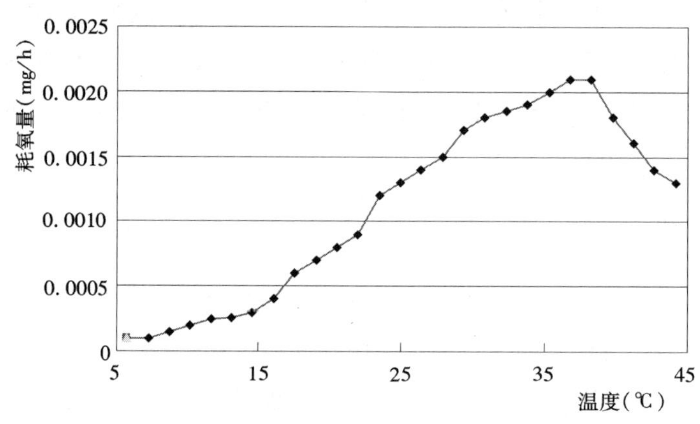

图1.5　钉螺的耗氧量和环境温度关系

但温度超过27℃后，螺卵的发育出现受到抑制甚至停止。2004年研究显示，钉螺的氧代谢水平反映了其活动能力，在钉螺生存温度范围内，钉螺耗氧量随环境温度的升高而升高，也提示钉螺的活动能力随环境温度升高而升高，但温度过高或过低对钉螺耗氧量具有抑制作用，在3℃以下耗氧量较为恒定，高于30℃时耗氧量升幅显著减小。在此阶段温度变化对钉螺耗氧量的作用明显减弱，但温度升至37℃时开始出现钉螺死亡。2001年有学者就温度变化对钉螺生殖腺一氧化氮合酶基因表达的影响进行了研究，结果表明温度变化可影响钉螺生殖腺一氧化氮合酶基因的表达，随温度下降其活性和含量呈下降趋势。温度变化对钉螺的生存和繁殖都产生较大的影响，生殖腺对外界温度的变化敏感度明显大于神经节。冬季温度升高会使钉螺体内的一氧化氮合酶发生变化，使其更利于生存。

钉螺的耐高温能力不如耐寒能力。钉螺在水温29～30℃及38～42℃的试管中，分别在48h、12h内全部死亡，在盛夏烈日下暴晒2h全部死亡。因此，

一些研究人员试图应用日光热能灭螺，即在有螺地带采用塑料薄膜覆盖，形成封闭的环境，蓄积日光能量，达到灭螺效果。据现场测定，在太阳照射下薄膜内温度可高达 60℃以上，一天内即可使钉螺死亡。该方法可不需要药物，在一些靠近鱼塘等特殊环境使用效果很好，近几年该方法在国内多处流行区得到推广应用。

目前的研究表明，钉螺的生理特性与环境的温度有着密切的关系，从大的方面来讲，全球变暖可能对钉螺的扩散有一定的影响，对于将来钉螺扩散规律需要考虑气候变化的因素。

2. 土壤和植被

土壤、植被是自然界钉螺孳生繁殖不可缺少的必要条件，但并不是所有的植物、土壤环境都适宜钉螺孳生，土壤的种类、植物数量的多少及其各种理化性质又对钉螺孳生有不同的影响。钉螺性喜在富含水分，富有有机质、氮、磷、钙的肥沃土壤中孳生繁殖，在这种土壤中钉螺密度高，个头大。钉螺生存的 pH 值范围很广。1995 年有学者对鄱阳湖洲滩的钉螺与植被和土壤的关系进行了调查研究，结果表明钉螺与植被和土壤存在显著相关性。土壤的比重大小受土壤的矿物组成和有机质含量影响，容量的大小与土壤质地、结构、有机质含量、土壤密实度和耕作措施等有关。1999 年还有学者通过对四川安宁河流域植物土壤特征与钉螺分布的关系进行了研究，研究认为一般情况下，壤黏土和黏土含水量及持水量均较高，较适合钉螺孳生，砂壤土和砂土不适宜钉螺孳生。

土壤的植被也是钉螺生存的重要条件之一，植物群落能保持土壤潮湿、调节温度和遮荫等，在这些环境条件下，钉螺能获得适宜的温度、湿度和食物等条件，并能在泥土中产卵，繁殖后代。众多调查显示，钉螺分布与草量多少有明显关系。茂密的草被在冬天起防寒作用，夏天起荫蔽烈日作用，同时为钉螺提供了丰富的饲料。虽然草本群落特征并不是钉螺密度发生变化的根本原因，但这些特征形成了适宜钉螺孳生和觅食的微环境，因此钉螺的分布与植物群落类型、分布有密切关系。1995 年对鄱阳湖洲滩的钉螺、植被和土壤的调查研究表明，湖区洲滩钉螺分布与苔草群丛的总盖度、高度和种群盖度呈显著正相关。1999 年有研究表明，在长江下游滩地，对钉螺分布而言，杂草群落最适宜的植被高度为 15～47cm，盖度为 35%～90%；苔草、荻群落最适宜的植被高度为 20～33cm，盖度为 35%～95%；芦苇群落最适宜的植被高度 72～78cm，盖度为 1%～100%。2006 年另有研究表明，四川山丘地区适宜钉螺分布的草本群落的物种丰富度为 4～14；最适宜的盖度为 60%～80%，这时钉螺密度最大；草本群落高度在 20～50cm 之间时钉螺孳生数量较多。还有研究表

明（1999年），四川高山型流行区，钉螺孳生环境和非钉螺孳生环境的草本植物种类无差别，但钉螺孳生环境植物盖度均在85%以上，而植物盖度的高低又与土壤的含水量和持水量的能力密切相关。

3. 光照

钉螺对光的反应较为敏感。观察表明，钉螺在全亮和全暗的环境中爬行无方向性。由于光照的不同，钉螺表现为趋光性和背光性。钉螺喜爱的照度为3600～3800lx，高于此照度钉螺表现出背光性，低于此照度呈趋光性，照度低至0.1lx时，钉螺也能迅速地趋向光源。钉螺很怕强光，照度高于4000lx以上时，钉螺表现为畏缩，背光而行，或潜伏在隐蔽物下，直至光照度降低，钉螺才开始活动。现场研究发现，在4月、6月、9月，钉螺的活动以下午6时至次晨6时为最活跃，白昼活动较少。也有研究认为，凌晨和黄昏时分的照度最适合钉螺，此时钉螺的活动最强，中午时分钉螺最不活跃，在有月光的夜晚，钉螺的活动也很活跃。钉螺在不同照度下爬行速度不同，在有适当的光吸引时，钉螺的爬速高于全暗和全亮环境。

4. 水分

钉螺需要有适当的水分，才能存活，水也是钉螺活动的重要条件之一。从钉螺的生活史可以看出，螺卵发育和幼螺生长离不开水，幼螺必须生活在水中，离水后很快死亡。成螺生活在水中或比较湿润的地方喜欢伸出头足部爬动，但在干燥的环境，其软体则缩入壳内。土壤水分含量是影响钉螺繁殖的主导因素，钉螺密度随着土壤水分含量的增加而增加。水对钉螺的影响在下一章中详述。

1.5.2.2 影响毛蚴和尾蚴生存的自然因素

成熟的血吸虫卵在有机会的条件下落入水体中，在适宜的条件下孵化成毛蚴，毛蚴在水中直线游动，在遇到钉螺时受钉螺释放的物质吸引，围绕钉螺游动，最终钻入钉螺体内，对钉螺形成感染，整个过程受光线、温度、渗透压和水pH值等自然因素的影响。日本血吸虫虫卵孵化的适宜温度介于10～37℃之间，温度过高或过低均会受到抑制。光线能加速毛蚴的孵化，黑暗中孵化受到抑制。在清水中的孵化率为100%，盐浓度增加则孵化率递减，1.2%以上的盐水中孵化完全被抑制。孵化适宜的pH值为7.5～7.8，pH值小于3或大于10则孵化完全被抑制。自来水中的余氯对孵化也有影响，余氯大于0.3μm即可影响孵化。

毛蚴从虫卵中孵化出来后，用纤毛在水中作直线运动。毛蚴的游速随温度的上升而加快，光照强度也与毛蚴运动的速度呈正相关，但随着温度和光照强度的增加，毛蚴活动越快，死亡也越快，在37℃时，毛蚴在20min内活动减

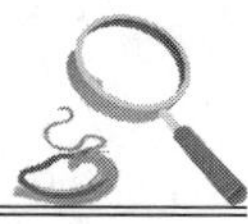

少，2h几乎全部死亡。毛蚴还具有趋光性和趋热性，这一行为与钉螺的生态习性一致，对钉螺的感染具有重要意义。

毛蚴钻入螺体内，逐渐增殖发育成很多尾蚴，遇到适宜的条件，尾蚴从螺体中逸出。尾蚴在钉螺体内的发育、逸出、活动、寿命、感染力都受到很多自然因素的影响。温度可以影响毛蚴在钉螺体内发育成尾蚴的时间，在一定温度范围内，温度与发育成熟的时间成正比，10℃以下停止发育。温度也是尾蚴逸出的重要条件之一，20～25℃是尾蚴逸出最适宜的温度。温度还可以影响尾蚴的寿命，温度较低时尾蚴的寿命较温度高时长。据报道，尾蚴在55℃水中1min死亡，40℃时4h，20～25℃时48h，10℃时108h死亡。尾蚴在适宜温度条件下可以在自然界生存几天，但感染力随时间延长而降低。光线对尾蚴的逸出也有影响，在有光照条件下尾蚴的逸出数量明显多于黑暗中的逸出数。水的pH值在6.6～7.6范围内对尾蚴的逸出没有影响，但水的pH值对尾蚴的感染力有明显影响。pH值在6.6～7.5范围内，感染力无明显改变，但pH值在4.6、8.4时尾蚴的感染力明显下降，而且在碱性环境中比酸性中影响更明显。

1.5.3 社会因素

血吸虫病是一种社会性很强的疾病，影响血吸虫病传播流行的社会因素很多，包括政治、经济、文化、居民的生产和生活习惯等。经济水平、环境卫生、人群的文化素质、生产与生活方式、卫生状况、卫生保健制度、社会制度等对血吸虫病感染、传播、防治各环节都十分重要。因为生物因素和自然因素相对稳定，在控制血吸虫病流行过程中，社会因素起主导作用。受气候变化、地理和生态环境的改变影响，血吸虫病流行的社会因素也在随之发生变化。

1. 社会制度

血吸虫病的流行一方面是由于自然条件有利于螺类宿主的生存；另一方面是由于经济文化落后，疾病与贫穷互为因果。新中国成立前，由于社会制度落后，人民群众受剥削，以致在鱼米之乡的农村都出现田地荒芜，人户灭绝的事例。二战期间，日本军国主义对外发动战争，也使日本国内农民生活艰苦，造成血吸虫病发病率上升。随着社会制度发生变化，血吸虫病的流行态势也随之发生变化。日本二战后废除了农村的封建制度，转为资本主义制度，实现了工业化，于1978年消灭了血吸虫病，其后30余年未再发现人、畜、野生动物的新感染病例和感染性钉螺。在中国，由于新中国的建立，从封建社会进入社会主义社会，各级政府投入了大量的人力物力防治血吸虫病，我国的血吸虫病逐步得到控制，至今已有5个省达到了血吸虫病传播阻断标准，2个省达到传播控制标准，2008年全国达到了疫情控制标准，疫情降至历史最低水平。其他

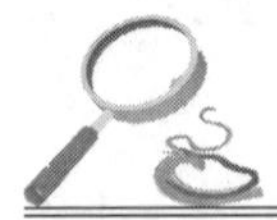

很多非洲国家，由于政府长期不稳定，社会动荡，经济文化发展缓慢，使血吸虫病迟迟得不到控制，甚至有蔓延扩大的趋势。

2. 社会经济

血吸虫病作为发展中国家中一项重要的卫生问题，受到国际社会的广泛关注。血吸虫病的流行受社会、经济、文化因素的影响，随着社会经济的发展和变化，血吸虫病的流行态势也随之发生着变化，要彻底控制和消灭血吸虫病必须把经济发展放在第一位，农民收入增加了，环境可以得到改善，不良生活习惯也会得到改变。社会经济的发展可以从多方面影响血吸虫病的流行，包括农村体制改革导致人行为的变化，土地和水利资源的开发和利用对钉螺孳生环境的影响，新农村建设改变农民居住环境和卫生设施及文化教育水平提高等方面。

现在人们已经逐渐认识到，血吸虫病实际是一种行为性疾病。由于血吸虫感染与接触疫水密切相关，卫生设施和安全用水也是影响血吸虫病传播的重要因素，如果缺乏安全用水，流行区居民即使知道血吸虫病的危险性，但因为生产、生活均离不开水，不得不在有螺沟渠中进行一些生活、娱乐或生产性活动，不可避免地因接触疫水而感染血吸虫，感染者的粪便又污染了有螺环境，导致血吸虫病传播和蔓延。2005 年党的十六届五中全会通过的《中共中央关于制定国民经济和社会发展第十一个五年规划的建议》中，社会主义新农村建设作为很关键的新的政策提出来，它既包含了农村经济的发展，又包含了农村整体面貌、环境的改造，是一个全面而完整的系统工程。2005 年以来，全国农村发生了翻天覆地的变化，居民的生产和生活环境得到了明显改善，特别是卫生设施和安全用水条件得到了很大的改善。血吸虫病防治工作中以传染源控制为主的综合治理措施初见成效，至 2008 年，在全国血吸虫病流行区已改建三格式无害化厕所 199 万座，建沼气池 52.5 万座，这些措施有效地抑制了血吸虫病流行。

很多调查显示农村生产体制的改变可以导致人的行为的变化。我国 20 世纪 80 年代初土地制度发生重大转变，实行家庭联产承包责任制，农村居民的生产、生活集中分布在以家庭为单位的、相对独立的小环境中，从而导致血吸虫病分布呈明显家庭聚集性，而一些地方在实行家庭联产承包责任制后，农业机械的使用率降低，以使用耕牛为主，使耕牛数量增加，成为主要传染源，加重了当地血吸虫病流行。2004 年，国务院颁布《关于深化改革严格土地管理的决定》，强调“在符合规划的前提下，村庄、集镇、建制镇中的农民集体所有建设用地使用权可以依法流转”。土地流转的决定将是自实行土地的家庭联产承包经营制以来乡村财产制度的一次重大变革，对农村经济、乡村治理都将

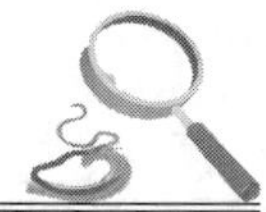

产生重大影响。这一措施也给血吸虫病防治工作带来了很大的影响。土地流转打破了农民守着条块化的“一亩责任田”的格局，使土地管理形成规模化，农田改造，农业机耕都使血吸虫病防治受益，取得了很好的效果。

水利设施的建设一定程度上可能导致生态环境会发生改变，进而对一些水传寄生虫病的流行和居民的健康会产生影响。水利建设与血吸虫病传播的关系具有双重性，有正反两方面的影响。但如果在水利建设之前，充分考虑和预计环境改变将引起的生态平衡改变，结合水利建设的指标，造成不利于钉螺生存的条件，则可能达到兴利除害的双重效果。近些年在血吸虫病综合治理过程中，很多流行区都是通过水利建设彻底改变了钉螺孳生环境，从而取得控制或阻断血吸虫病传播的成果。

3. 人口流动

人口流动增加了疾病传染和传播扩散的机会。由于缺乏治疗监测等防治措施，流动人口感染血吸虫病远远高于当地常住人口。索马里、埃塞俄比亚、泰国等国因战乱使居民流离失所，移民迁徙导致非流行区出现血吸虫病流行；一些非洲和美洲国家，由于移民的进入，现均流行血吸虫病。随着我国经济社会的发展，疫区与非疫区之间人口流动越来越频繁，使许多非疫区面临严重威胁。四川省 2006 年第二次全国农业普查资料显示，农村外出务工人员达 1300 万人；湖南省洞庭湖区每年有来自 10 多个省的 10 余万人进行各种生产活动。这些人口的流动，造成流行区传染源和易感者数量的增加，也可能将传染源带至已控制地区。已达到血吸虫病传播阻断标准的上海、浙江、福建、广东、广西局部仍有钉螺存在，大量流行区的农村劳动力的进入，对这些地区的防治成果的巩固造成威胁。据四川省 1998 年对三峡库区的外出务工人员和外来人员的问卷调查结果，推算出库区劳务输出将高达 130 余万人，其中进入未控制血吸虫病流行区流动人口在 25 万人以上，可能感染血吸虫病的达 2 万余人，对三峡库区血吸虫病的监测工作也提出了挑战。

4. 行为习惯、职业、经济等因素

接触含有血吸虫尾蚴的疫水是血吸虫病传播的必要环节，我国血吸虫病流行区多位于经济发展相对落后的湖区和大山区，居民多以捕鱼或务农为生，生产性疫水接触不可避免。生产性接触疫水行为并非居民个体的选择，而是因当地特定的自然和社会经济因素制约而造成的。对湖区、水网和山丘型流行区的调查显示，在不同流行区，由于地理、社会、经济、文化及生产生活方式和习惯的不同，居民接触疫水的状况有很大差异，导致人、畜在不同地区在血吸虫病传播过程中所起的作用不同。首先，职业决定了疫水接触机会的多少，四川西昌地区的调查显示，从事种植业的人群疫水接触的各指标都较其他人群为

高；有报道称洞庭湖区感染率最高的3类职业分别为渔民、农民和学生，渔民和农民因捕鱼及农业生产接触疫水，学生则因游泳等娱乐行为而接触疫水。其次，人群的性别和年龄等因素对疫水接触也有影响。大部分流行区女性感染率低于男性，但由于近年来男人外出经商、打工的增多，因而在一些地区女性感染率高于男性。学龄儿童在7月、8月喜欢戏水和游泳，容易造成急血爆发。而从感染季节上来说，春季和夏季由于春耕和其他农作，为接触疫水较多的季节，秋季次之，冬季最少。经济状况直接影响人们的生产、生活方式和行为，对人群血吸虫感染有重要意义。研究表明，血吸虫感染与当地居民的文化程度、家庭收入有密切关系，一般认为，人群的文化程度越高，疫水接触率与血吸虫感染率越低。四川省对79个抽样村的调查显示，血吸虫病感染率有随文盲率增加而上升的趋势，初中以上文化程度者血吸虫病感染机会相对较少。在个体、村、县三个不同层次，其血吸虫病感染率均有随年人均收入增长而递减的趋势。

即使在同一地区，血吸虫病的流行格局也会随社会、经济的变革而出现较大的变化。在十几年前，文化程度较高的人群血吸虫病感染率较高，因为在当时这些人是农村生产活动最活跃的人，为了致富，只能在自己承包的土地上加大投入，故而血吸虫病感染率较高，感染程度最重；而现在，文化程度较高的人可以在城市找到报酬高的工作，脱离感染环境，因而血吸虫病主要在文化程度不高、劳动力弱的人群中流行。因此，掌握不同时代条件下不同流行区的各种主要影响因素，是制定血吸虫病防治对策的基础。

1.6 防治措施

50多年来，我国血吸虫病防治工作受不同阶段社会经济发展的影响，经历了三个主要的防治策略转变，即从20世纪50年代的以消灭钉螺为主的防治策略，到20世纪80年代的以人、畜化疗为主的防治策略，发展到当前以传染源控制为主的综合防治策略。

新中国成立初期，由于我国血吸虫病流行范围广，疫情十分严重，加之防治初期经济和科技条件的限制，缺乏安全有效的治疗药物，血防工作的主要措施是结合农田水利基本建设开展的围垦、土埋、机耕及化学药物等灭螺方式，同时积极救治血吸虫病人。这种策略一直持续到1985年，全国累计消灭钉螺面积110亿m^2，救治病人1100多万人，全国有271个县（市）达到了消灭和基本消灭血吸虫病的标准，广东省和上海市达到了消灭血吸虫病标准。然而，由于该策略不能彻底的消灭钉螺，传染源也不能得到有效控制，血吸虫病疫情

依然十分严重。

20 世纪 80 年代以后，随着高效、低毒的抗血吸虫药物吡喹酮的问世，血防工作的策略发生了重大转变，我国采取了以人、畜同步化疗为主、结合易感地带药物灭螺的策略，这一策略得到了世界银行贷款项目的有力支持。到 2004 年底，全国病人数较 1989 年下降了 48.6%，病牛数下降了 70%，年均急性感染病例下降了 93.8%。广西、福建、浙江 3 省（自治区）达到消灭血吸虫病标准。

江西省余江县和广东、上海、福建、广西等地的实践证明，在水系相对孤立的水网地区和部分丘陵地区，消灭钉螺是可以做到的。但在长江流域、洞庭湖和鄱阳湖，由于水系范围大、江湖相通，钉螺孳生地无法彻底消除。由于湖区和山丘型地区的流行因素尚未消除，当自然、社会经济因素发生变化以及防治力度减弱时，极易出现疫情反复。2004 年全国血吸虫病疫情回升情况调查资料显示，达到传播阻断标准的 151 个县中，有 27 个县疫情出现回升，占 18%。63 个达到传播控制标准县中，26 个出现疫情回升，占 41%。通过认真总结和回顾半个世纪以来血防工作的实践与经验，以及对血吸虫病流行规律的重新认识，2006 年卫生部适时调整防治策略，在全国实施以传染源控制为主的综合治理策略。

综上所述，我国在不同时期采用的血防策略，都是根据当时的社会、经济和科技发展状况以及血吸虫病疫情形势的需要而制定的。这些策略的具体措施包括以下几个方面。

1.6.1 消灭传染源

传染源是指感染并能将血吸虫卵排出体外的哺乳动物。控制传染源的措施主要包括治疗传染源，从而减少传染源；杜绝传染源粪便污染有螺环境；同时对传染源粪便进行无害化处理，杀灭虫卵和杀灭毛蚴等方面。

1. 药物治疗减少传染源

人、畜同步化疗是控制传染源的有效途径，是我国血吸虫病综合防治措施的一个重要组成部分。对病人、病畜采取有效药物进行集体治疗，对野生动物则用捕杀的方法。在我国成功合成吡喹酮之前，血吸虫化疗药物主要有酒石酸锑钾、血防-846 等，这在 20 世纪 80 年代以前对病人救治和疫情控制起到了积极作用。80 年代起，我国开始采用高效低毒的杀虫药吡喹酮，在疾病难以控制的湖沼地区和大山区，利用吡喹酮进行群体化疗已作为我国血吸虫病防治策略的一个重要组成部分。

吡喹酮是当前治疗血吸虫病的首选药物，具有安全、有效、方便的特点，其剂量可根据病程的急缓、严重程度和治疗对象的身体状况进行调整。由于单纯化疗能有效降低感染率和控制发病，成本效果显著，但防治成效难以维持，故此人、畜同步化疗结合易感地带灭螺是我国采用较多、效果较好的措施。

2. 粪便管理

感染血吸虫病的人和动物的粪便污染水体是血吸虫病传播的重要环节，因此，管好人、畜粪便对控制血吸虫病传播至关重要。20 世纪 50 年代末期，我国采用建立蓄粪池和无害化厕所、堆肥、建立沼气池等方法，减少了粪便对水源的污染。2006 年以来，我国血吸虫病防治策略转变为以控制传染源为主的综合治理措施，国家通过农业和卫生部门在全国血吸虫病流行区，尤其是在重疫区，大力实施农村卫生改厕和沼气池建设项目，兴建了大量的沼气池和三格式无害化厕所，发挥了无害化厕所或沼气池的杀灭血吸虫卵的功能。疫区的公共厕所也要求具备杀灭粪便中血吸虫卵的功能。在渔船集中停靠地，要按照无害化要求修建公共厕所；在渔船和水上运输工具上推行安装和使用粪便收集容器，并采取措施，对所收集的粪便进行集中无害化处理，这些都成为控制传染源的重要措施。截至 2008 年，全国血吸虫病流行区，改建三格式无害化厕所 199 万座，建沼气池 52.5 万座，有效地抑制了血吸虫病流行。

3. 杀灭血吸虫卵

能杀死粪便中血吸虫卵的药物不少，但使用后要对人、畜无害。由于人尿和尿素分解后产生的氨能杀灭虫卵，因此采用粪、尿混合贮存是杀灭粪便中虫卵的有效方法之一，其他如生石灰、敌百虫、荣宝等药物、化肥也能杀灭粪便中的虫卵。

1.6.2 切断传播途径

钉螺是日本血吸虫病的中间宿主，血吸虫的生活史必须通过钉螺这一特定的宿主才能完成。因此，消灭钉螺是最有效地切断传播途径的手段。主要的灭螺方法有药物灭螺、生物灭螺、物理灭螺和环境改造灭螺。

1. 药物灭螺

药物灭螺是我国几十年来采用最多的一种灭螺方法，适用范围非常广。新中国成立后，药物工作者筛选出多种能够杀灭钉螺的化学和生物制剂。根据高效、价廉、对环境污染小的要求，目前世界卫生组织推荐的灭螺药物为氯硝柳胺。药物灭螺法可依靠专业机构实施，根据实际需要确定灭螺范围，较易推广。但药物灭螺是一种治标的方法，螺情容易反复，且灭螺药都有一定的毒性并有泥土吸附作用，因此对环境有不同程度的污染。根据灭螺环境的实际情况，常用的药物灭螺方法有浸杀法、喷洒法、铲草皮沿边浸杀法等。

（1）浸杀法灭螺。在水位能控制的沟、渠、塘、田等环境可以使用该方法。先筑坝堵住水流，稳定水位，根据贮水量计算灭螺所需药量。施药时，先将药物加入少量水中充分拌匀，分散地泼入水中，然后用棍棒搅匀，四周的草皮也要铲入施药的水中浸泡。因为浸杀法需要稳定水位，在山丘型流行区由于地形起伏不定，不宜使用该方法。

（2）喷洒灭螺。应用较普遍，在大部分环境都可采用本方法。由于喷洒时钉螺可能被草、土、瓦砾等遮蔽，因此必须多次反复使用，方可提高钉螺死亡率。草生长茂密的地方事先要割草处理环境。喷药时，按有效用药量称取药物加入定量的水中，经搅匀后进行喷洒。喷洒法在操作过程中容易存在质量问题，灭螺效果不稳定。

（3）铲草皮沿边药浸法。在积水多的河、沟、塘等将一定量药物沿水线上30～70cm撒布于河岸，再将河岸孳生钉螺的草皮与药物一起铲入河边水中。这样可使土表、土内、水上、水下的钉螺同时受到药物的浸杀，灭螺效果良好。铲锄清扫岸边，将残留的碎泥和钉螺扫入水中以提高灭螺效果。该方法不需要堵截流水，也不强调保持水位。

（4）氯硝柳胺泥敷灭螺法。由于山丘型流行区环境复杂，常规的药物灭螺方法，如浸杀法因环境、水源影响，应用受限；喷洒法由于在操作过程容易受人为因素影响，灭螺效果不稳定，容易造成钉螺回升。四川省疾病预防控制中心通过研究钉螺的习性，将土埋灭螺、药物灭螺和缓释剂多种方法相结合形成新的灭螺方法——氯硝柳胺泥敷灭螺法。这种方法将多种方法的灭螺效果相互补充完善，药效持续时间长，对土表、土内钉螺及螺卵均有效，进一步提高灭螺效果。氯硝柳胺泥敷灭螺法将钉螺埋填在土壤内，钉螺不能呼吸氧气，不能见到阳光，不能出厣活动，没有食物也不能进食，加速钉螺的死亡。泥敷灭螺药物暂时吸附储存在土壤中，逐渐地释放到环境土表，兼有缓释剂的作用，可以延长灭螺的时间。该法的灭螺效果优于喷洒法，运用喷洒法灭螺，若达泥敷灭螺同样效果，1年内需喷5次以上。通过氯硝柳胺泥敷灭螺法进行研究和现场运用，掌握了在不同环境下，泥敷灭螺所用药物剂量，泥糊的厚度及保养方法。研究成果在四川省各流行区大面积推广应用，成为四川省主要的灭螺方法之一。2005～2008年四川省3年累计泥敷灭螺13819.05hm^2，占同期全省灭螺总面积（52453.13hm^2）的26.35%，在四川省达到控制血吸虫病流行标准的进程中发挥了重要作用。近几年，此法还在其他省一些疫区推广。

2. 生物、物理灭螺

生物灭螺是通过钉螺的寄生物和生物天敌而控制钉螺的繁殖或杀死钉螺的方法。从20世纪50年代起很多血防专家相继研究了微生物对钉螺的影响，包

括藻类和菌类，但推广效果不理想。物理灭螺采取物理方法，如热力、微波等方法进行灭螺。由于钉螺耐热能力不强，在日本和我国有一些学者提出采用热蒸汽、火烧、热水等方法进行灭螺。但这些方法缺点为地面的钉螺易受影响，但土层和土缝中的钉螺存活很多，效果不理想。一些学者等曾运用微波灭螺，土层内 9cm 深的钉螺死亡率基本与土表相同，但需要电源，微波束波及的范围小，对操作人员有害，难以推广。由于这两类方法灭螺效果不佳且不稳固，在现场中很少采用。

20 世纪 60 年代，我国已经有科学家开始利用日光热能灭螺的研究，提出覆盖塑料薄膜杀灭钉螺有效，近期国内一些专家也在稻田、草滩和山坡等环境进行塑料薄膜覆盖灭螺研究，并陆续作了相关报道，提示农业地膜覆盖在各类环境都具有很好的灭螺效果。在山丘地区开展沟渠覆盖塑料薄膜灭螺，研究结果显示在整个实验期间膜内空气温度大多数时间维持在 35℃左右，有 30 天超过 40℃并且有少部分时间在 50℃以上，膜内环境已不适宜钉螺生存。地膜覆盖灭螺利用自然日照提高膜内温度，抑制了杂草生长，改变钉螺的生存环境，减少钉螺的食物和供氧，阻止钉螺感染和尾蚴逸出，通过覆膜灭螺，可以达到好且持久的灭螺效果，该方法省工、省时、高效、长效，不易造成鱼类死亡的情况，尤其适用于与鱼塘相连的沟渠等复杂环境的灭螺工作。

3. 环境改造灭螺

环境改造灭螺是指通过工程建设改变钉螺孳生环境达到灭螺目的。由于这些环境也是人的生态环境，故在进行环境改造时要用生态学的观点，将综合治理与综合开发相结合，经济、生态与社会效益相结合，协调人类社会与自然环境的和谐发展。环境改造灭螺彻底改变了钉螺孳生的环境，是一种持久有效、多方面优于其他灭螺方法的生态灭螺措施。主要的环境改造灭螺措施有：农业生态改造，如土埋、水改旱、围垦等；水利生态改造，如沟渠改造、小流域治理等；林业生态改造，如抑螺防病林等。

（1）土埋法。针对钉螺需土而不能长期被压埋的特性，通过翻耕将钉螺深埋在 10cm 以下的土层中夯实，达到杀死钉螺的效果。该方法适用于河岸及沟渠，对压缩钉螺面积具有积极作用，该方法在操作过程中应该严格按程序进行操作，才能取得较好的效果。

（2）围垦法。针对钉螺需水而不能长期被淹的特性，在有螺面积辽阔的江湖洲滩地区，结合农业发展规划，实施围垦、堵汊等控制水位的工程，改变钉螺赖以生存繁殖的冬陆夏水环境，使垸内钉螺在建坝（建垸）后数年内消亡，钉螺面积大幅度减少。此外，堤垸的阻隔和产业结构的调整，亦可能使疫区人群生活和生产性暴露与感染大为减少。

(3) 水利工程灭螺。水利血防是我国血吸虫病防治工作的重要组成部分，是防治血吸虫病的重要措施。水利血防工程将水利工程建设与血防工作紧密结合起来，既充分发挥水利工程的效益，又通过治理钉螺孳生环境，实现防止钉螺扩散和灭螺的效果，减轻血吸虫病危害，产生水利、血防、社会经济发展等综合效益。我国专家根据钉螺生态学、水力学等多学科原理，研究出防治血吸虫病的各种水利血防工程，如硬化沟渠工程、沉螺池工程、中层取水工程和堵汊蓄水工程等，这些工程的血防目的或是改变钉螺成长繁殖环境，或是阻止钉螺迁移扩散。

硬化沟渠工程是指在堤防和灌区建设时，用混凝土加固堤防或硬化沟渠，在混凝土表面钉螺无法生存和繁殖，从而彻底消灭钉螺。沉螺池工程是在改造流行区排灌涵闸时，在闸口处修建沉螺水池，利用改变水流急缓的原理，使钉螺流经沉螺池时，沉淀于池底，阻止钉螺沿渠道扩散。有研究表明，硬化沟渠在 2 年内灭螺效果很好，2 年后又出现钉螺，这是由于沟渠管理不善，沟内淤泥和杂草堆积造成，因此加强沟渠管理，及时淘淤，沉螺池的灭螺效果将会大幅度增加。对鄱阳湖区 41 座堵汊蓄水工程调查表明，规范设计和施工的“沉螺池”和“中层取水”设施的沉螺率和阻螺率均能达到 100%。水利部长江水利委员会血防办对湖北、湖南等省的典型水利血防工程进行血防效果监测显示，凡按水利血防工程导则规范施工的地区，螺情和病情均有明显下降。总而言之，在水利工程建设前和建设过程中，充分了解当地钉螺分布状况，以及水利工程建设对钉螺扩散的可能影响，做到合理开发和利用，可使水利工程在防治血吸虫病方面实现趋利避弊，成为血吸虫病综合治理的重要组成部分。

(4) 林业工程灭螺。经过近 20 年的探索研究，林业血防工程已经成为血防的重要措施，在血吸虫病防治中发挥了积极作用。林业血防工程以林业生态工程为手段，合理利用滩地自然资源，建立以林为主，林、农、副、渔等有机结合的复合生态系统，达到抑螺防病的目的，实现防治血吸虫病、改善生态环境和增加经济收入的多重效益。建设抑螺防病林生态系统，必须遵循一定的规则，使其既有利于林木生长，不利于钉螺孳生，又减少了人畜接触疫水的机会。首先是选择杨树等耐水湿树种按一定的间距种于江湖洲滩，林下间种其他植物，从而改变以芦苇、杂草等植物为主钉螺孳生的生态环境，使环境内温度、土壤湿度、地下水位以及光照强度等生态因子均发生了一定程度的变化，使新的生态系统不利于钉螺的生长、繁殖而达到抑制钉螺的目的。

(5) 与农业产业结构调整相结合灭螺。强化农村产业结构调整是我国当前农业发展新趋势，以农业增效、农民增收、农村稳定为目的，对国民经济发展有其重要意义。农村产业结构是指农村中农、林、牧、渔各产业部门之间的相

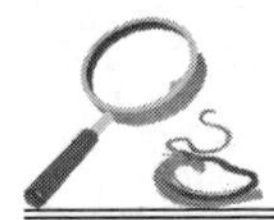

互关系，通过农村产业结构不断调整优化，将使产业结构愈来愈合理，生态循环愈来愈平衡，经济效益愈来愈提高。在产业结构调整过程中一般遵循因地制宜的原则，根据当地的实际情况，宜林则林，宜牧则牧，合理的农村产业结构应能使产业部门之间和产业内部对资源利用和配置的优化组合，互相促进。一些研究发现，农业产业结构发生改变后，可使社会经济因素及人的行为发生改变，影响钉螺孳生范围，因此农村产业结构的调整对血吸虫病的流行的影响无疑是非常巨大的。产业结构调整在不同的阶段和不同的层次，对血吸虫病流行的影响是不一致的。为了适应这种变化，防治血吸虫病的工作就应该积极参与和利用这种调整，使之利于农村经济发展，而不利于血吸虫病传播，从根本上改变血吸虫病流行的生态条件，达到治病、治贫、致富的目的。我国一些地区结合农村产业结构调整来控制血吸虫病的流行，把改善农业生产条件和种植结构调整与消灭钉螺结合起来，将减少粮食作物，增加经济作物与减少农民接触疫水机会结合起来，在此基础上，农村经济、文化水平提高，改变了农村的面貌和生态环境，农民对自身健康的关注胜过历史上任何时代，使各种血吸虫病控制措施更易落实。四川省蒲江县寿安镇西禅村地处长丘山中段，历史累计钉螺面积 105.54 万 m^2，人群血吸虫病感染率曾高达 55.4%，也曾发生过急感病例。1997 年以来，该村紧密结合农村产业结构调整，实施退耕还林，营造生态林和经济林等工程使生态环境出现了巨大变化，山顶、山腰的梯田全部改为旱地，全村共造林 1544 亩，使钉螺滋生环境得到改变，钉螺面积下降，农民也减少了接触疫水的机会。至 2004 年底止，全村有螺面积降至 2 万 m^2，与历史钉螺面积相比下降 98.11%。人、畜感染率大幅度降低，2004 年人群感染率仅为 0.43%，耕牛感染率为 0.79%，并连续 10 年控制急感病例的发生。同时居民收入也有所增加，2004 年全村年人均收入由过去的 1920 元增加至 3300 元。种植结构调整与消灭钉螺相结合的模式为其他丘陵地区的血吸虫病防治提供了可借鉴的模式。湖北省潜江市张金镇幸福村由于农业生产结构发生变化，大力发展工业和畜牧业，水田面积逐年减少，使钉螺面积逐年减少，人群接触疫水行为发生改变，使耕牛感染率及人群感染率逐年下降，也说明农村生产结构调整或变化对血吸虫病控制有积极作用。

1.6.3 保护易感者

血吸虫病感染主要是因为人的行为所致，人们由于生产、生活需要接触了含有血吸虫尾蚴的水体（疫水），从而感染血吸虫病。可通过加强健康教育，引导人们改变自己的行为和生产、生活方式，减少和杜绝接触疫水，从而达到预防血吸虫感染的目的。对难以避免接触疫水的群众，可采取个体和群体

防护。

1. 个体防护

对难以避免接触疫水者，可使用防护药、具，如穿长筒胶靴、经氯硝柳胺浸渍过的防护衣或涂擦防蚴膏等防护药物。对已接触过疫水者，如抗洪抢险、生产自救等人群的防护措施，可采用我国学者自行研制的青蒿素衍生物蒿甲醚和青蒿琥酯，这两种药物对童虫有很好的杀伤作用。接触者在接触疫水后第7天至第10天服用青蒿琥酯，成人每次服300mg，儿童按6mg/kg体重计算，以后每周服用1次，离开疫水后再加服1次，可达到早期治疗的目的。

2. 群体防护

水利部门结合人、畜饮水工程建设，在血吸虫病流行区实施人、畜安全饮水改造工程，建设水厂集中供水或修蓄水池、打井等方法，解决疫区群众饮水安全问题，减少生活接触疫水的机会，降低感染血吸虫病的机会。

3. 健康教育

健康教育通过信息传播和行为干预，帮助人们掌握各种卫生知识，树立健康观念，形成有利于健康的行为和生活方式，达到预防疾病，促进健康的目的，它广泛应用于各种疾病的防控工作中。1984年世界卫生组织提出防治血吸虫病应重视人及人的行为因素，把通过健康教育改变人的行为作为血吸虫病防治的重要措施之一。在各项防治措施中，把健康教育放在重要位置。从此，我国在血吸虫病防治工作中正式引进了科学的健康教育概念和理论，开展各种血吸虫病健康教育活动，成为我国血吸虫病防治工作的重要手段，并针对不同人群的需求开展了大量的血防健康教育工作。在我国大多数流行区，成年男性接触疫水的方式多为生产性的，如下田插秧、在湖滩上割草、放牧、下水捕鱼等；成年女性主要以生活接触疫水为主，如在疫水中洗衣、洗菜等；儿童接触疫水的方式主要为娱乐性行为，如游泳、戏水、摸鱼等。由于不同人群接触疫水的方式不同，健康教育的侧重点就不同。有学者通过研究探索出针对鄱阳湖小学生血防健康教育模式，即视听教育（血防录像、血防课、血防图片和实物标本等）、技能培训、提供防护药品和奖惩激励联合应用。大部分血吸虫病流行区在暑假前掌握时机有针对性地对学生采取强化健康教育干预措施，增强学生暑期防病意识，能有效地控制急性血吸虫病发生。四川省眉山市东坡区建立了“教师—学生—家长”的血吸虫病防治健康教育机制，提高中小学生、农民自我防护能力，营造良好的血吸虫病防治环境。现阶段，我国正实施以传染源控制为主的血吸虫病综合防治措施，健康教育已经成为当前血吸虫病防治工作重要手段之一。在实施改水改厕、以机代牛等项目中，应广泛开展健康教育工作，提高群众的主动参与意识，通过实施改水、改厕、以机代牛、禁牧圈养等

防控措施，改变疫区群众传统的生产和生活方式，以阻断血吸虫病的传播。

血吸虫病的防治是一个复杂的过程，单一的防治措施很难奏效，需综合各级、各部门的力量，开展多种综合治理措施才能取得良好的效果。随着中国经济社会的发展，特别是当前国家大力推行社会主义新农村建设，为血防工作提供了良好的机遇，使中国血防现在有条件和能力通过实施以传染源控制为主的综合防治策略，达到控制血吸虫病传播的目标。

2

水环境与血吸虫病传播的关系

血吸虫病是由血吸虫引起的一种疫水传染寄生虫病，水是影响血吸虫病传播和流行最重要的环境因素。从生物学上看，水是构成血吸虫完整生活史必备条件之一。血吸虫唯一中间宿主——钉螺的生存和繁衍需要适宜的水环境。从疾病传播环节上看，接触疫水行为是血吸虫病感染发生的必要前提条件。因此，在血吸虫病传播中，血吸虫病与水有着十分密切的关系。

2.1 水与血吸虫生活史的关系

从血吸虫生活史可以看出，血吸虫生活史中的每个环节都与水有密切的关系，都需在有水的条件下完成。血吸虫卵只有在水中才能孵出毛蚴，毛蚴需在水中游动才能感染钉螺，人和家畜也要在水中有尾蚴的环境才能感染血吸虫。因此水对血吸虫病传播的至关重要。

2.1.1 水与血吸虫卵的关系

血吸虫卵只有在水中才能孵出毛蚴。进入水中的成熟虫卵在外界条件适宜时，卵内的毛蚴活动增强，最终破壳而出，孵化出成熟的毛蚴，这一过程与水有很密切的关系，水的渗透压、pH 值以及水中所含的余氯都对毛蚴的孵化有很大的影响。

在等渗压的情况下毛蚴不能孵化，成熟的血吸虫卵在血液、肠内容物中是

不能孵化的，随粪便排出的血吸虫卵必须要在粪液被稀释到一定程度以下才能孵化。研究表明，虫卵在清水中的孵化率为100%，在0.5%左右的氯化钠溶液中虫卵孵化率下降60%，1.2%以上浓度盐水中孵化被完全抑制。有研究认为，在3.5%～5.3%氯化钠溶液中24h不仅毛蚴不能孵出，且全部死亡。

研究表明，自来水中的余氯含量也是影响毛蚴孵化的主要原因，水中的余氯含量大于0.3ppm既可影响毛蚴孵化。自来水中的余氯含量较大，可将自来水放置24h，使余氯降低，对毛蚴孵化无影响，也可在余氯含量高的水中加入硫代硫酸钠去除余氯，对孵化无影响。

血吸虫卵在pH值3.0～8.6较大范围内都可以孵化，但最适宜孵化的pH值为7.4～7.8，pH值过高和过低都能影响血吸虫卵的孵化，pH值在2.8以下和10以上虫卵的孵化完全被抑制。

2.1.2　水与毛蚴的关系

1. 水与毛蚴生存、活动的关系

毛蚴的寿命不长，不能离开水生存，其活动和寿命与水温有直接的关系。水温越高，毛蚴活动越强，而毛蚴活力越强，寿命则越短。研究表明，在4℃时毛蚴的速度为0.5mm/s，22℃时为2.2mm/s，34℃时为3.8mm/s。在37℃时毛蚴在20min内活动大为减少，2h时全部死亡。在20～25℃的温度下，毛蚴在水中可存活10h以上，毛蚴孵出的时间越短，活动能力越强，其感染力也越强。研究表明：在21～31℃温度范围内，毛蚴对钉螺的感染无差别，低温时感染率则显著下降。钉螺只有在水下伸出腹足才能被感染。

水的pH值及水质等因素能影响毛蚴的活力和寿命，由此影响毛蚴感染钉螺的能力。实验结果表明，pH值在7.5～8.5时毛蚴活动良好，在pH值小于5.0或pH值大于10.5时，毛蚴很快死亡。pH值在7～9时，毛蚴一般可存活5～6h，感染钉螺的能力最强，pH值为8时达到感染高峰。pH值在5以下和pH值在10以上时，毛蚴存活时间极短，使钉螺感染率非常低。

毛蚴在盐浓度低的水中，存活时间较长，高于或等于0.7%时，毛蚴存活时间逐渐减少，在0.8%氯化钠溶液中停止游动，加水稀释后又可恢复，仍具有钻穿钉螺的能力，如果超过0.8%浓度，毛蚴的这种可逆游动则不能恢复。毛蚴的逸出、活动和感染都要求水流缓慢，在水流湍急的大江大河不易感染血吸虫病。

2. 水与毛蚴感染钉螺的关系

毛蚴自虫卵中孵化出来后，依靠其纤毛进行直线运动，在遇到钉螺后，钻入螺体内感染钉螺。在自然条件下，除其他物理条件外，水温、水质、水的流

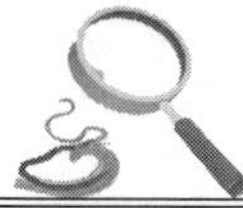

速及水的pH值都可以影响血吸虫毛蚴感染钉螺。

2.1.3 水与尾蚴的关系

1. 水与尾蚴活动的关系

日本血吸虫尾蚴逸出后常静止于水面，人和哺乳动物一日与水接触，静止于水面的尾蚴即粘附其皮肤表面，主动侵入皮肤，使人或动物感染血吸虫。尾蚴逸出后漂浮在水面，由于它在水中不摄食，因此必须在体内能量消耗尽之前遇到哺乳动物才能感染成功，这个阶段受到很多因素的影响，其中水的pH值和水流速度的影响是非常重要的。

水的pH值对血吸虫尾蚴的感染力有明显的影响。pH值在6.6～7.5范围内，尾蚴的感染力无明显差别，但pH值大于8.4，对血吸虫的活动和寿命影响较大，感染力也明显降低，尾蚴对碱性环境适应性差。

尾蚴自钉螺中逸出后虽能自由游动，但不能远游，据实验观察，在没有流速的水中，小白鼠与感染性钉螺相距仅20cm，逸出的尾蚴在1h内仍不能使小白鼠感染。可见在静水环境中，尾蚴的活动范围十分局限。尾蚴在流水中顺流移动，流速越大，尾蚴移动的越多越快。流速对尾蚴感染宿主的影响比较复杂，如果没有流速，尾蚴仅在小范围活动，不易感染周围的宿主；在有流速的水中，尾蚴顺流而下，与宿主接触的机会加大，但随着流速的增加，尾蚴在流至宿主面前时一掠而过，不易钻入宿主皮肤，感染宿主成功的机会减少，感染的虫数也减少。在流水很大且有跌水的地方，尾蚴容易出现断尾，而不能感染宿主。

由于钉螺的生长习性，钉螺逸出尾蚴均在水边进行，因此在水边戏水的儿童和洗衣洗菜的人比进入深水区的人危险。实验证明，钉螺遇到微量的水亦能逸出尾蚴，像草叶上的露珠，河沟两岸的水滴，因此在感染性钉螺分布多的地区，赤脚在河边行走或碰触到露珠均有感染血吸虫的危险。

2. 水与尾蚴逸出的关系

尾蚴从钉螺体内逸出是一个主动的过程，只有在钉螺与水接触后尾蚴才能逸出，水质、水温及水流速度都对尾蚴的逸出有一定的影响。

实验证明，水量对尾蚴的逸出无明显影响，钉螺遇到微量的水亦能逸出尾蚴，在带露珠的草叶，河沟两岸的水滴上钉螺体内的尾蚴也能逸出。

研究证明，pH值在6.6～7.8之间对日本血吸虫尾蚴的逸出没有影响。另一些报道认为，即使在pH值为4.0的水中，仍有少数尾蚴可以逸出，并能存活一段时间。

水温是尾蚴逸出的重要条件之一，温度的变化能影响尾蚴逸出。研究表明，1～3℃时无尾蚴逸出，5℃时仅有少量尾蚴逸出，20～25℃为日本血吸虫尾蚴逸出的最适宜温度。这与日本血吸虫感染季节的分布相吻合。虽然一年四季都可能感染血吸虫病，但月平均气温在20℃时感染的机会增加。

水流速度对血吸虫尾蚴逸出的数量、尾蚴的移动及尾蚴感染宿主的能力有很大的影响。据研究报道，水流速度对尾蚴的逸出量有显著的影响，当温度为20～24℃时，流水对尾蚴的逸出有显著的刺激作用，流速越高尾蚴逸出越多。但流速达到一定程度时，钉螺闭厣，不能释放尾蚴。久未释放尾蚴的钉螺一旦返回入流水，在流水的刺激下，就会逸出大量尾蚴，因此在流行区，人在雨后下到急流的溪沟里更容易感染血吸虫病。但由于钉螺体内的尾蚴是有一定数量的，在激流中释放迅速，但在静水中钉螺逸放尾蚴更持久。

2.2 水与血吸虫中间宿主钉螺的关系

血吸虫病是一种地方病，有严格的地方性，这是由于钉螺分布的地域性造成的。钉螺在我国的分布有一定的范围，这一分布范围主要取决于有无适宜钉螺生长的生态环境。影响钉螺分布的多种因素中，水是最为重要的因素之一，掌握水对钉螺生态的影响，有利于对钉螺的防控。

2.2.1 水对钉螺交配、产卵的影响

钉螺的交配与外界条件、本身的生物习性及生理状况有很大的关系。钉螺喜欢栖息在潮湿的泥面，因此绝大多数钉螺在近水的潮湿泥面上和草根附近交配，在水中交配的不多。据观察，钉螺在陆上和水中交配率的比例为6：1，在降雨、潮汛以后或有浓露的清晨，可见到很多钉螺保持交配状态。干旱可影响钉螺交配或使钉螺交配停止。

钉螺产卵必须具有泥土和水分，如不具备条件，在产卵季节也不产卵。在半潮湿的泥土中钉螺产卵数中最多，潮湿泥土次之，泥水中最少。据报道，螺卵主要分布在近水线的潮湿地面上，与钉螺的纵深分布基本一致，近水线处密度最高，水中螺卵数较少，多因产在岸上被水冲刷至水中，在干燥的地面上钉螺不产卵。

2.2.2 水对螺卵孵化的影响

螺卵发育及孵化时间，主要取决于水分和温度。螺卵必须在水中或潮湿的泥面上才能孵化，在干燥的环境下不能孵出。各地幼螺出现的时间虽有不同，但其峰值都在温暖多雨季节。在适宜的温度下，水中孵化时间平均为14～

35 天；在湿泥中平均为 24～64 天，较在水中的孵化时间长。螺卵随着泥土变干逐渐失去孵化能力。实验表明，螺卵在自然情况下干燥 24h 后，孵化率为 5.3%，5 天后仅 1%，再延长则全部不能孵化。

2.2.3 水对钉螺生长的影响

钉螺是水陆两栖生物，不能长时间生活在水中，也不能长时间在旱地，幼螺阶段必须在水中生活，离水后很快死亡。成螺则喜欢栖息在潮湿松软而富含食物的泥地上。钉螺在含水的泥地上活动多于在干燥的土地上，钉螺的爬行面必须是潮湿的，在干燥的地面上只能爬行极短的距离甚至不爬行。钉螺在失水的情况下，软体缩入壳内，闭厣不动，以减少水分的丧失，温度越高死亡越迅速。实验结果显示，在 8 月的日光直射下，干土上钉螺 2h 内全部死亡，而同一日光下湿土上的钉螺无死亡，干土上的温度较湿土高 10℃。钉螺死亡的原因为软体水分损失加上高温所致，虽然在干燥过程中钉螺始终闭厣，但并不能阻止水分的丧失。

钉螺适宜在水流缓慢的沟渠孳生，据实验观察，流速为 0.3m/s 时，30% 的钉螺用腹足吸附固定在槽底不动，当水流速度增大到 1.29m/s 时，100%的钉螺固定不动。当流速达到一定程度时，钉螺收缩软体，使其闭厣，闭厣后立即失去其立足之本，被水流冲下。据观察，在不同的水温条件下，水流促使钉螺闭厣的流速不同。在水温 7～9℃时，水流速度越高，使钉螺闭厣的作用越大，流速为 25cm/s 时，钉螺全部闭厣。而水温在 27～29℃时，这种作用并不明显，流速要在 1200cm/s 以上才能使钉螺闭厣。对钉螺来说，河流越宽大，河流中心的流速对水边钉螺的影响愈小，在石砌的河流中，即使水流湍急，但河岸边的碎石和石缝仍能保护钉螺不受激流影响，这些特点在环境改造消灭钉螺时值得重视。

2.2.4 水对钉螺分布的影响

根据钉螺孳生地区的实际情况，可将我国钉螺孳生地分为水网型、湖沼型和山丘型。但不论是在水网地区、湖沼地区还是在山丘地区，钉螺总是沿水系分布。在坡度较陡的河沟两岸，钉螺沿水流呈带状分布，而平坦或坡度小的江湖滩上则分布范围广。即使在同一片河岸或滩地的环境中，钉螺分布也不是很均匀，造成此现象的因素很多，而在其诸多的影响因素中，微小环境里的水分是一个重要因素。对山丘区土壤环境因子对钉螺分布影响研究表明，土壤水分是影响钉螺最重要的 3 个因子之一。四川仁寿钉螺孳生环境最适宜的土壤水分含量为 20%～60%。滩地研究结果表明，适宜钉螺的土壤含水率为 28%～

38%，钉螺最适宜的钉螺密度是在土壤水分含量28%～30%地带，土壤湿度小于28%时，钉螺趋于向凸凹不平的滩面生活。

钉螺分布也与地下水位密切相关。湖泊和水网地区钉螺主要分布在滩地，地下水位变动较大，水位较浅，水量充沛。在山丘型地区，钉螺主要分布在荒坡、河滩和沟渠，地下水位高程变化极大，钉螺生存主要是依赖季节性地表水。研究表明，滩地钉螺分布与地下水位关系密切，当地下水位为32cm左右时，钉螺密度和有螺框出现率达到最大。当地下水位小于1.55cm或大于75.7cm时，钉螺密度趋向于零。钉螺所需水的pH值以6.7～7.8为适宜，但有的地方钉螺在pH值为8.0左右的水中也可生活，但在pH值在9.8以上的水中，即闭太厣不动。

值得注意的是，即使在气温、雨量适合流行的地方，如果因种种原因，钉螺孳生环境中水温过低也可影响流行。四川省成都平原气候适宜血吸虫病流行，但其岷江水温年平均在10℃左右，所以都江堰口水温较气温低8～10℃，在进水口至下游80km的一个扇形范围内的大小渠道水温达不到血吸虫幼虫发育所需温度，虽有钉螺分布而无血吸虫病流行。超过扇形区域临界温度，血吸虫病流行逐渐加重。

2.2.5 水位变化对钉螺的影响

水流缓慢或水位升降变化不大的地方适合钉螺生长，由于气温和水位的变化，钉螺的栖息地有所变化。据研究报道，河沟岸壁上的钉螺分布，以近水线处最多，水线上钉螺的数量多于水线下，水线上33cm范围内钉螺密度最高，向上或向下钉螺数量迅速减少。虽然各地受环境条件、水位等因素的影响，钉螺的分布有一定的差别，但水线上下钉螺分布的基本规律是一致的。

在水位起落较大的沟渠、江湖洲滩，钉螺的分布每年有较大的变化，洪汛时水淹面积增大，钉螺分布的范围也扩大，待水位下降后，被水流扩散的钉螺还不会死亡，使人、畜感染血吸虫病的范围扩大。有学者对研究钉螺分布与水位变化的关系进行研究，结果表明，洲滩和边坡钉螺分布与水位变化密切相关，一般认为，钉螺在常年水位线上3m位置数量分布最大，当与水位线的距离增加时，钉螺的数量相应减小。江河湖泊滩地和沟渠边坡的水淹与显露日数比例是制约滩地钉螺密度与分布的关键，枯水期滩地、边坡显露和温度有利于钉螺产卵，汛期滩地和边坡水淹则有利于钉螺的螺卵孵化与幼螺的发育生长，幼螺喜水，成螺以陆生为主，但连续水淹时间超过7个月则可导致幼、成螺死亡。因此，滩地和边坡的水位是控制钉螺分布的最主要因素之一，许多学者也提出通过人为控制水位变化，例如有螺地区在春季提前水淹一段时间和一定的

水深，来抑制钉螺的生长从而控制钉螺的扩散，控制血吸虫病的传播。

2.2.6 水对钉螺扩散的影响

1. 钉螺的迁移和扩散

钉螺的迁移和扩散可造成血吸虫病蔓延。事实上，钉螺喜欢固守在原来的栖息地，除非受自然和人为因素的影响，钉螺一般不会任意迁徙。钉螺可通过自身的爬行和游动，随水或随物漂流，人、畜活动携带等方式迁移和扩散。钉螺爬行的能力较弱，最大的爬行速度在 2.8cm/min，爬行速度可受到如低水温、弱光线、粗糙的铁板等影响，使钉螺爬行速度变慢。而在流速达到 0.80m/s 以上时，钉螺匍匐不动，待流速降低时再开始活动。在雨天钉螺爬行活跃，钉螺喜欢在潮湿的地面爬行，在潮湿的地面上爬行的距离远较干燥的地面长。钉螺没有专门的游泳器官，但能通过伸张腹足倒悬于水面游动，游动的速度与水温成正比，在静水中游动的时间远远长于流水中。

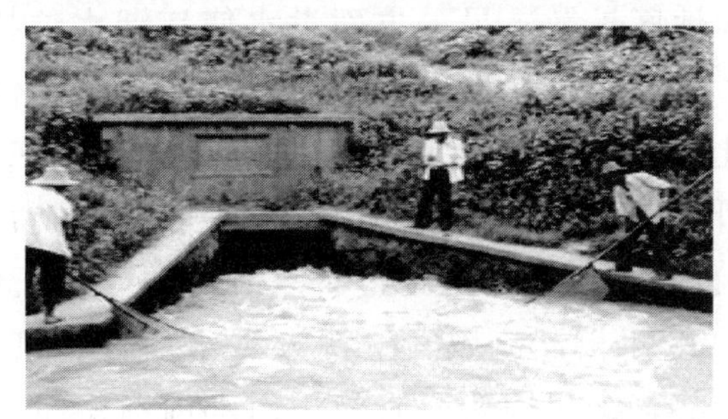

图 2.1 钉螺沿水系扩散

爬行和游动都不是造成钉螺扩散的主要原因。钉螺远距离和大面积迁移扩散主要随水流（图 2.1）或附着于漂浮物沿水系扩散，还可附着在船只底部，随船迁移到较远的地方。钉螺随漂浮物迁移又可分为主动吸附于漂浮物迁移和被动受载迁移，对水利工程而言，主动吸附于漂浮物迁移是钉螺扩散的主要原因，钉螺借助江河渠沟水流的漂浮物完成漂流迁移，在运动水体中，钉螺主动吸附于漂浮物的能力，与吸附于固定壁面的能力相比要小得多，钉螺随漂浮物的迁移距离，与钉螺的主动吸附时间有关，而钉螺的主动吸附时间随流速、风浪、含沙量等增大而减小，此外还与水温、水质、螺龄、漂浮物表面材料等因素有关。根据实际研究结果测得，钉螺与木板之间的最大吸附时间可长达 4.2 天，因此钉螺通过吸附木板等漂浮物可以沿水流扩散相当长的距离。有学者研究了钉螺在静水和动水中的沉降速度以及钉螺的起动流速，不同的吸附材料起动流速不同。起动流速的研究成果已用于目前水利血防沉螺池的设计和建设中。被动受载迁移是指具有孔洞、裂缝、夹层、空腔的漂浮物挟带钉螺的迁移运动，这类漂浮物必须首先在钉螺孳生地堆放过很长时间。钉螺被动随这类漂浮物迁移，一方面与漂浮物挟带钉螺多少有关；另一方面还与漂浮物本身的输送率有关。干竹枝、芦苇等空腔漂浮物不仅漂浮距离远，也较易挟带钉螺。此外，漂浮物所挟带钉

螺的成活率还与漂浮物内空气、温度及食物等条件有关。钉螺吸附于漂浮物体上（如湖草、树枝、生活垃圾、芦苇、船只、渔具等）随水流迁移扩散可达50km以上。因此，探索这类问题对今后卫生政策的制定以及水利工程论证具有重要的意义。

2. 洪水对钉螺扩散的影响

洪水对钉螺扩散的影响是最大的，若遇到洪水，钉螺不仅可以大量随水迁移，而且扩散的距离也较大，钉螺幼体可随水流长距离地漂移到其他滩地上，造成钉螺的大面积扩散。长江中下游两岸江滩每年洪水挟带着大量泥沙，对河床、洲滩时冲时淤不停的消涨移动，但总的趋势是大量泥沙沉积在某些江段，使原有江滩面积不断扩大，从而导致有螺江滩面积逐步增加或形成新的有螺江滩。洪水对于钉螺扩散影响具有两面性，一方面洪水可使钉螺从有螺地区向无螺地区扩散；另一方面洪水使江湖水位抬高抑制钉螺的生长，因此洪灾后钉螺密度和面积会出现先抑后扬的规律。在洪水年一般水位高而且持续时间长，因此在洪水年会抑制钉螺的繁殖发育，在洪水后的1～2年钉螺的数量会减少，研究表明，洪水期间由于淹水时间长，泥沙淤积厚的原因，对螺口有一定的影响，导致活螺框出现率、活螺密度及感染螺密度很快下降。有学者研究了1998年长江流域发生特大洪水后，长江下游和鄱阳湖洲滩钉螺的消长和扩散趋势，结果表明，长江下游洲滩有螺框出现率、阳性螺框出现率、钉螺感染率和阳性螺密度在洪灾后2年内均呈不同程度下降，而从第3年开始出现快速上升趋势。1998～2003年钉螺面积平均每年递增11.80%，阳性钉螺面积则平均每年递增29.25%。洪涝灾害短期内可促使钉螺蔓延扩散，表现为钉螺面积大幅度增加，后期则以钉螺密度增长为特征。1998年鄱阳湖最高水位22.5m，为历史最高，有螺洲滩普遍提前淹水100余天，人、畜感染率并无回升，洲滩钉螺密度在灾年处于抑制状态，显著低于1997年；在灾后1年开始复苏，钉螺、感染螺密度和居民感染率出现回升态势。安徽省贵池及和县遭遇1998年洪水后，1999年春季滩地钉螺调查显示钉螺密度较1998年分别下降了44.12%和54.05%，感染性钉螺密度也较灾前有所下降，但2000年两县的钉螺密度和感染螺密度已超过1998年水平。从这些调查研究可见，洪水一般产生如下情况：一是洪水加速了江洲滩淤积面积增加和新生滩地的形成，导致钉螺面积增加扩大；二是洪水对钉螺的影响有着共同的规律，即在洪灾后1～2年内钉螺扩散的面积变化较小，钉螺的数量甚至减少，而在洪灾后的两年以后钉螺扩散面积增加较快，从长时间看洪水灾害将促进钉螺扩散；三是通过分析影响钉螺繁殖和生长的因素认为，洪涝灾害是导致钉螺从有螺地区向无螺地区扩散的主要原因。说明在洪水发生2年以后，在无螺地区环境条件合适时，钉

螺的繁殖和发育速度很快，钉螺扩散面积也增加得很快。因此钉螺数量在洪水后会出现先减少后增加的规律，从长时间来看洪涝灾害将促进钉螺扩散。洪灾造成钉螺扩散已成为当前我国血吸虫病防治成果难以巩固、疫情徘徊的重要因素。

3. 灌溉系统钉螺扩散

涵闸引水扩散钉螺现场调查结果显示，在长江中游江汉平原的双益闸，开闸引水的7～9月间在闸内引渠捞螺10天，共捞获钉螺125只，其中幼螺98只。闸外江滩的钉螺平均密度为0.63～1.77只/0.1m^2。

开闸引水前，对洞庭湖疫区5个涵闸外的洲滩进行螺情调查结果显示，活螺平均密度为0.03～0.92只/0.1m^2，开闸引水灌溉时在5个涵闸内共捞水面漂浮物93.48kg，捕获钉螺38只，其中幼螺26只。

长江中游江汉平原主要水系涵闸引水扩散钉螺情况调查结果显示，长江中游江汉平原的14条主要江河水系（均分布在湖北省血吸虫病疫区内）干堤上的涵闸共有381座，按照涵闸内外2km范围内有无钉螺划分，有155座涵闸内外均无钉螺分布，占40.6%；有226座涵闸内外有钉螺分布，占59.3%；在226座涵闸中，25座涵闸是内有外无钉螺分布，占11%；114座涵闸是外有内无钉螺分布，占50.4%；87座涵闸是内外均有钉螺分布，占38.5%。在第三种情况中，涉及8条主要水系的有50座涵闸被证实因引水灌溉造成钉螺扩散。

长江中游洞庭湖区主要水系涵闸引水扩散钉螺情况调查结果显示，洞庭湖疫区16条水系（均分布在湖南省血吸虫病疫区内）的干堤共有涵闸665座，除了114座排水闸和13座废闸外，具有引水功能的涵闸为538座，占70%。发现有钉螺分布的涵闸443座。其中闸内外环境均有钉螺的涵闸189座，闸外洲滩有钉螺的涵闸248座，闸内渠道有钉螺的涵闸6座。

2.3 水与血吸虫感染的关系

含有血吸虫尾蚴的水体称为疫水，人和哺乳动物宿主接触疫水是血吸虫病传播的一个重要环节（图2.2），暴露于含有尾蚴的水体是感染血吸虫的必要条件。尾蚴从钉螺体内逸出后，向上游动集中在水面，人及易感动物下水后一旦与尾蚴接触，尾蚴即可吸附在皮肤上，在有水的情况下钻入人或动物的皮肤内，这一过程只需要10s，水量的需求也非常小，只要皮肤上有一层水膜即可能被感染。据文献报道，不同种族、不同年龄、不同性别的人群均对血吸虫易感，无论任何人暴露于尾蚴的次数越多，暴露的面积越大，则感染的机会越

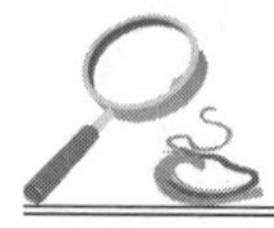

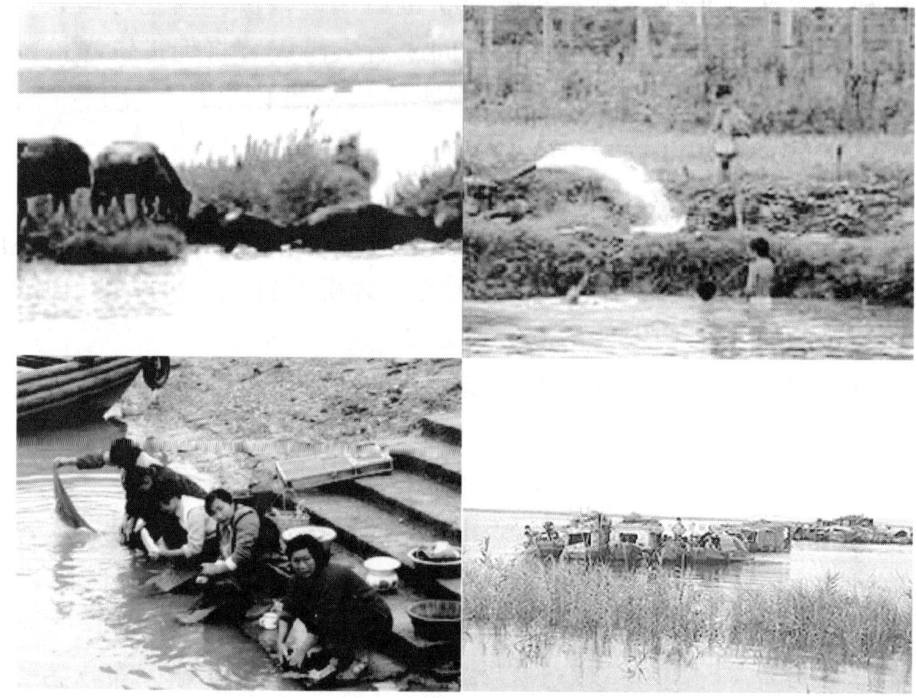

图 2.2 动物及人接触疫水情况

多，感染程度越重。血吸虫感染及感染的严重程度不仅与暴露时水体中尾蚴密度的高低有关，而且与暴露时间的长短、暴露体表面积的大小有着密切关系。故水上作业的渔船民感染率往往高于其他人群。

对湖滩、垸内水网和山丘型不同流行区的调查表明，在不同流行区，由于地理、社会、经济、文化及生产生活方式和习惯的不同，居民接触疫水的状况差别很大。成年男性以下田、犁地等生产性接触为主，成年女性不仅有生产接触，还有洗衣、洗菜等生活接触，儿童和青少年以抓鱼和戏水为主。垸内水网型流行区 5～7 月是感染高峰，而四川省西昌市由于气候温和，疫水接触的高峰均较其他类型地区提前了 1 个月。学生儿童组在 7 月、8 月有较强的暴露。在湖沼和洲垸地区男性接触疫水的强度最高，女性和儿童次之，而山丘型流行区男性经常外出打工，农活主要由妇女承担，妇女疫水暴露无论从时间和强度都高于男性。通过对疫水接触的了解，在制定相应防治对策时充分考虑到这些因素，有利于达到预防和控制血吸虫病的目的。

3

水利工程对血吸虫病流行的影响

3.1 堤防工程对血吸虫病流行的影响

在江、湖、海沿岸或水库区、分蓄洪区周边修建的土堤或防洪墙等称堤防工程，它是为控制、防御洪水以减免洪灾损失所修建的防洪工程之一。主要是运用工程措施“挡”住洪水对保护对象的侵袭。如用河堤、湖堤防御河、湖的洪水泛滥；用海堤和挡潮闸防御海潮；用围堤保护低洼地区不受洪水侵袭等。用挡的办法防御洪水，将改变洪水自然宣泄和调蓄的条件，一般将抬高天然洪水位。有些河、湖洪水位变幅较大，且由于泥沙淤积等自然演变和人类开发利用洪泛区等活动的影响，洪水位还有不断增高的趋势。

3.1.1 堤防工程建设对易感环境形成的影响

湖区防洪大堤外血吸虫易感环境的形成，与修堤取土形成的堤凼关系密切。修建防洪大堤时，常在堤脚外约 50～200m 处的洲滩上取土，形成与防洪大堤平行的坑洼土凼，这些取土坑洼土凼或常年积水，或水流不畅。湖区水牛多在垸外洲滩敞放，水牛有在水中排便的习性，因而积水堤凼牛粪污染严重。湖区风险堤段多，汛期风大浪高，严重威胁堤垸安全，很多堤段采用乱石破浪护堤。但护堤的乱石给钉螺孳生提供了极好的遮蔽保护条件，多数灭螺措施都难以消灭它们，每年汛期，隐藏于乱石中的感染性钉螺大量逸放血吸虫尾蚴。

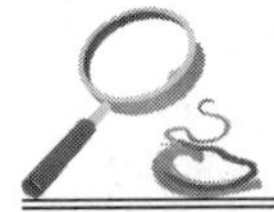

上述诸因素使沿堤洲滩感染性钉螺密度高，水体中血吸虫尾蚴聚集，形成了血吸虫高危易感环境，对人群，特别是对防汛抢险军民构成严重感染威胁（图3.1）。

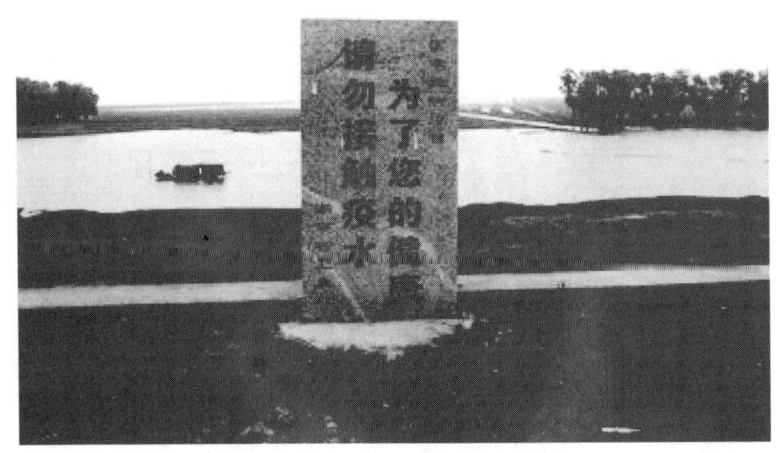

图 3.1　洞庭湖区血吸虫易感环境

另一方面，堤防可有效阻挡堤外钉螺向堤内扩散，也可为堤内灭螺提供有利条件。

3.1.2　堤防工程结合血防的常用措施

实施堤防建设的同时，应充分考虑与治理血吸虫易感环境相结合，在取得水利效益的同时，达到良好的血防效果。目前常用的措施有如下几种：

（1）在加修防洪大堤的同时，有计划地在堤外取土，顺堤脚修建护堤平台，平台高于当地钉螺分布最高高程线 1m 以上，平台上植欧美杨；平台外形成隔离沟，使洲滩水退时沟内不积水，汛期水流通畅，降低水体感染性，减轻感染威胁；隔离沟还可阻拦人、畜上洲，起一定的隔离作用。洞庭湖区常德市鼎城区双剅村堤外洲滩是血吸虫易感环境，高程 32m，1989 年结合堤防建设，取洼地土在堤脚修建长 200m、宽 80m、高程 35m 护堤平台，平台外侧形成宽 80m、深 2～3m 的隔离沟。试点观察效果如下：治理前活螺平均密度为 1.23 只/0.1m^2，感染螺密度为 0.06 只/0.1m^2，5 年后平台区活螺平均密度为 0.29 只/0.1m^2，下降了 76.08%；多年未发现感染螺。而对照区洲滩活螺和感染螺密度各年变化不大。

（2）对原乱石护坡堤段用浆砌石或混凝土护坡。洞庭湖区沅江市南大北堤，资阳区民主垸，湘阴县湘滨垸，屈原区湘江堤段，北洲子农场，华容县团

洲、隆西、幸福三垸，君山区钱粮湖垸等堤垸均结合治理工程，对防洪大堤乱石护坡进行了改造。1992 年调查结果表明，乱石护坡堤垸治理后垸外堤脚感染性钉螺密度均有所下降，个别地方较治理前甚至下降了 73.89%。

(3) 结合疏浚洪道和堤防建设，吹填堤边坑洼土凼。方法是在疏浚洪道时，用挖泥船挖取洪道淤泥填平堤边坑洼土凼，使其高于洲滩高程而不再积水，在堤脚边采用水泥桩加铁丝网围栏封洲，洲滩上种植欧美杨或芦苇（图 3.2、图 3.3）。

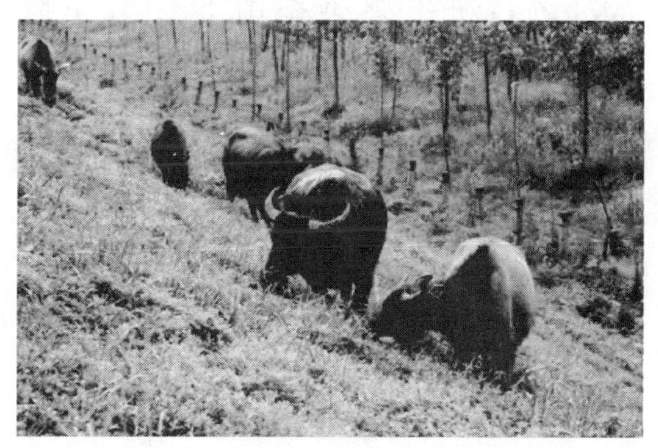

图 3.2 沅江市共双茶垸易感环境吹填后围栏封洲植树

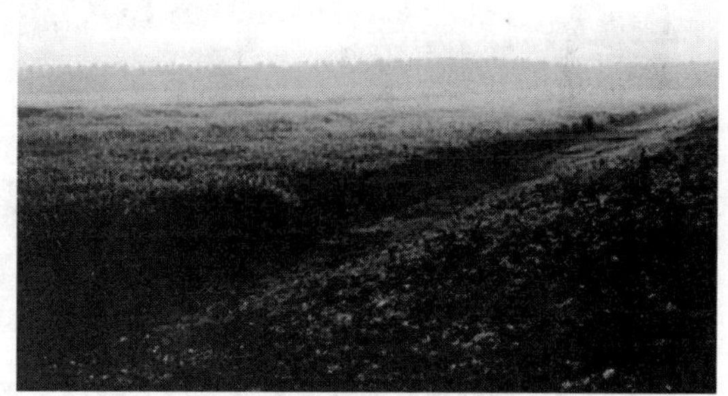

图 3.3 沅江市共双茶垸易感环境吹填后围栏封洲植芦

沅江市共双茶垸位于南洞庭湖区，垸内有共华、泗湖山、茶盘洲 3 个乡镇，垸外洲滩血吸虫易感地带长 101.1km，面积 2808.93hm^2，全部用这种方法进行了治理。吹填、围栏封洲后，阻止了家畜进入洲滩，控制了野粪污染。虽然活螺密度变化不大，但感染性钉螺密度明显下降，大多数地方在吹填、围栏封洲后 1～2 年内查不到感染性钉螺。2001 年沿线乡村居民感染率为 5.57%，发生急性血吸虫病 2 例；2008 年居民感染率为 2.07%，多年无急性血吸虫病例发生。

(4) 在防洪大堤外侧修建挡浪墙，阻隔人、畜到垸外血吸虫易感地带活动，降低人、畜感染血吸虫几率。洞庭湖区洪水期水位高、湖面广，遇刮风天气，风高、浪大，风浪冲击防洪大堤，致使大堤损坏或洪水漫过大堤进入垸内，严重威胁堤垸安全。由于风浪的作用，远处血吸虫尾蚴也向防洪大堤岸边聚集，造成水体血吸虫尾蚴密度增高，而此期间正是防汛抢险的关键时期，大量的人员参加防汛抢险，接触血吸虫疫水，极大地增加了防汛人员感染血吸虫的机会。为保护堤垸安全，从 20 世纪 80 年代开始，水利部门在洞庭湖区风浪冲击较大的危险堤段修建挡浪墙。挡浪墙建在防洪大堤堤面的外侧，为混凝土结构；墙底板宽、高各 0.5m；墙身高 1.2m，宽 0.3m。挡浪墙修建后不但对堤垸安全起到了较好的保护作用，还可减少防汛人员接触血吸虫疫水，阻挡人、畜上垸外血吸虫易感地带活动，对控制血吸虫病起到了很好的效果。如沅江市小坡乡和北大乡于1986～1991年修建挡浪墙，1992年血防效果观察结果，建墙前后外洲感染螺平均密度由0.025只/0.1m²，下降至0.006只/0.1m²，下降了76.0%；居民感染率由34.9%下降至13.6%，下降了61.0%；5～14岁儿童新感染率由23.7%下降至7.0%，下降了70.5%；耕牛感染率由55.1%下降至18.1%，下降了67.2%。挡浪墙修建后居民、耕牛和生猪上洲入湖活动的频率也显著下降，分别下降了25.4%、47.1%和95.4%。由于防汛和洲滩开发、洲滩资源采集的需要，在修建挡浪墙时，每间隔一定的距离仍留有通道。这些通道的存在，为部分人、畜上洲活动提供了便利，降低了挡浪墙的血防效果（图3.4）。

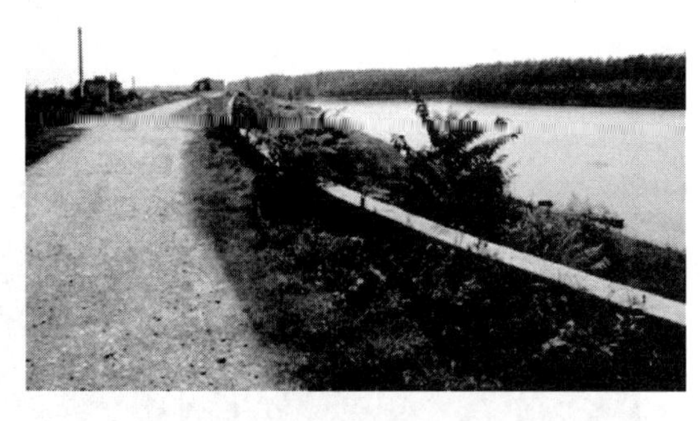

图3.4 洞庭湖大通湖垸防洪大堤上的挡浪墙

3.1.3 堤防结合血防措施的评价

上述结合堤防建设改造乱石护坡，修建垸外护堤平台、隔离沟、挡浪墙等措施均有一定的血防效能，但是这些措施难以取得满意的效果，而且这些措施的实施需要一定的环境条件和经济基础。

湖区垸外洲滩钉螺分布面积巨大，而沿防洪大堤分布的感染性钉螺密度高的垸外血吸虫易感地带，其宽度大多为大堤外至少1000m。由于渔船民、牛等人、畜传染源活动范围大，一些远离大堤1000m以上的洲滩，也有感染性钉螺分布。感染性钉螺逸放血吸虫尾蚴，于是水体具有感染性，对人、畜构成感染威胁。血吸虫尾蚴漂浮于水面，可随风、水流向四周扩散，最远可扩散数公里。

改造乱石护坡，修建垸外护堤平台、隔离沟等治理易感地带措施，其治理宽度大多在沿防洪大堤堤脚100m左右范围。规范的治理可使治理区不适宜钉螺孳生，达到降低钉螺密度和水体感染性的目的，但不能彻底消除易感地带的感染威胁。其原因：一是治理区外的血吸虫尾蚴向堤边扩散；二是人们入湖活动的范围不可能局限于治理区内。因而在洞庭湖区，这些治理措施的血防效果是有限的。

结合堤防建设，疏浚洪道，取洪道淤泥填平堤边易感地带坑洼堤凼，既疏

浚了洪道，加固了堤防，又开发了江湖洲滩，发展了经济。同时在吹填的洲滩进行围栏封洲，又有效地阻止了牛、羊进入，彻底消除了家畜粪便对洲滩的污染，控制了感染性钉螺形成，居民和家畜感染率也随之下降，血防效果较好。但是实施这一措施的基础取决于洲滩的环境条件，以及是否具有生产开发经济价值，不是每个洲滩都适用的。

3.2 灌溉工程对血吸虫病流行的影响

灌溉工程建设后造成血吸虫病扩大的事例并不少见。如果在灌溉工程建设之前充分地考虑到环境改变将引起生态平衡的改变，制造不利螺类宿主孳生的环境条件，则可起到兴利除害的效果，彻底消灭灌溉水利建设地区的血吸虫中间宿主钉螺。福建的东张水库、浙江的新安江水库等就是明证。在工程设计和实施中，充分考虑防止钉螺扩散和控制钉螺孳生繁衍，采取必要措施，如修建防止钉螺扩散引水灌溉涵闸、硬化沟渠等措施，既有利于节水灌溉又有利于控制钉螺蔓延扩散，这些均是我国成功控制血吸虫病流行的经验。所以在灌溉水利工程规划、建设和使用过程中，要始终考虑到血吸虫病控制这一重要问题，趋利避害、造福人民。

3.2.1 湖区灌溉工程

1. 湖区灌溉工程对血吸虫病流行的影响

长江中下游平原地区农田，主要是引江河、湖泊水灌溉。多数地区引水方式是在防洪大堤上修建引水灌溉涵闸，闸后修建灌溉渠道，汛期4～10月，当江河水位上升高于垸内农田时，利用水位差引水自流灌溉，江河水经灌溉渠道进入农田。而4～9月正好是农作物种植、生长需水时期。由于这种灌溉方法简单、成本低廉，因而被广泛采用。引水灌溉涵闸是湖区钉螺由垸外向垸内扩散的主要原因。1990年，湖南省寄生虫病防治研究所组织对洞庭湖区进行了全面的灌溉涵闸扩散钉螺情况调查，共调查16个县和11个农场。结果洞庭湖血吸虫病流行区防洪大堤上有引水灌溉功能的涵闸538座，其中垸内外均有钉螺分布的涵闸189座，判定157座为进螺涵闸。

一些地方则是修建机埠抽水灌溉，这种灌溉方法与中层引水近似，引起钉螺扩散的可能性相对较少。

灌溉渠道则由主灌渠、分灌渠、支渠、毛渠及排渠组成；多余的水和大量降雨引起的垸内渍水则经排渠由机埠抽取排出垸外。4～9月为灌溉时期，渠道水位随引水灌溉而不断地升降，灌溉时水位可上升至渠顶，停止灌溉时水位

可降至渠底。秋冬季一般不灌溉，水位降至渠底。灌溉渠道冬陆夏水、春夏季水位不断起伏变化的水位特征，正好符合钉螺孳生繁衍所需要的生态条件，因而灌溉渠道是良好的钉螺孳生环境。湖区垸内灌、排渠纵横交错，犹如蛛网，钉螺交互扩散；大的灌渠、排渠可宽达十余米，长几十公里，犹如运河，水位难以控制，这些因素都给垸内消灭钉螺造成了很大的困难。

湖区围垸后，在防洪大堤外的大多数洲滩，都有钉螺分布，其中沿堤岸线1000m以内洲滩，放牧家畜数量多，人群活动频繁，野粪污染严重，感染螺密度高，称为血吸虫易感环境。汛期灌溉时，钉螺随水经灌溉涵闸由垸外洲滩扩入垸内，致使钉螺在垸内扩散；而且使垸内钉螺灭之不尽，灭螺效果难以巩固，感染性钉螺和垸外水中尾蚴随水扩散进入垸内，还直接造成居民被感染，甚至发生急性血吸虫病流行。

2. 湖区灌溉工程的水利血防措施

（1）改造引水涵闸。根据涵闸所处的环境条件，因地制宜采取不同工程措施，目前主要措施有沉螺池、中层取水等。

1）沉螺池：即结合水利工程建设，在进螺涵闸前或后修建沉螺池，阻止钉螺随灌溉用水向垸内或下游扩散。1993～1995年，湖南省安乡县安保大垸澧水洪道的虾扒脑闸和上游闸，按照长江科学院研究设计的方法进行了沉螺池改造，工程完成后进行了2年阻截钉螺效果观察。2年中，虾扒脑闸沉螺池内共获钉螺64只，上游闸共获钉螺72只；而两闸沉螺池后灌溉渠道调查均未发现钉螺。防螺效果较好。

2）中层引水：即根据钉螺在水中一般漂浮于水体上层或沉于水底的生物学特征，在血防水利工程建设中，改造进螺涵闸，引垸外洲滩或江湖中层无螺水入垸内灌溉，达到防止钉螺随灌溉用水向垸内扩散的目的。2002～2004年，湖南省君山区采取中层引水方法对君山垸西闸进行进螺涵闸改造。在有螺洲滩修建封闭涵管，在长江岸边修建机埠，抽取长江中层安全水入垸内灌溉。结果在实施涵闸改造工程前、后，西闸垸外洲滩钉螺和感染性钉螺密度无明显变化；但涵闸改造后，垸内经过1～2年药物灭螺，钉螺分布面积显著减少，2007年仅灌渠内发现有少量残存钉螺，2008年、2009年已查不到钉螺。

然而，长江流域水体泥沙含量均较高，加之沉螺池内水流速度缓慢，泥沙在沉螺池内极易落淤。如后期管理不到位，未能及时清淤，经过一定时期，沉螺池便会逐渐淤满而失去沉螺功能。因此沉螺池建成后的管理、清淤是一个十分重要的问题。中（深）层取水需要一定的环境条件，即有深层水可取，在进螺涵闸外为江、河地区，这一方法是较适用的。但在湖区，多数地方涵闸外没有深水的条件，而且泥沙淤积容易堵塞取水管道，这些都限制了这一方法的推

广。因此，防止钉螺和尾蚴经灌溉涵闸向垸内扩散仍是湖区血防的重大课题。

(2) 有螺渠道硬化。钉螺在潮湿泥土中产卵，螺卵在水中孵化。渠道硬化即是利用钉螺的这一生物学习性，采取工程措施，硬化渠壁、渠底，破坏钉螺的繁殖、孳生自然环境，达到消灭钉螺的目的。君山区柳林洲镇二洲子村，属湖沼型洲垸亚型流行区，村内跃进渠有钉螺分布面积 6 万 m^2，尽管每年实施药物灭螺，但是灭之不尽。2004 年 12 月～2005 年 3 月，对跃进渠进行部分水泥预制板护坡硬化（图 3.5）。工程完成后每年钉螺调查，已硬化段渠道查不到钉螺，未硬化段仍有钉螺分布。岳阳县中洲乡属湖沼型洲垸亚型流行区，其东西干渠 2006 年复发现钉螺，活螺平均密度为 0.2 只/0.1m^2，感染性钉螺平均密度为 0.0024 只/0.1m^2，2006～2007 年 12 月结合实施国土整理项目，对东西干渠进行水泥预制板护坡硬化，自 2007 年至今未发现钉螺，实现了消灭垸内钉螺的目标。

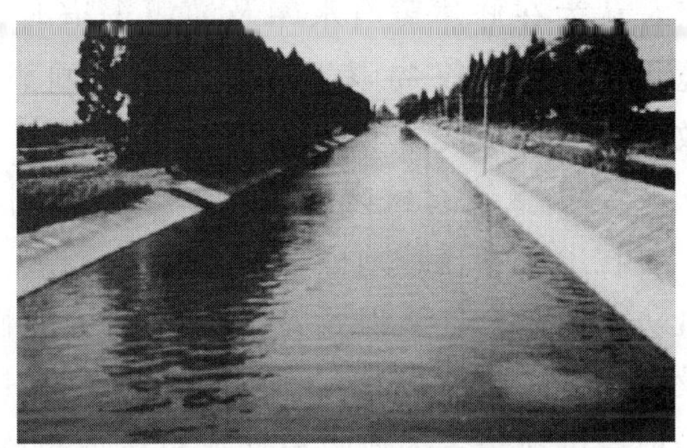

图 3.5　君山垸东干渠硬化护坡灭螺工程

垸内钉螺分布地与居民生产、生活区紧密相连，居民接触水体不可避免，因而危害极大，消灭垸内钉螺一直是血防工作的重要目标之一。依靠药物是难以彻底消灭钉螺的，消灭钉螺的最有效方法就是彻底改造钉螺孳生环境，使之不适宜孳生繁衍。湖区垸内钉螺的孳生环境主要为灌溉渠道，疫区在制定水利规划、国土整理、农业节水灌溉等工程项目规划时，应尽量优先考虑血防防螺灭螺，充分发挥项目的综合效益。

3.2.2　山区、丘陵地区灌溉工程

1. 山区、丘陵地区灌溉工程对血吸虫病流行的影响

在山区和丘陵地区，农田灌溉主要是由水库、山塘及其灌溉渠道组成的。在我国，水库和山塘不适宜钉螺生长，钉螺孳生和扩散通常发生在水库下游的灌渠系统及上游集水消退区。在水库修建时未对下游有螺环境进行彻底的灭螺处理，钉螺可经灌溉渠道向下游扩散至其水流到达地区。在这些钉螺扩散地区，如果当地存在传染源或有传染源输入，则形成血吸虫病流行区。湖南省桃源县位于沅江下游北岸的丘陵地区，为 1998 年新发现流行区。20 世纪 60 年代该县修建黄石水库灌溉农田。1996 年在北干渠发现钉螺，经流行病学调查，确定北干渠灌溉水系沿线的马鬃岭、盘塘、架桥 3 乡 27 村均有钉螺分布，有

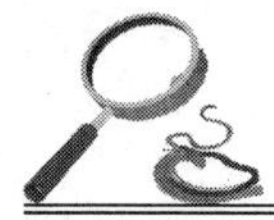

螺分布渠道长 21.40km，面积 945.71hm²，有螺框出现率 78%，活螺平均密度 9.9 只/0.1m²，最高密度 292 只/0.1m²，钉螺感染率 0.04%。1998 年又在南干渠灌溉水系的枫树、陬市 2 乡镇 21 村查出钉螺孳生地 311.5hm²。根据钉螺分布沿灌溉干渠、支渠、小渠道的两壁、自然沟港及其相通的田边分布的特点，认为在修建黄石水库及灌溉渠道时，干渠经过的某地有钉螺孳生，由于环境封闭，钉螺仅局限于局部。水库灌溉系统建成后，钉螺经渠道灌溉用水扩散，最后形成大面积流行区。

2. 山区、丘陵地区灌溉工程的水利血防措施

在山区和丘陵地区血吸虫病流行区，实施灌溉工程建设时，一定要考虑到血防问题，充分认识到钉螺扩散的可能性和危害性。首先，在灌溉工程建设的设计论证阶段，必须有当地血防专家和技术人员参与，明确水库工程及其灌溉渠道经过地是否为血吸虫病流行区或钉螺分布区（有螺无病）。如工程区有钉螺分布，则应采取如下措施：一是在工程实施前，采取药物或填埋方法灭螺，降低钉螺密度或彻底清除钉螺；二是结合灌溉系统建设，采取工程措施防止钉螺扩散蔓延，如硬化灌溉渠壁（图 3.6），渠道分支口建防止钉螺扩散装置等。

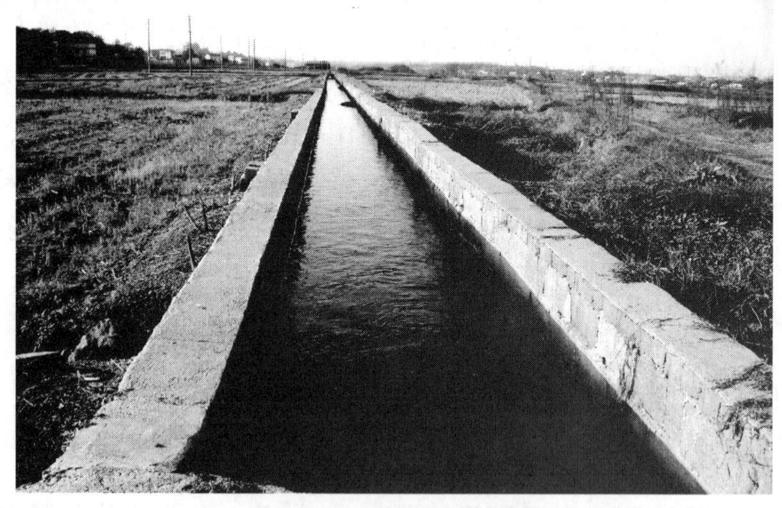

图 3.6　株洲白石港渠道护坡硬化灭螺工程

3.3　围垸工程对血吸虫病流行的影响

3.3.1　高围垦种工程对血吸虫病流行的影响

长江中下游洲滩及其通江湖泊洲滩，面积大，洲土肥沃。由于人口的不断增长，早在 1000 多年以前，人们就开始围洲垦种。如长江北岸荆江大堤，全

长 182.35km。堤防保护耕地 70 余万 hm^2，人口 1000 多万人。对于长江通江调蓄湖泊洞庭湖，由于长江分泄入湖的泥沙量大，淤积严重，湖床不断淤高，形成洲滩，适于高围垦种。如洞庭湖经历代围垦，至新中国成立时，已是大小围垸棋布，但当时尚有湖泊面积 4350km^2。20 世纪 50 年代初，鉴于洞庭湖水患频仍，实施洞庭湖整修工程，堵支并流，合并小垸，围垦湖洲，加固堤防。1958 年“大跃进”期间，在洞庭湖兴起围湖造田高潮，围垦湖洲 13.34 亿 m^2，建起了 14 个大型农场。至 20 世纪 70 年代末停止围垦，有的湖岸防洪大堤已向湖心推进了 10 余公里。随着围垸面积的剧增，洞庭湖湖泊面积迅速减少，1978 年为 2691km^2，29 年减少 1659km^2，较 1949 年减少了 38.14%。

长江中下游洲滩及其通江湖泊洲滩，冬陆夏水，枯水期显露，汛期被洪水淹没，大多适宜钉螺孳生。1951 年，在南洞庭湖调查疫情时，发现有螺洲滩经过围堤垦种后，可以消灭钉螺；而已经无螺的围垸，若溃决失修，任其冬陆夏水，自然荒芜，则钉螺又会扩散繁衍，重新成为有螺洲滩。为进一步证实这一发现，先后在洞庭湖洲滩筑堤围垦的杨林寨农场、建新农场进行试点，观察灭螺效果，并进行了机制探讨。结果表明，高围垦种具有良好的灭螺效果。杨林寨农场是 20 世纪 50 年代初作为整修南洞庭湖工程的一部分，将 3 个废垸合并扩大围成的一个大垸，1952 年冬围堤，1953 年 3 月竣工，总面积 2934.80hm^2，围内钉螺分布面积 500.25hm^2，钉螺平均密度 6.78 只/0.1m^2，通过翻耕种植，1953 年底，钉螺分布面积压缩至 11.67hm^2，减少了 97.70%。残存钉螺主要分布于常有积水的洼地，经平整洼地、铲草土埋等处理后，至 1954 年 4 月，垸内钉螺全部被消灭。

建新农场位于东洞庭湖与长江的洲滩上，于 1955 年冬围堤，总面积 2734.70hm^2，围内钉螺分布面积 2334.50hm^2，钉螺平均密度 125.2 只/0.1hm^2。1956 年 4 月开始垦种，至年底钉螺面积压缩至 781.32hm^2；1957 年降至 266.8hm^2；1958 年降至 60.03hm^2，较围垸时减少了 97.43%。残存钉螺不久也被全部消灭。

在鄱阳湖大围垦区观察表明，筑高围后大多数围垦区在 3 年、5 年、7 年内可消灭钉螺，个别的圩内 5～14 年有螺面积徘徊在 667～6670hm^2 之间，但 15 年后未再发现钉螺。

洲滩被围垦前一般都有钉螺分布。高围后，由于适宜于钉螺孳生繁殖的“冬陆夏水”的水位特征被彻底改变，翻耕、种植措施又从根本上改变了适宜于钉螺孳生繁殖的土壤环境，钉螺密度迅速降低，分布面积急剧下降。据统计，洞庭湖高围垦种，压缩洲滩钉螺分布面积 20 亿 m^2（300 万亩）。

3.3.2 堵湖汊工程对血吸虫病流行的影响

长江通江湖泊洞庭湖、鄱阳湖等湖泊周围地区的丘陵地带，分布着大量湖汊。由于湖汊与长江相连，水位极不稳定。耕地常被淹没，农民收成无法保障。居民住在汊边的坡岸上，洪水期居住区成为半岛，甚至淹没部分房屋、粪缸和田地；枯水期湖汊地面显露出潮湿洼地。从草洲地带往上直到上年洪水位淹没的高程，均有钉螺孳生。由于人、畜粪便污染机会多，且水流缓慢，钉螺感染率和感染螺密度高，居民生产生活与湖水接触很密切，血吸虫感染率高，疫情严重。

为了治理湖汊地区水患，消灭钉螺，彻底改善居民的生产、生活环境，20世纪50～70年代，开展了大规模的堵湖汊工程，原有的较大湖汊均已筑坝围堵。

堵湖汊工程，即在湖汊口处修筑堤坝，建立闸门，控制湖汊内的水位，使其稳定在一定的水平，水位线以上进行开垦种植，水位线以下进行水产养殖。

湖南省南洞庭湖区沅江县琼湖1956年3～4月筑堤堵汊建闸，常年控制水位28.4m（吴淞海拔）。结果：①筑堤后6～12个月，已开垦环境均查不到钉螺；但田边水沟仍可见少量活螺；②14个月以后，铲草但未开垦的环境，钉螺密度减少了70%以上，自然死亡率为筑堤前的9.5倍；③堤外草洲，筑堤前后钉螺密度及死亡率无变化；④残存钉螺经过3～4年反复铲草药杀，最后被彻底消灭。

江西省鄱阳湖九江赛城湖筑堤堵汊18个月后，蓄水区土表和土中钉螺死亡率为97.72%；未水淹已开垦而荒芜的滩地，钉螺死亡率为20.0%。彭泽县观音港建闸堵汊20个月后，水淹区钉螺平均密度由5.6～20.5只/0.1m^{2}下降为0。堵湖汊一般2～3年即可达到无螺，有的则需20年之久方可达到无螺。

湖汊被围堵后，湖汊内水位稳定在一定高程范围内，水位涨落幅度变小，从而改变了钉螺长期适应了的、有一定季节性的水位变化的环境。对水位线以上适宜于种植的环境进行开垦，其余环境则采取铲草、药杀等方法灭螺。水位线以下，长期水淹。这些都改变了钉螺孳生、繁殖的基本环境条件，钉螺逐渐减少，最终被消灭。洞庭湖区湖汊亚型血吸虫病流行区，99%以上的有螺环境已彻底消灭了钉螺，仅有少数特殊环境尚有点状残存钉螺。大多数堵湖汊地区已达到了血吸虫病传播阻断或传播控制标准。堵湖汊水利工程措施在实现洞庭湖湖汊亚型流行区控制目标中作出了重大贡献。

3.4 平垸行洪、退田还湖、移民建镇工程对血吸虫病流行的影响

地处长江中下游的江汉平原、洞庭湖区、鄱阳湖区和安徽省江湖洲滩地区，是我国血吸虫病主要疫区，钉螺分布面积和血吸虫病人数均占全国的90%以上。20世纪后期，长江中下游水灾频繁，特别是1996年、1998年的特大洪水，使人民生命、财产遭受巨大损失。为根治水患，改善人民生产、生活条件，促进湖区社会、经济可持续发展，1998年下半年，党中央、国务院提出平垸行洪、退田还湖、移民建镇（以下简称平、退、移工程）治水方针，并在湖区大规模实施。自1999年起，在卫生部重点课题支持下，湖北、湖南、江西、安徽等省进行了现场调查和试点观察研究，其主要内容是，查明实施平垸行洪、退田还湖、移民建镇工程引起的环境改变与血吸虫病流行因素变化的关系，掌握疫情变化趋势，探索疫情控制对策。

3.4.1 平、退、移工程规划及实施情况

1. *湖北省*

规划平垸行洪民垸130个，面积5997hm^2，移民建镇86个（其中建镇36个，建村50个），移民搬迁190个村，5万户，21.77万人，涉及该省长江沿岸7个地（市）的24个县、市、区。平垸行洪地区历史有螺面积1.82万hm^2。

2. *湖南省*

平垸行洪、退田还湖堤垸314处，其中长江干流6处，长江四口河系地区149处，湘、资、沅、澧四水及汨罗江、新墙河尾闾120处，洞庭湖纯湖区39处。涉及31个县（市）农场、176个乡镇分场、824个村，平退总面积15.8万hm^2（其中耕地面积7.6万hm^2），计划搬迁22.06万户，81.59万人。平退堤垸又分为双退垸和单退垸两种类型。

双退垸是指影响行洪严重，需要刨毁堤防，退人又退田的堤垸。双退堤垸210处，总面积2.27万hm^2（其中耕地面积1.33万hm^2），搬迁4.81万户，17.5万人，涉及24个县（市）111个乡镇269个村。其中在册堤垸14个，总面积0.62万hm^2（其中耕地面积0.43万hm^2），搬迁1.14万户，3.96万人；巴垸、外洲196处，总面积1.65万hm^2（其中耕地面积0.9万hm^2），搬迁3.67万户，13.54万人。

单退垸是指保留堤防，只退人、不退田的堤垸。列入规划的有7个蓄洪垸及97处阻洪不严重、具有利用价值和移民安置有较大难度的堤垸共104处，

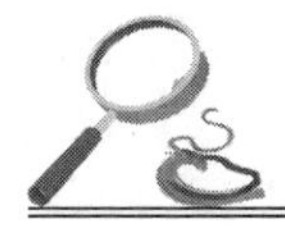

总面积 13.51 万 hm^2（其中耕地面积 6.26 万 hm^2），搬迁 17.25 万户，64.09 万人，涉及 19 个县（市）92 个乡镇 545 个村。其中蓄洪垸 7 处，总面积 8.57 万 hm^2（其中耕地面积 4.45 万 hm^2），搬迁 11.69 万户，43.39 万人；在册巴垸 32 处，总面积 1.37 万 hm^2（其中耕地面积 0.83 万 hm^2），搬迁 3.36 万户，12.7 万人；不在册巴垸、外洲 65 处，总面积 3.57 万 hm^2（其中耕地面积 0.97 万 hm^2），搬迁 2.20 万户，8 万人（表 3.1）。

表 3.1　湖南省平、退、移工程实施情况

平退类型	堤垸数	总面积（万 hm^2）	占比例（%）	移民（万户）	移民（万人）
合计	314	15.78	75.41	22.06	81.59
单退	104	13.51	76.50	17.25	64.09
双退	210	2.27	23.50	4.81	17.50

移民安置分筑台、围区安置、外迁安置和就近后靠安置三种方法。

筑台、围区安置是指结合洞庭湖湖区安全建设规划，修建安全台、安全区，安置平垸行洪移民，对象主要是蓄洪垸中距离规划安全区、台较近的移民。规划 7 个蓄洪垸内设置安全区 8 处，安全台 60 处，安置移民 6.39 万户，24.53 万人；围区安置移民 2.97 万户，11.01 万人。

外迁安置的对象为居住在重点堤垸附近、有条件转移到重点垸内安置的移民、傍山堤垸移民以及自愿迁至亲友所在地且安置区政府同意接受的移民。规划外迁安置 24.53 万户，19.85 万人。

就近后靠安置的对象主要为具备分散安置条件的移民，安置范围为本村或本居委会行政区域的重点垸内或当地最高水位高程线以上的高地。规划就近后靠安置 7.10 万户，26.21 万人（表 3.2）。

表 3.2　湖南省平、退、移工程移民安置情况

平退堤垸类型	堤垸个数	迁移人口（万人）	筑台安置（万人）	围区安置（万人）	外迁安置（万人）	就近后靠安置（万人）
合计	314	81.59	24.54	11.01	19.84	26.20
蓄洪垸	7	43.39	22.50	11.01	3.45	6.43
一般垸	46	16.66			5.35	11.31
巴垸外洲	261	21.54	2.04		11.04	8.46

3. 江西省

江西省规划，在 1998～2000 年底 3 年期间，江西省平垸行洪、退田还湖、移民建镇工程共须平退圩堤 418 座，其中双退 184 座，单退 234 座。以湖口水

位（吴淞高程）22m 计算，鄱阳湖共增加还湖面积 1287km^2，增加蓄洪容积 67 亿 m^3。先后实施两期移民建镇工程，共计移民 14.6 万户、60.04 万人。

4. 安徽省

安徽规划平退 331 个圩垸，迁移 9.81 万户、37.68 万人。

3.4.2 平、退、移工程实施前后血吸虫病疫情变化

1. 湖北省

在该省长江上、中、下段选择石首市复兴、江夏区沿江、黄州区余岭和团风县罗霍 4 个地方进行试点观察。移民建镇新居住地均为无钉螺环境。居住地卫生状况多数得到改善或明显改善。1999 年 4 个试点村有 90%的居民在平时或农忙时返回原居住地进行农业生产。2001 年江夏幸福村有 76.2%的居民不再返回原居住地生产而改为从事经商等活动；而团风村居民则全部返回原居住地从事生产活动。

(1) 螺情及洲滩野粪污染变化。4 个试点平垸行洪后，原洲滩钉螺密度、感染率密度均没有明显变化。石首市复兴洲钉螺面积在 2000 年有所上升，经灭螺处理后钉螺面积恢复到原有面积；江夏钉螺面积有所下降。除复兴洲外，其他洲滩每年都查获感染性钉螺。尽管各试点洲滩钉螺面积未明显增加，但随着居民逐步迁出，耕地逐步抛荒，逐步演变为江滩，将形成钉螺良好的钉螺孳生地，一旦遭遇洪涝灾害，势必引起钉螺向原围垸内扩散，导致洲滩钉螺面积增加；由于人畜频繁来往于有螺洲滩与新居住地之间，有导致钉螺向外扩散、形成新的疫区的可能。

由于实施平垸行洪移民建镇后，实际上大多数农户是退居不退耕，居民仍上洲滩劳作，耕牛散放于洲滩，造成洲滩野粪污染严重。观察结果表明，平垸行洪后原洲滩野粪污染严重，以牛粪为主；野粪密度和野粪阳性率较高。

(2) 人、畜血吸虫感染率变化。各试点移民建镇后人群血吸虫感染率均有所下降，感染者多为 15 岁以上男性农民；此外尚有少数学生感染。4 个试点中有 3 个试点村耕牛血吸虫感染率下降，1 个村上升。

2. 湖南省

分平垸行洪、退田还湖（堤）、移民建镇、傍山移民建镇 4 种类型选择 6 个试点，进行疫情变化纵向观察；同时选择部分平、退后的废弃堤垸进行螺情横断面调查。

(1) 平、退废垸疫情变化趋势：

1) 钉螺扩散。洞庭湖区堤垸都是历史上人们在洲滩上围垦而成的，退人又退田后，废弃的堤垸重新成为垸外洲滩的一部分，大都适宜钉螺孳生。实施

平垸行洪退田还湖工程后，双退堤垸环境发生了巨大变化，部分废垸钉螺分布面积明显增加。2004 年春季调查 41 个废弃堤垸，总面积 9516.36hm^2。调查结果表明，平、退废垸内的钉螺扩散情况与环境特点、洲滩淤积、生产开发等因素有密切关系。长江水系泥沙含量高，大量泥沙进入洞庭湖，使洲滩不断淤高，使洞庭湖区很多地方出现“洲高垸低”现象，即垸外洲滩高程高于垸内地面，这样就极有利于垸外洲滩钉螺向垸内扩散。因此长江水系以及受长江水系影响较大的洪道、西洞庭湖平退废垸钉螺扩散速度快。如集成废垸虽然近 70%的土地栽种了欧美杨、芦苇，但是钉螺扩散速度较快，7 年来废垸内钉螺面积增加了 10 倍。省内入湖水系湘江、资江、汨罗江、新墙河所属平退废垸均尚未发现钉螺扩散。可能与泥沙含量低，洲滩淤积轻有一定关系。青山湖废垸自 2001 年起进行围栏养鱼，长期水淹，废垸内钉螺分布面积还较平退前有所减少，而且野粪污染较轻，感染螺密度较低，而且人群感染率在一度上升后又呈下降趋势。表明因地制宜的生产开发可减慢平退废垸钉螺扩散速度。调查还发现，平退废垸钉螺扩散与废垸原有钉螺分布有关，平退前垸内、外有钉螺分布的扩散速度较快，反之则慢（表 3.3）。

表 3.3　2004 年湖南省 9 个平、退废垸钉螺调查结果

废垸名称	所属水系	总面积（hm^2）	平退年份	平退前垸内钉螺面积（hm^2）	钉螺密度（只/0.1m^2）		废垸内现钉螺面积（hm^2）
					活螺	感染螺	
集成垸	长江	3740	1998	21	0.05	0.0001	218
长富垸	长江	95	1998	2	0.31	0.0000	95
礼安垸	淞滋河	202	1999	31	0.10	0.0000	3
裴黄垸	淞滋河	98	1999	70	0.81	0.0000	99
连丰垸	淞澧洪道	39	2002	0	1.32	0.0000	39
清湖垸	目平湖	1106	1998	33	0.07	0.0000	54
蚕桑垸	目平湖	53	1999	0	0.74	0.0407	33
目平垸	目平湖	667	2000	2	0.01	0.0000	2
青潭垸	南洞庭湖	800	1999	51	0.05	0.0000	51
合计		6800		210			594

2）传染源与易感地带。平、退废垸内牧草生长茂盛，适宜家畜放牧。调查结果表明，居民外迁后，废垸内已没有了耕牛，但是菜牛养殖数量迅速增加。很多专业农户在废垸内养殖水牛、黄牛、羊等菜用家畜，数量多，如 2005 年在集成废垸养殖放牧的牛有 320 头、羊 130 只。这些家畜的血吸虫病

感染率都很高，已成为主要传染源之一（图 3.7）。

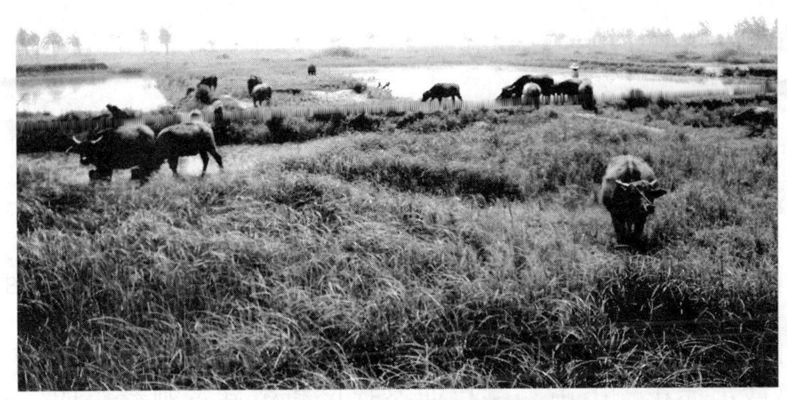

图 3.7　华容县集成废垸牛群

堤垸平、退后，来废垸内从事捕鱼、放牧、养殖等活动的流动人群数量多。流动人群主要自本县，少部分来自外县甚至外省。他们生活上直接饮用疫水，生产上频繁接触疫水，因而其血吸虫病感染率高。尽管每年对流动人群进行 1～2 次群体化疗，由于反复感染，感染率仍难以下降。高感染率流动人群的粪便直接在野外排放，污染环境，又成为传染源。

家畜、流动人群粪便使废垸内污染严重，因而感染性钉螺密度高，部分废垸已变成血吸虫易感染地带。堤垸平、退后，只在防洪大堤上开了几个缺口，大部分大堤未彻底刨毁，致使废垸内水流不畅，便于尾蚴聚集，形成易感染区域。在湖区，大部分平、退废垸均适宜钉螺孳生、家畜放牧以及流动人群活动。随着时间的推移，平、退废垸都存在变成血吸虫易感染地带的可能性，应予高度重视。已经实施平垸行洪退田还湖的废弃堤垸，原有的防洪大堤多为溃垸时状态，未彻底刨平。残留大堤的存在使废垸内水流不畅，便于尾蚴聚集。建议水管部门彻底刨平大堤，畅通水流，防止形成高危易感地带。

3）人群感染。堤垸废弃后，居民外迁，但仍然有少数人群滞留从事养殖、种植、捕捞等生产活动，成为流动人群。他们枯水季节在废垸内活动，高洪水位时离开。试点观察表明，废垸内流动人群血吸虫感染率较平垸行洪、退田还湖前垸内居民有较大幅度升高。1997 年集成垸居民血吸虫感染率为 4.93%；平垸行洪后，来废垸内活动的为流动人群，感染率显著升高。青山湖垸退田还湖后，人群感染率也明显上升，但以后又有所降低（图 3.8）。

4）平退废垸外迁移民。调查表明，平垸、退废垸移民中约 10%迁往非流行区。迁往非流行区移民的血吸虫病感染率为 5.22%，因此应高度重视对非

流行区移民的查病和化疗，以保护移民身体健康，防止晚期血吸虫病的发生。

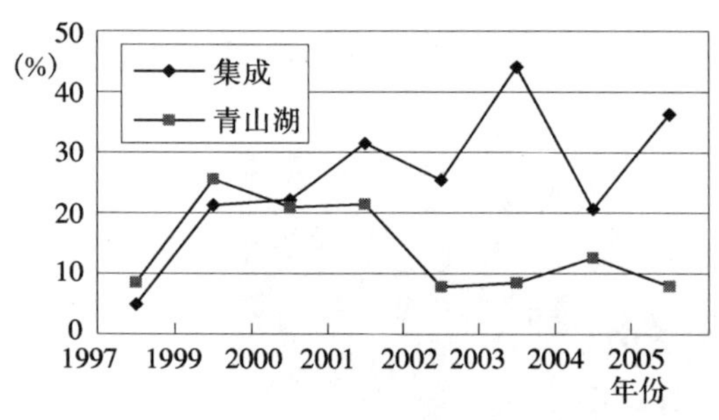

图 3.8 集成、青山湖废垸人群血吸虫感染率变化

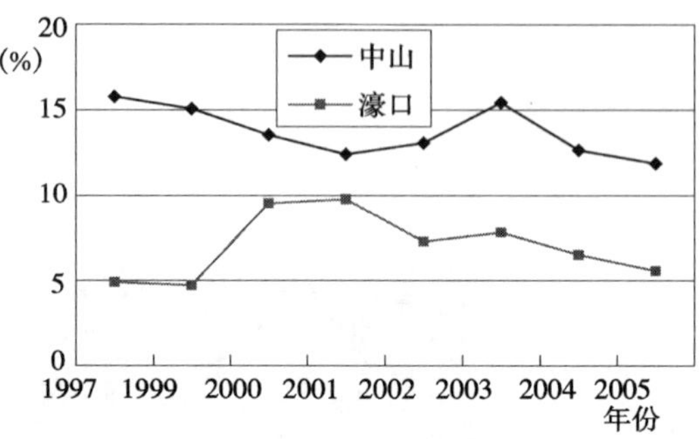

图 3.9 中山、濠口村居民血吸虫感染率变化

（2）移民建镇地区疫情变化趋势：

1）居民感染变化。中山、濠口两个移民建镇试点观察表明，移民建镇后居民感染率虽有一定变化，但是幅度不大。引起变化的原因是多方面的，一是可能与居住地距易感地带距离、居民产业结构、安全用水等变化有一定关系。二是与试点防治对策力度有关，如移民建镇试点垸外易感环境改造与药物灭螺、消灭垸内钉螺、化疗、健康教育等。中山村移民建镇后，居住地距易感地带距离变远，居民感染率有所下降，但仍维持在11%以上的较高水平；濠口村移民建镇后则变近，感染率稍有上升（图 3.9）。移民建镇后居民生活饮用水设施有较大改善，居民全部饮用安全水，减少了生活性疫水接触。移民建镇后居民产业结构有一定变化，从事种植业的人口减少，水产养殖、捕鱼的人口增加，而渔民是血吸虫病高感染人群。

2）螺情变化。试点观察表明，移民建镇地区螺情与自然环境特征、环境改造密切相关。中山移民建镇村属于洲岛型血吸虫病流行区，周围钉螺分布面积大，污染难控制，感染性钉螺密度一直高，移民建镇后虽然加大了药物灭螺力度，感染螺密度虽有所下降，但仍较高。濠口村在建移民镇时，取镇外洲土筑台，改造了钉螺孳生环境，钉螺密度下降，而且已多年未发现感染性钉螺。但随着时间的推移，钉螺又在逐渐回升。

3）傍堤移民建镇的潜在危险。在湖区，傍堤移民建镇后，居民、家畜集中，聚居于防洪大堤平台上，平台外侧为有螺洲滩，即血吸虫易感环境，可带来如下问题：一是大量牛、羊等家畜集中在镇外洲滩放牧，加剧洲滩粪便污染；二是居民点距易感地带距离变为数米至十几米之遥，高洪水位时，出门即为疫水，这样就为居民接触疫水提供了条件，居民疫水暴露几率增加，感染率上升。大量流行病学资料表明，居民点距易感地带距离愈近，感染率就愈高，这些都是不利于疫情控制的流行因素，可使疫情上升。移民建

镇工程实施时，由于多方面原因，部分移民新镇生活配套设施不完善，如安全供水、无害化厕所、家畜圈养、垃圾处理均不配套。如不解决这些问题，将加剧移民建镇区的环境污染，居民的血吸虫感染率及肠道传染病的发病率有可能上升。

3. 江西省

建立42个监测点和15个队列研究点，有如下主要观察研究结果。

(1) 平垸行洪。2000年考察93座实施“平垸”规划的圩内生态环境，结果为：弃种的农田已开始向草洲演化，部分演化为草洲的有15座，占16.12%。垸外洲滩钉螺向垸内扩散，导致垸内钉螺面积和钉螺密度增加。“平垸”后居民的生产和生活方式与“平垸”前并无显著差别。“平垸”后的人群感染率、耕牛感染率及垸外螺情均变化不大。

(2) 移民建镇。方式以外迁为主，“高靠”为辅。外迁村与有螺洲滩距离平均扩大300m，“高靠”移民点与有螺洲滩距离和移居前差别不大，两者大多数原有住宅仍被保留和利用，以适应“小水种大水退”政策，人群暴露和感染在近期变化较小，在8个平退观察村未见疫情有显著升降。实地调查1个外迁渔民村（南昌严家村）的结果为：该村68户居民于1999年迁镇于堤旁，仍以渔业为主，虽然生活性暴露略有减少，但接触疫水的总体水平并未下降。2000年的人群感染率仍高达16.0%，与移民建镇前的16.7%无显著差别。

4. 安徽省

研究者报道，安徽省移民建镇试点区血吸虫感染在单退点相当严重，居民血吸虫抗体阳性率（IHA）高达20%。移民建镇试点区钉螺分布广，单退点感染螺密度较双退点高，钉螺感染率为0.29%～1.88%。移民建镇试点区野粪密度和粪检阳性率以单退较高，可达7.41%～11.80%；双退点较低，为2.70%～7.32%。移民退耕后原村庄滩地野粪污染密度及野粪感染率较移民前上升12倍之多。

3.5 分、蓄洪工程对血吸虫病流行的影响

3.5.1 分、蓄洪工程概述

为减轻特大洪水年份洪灾所造成的损失，在长江中下游建设分、蓄洪工程如分洪区、蓄洪垸等，主要作用是拦蓄调节洪水，削减洪峰，减轻周边及下游防洪负担。

1. 湖北省荆江分蓄洪区

湖北省荆江分蓄洪区包括荆江分洪区、宛市扩大分洪区、虎西备蓄区和上、下人民大垸蓄滞洪区。总蓄洪面积 1358km^2，有效容积 71.6 亿 m^3，现有人口 87 万人。荆江分蓄洪工程是长江中游防洪工程的一个重要组成部分，对确保荆江大堤、江汉平原和武汉市的防洪安全起到重要作用。

（1）荆江分洪区。位于荆江南岸的公安县境内，面积 921.3km^2，分洪区内现辖 8 镇 4 个农、林、渔场，215 个村，58.2 万人。设计蓄洪容积 54 亿 m^3。工程建于 1952～1953 年，是新中国成立后兴建的第一个大型水利工程。主体工程包括进洪闸、节制闸和 208.38km 围堤。工程的主要作用是，当长江出现特大洪水，为缓解长江上游洪水来量与荆江河槽安全泄量不相适应的矛盾，开启北闸分蓄洪水，确保荆江大堤，保证江汉平原和武汉市的安全。同时利用南闸（节制闸）控制由虎渡河入洞庭湖流量，以减轻洪水对洞庭湖的压力。荆江分洪工程于 1954 年首次运用，先后 3 次开闸分洪，分洪总量 122.6 亿 m^3，对确保江汉平原和武汉市的安全发挥了重要作用。荆江分洪区建有安全区 21 个，面积 19.6km^2。

（2）虎西预备蓄洪区。位于虎渡河的右岸，公安县境内。总面积 86km^2，1952 年由国务院确定为预备蓄洪区，设计蓄洪水位 42.0m，有效蓄洪容积 3.8 亿 m^3。属弥补荆江分洪区容量不足的辅助工程。区内辖 2 镇 2 乡，31 个村，4.9 万人。

（3）宛市扩大分洪区。位于虎渡河的右岸，辖荆州区弥市镇和淞滋市宛市镇。宛市扩大分洪区建于 1964 年，面积 96km^2，设计蓄洪容积 2 亿 m^3。区内辖 2 镇 38 个村，5.7 万人。

（4）上、下人民大垸蓄滞洪区。位于荆江河段的左岸，为荆江大堤下段的外垸。人民大垸蓄滞洪区建于 1958 年，为荆江分洪工程的组成部分，总面积为 255km^2，设计蓄洪容积 11.8 亿 m^3。属石首市和监利县人民大垸农场管辖，区内辖 2 镇 1 乡 1 个开发区和 1 个农场，221 个村，18.2 万人。

2. 武汉市杜家台分蓄洪区

杜家台分蓄洪区位于武汉西南方向汉江交汇的三角地带，跨蔡甸、仙桃两市、区，它是武汉市附近长江、汉江之间的一片低洼地带，历史上曾经是长江的天然洪泛区。杜家台分蓄洪区 1956 年建成，由杜家台进洪闸、分洪道、蓄洪区、黄陵矶闸等组成，总面积约 614km^2，人口 16 万人，蓄洪量 16 亿 m^3。杜家台分蓄洪区工程自建成以来，共运用 19 次，分洪总量 191.3 亿 m^3，为保障汉江下游和武汉市的防洪安全发挥了巨大作用。有效改善了汉江下游堤防防汛紧张的局面。

3. 湖南省蓄洪垸

湖南省洞庭湖地处长江中游荆江河段南岸，是长江中游调蓄洪水的重要湖泊，是长江流域综合防洪体系的重要组成部分。根据1990年国务院批复的《长江流域综合利用规划简要报告》，洞庭湖区安排了钱粮湖、共双茶、大通湖东等24个堤垸为蓄洪垸，蓄洪区总面积3010km^2（30.1万hm^2），人口158.8万人，蓄洪容积171.8亿m^3（表3.4）。

表3.4　湖南省洞庭湖区蓄洪垸基本情况表

蓄洪垸名	所在县、市、区	总面积（万hm^2）	乡镇数	村数	人口数（万人）	蓄洪量（亿m^3）
合计	24	30.1	112	1391	158.8	171.8
澧南垸	澧县	0.37	2	19	2.84	2.00
九垸	澧县	0.58	1	15	2.26	3.79
西官垸	澧县	0.70	2	27	3.40	4.44
安澧垸	安乡县	1.23	3	39	6.68	9.20
安昌垸	安乡县	1.15	3	36	6.54	7.10
安化垸	安乡县	0.78	2	24	5.18	4.51
围堤湖垸	汉寿县	0.34	1	14	1.25	3.37
六角山垸	汉寿县	0.15	2	18	1.48	0.55
南鼎垸	汉寿县	0.47	2	18	2.52	2.81
和康垸	汉寿县	0.97	2	43	5.50	6.20
南汉垸	汉寿县	0.97	2	45	6.58	5.66
共双茶垸	沅江市	2.91	13	122	15.57	18.53
民主垸	资阳区	2.38	4	71	11.61	10.00
大通湖东垸	华容县	2.30	5	102	12.90	11.20
集成安合垸	华容县	1.27	2	44	6.99	6.83
义合垸	湘阴县	0.11	2	9	1.44	0.60
城西垸	湘阴县	1.06	6	49	6.71	7.61
北湖垸	湘阴县	0.48	6	30	2.89	2.59
屈原垸	屈原区	1.83	15	180	9.71	11.96
建设垸	岳阳县	1.01	3	57	7.30	5.73
钱粮湖垸	君山区	5.18	21	265	26.13	22.20
君山垸	君山区	0.91	6	88	5.05	4.80
建新垸	建新农场	0.40	1	26	1.78	1.96
江南陆城垸	临湘市	2.55	6	50	6.51	18.10

3.5.2 分、蓄洪区血吸虫病流行概况

长江中下游分、蓄洪堤垸，都是血吸虫病重点疫区。

湖北省公安、石首、监利、淞滋4县、市均为血吸虫病疫区，分、蓄洪堤垸防洪大堤外为长江洲滩或长江入洞庭湖淞滋、太平、藕池洪道洲滩，洲滩上大多有钉螺分布，是血吸虫易感环境；垸内灌溉渠道纵横交错，大多有钉螺分布，是血吸虫病主要疫源地。

湖南省澧县、汉寿、安乡、沅江、资阳、湘阴、屈原、岳阳、华容、君山、建新、临湘12个县（市、区、场）均为血吸虫病主要疫区，蓄洪垸垸外为洞庭湖洲滩或长江入湖淞滋、太平、藕池洪道洲滩，洲滩上都有钉螺分布，是血吸虫病主要疫源地；部分蓄洪垸垸内有钉螺分布。

3.5.3 分、蓄洪对血吸虫病流行的影响与干预措施

1. 分、蓄洪对血吸虫病疫情的影响

如遇特大洪水年份，规划中的分、蓄洪堤垸有可能实施分洪、蓄洪。分、蓄洪对血吸虫病疫情的影响主要有两方面，即居民感染问题和钉螺扩散问题。

长江中下游汛期都在夏秋季，天气炎热。分、蓄洪后，居民迁徙至临时安置地如安全围、安全台及防洪大堤上居住。这些居住地狭小、狭窄，拥挤着大量的临时居住者，出门即是含有血吸虫尾蚴的洪水。如果没有安全水供给，大量居民接触疫水则不可避免。接触方式主要是生活性的，如饮水、洗手、洗脚、洗澡、洗衣、洗菜、洗物、游泳、戏水等。长江中下游洪水维持时间较长，蓄洪垸内渍水需数月方可排尽，居民才能返回家园。也就是说，分、蓄洪后，在整个夏秋季感染高峰期，居民都处于高度危险的环境中，如不采取有力干预措施，将造成大量居民感染、甚至出现急性血吸虫病暴发疫情。

汛期洪水引起钉螺扩散是十分常见的。分、蓄洪过程中，如果分、蓄洪口上游地区有钉螺分布，则钉螺可随着高速洪流扩散进入分、蓄洪垸内所有地区；如果分、蓄洪垸内原来在一些局部地区有钉螺分布，钉螺可随洪水向下游地区扩散。因而分、蓄洪后，极有可能造成钉螺大面积扩散。

2. 分、蓄洪后的血防干预措施

分蓄洪区的血防工作，必须贯彻预防为主方针。即无病时预防使其不发生，发病后经治疗减轻乃至消除危害。主要从以下两方面着手。

（1）控制居民感染。

1）大力开展健康教育。应用广播、电视、血防图片、宣传单、宣传品等手段，以及血防人员直接与村民交流等方法，告诉居民分、蓄洪区水体血吸虫

的危害、传播途径、感染方式等方面的信息，重点传播"不接触疫水就不会感染血吸虫"，以尽量减少居民疫水暴露。现场讲解个体防护的意义和方法，并示范防护药具的使用技术。进行血吸虫病检查和化疗依从性教育，重点强调早检查、早治疗的重要性。同时宣传吡喹酮治疗血吸虫病的优点，提高其化疗依从性。

2）切实做好安全用水工作，提供安全的饮用水。安全用水是分、蓄洪区预防血吸虫病的一项极为重要措施。在进行分、蓄洪工程建设时，临时安置区必须建设安全用水设施如自来水厂、水井等，在分蓄洪后，为居民提供安全水源。如在分蓄洪时临时安置区尚无安全供水设施，则可采取对用水采取加热至60℃以上，或在水中加入化学杀蚴剂如漂白粉、碘酊、生石灰等方法杀灭水中尾蚴。还可采取提供瓶装饮用水、矿泉水等方法。

3）加强粪便管理。在进行分、蓄洪工程建设时，临时安置区必须建设公共无害化厕所，防止粪便污染水源。粪便管理不但能够防止血吸虫卵污染有螺环境，更重要的是预防其他肠道传染病。

4）灭血吸虫尾蚴。血吸虫病流行区夏秋季分洪、蓄洪时，水体中含有大量血吸虫尾蚴，居民下水极易感染血吸虫。所以分洪、蓄洪应做好杀蚴工作，减少感染威胁。常用方法如下。一是喷洒氯硝柳胺水面杀蚴法。在大批人员一次性下水的地方可采用此法。按 $2g/m^2$ 氯硝柳胺药量，喷洒于水面，可以很快杀灭尾蚴，其缺点是药物有效浓度难以维持。二是氯硝柳胺缓释球灭蚴法。这种方法易于施药，水体可保持较长时间杀蚴效果（75 天）。施药方法是在易感地带水域中（垸外沿堤易感地带在近堤 50m 水域内）施药。水深 0.5～1.0m 时，按 1.0～$1.2m^2$ 水面投一个氯硝柳胺缓释球；水深大于 1m 时，按 0.5～$0.8m^2$ 水面投一个缓释球。

5）做好个体防护。个体即采用物理的和化学的方法，防止尾蚴侵入人体的措施。方法有涂搽防护药剂如邻苯二甲酸二丁酯乳剂、邻苯二甲酸二丁酯油膏、皮避敌、邻苯二甲酸二丁酯复方乳剂、防蚴笔等。一般持效 4～8h 左右。如工作时间超过药物有效期，则应第 2 次涂药。凡接触疫水的部位均要涂遍。使用防护用具阻止尾蚴侵入人体，如穿长筒胶靴，长筒胶裤，戴胶手套等。若以药物浸渍布料制作衣物，防护效果更佳。

（2）及时开展居民化疗：

1）童虫阶段化疗。接触疫水后 21 天以内，即血吸虫尾蚴进入人体后第 21 天以前，血吸虫还处于童虫阶段，雌虫还未开始产卵，对人体的损害还比较轻，急性症状一般也还没有出现，在此阶段服用可杀灭童虫的化疗药物，可起到预防感染的作用。治疗的药物有蒿甲醚和青蒿琥酯两种。蒿甲醚，接触疫

水后7～15天服首剂，按6mg/kg体重计算，以后每15天服1次，脱离接触疫水后7～15天加服一剂。青蒿琥酯，接触疫水后7天服首剂，按6mg/kg体重计算，以后每7天服1次，脱离接触疫水后7天加服一次。

2）成虫阶段早期化疗。血吸虫尾蚴侵入人体后第22天，多数发育为成虫，第24天开始产卵。但此时人体针对血吸虫产生的特异性抗体水平还较低，故服用吡喹酮后的减虫率亦较低。随着血吸虫虫龄的增长，产卵量的增加，人体抵抗血吸虫的特异性抗体水平会逐渐升高，服用吡喹酮的杀虫效果亦随之增加。为了阻止成虫大量产卵形成肉芽肿，损害肝脏和肠壁，必须在急性症状可能发生之前用吡喹酮进行早期治疗，经动物实验证明，接触疫水后1个月开始服药，是较为恰当的时机。化疗对象为近期内在高危易感地带接触疫水，时间长，面积大，或出现尾蚴性皮炎，有可能急性发病者。化疗药物吡喹酮，剂量为40mg/kg体重，于接触疫水后1个月，口服1次，若持续接触疫水，则每个月服吡喹酮1次。脱离接触疫水后2个月，再加服1剂吡喹酮。

（3）查螺、灭螺。

分、蓄洪结束后，必须立即进行钉螺调查。彻底查清钉螺有无扩散及扩散的范围。根据查螺结果，建立钉螺分布图账，制定灭螺规划。分、蓄洪区垸内人口密度大，如有钉螺分布，对居民感染威胁极大，因此，灭螺的目标是消灭钉螺。要根据当地环境特点，按水系分成若干单元，因地制宜，按照先上游、后下游，以及由近及远、先易后难的原则，制定好灭螺规划。要力争做到灭一块、清一块、巩固一块。

灭螺方法，主要以结合分、蓄洪区生产、生活设施恢复建设，如水利建设、农田基本建设和生产开发等，以改造钉螺孳生环境为主，如沟渠水泥硬化、疏浚沟渠土埋、结合垸内排灌水系的调整开新沟填旧沟土埋、修建精养鱼池、水田改旱地等。

在一些不适于环境改造灭螺的地方，或为提高环境改造灭螺效果，应进行药物灭螺。其方法有：

1）浸杀法。适用于水体较小并能控制水位的沟、渠、塘和田块等；灭螺效果好。药物及药量为氯硝柳胺$2g/m^2$。施药后保持恒定水位3天。坡度大、距离长的沟渠应分段浸杀。先施药，后铲四周草皮，草皮厚度应在6cm以上，草皮应全部浸没水中。

2）喷洒法。在不能采用浸杀法的环境，一般可用喷洒法灭螺。但此法灭螺效果较差，难以一次杀灭钉螺。药物及药量为氯硝柳胺$2g/m^2$，喷洒水量$1000\sim1500g/m^2$。采取药物喷洒法灭螺前，必须扫障，即清除灭螺环境中杂草、灌木等，以便于药液能直接喷洒在螺体上，这是保证灭螺质量的关键。氯

硝柳胺对人、畜毒性较低，但对水生动物毒性大。灭螺剂量可使鱼虾数小时内全部死亡，氯硝柳胺水溶液在现场 7 天左右对鱼类仍有毒性作用，15 天后对鱼类毒性作用方可消除。因此要采取有效的措施，防止药液流入鱼塘、河道，确保鱼类安全；同时还要作好施药人员的防护工作。

3.6 疏浚工程对血吸虫病流行的影响

按规定范围和深度用挖泥船挖掘航道或港口水域的水底泥、沙、石等并加以处理的工程称疏浚工程。疏浚工程是开发、改善和维护航道、港口水域的主要手段之一。保证疏浚成效的重要环节之一是处理好弃土。务使挖出来的泥沙不能回至挖槽造成人为的回淤，也不允许影响邻近航道、港口。在江河洪道施工中，一般首先在填充区筑围堰以防弃土流失，然后采用挖泥船泥泵管线吹填，用弃土填充堤边或垸内坑洼低地。湖区江河洪道疏浚，如规划合理，可取得较好综合效益。一是改善了航道，有利于水上交通运输。二是疏浚后江河洪道加宽变深，有利于排水泄洪；弃土填充防洪大堤边或垸内坑洼低地，加固了堤防，两者均有利于水利和防洪。三是堤边坑洼低地填高后，植树、植芦，有很好的经济效益。四是有利于血吸虫病防治。

湖区江河洪道疏浚，将弃土填充堤边坑洼低地，如果达到当地最高无螺线高程以上，就可使钉螺失去了孳生繁殖的水位条件，填充区洲滩可实现无钉螺孳生，这样就达到了彻底改造易感地带环境的目的。填充区洲滩进行植树、植芦等生产开发后，为提高产量，必须加强管理，禁止人、畜进入，可有效控制血吸虫病传染源对洲滩的污染。江河洪道疏浚后，水流速度加快，不利于尾蚴聚集，可降低水体血吸虫感染性。洞庭湖区沅江市共双茶垸位于南洞庭湖区，垸外洲滩血吸虫易感地带长 101.1km，水利部门在疏浚黄土包河时，将全部吹填弃土填充堤边坑洼低地血吸虫易感地带，使其高于最高无螺线高程，植树、植芦，围栏封洲，阻止家畜进入洲滩。大多数地方在吹填、围栏封洲后 1～2 年内查不到感染性钉螺。疏浚吹填前 2001 年沿线乡村居民感染率为 5.57%，发生急性血吸虫病 2 例；2008 年居民感染率为 2.07%，多年无急性血吸虫病例发生。

3.7 小流域治理工程对血吸虫病流行的影响

3.7.1 小流域治理概念

流域是指某一独立的地形单元，单元内有溪流、涧沟或河川，是地面水和

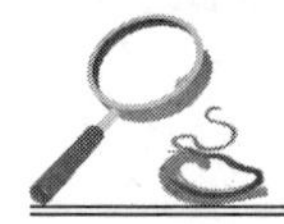

地下水天然汇集的区域，是一个集水的水文单元。小流域通常是集水面积较小的山丘型流域单元，多呈“两山一凹”的地形特征，其面积一般为10～30km²。

小流域综合治理又称流域治理、山区流域管理等，是为了充分发挥水土等自然资源的生态效益、经济效益和社会效益，以小流域为单元，在全面规划的基础上，合理安排农、林、牧等各业用地，因地制宜地实施综合治理措施，治理与开发相结合，对流域水土等自然资源进行保护、改良与合理利用，获取综合效益。

小流域综合治理措施主要有：①水土保持农业耕作措施，也叫水土保持耕作法；②水土保持林草措施，即水土保持造林措施及种草措施；③水土保持工程措施，即在山坡水土保持工程中建造梯田、坡面蓄水工程、山坡截流沟等，在山沟治理工程中有谷坊、拦沙坝、沟道蓄水工程及山洪、泥石流排导工程等。

3.7.2 小流域生态与血吸虫病流行

在血吸虫病流行的山丘地区，小流域通常具有适合钉螺孳生的良好生态条件，年平均气温多在15℃以上，年降雨量多在750mm以上，植被茂盛，土地肥沃湿润，有独立水系，地下水丰富，山坡多有渗水泉眼，溪流不断，雨季则涧沟暴涨，地表径流汇成洪水。因此，山丘地区雨季山洪频发，容易导致钉螺沿水系扩散。

我国山丘型血吸虫病流行区分布广泛，除上海市外，其他省（自治区、直辖市）都有分布，山丘型血吸虫病流行县（市、区）占全国流行县（市、区划）总数一半以上。山丘型血吸虫病流行区地势高低不平，山峰重叠，自然环境复杂多样。钉螺通常沿水系自上而下呈不规则散布，上游分布面积较局限，下游逐渐扩大，有明显的单元性；山丘地区全年都可发现感染性钉螺，但以秋季为多；钉螺感染率与当地居民和生活、生产和放牧习惯有关。一般在村庄内和邻近村庄周围的钉螺孳生环境钉螺感染率较高，如水沟、水塘、菜园沟、稻田等，因野粪或施肥，或常在其中洗刷马桶、粪具而导致钉螺感染；但远离村庄的放牧场所有时钉螺感染率也很高；有时在人迹罕至的地方也发现有感染性钉螺。山丘地区居民多傍水而居，农耕区也依水系而集中，粪便污染和感染通常都发生在同一水系，因此山区血吸虫病疫区往往依水系而独成单元，并有明显的聚集性。有时仅一峰之隔，一边为严重的血吸虫病流行区，一边则为非流行区。

其中高山峡谷型流行区分布在大小山坡上，山高坡陡，地广人稀，交通闭

塞，地形复杂，山谷中多有溪流，溪流经坝沟或环山沟、灌溉沟渠流入农田。山坡上有泉眼可保持局部潮湿。钉螺分布多在海拔200～2400m，钉螺分布呈局灶状，主要孳生在潮湿的梯田后壁、田间小沟及渗水荒田、荒地内。山坡草地放牧的牛、羊等家畜粪便和居民野粪可造成钉螺感染。

山区平坝流行区分布于四面环山的盆地内，地势较平坦，坝区沟渠纵横，形似水网地区。钉螺主要沿沟渠水系分布，多孳生于沟渠壁和进出水口及田边，而平坝区通常也是人和家畜聚居的地方，居民生产性和生活性接触疫水现象较为普遍，因此平坝区血吸虫病人数和感染性钉螺面积在山丘型流行区中最为突出。

丘陵型流行区地貌介于高山和平坝型之间，地势起伏不平，水系常以山峰为界各成系统，自上而下呈“倒树枝状”或扇形分布，岩溶地区地下水丰富，在地面出水口形成泉眼或渗水坡，终年流水不断。地面水又常与地下河、溶洞水系相通，因此山上山下多有常年保持潮湿的山涧、溪流、池塘、水库、菜地、乱石滩、荒草坡等适合钉螺孳生的环境。岩溶石山地带通常石芽林立、崩积石漫山遍野，地面水流不畅，雨后积水受淹，钉螺多孳生于山脚边一定高程的石崖、石缝及石块下。

3.7.3 小流域综合治理对血吸虫病的影响

小流域治理可直接影响流域内的水、土、植被等生态条件。在有钉螺分布和血吸虫病流行的地区可影响到钉螺孳生和血吸虫病的传播，这种影响可能是有利的，也可能是不利的。

1. 水土保持农业耕作措施的影响

由于钉螺喜在富含有机质、有植被而又潮湿的泥土上生活，而农田翻耕、平整、填埋、垦种时可使钉螺被压埋而缺氧、微环境改变、食物减少，从而可降低钉螺密度。连续翻耕种植也可消除田块中的钉螺，特别是旱作物生产有利于钉螺和血吸虫病控制。但水稻种植则需要灌溉，干湿交替的灌渠非常适宜钉螺孳生，也容易造成钉螺的扩散；同时人、畜活动及粪便污染也可增加人、畜感染血吸虫的几率。如果对灌溉和排水系统沟渠进行水泥硬化，则可有效消除钉螺孳生地，防止钉螺扩散。

2. 水土保持林草措施的影响

种植林草在保持水土的同时，也可提供蔽荫、食物、湿度等条件，有利于钉螺孳生；同时大量牧草也为家畜放牧提供了条件，从而增加了污染和血吸虫病传播。

3. 水土保持工程措施的影响

由于钉螺不耐长时间淹水，同时水库调蓄方式不符合钉螺生长周期的生态需求，因此山区小流域治理时修建塘坝、水库可有效控制和消灭蓄水区的钉螺，同时可提供人畜安全的饮用水；山坡平整填埋可消除钉螺孳生环境；山坡截流沟有利于排水防洪而不利于钉螺孳生扩散；修建梯田在水土保持和增加耕地面积的同时，也可提供钉螺孳生环境，特别是梯田埂后壁潮湿，埂壁下集水沟流水不断，非常适宜钉螺孳生；山区涧沟治理可有利于排水或蓄水，防止钉螺扩散，有利于钉螺控制。

3.7.4　小流域血吸虫病综合治理

在山丘型血吸虫病流行区进行小流域综合治理时必须满足和兼顾钉螺控制和血吸虫病防治的要求，根据当地钉螺分布和血吸虫病流行情况，结合农田水利建设、土地开发利用、水土保持、林业工程等，全面统一规划，合理调整和布局流域内水系、道路、田地、山林、作物和植被等。重点是引排径流、降低地下水，种植旱作物，并处理好有螺环境，使得实施综合治理后即消除钉螺孳生和血吸虫病传播条件，或实施后逐渐改变钉螺孳生环境，阻断血吸虫病传播，从而获得水土保持、农业、环境、林业、水利和血吸虫病防治等综合效益。

1. 丘陵型山区小流域血防综合治理要点

对两山夹一谷地形的小流域，自上而下两侧或单侧开挖沿山沟，确保排水通畅，采用混凝土或浆砌石进行沟渠硬化，并顺沿山沟修建机耕道；对夹谷地带较窄的小流域也可开挖修建硬化的中心排水沟渠；对夹谷地带进行土地平整，填埋有螺水沟、水坑、低洼地、坟地、乱石滩等复杂环境，开挖横向排水沟与沿山纵向排水沟相连，对原有螺的田间沟采用开新填旧、移沟土埋等方法处理；夹谷中间的坡耕地修建成梯田，种植旱作物或经济林；对泉眼、溪流下的低洼地开挖修建小型水库或塘坝，进行蓄水灭螺及灌溉；对渗水山坡开挖截渗导流沟；对水库、塘坝上游集水区有螺环境采用填埋方法处理，并在入库段开挖截渗导流沟渠，对水库下游排灌沟渠进行硬化处理；对集水较大、坡降较陡沿山涧沟，在确保排洪前提下分段修建滚水坝，达到常年蓄水灭螺要求。

江苏句容市采用开新填旧、修筑水库、挖鱼池、开沟沥水、土地平整等方法进行山丘地区小流域综合治理，钉螺面积下降率为72.22%～100%，钉螺密度下降率为77.5%～100%。其中开新填旧和修筑水库蓄水灭螺工程钉螺面积和钉螺密度下降率均达到了100%，有效阻断了血吸虫病传播。江苏镇江润

洲区檀山村莲花洞采用开新填旧、沟渠硬化、修建滚水坝、土地平整、道路建设等方法进行了小流域综合治理，并结合进行了景观设计和建设，一举消除了钉螺，变昔日钉螺窝为旅游景点。江苏金坛市薛埠镇引进资金，结合现代农业产业园和4A级乡村旅游景区建设，大规模开展山区小流域综合治理，整治开发土地400余hm^2，新建各类塘坝9座，挖掘各类沟渠35km，修建水泥道路28.4km，田间铺设砂石路面21.5km，修建机耕桥、节制闸763座。原本山坳间零碎分散的薄田，变成了沟渠配套、设施完善的成片高产田，改变了原来旱难灌、涝难排的境况，同时彻底改变了历史有螺环境，消除了血吸虫病再流行因素。安徽省贵池市进行山丘地区环境改造，钉螺面积减少了66%，活螺密度和活螺框出现率分别下降了76.54%和76.13%，感染螺密度下降了100%，消除了血吸虫新感染和急性感染。

2. 平坝型山区小流域血防综合治理要点

对灌溉沟渠的处理：结合农田水利建设，对有螺沟渠采用浆砌（砖砌）或预制水泥板硬化，或进行开新填旧，或改明渠为暗渠。

对田块的处理：平整土地，填埋废沟塘；调整产业结构，水田改旱地；翻耕种植；对梯田后壁进行浆砌，除排水孔外尽量不留缝隙；对低洼地进行填埋或挖深蓄水养鱼。

人、畜粪便处理及饮用水：普及无害化户厕，建造集中式沼气池；挖水井、分塘用水、修建自来水等。

对不能硬化的灌溉沟渠、稻田等重点环境采用氯硝柳胺乙醇胺盐适宜剂型反复进行浸杀、喷洒、喷粉灭螺。

3. 高山峡谷型山区血防综合治理要点

对泉眼、渗水坡进行截渗引流；对山涧溪流进行疏通、拓宽，或裁弯取直；涧沟两壁进行水泥硬化或浆砌；修建水库塘坝，或分段修建滚水坝；开新填旧、铲土填埋等不利于水土保持的方法则不宜使用。

4. 复杂有螺环境治理要点

（1）石砌环境。包括石块垒砌的田埂、梯田后壁、沟壁、石坝、石驳护坡、围墙、桥墩、涵洞等。处理方法：拆除后重建，并用混凝土浆砌嵌缝。对无法拆除重建的石砌环境则剔除石缝内杂草、泥土、青苔，然后用4%氯硝柳胺乙醇胺盐粉剂进行反复喷粉灭螺（药粉可吸附于石缝内，如采用喷洒灭螺则因药液流淌而影响效果）；或用三合土或水泥嵌缝。

（2）石山地带。结合流域农林水利建设，统一规划，治山治水。特别要根据地下水分布情况进行开沟引流，降低埋深。对地面径流和地下水丰富的低洼地区则筑坝修建水库蓄水灭螺。对小块乱石坡可先喷（撒）灭螺药后用净土填埋。

(3) 灌木丛、竹蔸。砍伐后翻耕种植旱作物，四周开沟沥水，并喷洒(撒)灭螺药；或砍伐后喷洒(撒)灭螺药，然后进行沙埋(20～30cm)。

(4) 山坡草滩。开沟排水，翻埋压实。或采用“加膜土埋”法，即先清理环境，清除树桩、竹根、石头等尖锐物，然后覆盖农用塑料膜，膜上覆盖无螺土5～10cm。注意覆盖范围要大于有螺面积，加膜土埋后一年以上不能翻动。此法可有效防止钉螺爬出，致钉螺缺氧、饥饿而衰竭，同时由于膜下温度上升，进一步加速钉螺死亡。如在覆盖薄膜前撒施灭螺药物则效果更佳。

3.8 引水工程对血吸虫病流行的影响

长江中下游地区有着众多湖泊，这些湖泊在调蓄洪水、城乡供水、水产养殖、湖区旅游、内河航运和维护区域生态平衡、促进区域经济社会发展中起到了十分重要的作用。但由于受人类活动影响，从1980年代后湖泊水体污染逐渐加重，同时江湖阻隔导致湖泊生态系统破坏，湖泊富营养化、水质型缺水等问题已成为区域经济社会发展的制约因素。因此长江中下游的湖泊水环境问题已经引起社会各界的重视。

为了修复湖泊生态环境，维系湖泊健康生命，构建健康水系，形成良性的水循环系统，实现水环境的多种服务功能，引江济湖工程受到了前所未有的关注。鉴于长江中下游地区目前是我国血吸虫病流行的重点地区，引江济湖和生态修复是否会导致血吸虫病流行或再流行值得关切，其中钉螺能否扩散、能否在受水区孳生繁殖是决定血吸虫病流行的关键。具体说引江济湖工程能否引起或加重血吸虫病流行，需要视工程区及相邻地区血吸虫病流行及钉螺分布情况、引水方式、水工建筑形式及调度方式而定。目前国内对于“引江济淮”、“引江济汉”、“引江济太”工程在血吸虫病流行方面的影响已有相关研究，但沿江地区其他大量的引江工程对血吸虫病流行的影响却大多缺乏研究，如不预先研究控制方法与措施，可能导致当地血吸虫病流行或疫情加重。

通常在血吸虫病流行区实施引江济湖工程存在血吸虫病流行扩大或加重的潜在风险，特别是自流引水、汛期引水具有钉螺扩散风险；受水湖泊滩地如呈“冬陆夏水”则有利于钉螺孳生，反之则不适宜钉螺生长；湖泊区因水体较大，一般不适宜钉螺生长，而进出水渠处理不当则可能孳生钉螺。因此，血吸虫病流行区或毗邻地区实施引江济湖工程必须进行血吸虫病流行病学监测评估，及时采用工程措施和非工程措施进行风险控制，防止工程导致血吸虫病流行或再流行。

3.9 水库工程对血吸虫病流行的影响

3.9.1 水库概念和特征

水库是指在山沟或河流的狭口处建造拦河坝形成的人工湖泊。水库建成后，可起防洪、蓄水灌溉、供水、发电、养鱼等作用。有时天然湖泊也称为水库（天然水库）。水库建筑通常由挡水建筑物、泄水建筑物、进水建筑物、输水建筑物等构成。

挡水建筑物是指横控河道的拦水建筑物。用以拦蓄水量，抬高水位，如各种坝、闸等。大坝是水库的主要标志，按建筑材料可分为混凝土坝、浆砌石坝、土石坝、橡胶坝、钢坝和木坝等。闸门用于控制和调节水库容量。

泄水建筑物是指用以宣泄洪水的水工建筑物。它承担着宣泄超过水库拦蓄能力的洪水，防止洪水漫过坝顶，确保工程安全的任务。其形式主要有坝身泄水道（包括溢流坝、中孔、深孔泄水孔和坝下涵管）和河岸泄水道（包括河岸溢洪道和泄洪隧洞）。

进水建筑物也称取水建筑物，如进水闸、深埋式进水口、泵站。

输水建筑物是指从水库向下游输送灌溉、发电或供水的建筑物，如输水洞、坝下涵管、渠道等。取水建筑物是输水建筑物的首部，如进水闸和抽水站等。输水建筑物都设置闸门以控制放水。

水库规模通常按库容大小划分为小、中、大 3 类，10 万～1000 万 m^3 为小型水库，1000 万～1 亿 m^3 为中型水库，大于 1 亿 m^3 为大型水库。

3.9.2 水库的作用

1. 防洪

水库拦洪是我国防洪广泛采用的工程措施之一。在防洪区上游河道适当位置兴建能调蓄洪水的综合利用水库，利用水库库容拦蓄洪水，削减进入下游河道的洪峰流量，达到减免洪水灾害的目的。水库对洪水的调节作用有两种不同方式，一种起滞洪作用，另一种起蓄洪作用。

滞洪就是使洪水在水库中暂时停留。当水库的溢洪道上无闸门控制，水库蓄水位与溢洪道堰顶高程平齐时，则水库只能起到暂时滞留洪水的作用。

水库管理运用阶段，在溢洪道未设闸门情况下，如果能在汛期前将水库水位降到水库限制水位，且水库限制水位低于溢洪道堰顶高程，则限制水位至溢洪道堰顶高程之间的库容，就能起到蓄洪作用。蓄在水库的一部分洪水可在枯水期有计划地用于兴利需要。

当溢洪道设有闸门时，水库就能在更大程度上起到蓄洪作用，水库可以通过改变闸门开启度来调节下泄流量的大小。由于有闸门控制，所以这类水库防洪限制水位可以高出溢洪道堰顶，并在泄洪过程中随时调节闸门开启度来控制下泄流量，具有滞洪和蓄洪双重作用。

2. 灌溉

在天然状况下，河流水资源不可能保证流域内灌溉面积大幅度增加，因此需要进行径流调节。建设水库后径流得到充分利用，故使灌溉面积大大增加，同时又有可能在最优浇水时间引水浇地，增加自流灌溉面积，降低机灌费用。我国是农业大国，水库灌溉是我国农业发展的重要支柱，维持了我国农业经济发展的稳定。

3. 供水

随着社会经济的发展，水资源短缺日益凸现，为了满足城市不断发展的需水要求，单纯依靠地下水和未经调节的地表水越来越困难，所以许多国家（如美国、英国、日本、巴西等）都建立了以水库为基础的供水系统。

4. 供电

在世界上许多国家，建设水电站是解决水资源综合利用问题的前提和基础。而没有水库调节的水电站径流利用率很低，其经济效益也低。所以，修建水库减少天然径流不均匀性，是合理利用水资源的前提。径流调节能够增加水电站的装机容量，增加发电量和提高径流的发电利用程度，这往往也提高了水电站本身的经济效益。通常，在河流上兴建的不仅仅是单个水库，而是梯级水库。

5. 航运

对于河道型水库，可利用水库径流调节满足航运对最小航深的要求。以三峡水库为例，铜锣峡以下均处于常年回水区，由于水位抬高，使库区内形成长约 500～600km 的深水航道，可淹没滩险 129 处，占兰家沱至宜昌滩险总数的 90%，其中急滩 53 处，浅滩 19 处，险滩 57 处。水位抬高也可增加航宽，减缓流速，降低坡降，缩短运输周期，降低运输成本。所以，在常年回水区的航运条件可得到根本改善。

6. 渔业

由于水库水面显著扩大，水库的捕鱼量比调节前的同一河段上的捕鱼量增加了许多倍；水库还为内陆水体养鱼业开发优良品种创造了条件；大多数水库对增加当地的渔业资源具有重要的意义，因此水库渔业经济效益十分显著。

7. 旅游

由于水库河流区有许多狭窄幽深的库叉港湾，这些地方是进行划船、游泳、沐浴、垂钓等活动的最佳场所；湖泊区宽阔的水面可以设置水上摩托艇、水上飞机、水上滑翔伞等大型水上娱乐活动项目；水库中会生长水生动植物，可提供观赏；水库库岸（包括水库流域的河漫滩、岸坡和水库四周的山地等）是进行各种户外游憩活动的重要场所；水电站建筑物是进行科普旅游的良好教材；为水库、电站建设修建的道路、通信设施可以为旅游提供便利。

3.9.3 水库工程对血吸虫病流行的影响

血吸虫病是一种经水传播的寄生虫病，这是因为血吸虫虫卵必须有水才能孵化，幼虫需在水体中生活，特别是作为中间宿主的媒介钉螺也离不开水。修建水库会造成当地生态环境变化，因此在血吸虫病流行区水库工程必然会影响血吸虫病流行。鉴于钉螺是我国大陆血吸虫唯一的中间宿主，因此，钉螺能否适应水库环境是血吸虫病能否流行的生物学基础。国内外都有关于水库对血吸虫病流行有利和（或）不利影响的报道。

在我国血吸虫病流行区，河流型水库如上游有钉螺孳生，则通常可吸附漂浮物向下游扩散，特别是汛期上游来水大，流速快，容易向下游扩散。山丘地区水库上游集水区有钉螺孳生也容易随水流向库区扩散，特别是汛期山洪暴发时钉螺易被冲刷扩散，而水库上游消落区通常有较大的淤积滩地，环境潮湿、杂草丛生，适合钉螺孳生。水库过渡区和湖泊区水深面宽、水流缓慢，如有钉螺进入该区域则易沉降于水库底部。如沉降于湖泊区（近坝区），则由于底部水温低、缺乏光照和溶解氧，钉螺难以上爬。实验室观察结果表明钉螺在水温低于15℃时基本不爬动，因此钉螺经水淹一定时间即死亡。河流型水库消落区一定范围的滩地环境也可能适宜钉螺孳生，而山丘型水库消落区除上游入库处以外，因水位涨落，通常很少有植被，土壤贫瘠，不适宜钉螺孳生。然而，钉螺是否能在库区（周边消落区）孳生则与水库调节有关。调查表明国内血吸虫病流行区或毗邻流行区许多水库未发生钉螺扩散和血吸虫病的流行。如新安江水库、福建东张水库建成后均未出现钉螺扩散；四川省89座水库的调查表明：建水库前均有钉螺分布，建库后未采取任何灭螺措施，结果14个水库于建成后10年内钉螺消失，6个水库20年后调查无钉螺，1个水库30年后未发现钉螺。江苏对丘陵山区修建水库后钉螺消长的观察也获得了相同的结果。秦长梅报道了对葛洲坝历史流行血吸虫病的库区进行钉螺和血吸虫病监测情况，结果建坝蓄水后连续3年在库区岸边查螺和水面打捞均未发现钉螺，建坝后水

位稳定在66.5±0.5m（建坝前水位在40～57m间）；其后又对2个血吸虫病历史流行村进行了15年监测，均未发现钉螺和新感染病人。迄今为止国内血吸虫病流行区水库尚未有库区（确切说在水库运行水位以下或淹没区）孳生钉螺和血吸虫病流行的报道，而且我国也将修建水库作为消灭钉螺的重要措施。研究表明冬季水淹后30天、60天钉螺体内糖原含量减少、ALP、Mg^{2+}－ATPase、G－6－Pase活性下降、SDH、LDH、ACP活性增高；水淹60d钉螺头足部软体和肝脏细胞肿胀并伴线粒体肿胀、嵴断裂或空泡状改变、粗面内质网脱颗粒、高尔基体囊状化、胞核增大或固缩，染色质凝集等；经水淹60～90天钉螺产卵显著减少，且产出螺卵不能孵化；春季提前水淹后30天，钉螺卵胚结构破坏，螺卵大量死亡，夏季水淹则可能有利于螺卵孵化。由于我国水库多在枯水期（10月至次年4月）蓄水，汛前期及汛期（5～9月）则需泄水或泄洪，水库消落区呈"冬水夏陆"状态。这一类水库环境及水位调节通常不利于钉螺孳生，库区原有钉螺经过蓄水后也可逐渐消亡，而水库上游集水区即使有钉螺也难以通过水库向下游扩散，研究表明水库下游钉螺也难逆水向水库扩散。同时在流行区尚有部分水库调节使消落区呈"冬陆夏水"状态，因此在水库上游仍有钉螺孳生。

在非洲、拉美等热带和亚热带国家兴建水库则多有致血吸虫病蔓延的报道。如埃及修建阿斯旺建大坝以前吉萨以上只有埃及血吸虫病流行，没有曼氏血吸虫病流行，1964年建坝以后曼氏血吸虫病流行范围扩大，开始从吉萨向上游地区蔓延，居民曼氏血吸虫感染率明显上升。加纳于1964年建造了Volta水库，1969年调查人群血吸虫病感染率已由1955年的5%～10%增加至90%。肯尼亚最大的Mwea水利工程建于1952年，1956年调查确认无血吸虫病流行，但自1959年发现首例血吸虫病人后，至1972年人群血吸虫病感染率已高达80%。马达加斯加1974年调查Mangoky水利工程区人群血吸虫病感染率高达60%，而工程区外感染率仅为7%。马里在1980年建造Selingue大坝前未发现埃及血吸虫病患者，建坝3年后当地埃及血吸虫病平均感染率达20%。在布隆迪、喀麦隆、科特迪瓦、埃塞俄比亚、尼日利亚、赞比亚、苏丹等国家都不乏建造水库导致血吸虫病流行的例子。

国内外水库对血吸虫病流行影响不同的原因主要是作为中间宿主的媒介钉螺不同。非洲和拉美地区流行的血吸虫病主要由曼氏血吸虫和埃及血吸虫所致，相应的媒介钉螺为腹足纲肺螺亚纲扁卷螺科的双脐螺和小泡螺，前者传播曼氏血吸虫病，后者传播埃及血吸虫病。已知传病的双脐螺有亚历山大双脐螺、角形双脐螺、波氏双脐螺、喀麦隆双脐螺、凹脐双脐螺、光滑双脐螺、菲氏双脐螺、斯密斯双脐螺、斯坦莱双脐螺、苏丹双脐螺、藁杆双脐螺、浅棲双

脐螺；小泡螺则有阿比西尼亚小泡螺、非洲小泡螺、球形小泡螺、儒氏小泡螺、纳苏小泡螺、贝氏小泡螺、喀麦隆小泡螺、圈纹小泡螺、顾氏小泡螺、福氏小泡螺、盖氏小泡螺、钝旋小泡螺、网纹小泡螺、塞内加尔小泡螺、截形小泡螺。另外还有狭窄铁色螺和梅提扁卷螺也传播埃及血吸虫病。这些钉螺均为水生钉螺，以“肺”呼吸，具有浮游能力（可依靠自力上浮或下潜），所产螺卵有卵袋包裹，并粘附于水草浮于富氧的水面或岸边浅水中。因此水库使水面延伸、灌溉区扩大，有利于钉螺繁殖和扩散，从而导致血吸虫病流行区扩大、发病率升高。

我国水库工程引起的钉螺扩散和血吸虫病的流行主要发生在水库上游入库段淤积区和下游的溢洪道和灌区，包括各级沟渠和田地。如安徽陈村水库工程建成后造成钉螺沿灌渠扩散及血吸虫病的流行。安徽省石台县调查山区水库对钉螺扩散影响，结果表明在水库完工后螺情回升和扩散主要发生在灌渠和灌区，并与控制区面积的大小、兴利库容量大小、引灌方式及多少、灌溉面积及原螺点多少密切相关。并且工程建成后扩散钉螺按灌渠或拦河坝沟形成的新水系重新分布。湖北黄石水库灌溉系统建成后，钉螺在其各级灌渠中扩散，并导致血吸虫病新流行区形成和扩大。四川丹棱县 1970 年修建水库后其长达 23km 的灌溉渠，流经 2 个血吸虫病流行村，至 1979 年钉螺扩散至下游 4 个乡，居民感染率高达 20%以上。这是由于我国大陆传播血吸虫病的钉螺是水陆两栖淡水螺蛳，喜在近水的潮湿泥面上生活、交配、产卵，极少在水下泥土上产卵，即使在水下产卵也不能孵化；钉螺以鳃为呼吸器官，成螺缺乏浮游能力，需吸附于漂浮物才能随水漂流扩散；钉螺若长时间淹没于水下则趋于死亡。而灌区沟渠“干湿交替”的生态环境适宜钉螺孳生，同时灌溉水流又可使钉螺扩散，因此水库可造成灌区钉螺扩散和血吸虫病流行。

3.9.4 防控要点

在水库建设时要根据库区及相邻地区钉螺分布和血吸虫病流行情况进行统一规划，重点清理消落区环境，将有螺土压埋于大坝基底部，或铲埋于蓄水线以下，禁止有螺土撒落出库区。山丘型水库上游集水区增加植树可减缓入库水流，有利于水土保持；入库消退区上游开挖“井”字形或“Y”形渗滤排水沟入库，降低上游消退区地下水。水库下游溢洪道及出水渠进行硬化，灌区做好农田水利规划，进行小流域综合治理，改水田为旱地。其中对原有螺环境要采用药物和填埋等环境改造方法彻底处理。在水库运行阶段要建立监测机制，并通过调节水位等措施，确保在兴利的同时防止钉螺扩散和血吸虫病的传播。

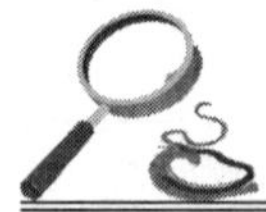

3.10 饮用水工程对血吸虫病流行的影响

3.10.1 饮用水工程的意义

人们在日常生活中接触疫水是血吸虫感染的重要途径之一。直接饮用含有血吸虫尾蚴的水，或用其漱口、刷牙，尾蚴可经口腔黏膜感染；用含有血吸虫尾蚴的水洗手、洗脸、洗脚、洗菜、洗碗筷、洗衣服、洗家具等，尾蚴可经皮肤感染。此外，肠道传染病如细菌性痢疾、霍乱、副霍乱、伤寒、副伤寒、阿米巴痢疾、病毒性肝炎、脊髓灰质炎（小儿麻痹症）等均可由于水污染而经口传播。因此，饮用水安全对预防血吸虫病和肠道传染病至关重要，安全用水工程建设是控制血吸虫病和肠道传染病流行的有力措施。

3.10.2 饮用水工程的水源

饮用水工程的水源选择十分重要。首先水源的水质必须符合 2007 年 7 月 1 日，由国家标准委和卫生部联合发布的《生活饮用水卫生标准》（GB 5749—2006）的基本要求。即：①为防止介水传染病的发生和传播，要求生活饮用水不含病原微生物；②水中所含化学物质及放射性物质不得对人体健康产生危害，要求水中的化学物质及放射性物质不引起急性和慢性中毒及潜在的远期危害（致癌、致畸、致突变作用）；③水的感官性状是人们对饮用水的直观感觉，是评价水质的重要依据。生活饮用水必须确保感官良好，为人民所乐于饮用。血吸虫病流行区主要分布在农村，居民居住分散，经济相对落后，大多没有像城市一样的自来水供水系统。随着社会经济的发展和新农村建设的开展，饮用水工程建设的地位显得极为重要。作为以控制血吸虫病传播为主要目的饮用水工程，其水源水体中必须无血吸虫尾蚴。要做到水中无尾蚴，水源地必须无钉螺，无人畜粪便污染。因此血吸虫病流行区饮用水工程水源最好抽取地下水，或没有钉螺分布的水库、山塘、内湖水，净化处理后经密封管道输送进入家庭使用。

3.10.3 饮用水工程的供水方式

1. 集中式供水工程

在居民居住地相对集中，可采取集中式供水方式，工程应按照《村镇供水工程技术规范》（SL 310—2004）的要求建设。

2. 分散式供水工程

居民居住分散，或当地有良好浅层地下水、泉水时，可因地制宜采取分散

式供水方式。分散式供水工程形式多样，应根据当地具体条件选择。其工程措施主要有手压井、水井、管道引泉等。可根据用水需求量和和供水能力，采取一户一井或多户共用一井。

3.11 其他水利工程对血吸虫病流行的影响

3.11.1 水闸对血吸虫病流行的影响

水闸是修建在河道、渠道或湖、海口，利用闸门控制流量和调节水位的水工建筑物。关闭闸门，可以拦洪、挡潮、蓄水抬高上游水位，以满足上游取水或通航的需要。开启闸门，可以泄洪、排涝、冲沙、取水或根据下游用水的需要调节流量。水闸类型有节制闸、进水闸、冲沙闸、分洪闸、挡潮闸、排水闸等。按闸室的结构形式，可分为：开敞式、胸墙式和涵洞式。开敞式水闸当闸门全开时过闸水流通畅，适用于有泄洪、排冰、过木或排漂浮物等任务要求的水闸，节制闸、分洪闸常用这种形式。胸墙式水闸和涵洞式水闸，适用于闸上水位变幅较大或挡水位高于闸孔设计水位，即闸的孔径按低水位通过设计流量进行设计的情况。胸墙式的闸室结构与开敞式基本相同，为了减少闸门和工作桥的高度或为控制下泄单宽流量而设胸墙代替部分闸门挡水，挡潮闸、进水闸、泄水闸常用这种形式。水闸在水利建设中应用广泛，在长江中下游沿线有着众多河沟与长江水系相通，具有引水灌溉、排涝、航运等功能，因此水闸应用非常普遍。

在长江中下游血吸虫病流行区建设的水闸和运用调度，对于钉螺扩散和血吸虫病流行具有重要作用。江苏省 1960 年代调查通江河道钉螺分布发现：凡有闸的通江河道无钉螺或钉螺很少，而无闸的通江河道则钉螺很多。特别是防止江潮倒灌的闸可以有效阻止钉螺向河道内漂流扩散。因此，如能根据当地血吸虫病流行和钉螺分布情况，加强水闸运行管理和调度，将有助于防止钉螺向内陆扩散，从而有效控制血吸虫病的流行。

3.11.2 滚水坝对血吸虫病流行的影响

滚水坝即低溢流堰，一种高度较低、坝顶过水泄洪的拦水建筑物，其主要作用为抬高上游水位、拦蓄泥沙。主要原理是将水位抬高到一定位置，当涨水时，多余的水可以自由溢流向下游。一般由混凝土或浆砌石筑成，也有橡胶滚水坝。主要用于山区坡降较大的涧沟拦蓄山水，或以排涝为主的通江河道。根据钉螺不能长期在水中生活的原理，在有螺山区涧沟或排涝为主的通江河道分段修筑滚水坝，使沟渠或河道保持一定的蓄水，可方便农田灌溉，同时也有助于钉螺控制。调查江苏句容市5条修建滚水坝的通江河道，其中3条河历史上滚水坝上下游均曾有钉螺分布，2条仅坝下游历史有螺；而现有钉螺则均分布于滚水坝下游。说明滚水坝蓄水一定时间后可消除坝上游钉螺。如果滚水坝与沟渠内壁硬化相结合，则效果更为可靠。

4

三峡工程与大型调水工程对血吸虫病流行的影响

4.1 三峡工程对血吸虫病流行的影响

4.1.1 三峡工程简介

长江三峡水利枢纽工程简称三峡工程，是目前世界上最大的水利枢纽工程。三峡工程位于长江三峡之一的西陵峡的中段，坝址位于湖北省宜昌市的三斗坪。三峡河段全长约200km，上起四川奉节白帝城，下迄湖北宜昌南律关。三峡工程于1994年12月14日开工建设，1997年11月8日大江截流，2009年全面竣工。三峡大坝坝顶高程185m，设计正常蓄水位为175m，总库容393亿m^3，其中防洪库容221.5亿m^3。三峡大坝建成后，使下游荆江大堤的防洪能力由防御10年一遇的洪水，提高到抵御百年一遇的大洪水。三峡水电站是世界最大的水电站，总装机容量1820万kW。年发电量相当于4000万t标准煤完全燃烧所发出的能量。三峡工程能够较为充分地改善重庆至武汉区间通航条件，通航能力可以从现在的每年1000万t提高到5000万t。三峡水利枢纽工程在养殖、旅游、保护生态、净化环境、南水北调、供水灌溉等方面均有巨大效益。

4.1.2 三峡建坝后长江中下游水沙变化趋势

长江水利委员会在《三峡建坝后长江中下游水位泥沙变化趋势分析研究》

中，预测并提出了三峡工程建成后长江中下游水位、泥沙变化趋势，主要结论如下：

（1）三峡水库运行后，汛期（5～9月）除防洪需要外基本不拦洪，不改变流量过程；而在蓄水期（10～11月）将减少下游河道流量。受三峡水库调度的影响，长江中下游主要控制站各典型水文年水位降低值较大的出现时间是5月、6月和10月、11月，而以10月、11月为最大；影响值从上游向下游逐站坦化减小滞后。

（2）枯水季节（12月至次年4月）由于水库供水发电，河道中流量增加，水位有所抬高；汛期水库维持防汛限制水位运行，按天然来水泄流，因此三峡水库兴建后对长江中下游最高水位基本无影响。

（3）三峡工程建成后，如出现1954年特大洪水，长江中下游各控制站的防洪设计水位不变，即对控制水位无影响，仅是荆江地区不分洪，城陵矶地区减少分洪量40亿～120亿m^3而已。

（4）三峡水库建成运用后，蓄水拦沙，坝下游水沙特性发生重大改变，坝下游河道即发生冲刷调整，冲刷河段长度将超过1000km，影响范围将涉及整个长江中、下游，影响时间预计会超过100年，这将对长江中、下游的河道发展产生深远的影响。

（5）坝下游河道冲刷高程由上游向下游逐渐发展。三峡水库运用初期约第10年，受冲刷河段已超过武汉。至三峡水库运用中期约第50年，冲刷已发展至九江。三峡水库运用初期，以汉口为界，中期或后期，以九江为界，冲淤累积量呈上游冲刷、下游淤积的态势。

（6）由于坝下游河道冲刷下切，宜昌至武汉水位都有不同程度的下降，其中以上、下荆江下降最大。九江站水位无明显改变，湖口以下河段水位基本无影响。

（7）三峡水库运用后，坝下游的来水过程改变很小，而来沙特性改变很大，洲滩的演变规律会相应地发生一些变化。江心洲（滩）、边滩有淤高延伸合并的趋势，但又受到河宽的制约。分叉型河段，若主、支流比悬殊较大，则支汊可能进一步淤塞，江心洲（滩）趋于并岸，相应主汊冲刷下切扩宽，岸壁崩退。总的来说，洲滩面积会有所增加。特别是上、下荆江河段，在同流量级下，水位下降较大，相应的洲滩出露面积增加会更多一些。

（8）三峡水库运用后，使荆江三口分入洞庭湖的水沙量明显减少，江湖关系重新调整，洞庭湖的泥沙淤积情况发生重大改变，年均淤积量由建坝前的1亿t减少至约0.2亿t，三峡水库运用后十分有利于延缓洞庭湖的泥沙淤积。

4.1.3 三峡建坝对长江中下游血吸虫病流行的影响

三峡大坝以下的长江中下游平原为血吸虫病流行区，血吸虫病的传播与水文情势密切相关。三峡工程建成后，长江中下游水位、泥沙变化必将对血吸虫病流行因素和疫情产生深刻和长远的影响。

控制性水利枢纽工程对其下游江滩钉螺孳生地的影响，主要表现在工程对水沙情势的改变，从而导致对下游河床、江岸滩、江心滩等的冲淤改变，进而影响到钉螺孳生地环境因淤积而扩张或因冲刷而缩减。

三峡工程对疫区钉螺孳生地的影响，从冲淤角度来看，处于冲刷阶段的河道，由于河槽冲深，河床变宽，在相同流量条件下，河道汛期水位较建库前有所下降，将适当压缩钉螺孳生范围，减少钉螺孳生面积；而处于淤积阶段的河道，由于平滩河床淤积，江滩及岸滩面积将逐步扩大，有利于钉螺孳生和繁衍，钉螺分布面积将扩大。从距离三峡大坝远近的中下游河道来看，越靠近大坝的河段，由于河道泥沙冲刷量大，水位下降对江岸滩钉螺孳生环境影响显著，钉螺分布面积将有可能明显减少。自大坝逐步向中下游延伸，工程对河道冲刷及回淤时间延长，河道水位下降对钉螺分布面积的影响将逐渐减弱；对枯水河槽冲刷、平滩河床淤积的中下游河床而言，河槽冲刷引起的水位下降对钉螺孳生地影响将进一步削弱。从回淤角度来看，由于长达几十年的冲刷，钉螺孳生地均处于不断缩减阶段，但河床和水流条件变化使以前处于冲刷的河段逐步过渡到回淤阶段，将使河床及江岸滩淤积，水位上升，钉螺孳生地得到逐步恢复。三峡建坝后长江中下游滩地露滩时间提前，有利于滩地农作物播种，使滩地可开发耕种面积扩大而有利于消灭滩地钉螺。

长江中下游季节性洪涝灾害频繁，造成钉螺、尾蚴扩散和居民感染。三峡建坝后，将大大降低长江中下游地区洪水的发生频率，并提高疫区各防洪工程的防洪标准，能有效抗御长江中下游洪水，减轻血吸虫病疫区的水患灾害，缓解疫区人民抗洪、抢险、救灾压力，降低疫区居民接触疫水频次，有利于减少急血血吸虫病发病和控制钉螺扩散。

1. 长江中游湖北段

三峡建坝后，位于坝下的长江中游湖北段由于河道泥沙冲刷量大，河道河势发生明显改变，河道冲深下切，水位降低，江滩淤积扩展。总的变化趋势是，三峡建坝后，湖北境内长江三斗坪至枝城段河形变化不大，水位下降明显，有利于消灭江滩与洲岛的钉螺。目前长江干流钉螺分布的上界已由宜昌县下移至荆州市江陵区的李埠镇，建坝后有可能再下移至沙市市区以下。这对本段流行区控制疫情乃至消灭血吸虫病十分有利。在沙市以下至监利县的白螺，

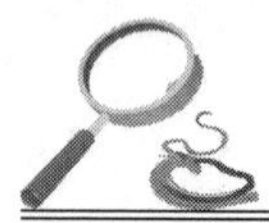

是长江上荆江段的下段和下荆江地区，是三峡工程运行20年内变化最显著的地段，除水位下降外，河道有冲刷，也有淤积。在三峡建坝头20年内，来家铺至监利均以淤积为主，因而会新增大片江滩和洲岛面积，这可能使钉螺孳生地面积扩大。水库运行30年后开始冲刷。上下荆江段均为弯曲形河道，冲刷加剧河道平面变形，弯道凹岸崩塌凸岸相应淤伸，河湾不断发展，形成自然截弯，凸岸切滩或凹岸撇弯，引起主流摆动，留下长江故道和大片江滩，形成新的钉螺孳生地。故三峡建坝后，对该段血吸虫病疫情控制是不利的。长江干流洪湖县至湖北东部边境黄梅县长达487.8km，三峡建坝后20年内变化不显著，30年后，水位下降，江滩可能进一步显露；由于三峡大坝的调蓄作用，汛期洪涝灾害可能减轻或消除，有利于急性血吸虫病感染疫情的控制；而三峡建坝后所引起的“主汊冲刷、支汊淤积、主流归槽、洲滩归并”的一系列变化，将使江中洲岛部分向江边滩靠拢，对控制洲岛钉螺有利。

三峡建坝后，对江汉平原血吸虫病流行也可能产生一定影响。建坝后，汛期长江中下游流量减少，水位降低，枯水季节流量增加，水位抬高。按照三峡枢纽设计的调度方式，四湖地区的沿江水位在2～3月将上升1.23～1.51m，在10月将下降1.88～2.43m，这种长江水位升、降的变化，将对江汉平原沿江钉螺孳生环境产生直接影响。枢纽运行10年、30年、50年后，由于坝下游河道冲刷下切，河势变化，宜昌至武汉江段到50年后长江水位比大坝建成初期将有不同程度下降。而对长江荆江段汛期水位高出堤内地面6～13m的地区，建坝后50年汛期水位仅下降1.5～2.5m的情况下，可以预测长江水位对沿江地下水位将存在较长时间的影响，从而影响血吸虫病的传播。三峡建坝后，坝下江段流量、水位和河势的变化将会影响到荆江南北湖泊环境的变化。多家研究机构对江汉平原地下水位长期观测的资料证实，长江通过渗透进行地下水的侧向补给，在沿江地区所波及的范围汛期最远处为15km，枯水季节最远处为7km，敏感区距离长江2～3km，长江水位与地下水位资料的回归分析表明，两者的相关系数为0.91。三峡建坝因地下水滞水时间延长，冷浸田的面积将扩大约4450hm^2。由此可以认为，长江水位对江汉平原沿江地区地下水位影响是存在的，不同区段其影响强度不同，这将扩大钉螺孳生环境。

2. 长江下游安徽段

三峡建坝后，长江安徽段洲滩水位变化最大的时段是春季和秋冬季，但水位变幅大多在滩地最低高程线以下，洪水期7～9月水位变幅很小，故有螺带受水位的影响较小。三峡建坝后洲滩年水淹时间变化不大，最大才12天，不足以影响钉螺分布范围的变化。三峡建坝后江滩春季水淹时间增加，可能增加渔民接触疫水机会；在丰水年影响春季作物的收割，增加人群接触疫水而被造

成感染的危险。三峡建坝后秋季露滩时间提前，使人、畜上滩时间提前，增加人、畜感染的几率，加剧洲滩污染，滩地钉螺感染率及感染螺密度也将有所上升；另一方面，秋季露滩提前，也促使农民上滩垦种，改变钉螺孳生环境，有利于灭螺。三峡建坝后由于河道中泥沙粒级的变化，更有利于滩地的淤积，洲滩趋于合并，支流淤塞加剧，洲滩面积增大。相对流速较慢的支流淤塞滩地面积增加，可能为钉螺扩散提供孳生地，使钉螺分布面积增加。三峡建坝后还减轻了长江下游洪涝灾害发生，减少了洪水过后造成洲滩钉螺大范围的迁移扩散。

3. 长江下游江苏段

三峡建坝后，虽然长江江苏段在1～7月水位均有抬高，10～12月水位下降，但对江滩构成影响仅见2～4月和10～11月的水位变化。三峡建坝后长江江苏段内约有110.39hm^2有螺江滩在2～4月被提早水淹，提早水淹一方面可降低成螺成活率；另一方面可抑制成螺的产卵数量、初产卵的发育，从而降低卵的孵化率，最终导致被淹洲滩钉螺螺口数下降。4月浅水水淹有利于滩上粪便中虫卵孵出毛蚴及毛蚴感染钉螺，从而使得被淹洲滩感染性钉螺比例上升，有可能使无感染性钉螺滩变成有感染性钉螺滩。三峡建坝后长江江苏段内约有3500.58hm^2江滩在10～11月被提早暴露，由于此时子代幼螺已长成成螺，故对滩上钉螺不构成影响。但10～11月是家畜上滩频次较高的月份，一方面由于滩面提早暴露，家畜上滩时间提前，活动范围扩大，使洲滩受粪便污染范围与机会增加，从而有可能使滩上感染性钉螺密度增高；另一方面家畜上滩频次增加，使家畜受感染的机会也相应增加。

长江水利委员会血防办2005～2010年研究表明，三峡工程运用后，对长江中游干流的影响主要表现在以下三个方面：

（1）影响长江中游干流洲滩面积。现场监测、数学模型和物理模型实验研究表明，由于三峡大坝蓄水，长江中游的常水位和枯水期比三峡工程建成前有所下降，距大坝越近，水位下降幅度越大；距大坝越远，水位下降幅度越小。由于水位下降，直接导致长江中游干流洲滩面积的扩大，原有螺洲滩的有螺面积可能也随之增加。

（2）影响长江中游河岸冲刷和淤积。由于三峡大坝上游水土保持的改善等因素的影响，长江上游来沙量减少，水库清水下泄将引起长江中游干流部分河段岸线受冲刷或淤积，如荆江河段深泓以冲深为主，下荆江深泓冲淤相同，城陵矶附近深泓有所淤积，城陵矶至汉口河段总体表现为冲刷。因此，长江中游干流洲滩受冲刷和淤积共同作用下，部分洲滩面积相应随着减少或增加，从而导致部分洲滩原有钉螺面积也有可能随着减少或增加。

(3) 长江中游干流防洪能力的提高有利于控制钉螺扩散。三峡工程建成后，长江中下游干流防洪能力大幅提高，如荆江地区遇百年一遇及以下洪水不需启用荆江分洪工程，遇1954年洪水城陵矶附近区分洪量可由320亿m^3减少到218亿～280亿m^3。由于防洪能力的提高，长江中下游干流大堤溃堤或分洪的几率显著降低，滩上钉螺向堤外扩散的机会明显减少，洲滩钉螺向垸内扩散的威胁明显降低。

4.1.4　三峡建坝对洞庭湖血吸虫病传播的影响

三峡工程运行后，每年6～9月长江进入洞庭湖的流量与建坝前相同，对钉螺分布无明显影响。10～11月因水库蓄水入湖流量有所减少，但此时已届秋末初冬，且钉螺均为成螺，具有一定耐干旱能力，对其生存影响不大。12月～次年5月入湖流量有所增加，但水位未能达到洲滩钉螺最低分布高程线。因此，三峡建坝后入湖流量变化对洞庭湖钉螺分布影响不大。三峡建坝后降低了洞庭湖区溃垸的危险，由溃垸而引起的垸外钉螺向垸内扩散的危险性减小。

三峡建坝后，由于泥沙在库区落淤，以及坝下游江段长距离冲刷，将使荆江松滋、太平、藕池三口分流入洞庭湖的水沙量显著减少，分流入湖的泥沙组成也将发生改变；同时使洞庭湖出口城陵矶水位降低，湖口出水水位降低将增加洞庭湖排水排沙能力，从而降低洞庭湖湖盆泥沙淤积速率，延缓洲滩出露及扩张速度。建坝后50年内，进入洞庭湖泥沙减少80%以上，有螺洲滩面积增长速度将大为减慢。80年后随着入湖泥沙量逐渐增多，钉螺分布面积增长速度又将加快，水库死库容淤满后，又可能达到建坝前水平。

洞庭湖区堤岸线外1000m内洲滩，地势低洼，感染性钉螺密度高，人、畜活动频繁，是血吸虫病的主要感染场所。三峡建坝后不会改变洞庭湖区血吸虫易感地带形成的基本因素，不会降低其对人、畜感染的危害程度，因而对沿堤岸线分布的易感地带无影响。洞庭湖草滩、芦杂滩上的家畜、渔民数量多，野粪污染严重，感染性钉螺密度高。而在芦苇滩，为保护芦苇生产，禁止人、畜进入，故野粪污染少，感染性钉螺密度低。三峡建坝后长江进入洞庭湖泥沙减少将引起部分芦苇滩向草滩、芦杂滩退化，敞放这些洲滩的草食家畜数量将会增加，因而增加了家畜传染源数量，血吸虫病疫源地面积将会增加。

三峡建坝后洞庭湖区洪涝灾害减少，居民因洪涝灾害、防洪抢险而感染血吸虫病的风险降低。10～11月有螺洲滩提早退水，秋季感染期因之缩短，可能减少居民秋季感染。芦苇滩向感染螺密度高、水体感染性强的草滩、芦杂滩退化，进入这些地带活动的人群数量可能增加，血吸虫感染率及感染人群数量也会上升。

4.1.5 三峡建坝对鄱阳湖血吸虫病流行的影响

鄱阳湖水位的涨落，是五河来水与长江来水交汇作用的结果。但是，近年来鄱阳湖水位受三峡水库运行的影响越来越显著。有研究者认为：对鄱阳湖的洪水，三峡水库的调度运行以5月特别是6月上旬的增泄流量最令人关注，因为5～6月是江西的雨季集中期，也是鄱阳湖水系主汛期。长江干流主汛期为7～9月，五河汛期为4～6月。从历史资料来看，单一的长江洪水或五河洪水都不足以造成鄱阳湖区严重的洪涝，只有在五河汛期推后或长江洪水提前的情况下，两者洪峰相遇，才会导致鄱阳湖区的严重洪灾。5～6月为鄱阳湖水系主汛期，五河入湖流量大，湖水位较高，在丰水年三峡水库5月增泄流量，可使湖口月均水位抬高0.92～1.17m；6月上旬增泄流量湖口水位相应抬高1.0m左右，另据有关方面提供的资料推算：丰水年（1964～1965年）6月上旬水库增泄流量后湖口水位可抬高1.30m。三峡水库运行对鄱阳湖的影响主要有以下几方面：

（1）三峡水库5月、6月增泄流量，使江水对湖水出流顶托比建库前更加严重，进一步抬高了鄱阳湖洪水位。而湖水位的抬高对五河入湖洪水又产生顶托作用，从而延长了鄱阳湖区圩堤及五河尾闾圩堤受高水位威胁时间，扩大了湖洪和河洪高水位影响范围，加重了湖区及五河尾闾区的防洪负担，危害到堤防的安全，同时对排涝也带来较大的影响。此时湖水位的波动，会给鄱阳湖草洲的钉螺产卵和螺卵孵化产生一定的影响。

（2）在鄱阳湖区防洪任务本已越来越重的情况下，三峡水库5月、6月上旬增泄流量实质上是人为增大了江洪与湖洪的遭遇几率，与鄱阳湖最大洪水遭遇的几率达60%以上，无疑将进一步加重鄱阳湖区的防洪负担。如再遇长江洪水提前的情况，对鄱阳湖区防洪将会产生极为不利的影响。而此时正是鄱阳湖钉螺产卵、螺卵孵化的高峰期，因此，三峡水库5月、6月增泄流量在对鄱阳湖区的防洪、排涝产生重大影响的同时，其洪水持续时间的长短、水位的高低也可直接影响鄱阳湖钉螺的繁殖，从而影响鄱阳湖区的钉螺密度，对鄱阳湖当年的血防产生一定的正面或负面影响。

（3）由于三峡水库现有调度运行方式可使春季鄱阳湖部分低洼滩地难以提前上水，秋季洲滩地提前露滩。结合滩地高程分析，三峡水库运行后鄱阳湖水位的变幅已引起钉螺分布范围较大变化。原鄱阳湖密螺带主要分布在14～16m之间，由于钉螺自身的生物习性，现鄱阳湖密螺带已呈现下移趋势，给湖区血吸虫病防治带来新的困难。

（4）三峡水库运行后，随着三峡水库调蓄水位的时段变化，造成鄱阳湖区

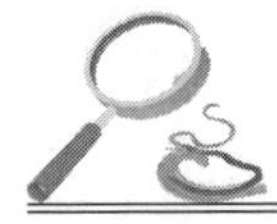

水位逐年下降，鄱阳湖洲滩的浅水期延长而浅水面积也将扩大，湖底、洼地和沟渠等易感环境充分暴露，洼地水草茂盛，更能吸引耕牛，因此牛粪更加聚集，加之浅水水淹延长，也增加了毛蚴孵出和感染滩地钉螺的机会，从而使感染螺密度上升，易感地带面积增加。

4.1.6 三峡库区血吸虫病传播的风险

受回水影响的水库淹没区和移民安置涉及的19个县（市）称为库区，位于东经106°～111°、北纬28°～32°之间。库区位于血吸虫病流行的纬度范围内，是长江上游主要的生态脆弱区之一。三峡库区属中纬度、亚热带季风气候区，温暖多雨，水热条件（年均降雨量、年均积温、年均太阳辐射量、年均气温）、土壤条件、植物种类等与我国很多血吸虫病疫区基本相似，但历史上未见发现钉螺和血吸虫病流行的报道，而在库区上、下游均存在血吸虫病疫区。三峡库区无钉螺的原因，一是库区大部分为山地，山高坡陡且多溶洞、暗河，降雨时，雨水渗入洞穴、天坑、溶洞、暗河，形成低下富水，地表缺水，加之土层薄，含水保水能力低，因而造成下雨时径流大、雨过消水快、土壤干燥；二是建库前库区河段平均坡降大，河流落差大，水流湍急，冲刷携带大量泥沙，滚滚进入长江，因而河床及河岸大多为砾石、卵石构成，土层很薄，植被覆盖率低，钉螺难以在如此贫瘠的土地上生存。三峡水库建成后，库区气温冬春将升高0.3～1.0℃，夏秋将降低0.9～1.2℃，年平均降水量将增加3mm。因此库区已具备血吸虫病流行的气温和降水条件，将更有利于钉螺孳生。

1. 三峡库区的泥沙淤积

三峡库区泥沙主要来自于长江上游，此外建坝后库区雨水冲刷、崩塌、滑坡、泥石流亦为泥沙重要来源之一。三峡建坝后，库水位升高，绝大部分老滑坡体的中前部处于库水位之下，无疑将大大削弱滑坡体的抗滑力。特别是水库运行后，坡岸受水位变动的影响，会使老滑坡体复活或产生新滑坡体使来沙增加。水库蓄水后，库内水流缓慢，水动力条件减弱，使水流对泥石流固体物质搬运能力大大降低，原来可由水流带走的泥石流固体物质就地形成堆积扇，新来的泥石流固体物质也不易被库水冲走而就地落淤，这样新的泥石流堆积扇就会叠加在老堆积扇之上逐渐露出水面，最终形成滩地。三峡建坝后库区长江干流和支流水面变宽、水深加大，过水断面增大，导致水流速度大大下降，而影响河流挟沙能力的主要因素是流速和水深，这样将导致泥沙在库区江段干流和支流落淤，最终形成库区河滩和洲滩。上述库区洲滩的形成为钉螺孳生提供了有利的环境条件。

根据三峡工程论证成果，水库设计年来沙量5.3亿t，5～10月占全年的

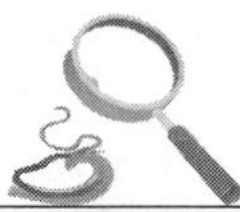

95%，且粒径小于 0.025mm 的泥沙含量占 50%。涪陵以上库段为变动回水区，预计建坝后 10～14 年淤积洲滩约 60 余个，建坝 100 年后淤积洲滩融合为 27 个，总面积 33.96km^2。入库泥沙主要在汛期，94%淤积于水库常年回水区，仅 6%淤积于变动回水区。淤积量从下游逐渐向上游淤积发展，淤积部位在宽敞河段或凹陷河段一侧。坝址至涪陵段为常年回水区，其淤积呈 4 种形态：其死库容淤积为淤积主体。在最高蓄水位线附近淹没线以下呈沿湿周淤积，从而可形成边滩，尤其是台地部分。由于水位提高支流入汇口的泥沙堆积，少数岸坡泥石流滑坡形成洪堆积形态。

三峡水库淤积滩、出露时间与水库调度有关，在枯水期限制水位 155m 时，155m 以上淤滩暴露时间可长达 300 天。汛期限制水位时，145m 以上部分可暴露 120 天左右。在冬季蓄水期的 2 个月时间 175m 以下全部被淹没，但蓄水外包线以下、175m 以上仍有部分淤滩出露。淤滩出露时间愈长，愈适于钉螺孳生。

2. 水库泥沙淤积与钉螺孳生

辜学广等研究表明，水库内可能孳生钉螺的淤积洲滩，应具备下述条件：①淤积滩高度超过冬季蓄水位；②淤积滩主体不被溯源冲刷；③淤积滩在汛期可出现累积性淤积；④淤积滩泥沙粒径较细。洪水是导致钉螺扩散的根本原因。随着泥沙淤积，三峡库区不可避免地将导致洪水壅高。影响较大的是年内洪水，即每年汛期都出现的洪水。这类地区，除春、秋汛土地还可以利用外，夏汛则很难利用。不能利用的淹没地区，杂草丛生，沼泽遍布，特别是最高蓄水位以上的洪水淹没区，很可能是三峡库区首先孳生钉螺的地方。淤积洲滩边滩，其土壤理化指标、植被种类和覆盖率与流行区环境十分近似。但是，只有海拔 175m 以上的洲滩边滩才是真正的危险环境。钉螺冬季在陆上越冬，夏季幼螺生活于水中，这是钉螺孳生的必要条件。从图 4.1 可看出：在冬季 3 个月时间内，海拔 175m 以下全部被淹没（图 4.1 中 *a* 和 *b*），也就是说低于海拔 175m 以下的洲滩边滩不具备钉螺冬季陆上越冬条件；淤积于海拔 175m 以上的洲滩边滩（图 4.1 中 *c*），冬季可出露于正常蓄水位，有陆上越冬条件；到了夏季，虽然库水位下调，使之远离水源而不利于钉螺孳生，但是，随着汛期的来临，洪水反复地、长时间地上涨提供了充足水源，使幼螺有水下生存环境，因此具备钉螺孳生的必要条件，这才是真正的危险环境。

由此可见，库水位的人工调节本来不利于钉螺在洲滩边滩的孳生，但是由于洪水的作用，使得海拔 175m 以上的洲滩边滩环境向适宜钉螺孳生的方向发展。

三峡库区适宜孳生钉螺的环境有两种类型：一种类型是淤积于最高水位线

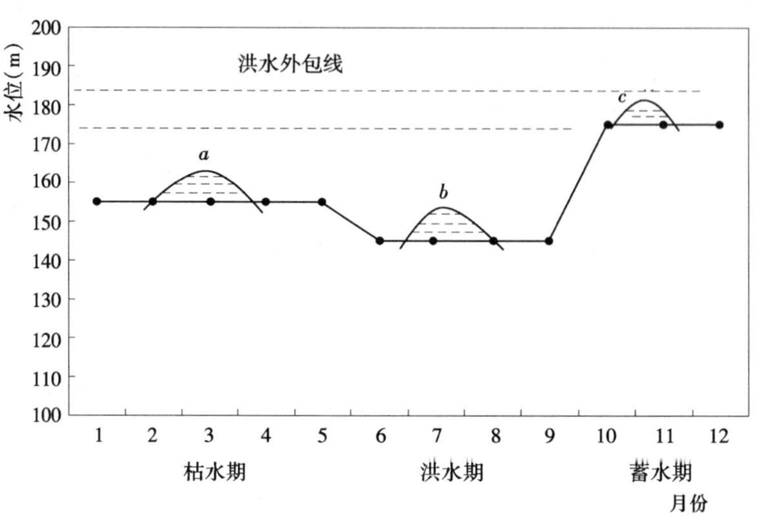

图 4.1　三峡水库水位调节及洲滩边滩出露示意图

海拔 175m 以上的洲滩边滩。虽然建坝后，将形成大量的洲滩边滩，但是海拔 175m 以下冬季处于淹没状态，不具备钉螺孳生的条件，只有海拔 175m 以上的才属危险环境。另一种类型是开阔河谷和凹陷台地。建库初期的洪水淹没区域一部分在海拔 175m 以下，一部分为自然河道，这两类环境都不宜钉螺孳生。但是随着泥沙淤积，洪水位壅高，将大量增加新的淹没区域。研究表明，这些新的淹没区域（尤其是开阔河谷和凹陷台地）是危险地带。一旦钉螺输入，这两类环境将首先出现钉螺孳生。魏凤华等报道，模拟的库区土壤环境适宜钉螺生存，且有幼螺孵出，但较现场存活率低；在库区模拟的灌溉沟渠和淤积洲滩环境条件下，钉螺可以生存繁殖。

3. 库区土壤改造工程与钉螺孳生

三峡地处我国血吸虫病流行区之间，历史上三峡地区无钉螺分布的原因，可能与其自然环境有关，如水流湍急，无洲滩形成等，更为重要的可能是三峡地区水土流失十分严重，土壤处于剧烈侵蚀地区。四川省调查表明，所有水土流失严重地区和环境都没有钉螺孳生，三峡当不例外。三峡水库建设过程中，国家投巨资建立防护林带以控制水土流失。土壤侵蚀的减轻，农业生产条件的改善，加上水库建成后主支流河道淤积洲滩的形成，洪水外包线的增高等，都增加了钉螺孳生的自然条件。随着水库的建成，三峡地区有近 6.67 万 hm^2 农田被淹没，100 余万移民向高处转移，在进行山坡改梯田和灌溉系统建设等工程时，如灌溉渠道仅为土沟，渗漏严重，下湿田改造不彻底，这些环境改造和质量低劣的土壤改造和灌溉工程，不排除钉螺孳生的危险。

4. 钉螺和传染源输入库区的可能性

三峡水库上游血吸虫病流行区距库尾约 500km，随着血防工作的深入，

疫区的缩小，距离会进一步扩大。在血吸虫病传播因素中，血吸虫中间宿主钉螺的扩散最为重要。在枯水期钉螺随漂浮物向下游扩散的距离甚短，仅一两个滩足可使漂浮物停止下来。因而上游流行区钉螺很难一次性扩散至库区。但是三峡工程建成后，物流必然增加，上游四川、云南疫区和下游湖北疫区钉螺极有可能以各种方式随物流输入库区，如三峡库区造纸厂使用湖北省生产的芦苇做原料，在造纸厂贮料场就曾经发现过死钉螺。植树造林如从疫区引进树苗，就有可能带入钉螺。这些钉螺一旦输入，就有可能在新形成的滩地上以及其他适宜的环境中孳生繁衍。

三峡建坝后，传染源向库区输入的危险性是很大的。三峡地区每年约有40%青壮年外出务工，其中约10%左右在血吸虫病疫区；进入三峡地区的旅游、务工、经商人员，也有部分来自血吸虫病疫区；三峡地区移民有部分迁移至血吸虫病疫区，他们常回乡探亲访友，成为传染源。另一重要传染源是来自疫区的感染血吸虫的家畜。吴晓华等研究结果表明，三峡库区从血吸虫病疫区引进花草树木和牲畜，存在将钉螺和动物传染源带入库区的可能；流动人口中有31.43%曾患过血吸虫病，37.27%曾接触过疫水，1.18%查出血吸虫病抗体阳性，流动人口将成为库区血吸虫病的主要传染源；库区的四大经济产业中，畜牧业、水产养殖业和旅游业均有可能造成传染源的输入。三峡库区社会经济发展变化将使库区成为血吸虫病的潜在流行区。

总之，三峡水库运行后，库区环境将发生巨大变化，泥沙淤积，洲滩形成，水位变化，洲滩出露，以及可能存在的质量低劣的土壤改造和灌溉工程为钉螺孳生提供了环境条件；人流、物流变化增加了钉螺和传染源输入的可能性。因此三峡地区成为血吸虫病疫区的危险性是存在的。

4.2 南水北调工程对血吸虫病流行的影响

南水北调工程是一项特大型跨流域调水工程，是关系我国可持续发展的战略性基础设施，也是迄今为止世界上最大的水利工程。工程的实施将大大改善北方地区的生态和环境，特别是水资源条件，增加水资源承载能力，提高资源的配置效率，促进经济结构的战略性调整；对于扩大内需，保持全国经济的快速增长，实现全国范围内的结构升级和经济社会环境的可持续发展，具有重要的战略意义。

南水北调工程分东、中、西三条线。其中西线拟从无血吸虫病流行的长江上游大渡河、雅砻江、通天河上筑坝建水库，采用隧洞穿过巴颜喀拉山向黄河上游补水。中线取水口位于丹江口水库，水源区及其输水干线沿途均无血吸虫

病流行，因此不存在血吸虫病问题。东线工程从长江下游扬州附近抽引长江水，利用和扩建京杭大运河逐级提水北送，而东线水源区及北纬33°15′以南的输水沿线历史上为血吸虫病流行区，目前水源区三江营附近仍流行血吸虫病，里运河高邮段及输水干线毗邻的高邮湖及邵伯湖均有钉螺孳生。因此，南水北调工程的血吸虫病问题存在于东线，受到了社会媒体、国内外学者的高度关注，对于南水北调东线工程能否导致血吸虫病流行区北移扩大表示了担忧。

由于钉螺是日本血吸虫唯一中间宿主，南水北调能否导致血吸虫病流行区向北方蔓延扩大，关键是钉螺能否随调水而北移扩散。国内学者于20世纪80年代初至21世纪初先后开展了一系列人工笼养钉螺模拟现场实验等相关研究，结果均表明钉螺不适宜在北方生长。2004年后江苏省血吸虫病防治研究所和东线工程建设同步开展的系列研究表明：南水北调东线工程建设和运行未增加钉螺北移扩散的风险；东线工程水流水势、水源组成、水源调度和沿线水工建筑均不利于钉螺北移扩散；江苏省江水北调40多年尚未有证据证明东线钉螺北移扩散；东线工程钉螺扩散和血吸虫病的传播风险主要存在于东线工程原血吸虫病流行区，而这些风险可以通过工程措施和非工程措施加以控制。为了确保南水北调东线工程的建设和运行安全，江苏省血吸虫病防治研究所研究建立了东线血吸虫病监测指标体系和监测预警工作方案，近期监测表明东线工程水源区及毗邻湖泊存在较多钉螺孳生地，但水源区钉螺面积呈下降趋势，迄今为止尚未发现东线钉螺北移扩散和血吸虫病流行范围扩大。

4.2.1　东线工程概况

1. 供水范围和供水目标

南水北调东线第一期工程的供水范围分为3片：①江苏省里下河地区以外的苏北地区和里运河东西两侧地区，安徽省蚌埠市、淮北市以东沿淮、沿新汴河地区，山东省南四湖、东平湖地区；②山东半岛；③黄河以北山东省徒骇马颊河平原。供水区内分布有淮河、海河、黄河流域21座地（市）级以上城市和其辖区内的89个县（市、区）。东线第一期工程的供水目标是补充山东半岛和山东、江苏、安徽等输水沿线城市的生活、环境和工业用水，并适当兼顾农业和其他用水。预测南水北调东线第一期工程需向供水区干渠分水口补充的水量为41.41亿m^3，其中生活、工业及城市环境用水22.34亿m^3，占53.95%；航运用水1.02亿m^3，占2.46%；农业灌溉用水18.05亿m^3，占43.59%。

2. 调水线路

南水北调东线第一期工程从扬州附近长江干流（三江营）取水，终点是黄河以北德州大屯水库和胶东地区威海市米山水库，全长1466.24km，沿线均

有堤岸、涵闸等水工建筑与周边水系隔离，从而使南水北调东线形成相对封闭的输水系统。从南到北主要输水河道有：夹江、芒稻河、里运河、三阳河、金宝航道、淮河入江水道、苏北灌溉总渠、洪泽湖、二河、中运河、徐洪河、骆马湖、不牢河、房亭河、韩庄运河、南四湖、梁济运河、柳长河、东平湖、小运河、七一河、六五河等。胶东输水干线从东平湖向东主要有：济平干渠、玉清湖水库、小清河、引黄济青输水渠等。

3. 泵站设置

南水北调东线第一期工程调水起点附近地面高程约为2～4m；输水线路以黄河为脊背，分别向南、北倾斜。黄河以南地势南低北高，穿黄河处水位高于长江水位约40m，总扬程65m。因此根据地形条件，东线工程东平湖以南将建13级、共34座泵站逐级提水北送入东平湖。总装机台数160台，总装机容量36.46万kW，总装机流量4444.2m^3/s。水泵类型多为立式轴流泵，单机流量多在10～37.5m^3/s。

4. 调蓄水库

南水北调东线第一期工程黄河以南有洪泽湖、骆马湖、南四湖、东平湖等天然湖泊及大屯水库、东湖水库、双王城水库作为东线第一期工程的调蓄水库。死库容为15.12亿m^3，汛期调蓄库容为25.11亿m^3，非汛期调蓄库容为48.18亿m^3；非汛期蓄水位及库容均不小于汛期。

5. 水源组成及调度

(1) 南水北调一期工程水系及水源主要由长江、淮河、山东半岛、海河组成。长江水量丰沛，径流稳定，年际变化较小；淮河水系径流的年际变化较大，主要集中在汛期（占全年的70%），非汛期径流因上中游拦蓄，蚌埠闸以下河道有时无流量；沂沭泗水系径流的年际变化很大，年径流在汛期集中程度高达83%，冬春季仅占10%；山东半岛各河年径流变差系数差别较大；海河流域徒骇马颊河水系径流的年际变化很大。

(2) 水源调度：江水、淮水并用；在淮河枯水期多抽调江水，丰水期多用淮河水；沿线湖泊为调蓄水库，分级抽水，逐级从上一级湖泊提水北调，湖水不足时抽调江水补充；北调江水优先向城市供水，然后再向农业供水；向胶东和鲁北的输水时间为枯水期（10月至次年5月）。

4.2.2 东线工程血吸虫病流行概况

南水北调东线工程沿线地区血吸虫病流行区南起三江营和高港，即南水北调东线取水口；北至江苏宝应，即我国血吸虫病流行区的北界（北纬33°15′）；西至金湖县涂沟。东线工程江苏段主要水源河道或（和）引水河道（夹江、芒

稻河、新通扬运河、三阳河、潼河)、输水河道(里运河、金宝航道),以及相邻湖泊(高邮湖、宝应湖、邵伯湖等)历史上均为血吸虫病流行区,累计钉螺面积2.3亿m^2,累计血吸虫病35万余人;涉及11个流行县(市、区)、85个流行乡(镇)、604个流行村。其中1950年高邮县新民乡曾发生震惊全国的急性血吸虫病暴发疫情,全乡5257人,发生急性感染4019人(76.45%),死亡1335人;当年高邮全县发生急性血吸虫病6070例,居民粪检血吸虫卵阳性率高达75.57%。经过近60年的积极防治,里运河沿线及里下河地区已有效控制了血吸虫病的流行。截至2010年底,有8个流行县(市、区)达到了血吸虫病传播阻断标准,3个县(市、区)达到了血吸虫病传播控制标准。

4.2.3 东线工程对血吸虫病流行的影响

东线工程对血吸虫病流行的影响主要看工程是否会造成血吸虫病流行区向北蔓延扩大。由于钉螺是血吸虫唯一的中间宿主,血吸虫病流行范围取决于钉螺的分布。流行病学调查表明,有血吸虫病流行的地方必定有钉螺孳生,有钉螺孳生的地方可能没有血吸虫病流行,而无钉螺存在则不可能发生血吸虫病的流行。因此,南水北调东线工程能否造成血吸虫病流行区的北移,实质上是钉螺能否随调水而北移扩散。其中需要回答三个问题:①钉螺能否通过工程调水北移扩散;②长江水系钉螺能否适应北方环境而长期生存;③长江水系钉螺在北方环境能否感染血吸虫,从而传播血吸虫病。其中钉螺能否通过工程调水北移扩散是首要的问题,也是血吸虫病流行区能否随调水向北蔓延扩大的先决条件。

1. 东线工程调水能否导致钉螺北移扩散

(1)江苏省江水北调未造成钉螺北移扩散原因分析。鉴于南水北调东线工程是在江苏省江水北调基础上扩大规模向北延伸,而江水北调工程实施跨流域调水已经40多年,工程的环境效应已基本体现,可以认为江水北调工程是南水北调东线工程的实验工程,对生态环境的影响具有很好的类比性。因此,黄铁昕等以江苏省江水北调工程为模型,开展了类比研究。结果表明:江水北调工程条件下输水河道水位多高于两侧湖泊及河流水系,而江水北调工程宝应以南沿线涵闸、船闸上游水位(输水河道一侧)也均高于下游水位,因此钉螺难以逆水进入输水河道;江水北调输水河道水流互为上、下游,即调水时水流向北,非调水及排涝时则水流向南,钉螺难以顺流北上;对输水河道里运河钉螺分布的调查表明:1955年(江水北调工程始建于1961年,1971年基本建成)即在里运河高邮段查出有钉螺孳生,其分布范围北起宝应县地龙(北纬33°02′),南至邗江县六圩入长江,全长129km,钉螺呈断续分布,有螺面积

达 39.26hm²，其中运河西岸（与高邮湖和邵伯湖仅一堤之隔）占 80%左右，目前仅高邮段尚存少量钉螺；统计分析表明江水北调工程受水区钉螺面积变化与调水量无明显相关关系，受水区与水源区钉螺面积变化也无明显相关关系；监测表明江水北调工程运行 40 多年来里运河钉螺分布始终未越过北纬 33°15′，亦未有 33°15′以北地区自然界发现钉螺的报告。

（2）东线工程钉螺扩散规律研究。钉螺的迁移扩散通常有爬行、幼螺漂浮、吸附漂流、人、畜携带等方式、其中钉螺依靠其软足爬行距离极为有限。而幼螺孵出后第 1～3 周虽可生活在水中，浮于水面，但由于钉螺孳生产卵地多为水流较缓、杂草茂盛处，因此幼螺都密集于水边草丛，第 3 周后逐渐离水去陆地生活，第 6 周后完全与成螺一样离水而栖息在潮湿的泥面，因此幼螺在水中的扩散也极为有限。成螺可以伸张腹足，倒悬水面游动或觅食，但不能游动，坚持时间一般不超过 5min。不管成螺或幼螺，都不能直接从水底浮游至水面，必须借助于高秆植物、或其他与水面相通的物体、岸壁上爬至水面，并依靠水面张力才能浮于水面。钉螺在水体中的远距离扩散通常需吸附于漂浮物随水漂流，这是钉螺在江河、灌渠中扩散的主要方式。观察发现人们穿着的鞋底缝隙中能粘藏螺卵和钉螺，随足迹散播；牛蹄趾间夹带钉螺引起扩散；在有螺区收割芦苇、打湖草或水生植物时，钉螺可随芦苇、湖草等携至他处；钉螺还可吸附于渔具、小型船只等扩散他处。为了解东线工程钉螺扩散方式和规律，开展了打捞漂浮物、水泵抽吸、渔具调查等观察。结果如下：

1）钉螺吸附漂浮物的扩散。在江都泵站前的芒稻河选择江都西闸外、芒稻河宁通公路段为监测点（断面），采用网捞法逐月进行水面漂浮物携带钉螺情况的调查，每个点（断面）网捞面积为 6000m²，捞获漂浮物用淘洗过筛法观察吸附钉螺，记录吸附钉螺数量、漂浮物数量。结果江都西闸外 1～12 月共打捞漂浮物 62.85kg，分别于 7 月、8 月检获钉螺共 6 只，平均为 0.096 只/kg；芒稻河宁通公路段 1～12 月共打捞漂浮物 84.7kg，分别于 6～10 月检获钉螺共 156 只，平均为 1.84 只/kg。

2）人为携带扩散情况。选择江都水利枢纽泵站消力池滩地为监测点，于 2005 年秋季开始采用常规调查方法定点监测该处钉螺扩散情况。结果 2005 年秋季及 2006 年春季均未发现钉螺。但 2006 年秋季调查却发现三号泵站与四号泵站间的 3 号滩地有低密度钉螺孳生，钉螺分布面积 2530m²，同时发现该环境有泵站前引河（有钉螺孳生）疏浚工程遗弃建筑垃圾。经连续动态监测，并结合生态学分析认为该处钉螺系人为扩散所致。

3）输水河道钉螺扩散情况。东线工程输水河道目前 2 处有钉螺孳生，一处为江都水利枢纽消力池 3 号滩地，自 2006 年秋季发现扩散钉螺后，逐年观

察未发现该处钉螺发生继发性扩散；另一处在里运河高邮段，历史资料表明，里运河高邮段于1955年首次在车逻闸至二十里铺发现钉螺，面积为$1.4hm^2$，其后1971年查出钉螺面积最多，达$8.3795hm^2$，1977～1980年实施石驳岸水泥灌浆、勾缝后一度查不到钉螺，至1993年后陆续在石驳岸破损处查出钉螺。里运河宝应段1965年于运河西堤东坡青坎发现钉螺，分布范围从子婴闸对岸起至七里闸渡口止，钉螺面积为$4800m^2$；1977年于运河石驳岸东堤西坡丰收洞以北20m处查到钉螺，面积为$150m^2$；最后一次于1984年在里运河西堤东坡宝应地龙渡口查到钉螺，面积为$4935m^2$，此处也为里运河钉螺分布最北界。监测表明里运河高邮段钉螺孳生环境分布于高邮市开发区灯塔村、花王村和马棚镇金塘居委会所辖地区，分布范围在119°24′36″～119°25′34″，32°48′30″～32°54′05″，钉螺孳生位置相对稳定，未见钉螺北移扩散。对既往有关京杭运河高邮段石驳岸钉螺扩散的报道进行了查证调查，结果表明所谓“高邮近3年石驳岸钉螺分布向北推移4km”的结论缺乏依据，实际上不同时期钉螺调查范围、力度、方法都有所不同。

4）渔、船民活动对钉螺扩散的影响。鉴于南水北调东线工程兼有调水、排涝、航运等多种功能，输水线路长，影响因素多。京杭运河、金宝航道等均为水上运输的黄金通道，同时东线工程水源河道、输水河道及相关湖泊（东线工程高邮段和江都段与有钉螺孳生的高邮湖、邵伯湖仅一堤之隔）也是渔业生产场所。为了解渔、船民活动对钉螺扩散的潜在影响，更好地控制相关危险因素，防止在东线工程区发生钉螺二次扩散或继发扩散，于2010年汛期对南水北调东线工程输水河道高邮段、江都段及周边高邮湖、邵伯湖相关水域开展渔船调查，共调查渔船163条，渔民有545人。其中159条从事捕鱼生产，4条从事鱼虾贩运。有156条（95.71%）渔船常年在有螺水域捕鱼生产或经常途经有螺水域。所涉有螺水域主要是高邮湖、邵伯湖、长江，少数还到达鄱阳湖。对调查的渔船进行船体内外检测均未发现钉螺。渔具检测时发现1户6条地笼网（一种置于浅水区的渔具）中有1条附有钉螺5只；对1户水产品调查检测时发现在盛有7kg龙虾的塑料桶中查到钉螺25只。同时对里运河江都段和高邮段对过往运输船只进行钉螺检测调查，被调查运输船主要来自江苏、安徽、山东等地，这些运输船均经常途经有螺水域（高邮湖、邵伯湖、里运河高邮段、长江），运输货物主要为煤炭、建材、钢材、粮食等。共调查运输船只144艘，船民299人，总吨位达16113t。用特制捞网检测船体外壳均未发现钉螺。

综上所述，南水北调东线工程水源区钉螺主要在汛期吸附于漂浮物漂流扩散；输水河道钉螺分布位置稳定，无明显迁移扩散；人为因素可能造成钉螺扩

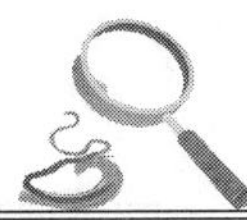

散，渔民生产活动也可能造成钉螺扩散至输水河道的潜在风险。

(3) 东线水工建筑对钉螺扩散的影响。东线工程输水线路以黄河为脊背，分别向南、北倾斜。黄河以南地势南低北高，穿黄河处水位高于长江水位约40m，总扬程65m。因此东线工程东平湖以南将通过泵站逐级提水北送入东平湖，输水沿线有众多泵站、闸门、消力池等水工建筑及拦污栅和清污机等附属设施。为了评价东线水工建筑对钉螺扩散的影响，江苏省血吸虫病防治研究所进行了现场试验和观察。

1) 河岸硬化对钉螺的作用。选择已完成硬化护砌而原有钉螺孳生的江都泵站引河，观察引河硬化前后钉螺孳生情况。江都泵站前引水河自江都西闸至东闸长1.46km，2005年底至2006年汛前对引河进行了疏浚、硬化护砌工程。观察结果表明工程实施前引河有螺面积为7120m^2，活螺密度1～2只/0.1m^2。硬化护坡后2007年、2008年、2009年和2010年调查均未发现钉螺孳生，表明河岸环境已完全改变，不再适宜钉螺孳生。

2) “胸墙”防螺效果。“胸墙”通常是泵站或节制闸、涵洞（闸）进水口的一种工程结构，为钢筋混凝土构造，具有挡水、削涡、调节过流、稳定水闸、防止漂浮物等作用。分别选择江都西闸和高邮子婴闸进行现场试验。江都西闸共有9孔，单孔净宽均为10m，节制闸孔设钢筋混凝土胸墙。现场试验时在江都西闸节制闸孔口门分别投入5cm、10cm、20cm标记芦苇各200根，以及20cm×20cm×2cm、30cm×30cm×2cm泡沫塑料各10块，30min后观察通过闸门胸墙数量，计算通过率；同时测定水面流速、调查过闸流量。结果显示，江都西闸在水面流速为0.71m/s、流量为187m^3/s时胸墙前旋涡较多，5cm、10cm、20cm标记芦苇通过率分别为99.0%、97.5%和81.5%，而两种规格泡沫塑料通过率均为0。子婴闸系单孔涵闸，有胸墙，闸孔净宽3.4m，设计流量为20m^3/s。现场试验时控制不同流量、不同流速，分别投入长度为5cm、10cm、20cm、30cm的标记芦苇秆，30min后观察标记芦苇秆通过情况，计算通过率。结果显示，子婴闸在平均流速为0.5m/s、平均流量为7.84m^3/s时，涵闸胸墙前有旋涡，标记芦苇秆100.0%通过涵闸胸墙；在平均流速为0.32m/s、平均流量为5.23m^3/s时，涵闸胸墙前仍有旋涡，5cm标记芦苇秆通过率为80.0%，10cm标记芦苇秆通过率为56.0%，20cm标记芦苇秆通过率为16.0%，30cm标记芦苇秆通过率为0；在平均流速为0.20m/s、平均流量为3.49m^3/s时，涵闸胸墙无明显旋涡，各种规格标记芦苇秆通过率均为0。现场试验结果表明涵闸“胸墙”具有一定的防螺效果，其防螺效果与漂浮物种类及流速有关，在控制流速不大于0.20m/s时，可有效防止钉螺随漂浮物扩散。

3）拦污栅和清污机拦污效果。选择宝应站和江都站，调查排涝量和打捞清污数量，对拦污栅和清污机清（拦）污效果进行评价。宝应站在泵站下游河道120m处设清污机桥1座，并装配WHQ型无障碍回旋式清污机。2006～2007年排涝2.17亿m^3，打捞杂草等漂浮物5236t。江都站进水口设有直立式拦污栅，出口处设有倾斜式拦污栅。其中1号、2号、3号抽水站拦污栅栅条为ϕ10mm圆钢，间距100mm；4号抽水站栅条为6mm×25mm扁钢，间距120mm。2006年3月开始在江都东闸（排涝进水闸）增设12套HZQ型回转式清污机，设计清污量30t/h。2007～2008年共排涝13.87亿m^3，打捞漂浮物5960t。现场观察拦污栅和清污机可拦截大部分漂浮物，仅少量小的漂浮物可以随水流被抽吸入水泵。

4）水泵对钉螺扩散的作用。选择管径30.48cm轴流泵为实验泵；选择底宽1.2m、口宽2.0m、深0.6m的渠道为实验渠，实验渠内铺垫塑料膜，并在渠道50.0m处设置一道16孔/25.4mm尼龙纱网为拦螺网；选择活力强的邵伯湖滩钉螺为实验螺，并于实验前2h将实验螺计数后使其吸附于芦、草漂浮物。实验时开机提水，并于水泵进水口漩涡处投放吸附有钉螺的漂浮物，同时在实验渠观察段内用网兜打捞水面漂浮的芦、草，观察漂浮物上有无钉螺吸附；30min后停止提水，检查实验渠观察段内钉螺并计数。结果共在实验水泵进水口投放吸附钉螺470只，被抽吸过水泵的钉螺共计413只，通过水泵的比率为87.87%；同时，被抽吸通过水泵的芦、草漂浮物与钉螺完全分离，钉螺均沉入实验渠观察段底部。结果表明钉螺可被水泵抽吸进入上一级河道或灌渠，但由于水泵出水管内水流为不对称、不均匀的复杂螺旋流，钉螺通过水泵时由于水流的作用即与漂浮物分离而无法长距离漂浮迁移。

5）消力池对钉螺的影响。选择江都抽水站消力池为实验现场，选取江滩型雄性成螺为实验螺，用4号铅丝制成灯笼状支架，然后将尼龙窗纱（30cm×30cm）包裹成螺笼，每笼内置雄螺50只，共8只螺笼，投入江都泵站消力池，并用尼龙绳拴于岸边，每月取出1笼观察钉螺的死活。江都泵站消力池长约1260m，宽110m，东有放水闸与新通扬运河相连，西与高水河相接。消力池南岸为滩地，有芦苇、树林、杂草等植被，面积约13837m^2；北岸均有防冲硬化护砌，无泥土、杂草。置于螺笼的钉螺在消力池淹水1个月死亡率为16.0%，淹水3个月钉螺死亡率达74.0%，至6个月钉螺死亡率达98.0%，至7个月则无活钉螺。

综上所述，泵站引水河硬化护坡后即消除了钉螺孳生环境，降低了泵站前钉螺扩散风险；站前设置的拦污栅和清污机可有效拦截大部分漂浮物，也大幅降低了钉螺吸附漂流扩散的风险；水泵出水管内水流为不对称、不均匀的复杂

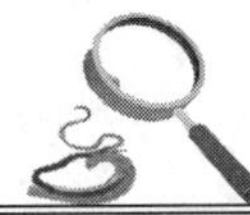

螺旋流，使钉螺通过水泵时由于水流的作用即与漂浮物分离而无法长距离漂浮扩散；而泵站消力池具有沉螺作用，假如有少量钉螺被抽吸进入泵站，消力池因无载体吸附而沉降于水底，经一定时间淹水后即在6个月左右陆续死亡。因此，南水北调东线工程各级泵站拥有的拦污栅、清污机、水泵、消力池等水工建筑均具有一定的防螺作用，而各级泵站的综合作用对于钉螺来说将是一道道难以逾越的障碍。

（4）东线一期工程水流水势对钉螺扩散的影响。南水北调东线一期工程与江苏省江水北调工程相比，实施后水流水势有所变化。

1）调水量变化。根据当地来水、需水和工程规模预测计算，东线一期工程调水规模为抽江 $500m^3/s$，多年平均抽江水量为87.68亿 m^3，比江水北调现状增加抽江水量38.03亿 m^3（增加43.37%）。一期工程建成前后比较，各段输水河道调水量年均增加为：长江至洪泽湖段增加16.58亿～40.05亿 m^3；洪泽湖至骆马湖增加16.8亿～33.25亿 m^3；骆马湖至下级湖增加13.7亿～35.3亿 m^3；其中江都站～南运西闸增加55.28%，南运西闸～淮安增加63.61%，金宝航道增加100.00%。

2）调水量时空分配。按照工程运行及水量调度，增加的调水量主要在枯水期。江都站至下级湖6个河段江水北调与东线一期调水量时空变化的对比分析亦表明：东线一期工程增调水量主要在10月至次年5月，枯水期增调水量占78.51%～92.36%，其中江都站～南运西闸增调水量占92.36%。同时，东线一期新增输水河道调水量的时空分配表明各河段枯水期占70.86%～86.49%，汛期占13.51%～29.14%。

3）不同典型年抽江调水量预测。按不同典型年预测东线一期实施后调水量：丰水年汛期不抽江水，非汛期抽江水量2.95亿 m^3；平水年则相当于江水北调抽江水量，汛期抽江水量26.15亿 m^3，非汛期抽江水量38.98亿 m^3；枯水年汛期抽江水量65.70亿 m^3，非汛期抽江水量91.69亿 m^3。

4）调水时间和水流方向变化。南水北调东线一期工程建成后，长江至洪泽湖段调水时间增加3～29个旬；洪泽湖至骆马湖调水时间增加17～30个旬；骆马湖至下级湖调水时间增加11～35个旬。其中调水时水流向北流，非调水时水流向南流。

5）输水水位变化。比较南水北调东线一期工程规划和江水北调工程，可见一期工程输水规模扩大，但输水河道输水水位基本不变。东线一期工程增加了三江营至江都西闸上段低潮位的抽引，其他河段输水水位较江水北调现状均无变化。

东线工程水流水势分析表明：南水北调东线工程是在江苏省江水北调工程

基础上扩大规模和向北延伸，运行方式没有改变，东线一期工程对环境的影响主要体现为调水量的扩增。工程实施后调水量及水流水势特点及对钉螺扩散的影响为：

1）枯水期调水量大幅增加，但调水量的时段分配以枯水期为多，原江水北调输水干线枯水期增调水量78.51%～92.36%，新增输水河道调水也以枯水期为主，占70.86%～86.49%。因此，根据钉螺在汛期漂流扩散的特点分析，东线一期工程调水时段在很大程度上避让（降低）了钉螺随调水而漂流扩散的风险。

2）东线一期工程实施后，输水河道水流方向仍然呈“互为上下游”特点，北向水流增加，输水时间延长，但北向水流主要增加在枯水期。

3）东线一期工程规划输水水位与江水北调相同，因此，与上下游及周边湖河的水文、水流关系没有明显变化，输水干线输水水位高于周边湖河水位，钉螺不能通过从低水位向高水位扩散。

4）由于增加了枯水期调水，冬春季（枯水期）水位提高，水位更趋于稳定，输水干线缺乏江湖滩地区“冬陆夏水”、或内陆水网地区（灌区）“干湿交替”的生态条件，不利于钉螺生长繁殖，特别是冬春季长时间维持高水位可抑制钉螺的繁殖。

5）东线工程实施后航运条件改善，水上交通更为频繁，船行波的作用也不利于钉螺漂流北移。因此，南水北调东线工程实施后水流水势变化未明显增加钉螺漂流北移的风险。

4.2.4 长江钉螺能否适应北方环境而长期生存

为了解钉螺在北方地区生存繁殖能力，自20世纪70年代末期以来，有学者于1978～1982年首先选择北纬33°15′以北的宝应（33°20′）、洪泽（33°18′）、清江（33°36′）、新沂（34°22′）、济宁（35°23′）、德州（37°26′）为试验现场，采用笼养法进行钉螺适生性的模拟实验观察。各实验点选择便于观察和管理的水塘、河道、水沟和人工塘，将螺笼设置于塘边、河边或沟边。为防止钉螺及螺卵外逸，螺笼由尼龙纱制成，面积为1.0m^2，设置螺笼时先开挖小沟，将螺笼下部埋入沟内，用土填没，螺笼倾斜安放，一半水下、一半水上，泥土保持原有植被，螺笼上加盖。笼内放养钉螺来自同一地点、螺龄相仿，笼内螺密度为40只/框（1框=0.1m^2）。放养后每月从各点任意捕捉钉螺100只，置于培养皿内，加入20℃温水，观察钉螺死活，记录并统计各实验点钉螺的死亡数。

钉螺越冬死亡率：成螺在进入宝应、洪泽、清江、新沂等4地后的越冬死亡率分别为34.89%、25.43%、29.15%、37.14%，同对照点无锡（31°35′）

的越冬死亡率（29.00%）差异无显著性；济宁、德州两地钉螺的越冬死亡率分别高达96.50%和94.03%，显著高于对照点。结果表明钉螺能在宝应、洪泽、新沂、清江越冬，而在德州和济宁则难以越冬。

钉螺年增殖倍数：德州和济宁两地经过一个冬季，人工北移钉螺基本死亡，不存在增殖情况。其余各点均有不同数量的钉螺继续存活，并具有一定的生殖能力。为此观察比较了除德州、济宁外各实验点钉螺的年增殖倍数，于1979年4月在各实验点螺笼内捕捉钉螺，将一定数量配对钉螺再放置于相同实验点新设螺笼内，同年10月将各螺笼泥土取出筛检，计数新老螺数，计算各点钉螺的年增殖倍数。结果对照点（无锡）钉螺的年增殖倍数为11.61倍；清江市最低，为0.92倍，其余各点都仅为对照点的20%左右。

钉螺生殖腺变化：从1978年11月～1979年10月，每月在新沂、清江、洪泽、宝应、无锡5个实验点螺笼内各捕捉10对钉螺进行解剖，分离其生殖器官，显微测量雌螺卵巢和雄螺睾丸的阔度，比较各实验点钉螺生殖腺的发育程度。结果发现北纬33°15′以北各实验点雌雄钉螺生殖腺出现萎缩，其发育受到不同程度的抑制。雌螺卵巢和雄螺睾丸的平均阔值均较对照点无锡的小，差异非常显著。

钉螺产卵数和幼螺数：1979年3～8月，每月在各实验点各选择1个未经捕捉过钉螺的螺笼，铲下螺笼内表层2cm厚的泥土，筛取螺卵和幼螺。结果新沂、清江、洪泽螺卵数均较宝应、无锡少（无锡点钉螺2月即产卵，由于2月未筛取螺卵，故无锡点合计筛获螺卵数偏少）。北纬33°15′以北各实验点幼螺数均较对照点少，新沂和清江两个点筛获幼螺数仅为对照点的1/5；洪泽和宝应两个点筛获幼螺仅为对照点的1/2左右。

研究者还对各实验点表层土壤进行了调查分析，结果发现土壤内钾、钠、钙、氯等离子含量无明显差别，但北纬33°15′以北各实验点土壤中有机质、腐殖质、全氮含量均较对照点低，而pH值则较对照点高。认为北纬33°15′以北地区对钉螺的长期存活是不适宜的；北纬33°15′偏北的新沂至宝应一带对钉螺的增殖也是不适宜。即使钉螺因南水北调或其他原因向北方迁移，在北纬33°15′以北地区形成新的钉螺分布是受到限制的。原因是：北方气温、土温较低，土壤中有机质、腐殖质、全氮量较低，pH值偏高等因素对钉螺的生存和生殖都有不利的影响。

研究者（1991～1994年）采用笼养法将江苏南京江滩的当年幼螺放置于徐州岱山（34°21′）、山东济宁（35°23′）和对照点镇江（32°10′），螺笼放置在能够保持水位、无化工污染的水塘边。结果：经6个月、12个月、18个月、24个月后，在徐州岱山的钉螺死亡率分别为16.23%、79.57%、86.24%、

76.73%；在济宁的钉螺死亡率分别为35.55%、95.18%、100%、100%；而在对照点镇江的钉螺死亡率则为10.93%、32.38%、30.68%、31.58%。钉螺在济宁的产卵量和螺卵孵化率为镇江的1/3，且孵出幼螺的成活率为0；而钉螺在徐州岱山的产卵量、螺卵孵化率、子代幼螺存活率和年增殖倍数均显著低于镇江。

钉螺生殖腺组织学观察：钉螺雌雄生殖腺均呈萎缩状态，腺体被空泡样结构取代，各级生殖细胞减少。

钉螺生殖腺组织化学观察：生殖腺内糖原、DNA和组蛋白含量减少。

钉螺生殖腺酶组织化学观察：雌雄生殖腺内细胞色素氧化酶、5-′核甘酸酶、琥珀酸脱氢酶、乳酸脱氢酶、6-磷酸葡萄糖脱氢酶的活性降低或消失或异常增高。

钉螺生殖腺超微结构观察：雄螺睾丸内精子减少、肿胀、密度下降、变性、破溃甚至崩解。

观察证明北移钉螺生殖腺萎缩、代谢障碍，生存和生殖能力低下。

研究者（1995～1999年）进一步对人工北移传代钉螺的生存力进行了纵向观察。采用笼养法将移至徐州现场已传3代钉螺的幼螺（小于5mm）定量放养于山东济宁（北纬35°23′）、徐州（北纬34°21′）和镇江高资（对照），每笼置幼螺200只，每个生殖年取出1笼，鉴别死活，观察钉螺增殖数和存活率。结果实验螺在山东济宁1年后的存活率为0；在徐州岱山第4年、5年、6年、7年、8年的存活率依次为34.76%、16.93%、6.17%、0.74%、0。对照点镇江高资现场钉螺存活率依次为71.67%、68.38%、60.54%、58.42%、56.72%。徐州岱山与镇江高资两地钉螺存活率差异有显著性。幼螺成活率：山东济宁为0（0/300），徐州岱山为13.67%（41/300），镇江高资为83.0%（249/300）。徐州岱山与镇江高资差异有显著性。

研究结果表明，我国北纬35°23′（济宁）以北地区为钉螺非孳生地，北纬35°23′～33°15′也非钉螺适宜孳生地。

还有学者分别于2000年、2003年、2005年报告了人工笼养法模拟现场观察钉螺在山东济宁生活能力，实验选择无污染养鱼塘进行。螺笼大小为100cm×33cm×33cm，笼内衬窗纱和100目/25.4mm的尼龙纱绢，笼底部垫带草泥土。螺笼置于鱼池边，笼底1/3浸入水中，每笼置江滩钉螺100只（雌雄各50只）。结果1993年长江江滩钉螺在济宁笼养3个月、6个月、9个月、12个月、15个月和18个月后，死亡率分别为14.19%（25/175）、35.33%（65/184）、83.33%（140/168）、95.18%（158/166）、98.84%（170/172）和100%（164/164）。翌年3～6月笼养100对成螺，每对钉螺平均产卵15.93

个，随机观察1000只螺卵，孵化率为32.5%（325/1000），但幼螺均在5个月内死亡。光镜观察笼养6个月后的钉螺睾丸、卵巢出现不同程度的萎缩，腺体被空泡样结构取代，各级生殖细胞减少。电镜观察见笼养6个月（越冬）钉螺睾丸内精细胞减少，成熟精子头体部呈不同程度的肿胀，电子密度下降、破溃甚至呈崩解状。组织化学和酶组织化学研究表明钉螺睾丸和卵巢的糖原、组蛋白、DNA、CCO、SDH（睾丸除外）、LDH的含量明显降低，而睾丸SDH的含量明显升高，证实了钉螺被移到北方养殖6个月后，雌雄生殖腺内的参与形成生殖细胞的有关组织化学成分减少或增多，参与生殖细胞发育、成熟有关的酶活性发生异常变化，最终导致钉螺繁殖力下降。研究结果表明山东济宁地区不适宜钉螺孳生。然而，该学者者又于2008年报告了山东省微山湖区水域东北部的独山岛养鱼塘笼养钉螺26个月的观察结果，认为微山湖区的环境温度适宜钉螺的生存繁殖。

4.2.5 北移钉螺能否感染血吸虫从而传播血吸虫病

按钉螺与血吸虫毛蚴为1∶5、1∶20、1∶40的比例进行人工北移传代钉螺实验室感染。结果徐州岱山子代钉螺感染率分别为14.89%、65.96%、62.22%，对照钉螺为16.84%、56.25%、69.41%，两地钉螺感染率差异无显著性。结果提示：北移至徐州的钉螺，能够生存一定时间，在其存活期间可在当地水体中保持对日本血吸虫的易感性，如有传染源输入，可能引起血吸虫感染。

4.2.6 东线气候条件对钉螺扩散的影响

虽然有许多研究表明钉螺不能在北纬35°23′（济宁）以北地区生存，钉螺在北纬33°15′～35°23′间也只能有限时间生存。但一些学者认为导致此结果的原因是钉螺不能适应北方地区的低温。鉴于钉螺是一种狭温性水陆两栖软体动物，主要分布在年平均气温在14℃以上，或1月平均气温在1℃以上地区。近年有研究指出干燥环境下钉螺暴露0.125～24h的半数致死温度（LT50）在－9.17～－5.49℃之间，在－15℃暴露5min以上则全部死亡。钉螺在年极端低气温低于－7.6℃的地区不适宜生存，认为温度是阻止钉螺向北方迁移的重要条件。随着全球气候变暖，一些学者认为南水北调将会导致钉螺北移扩散。有学者利用全国193个气象站1951～2000年的气象数据资料建立地理信息系统（GIS）气象数据库，分析全国日均温度变化趋势。利用已建立的钉螺和日本血吸虫有效积温（SDT）模型的结果，构建了全国不同地区血吸虫病气候—传播模型，计算了各地钉螺和日本血吸虫年有效积温（ET），并应用GIS等技

术比较分析ET/SDT比值的时空分布。以2030年和2050年我国平均气温将分别上升1.7℃和2.2℃为依据，预测未来全国血吸虫病流行区的扩散趋势和高危地带。结果显示，钉螺和日本血吸虫的ET/SDT的比值随年代略呈上升趋势，日本血吸虫的潜在分布区域大于钉螺潜在分布区域。2030年和2050年血吸虫病潜在传播区域预测分布图显示，血吸虫病流行区将明显北移，2050年血吸虫病潜在流行的敏感区域较2030年的明显扩大。认为当气候变暖及南水北调工程等因素同时存在时，钉螺向北方扩散的可能性明显增加。

有学者（2004年）从全国733个气象站中选取126个气象站的历年1月平均气温和最低平均气温资料，分析冬季气候变暖的趋势和幅度。并用1月平均气温0℃、最低平均气温−4℃指标来评估气候变暖对血吸虫病传播范围的影响。结果全国冬季气温呈明显上升趋势，1月平均最低气温和平均气温在1986年前后两个时间段内平均值分别上升1.3℃和0.9℃左右。1月最低气温、−4℃和平均气温0℃等温线向北移动1～2个纬度。认为冬季气温变暖有利于钉螺越冬，气候变暖和南水北调增加了钉螺向北扩散的可能性。

然而，上述研究结果及其他学者的观点均是基于单一气温指标变化的判断。而血吸虫病的传播除温度外，还与水分、土壤、植被、光照等多种因素密切相关，其中降水量与温度一样是影响钉螺孳生和分布的不可忽略的气候要素。温度、水分、泥土、植被等因素须同时并存才能满足血吸虫病的传播条件。为了解东线工程相关区域气候变化对血吸虫病传播的影响，有学者（2009年）根据南水北调东线输水线路布置情况，选择高邮、盱眙、淮安、徐州、蚌埠、兖州、泰安、济南、德州、石家庄、沧州、天津等气象台站，在国家气象信息中心气象资料室提供的《中国地面气候标准值年值数据集（1971～2000年）》、《中国地面气候资料年值数据集》、《中国地面气候资料月值数据集》中采集年平均气温、年平均最高气温、年平均最低气温、年极端最高气温、年极端最低气温、1月平均气温、年降雨量、年日照时数等资料建立数据库，进行东线气候要素分析。结果东线各代表站1月气温变化曲线呈逐年线性上升趋势，而各代表站年平均最高气温与年降水量间均呈显著负相关，也就是说南水北调东线降雨量随气温升高而减少。有关气象研究报告指出：我国长春至昌都一线以北和以西地区为暖—湿、冷—干型，而该线以东和以南地区（除长江下游和东南沿海外）为暖—干、冷—湿型。即南水北调东线所在的华北地区降水量将随气温变暖而减少，气候变化仍不能缓解北方地区受水区的缺水态势。国家气象局对东线工程流域未来气候预估研究认为，未来30年东线北部区域变暖明显，尤以1月气候变暖为最明显，而降水量则将可能减少。而这种变化似乎也与纬度变化有关。研究者发现东线不同纬度的代表站累年平均气温、累年

平均最高气温、累年平均最低气温、累年极端最低气温、累年平均相对湿度、累年降水量与纬度呈显著负相关，均随着纬度的升高而呈下降趋势；而累年日照时数随纬度升高而呈增加趋势；相关分析表明不同纬度累年日照时数与累年降水量间呈显著负相关。研究表明南水北调东线气温正趋于变暖，但降水量却随气温的升高而呈减少趋势，徐州以北年降水量均不足750mm（通常年降水量低于750mm地区无钉螺孳生），而且随着纬度的增加，北方降水量呈减少趋势。未来东线气候变化可能并不满足钉螺北移和血吸虫病流行区向北扩展的气候条件。因此，有关气候变化对血吸虫病传播的影响，尤其是对南水北调东线钉螺北移扩散的影响尚待进一步评估研究。

4.2.7 东线工程血吸虫病监测体系的研究

由于南水北调东线工程输水线路长、影响因素多，特别是气候变化导致的温度和降雨变化具有诸多不确定性，洪涝、干旱及人、畜携带等机会性事件也可能对东线钉螺扩散和血吸虫病传播带来严重影响。为确保南水北调东线一期工程的建设和安全运行，研究者开展了南水北调东线工程血吸虫病监测预警体系的研究。根据南水北调东线工程布置情况，采用专家咨询、秩和比综合评估和多维综合评价法，对水源河段、输水河段和水闸、泵站等节点进行了钉螺扩散潜在风险评估，确定了6个水源河段、3个输水河段、14个风险监测点，构成了点—线结合的监测布局。监测范围北端起自我国钉螺分布北界（33°15′）以北8800m的里运河黄浦渡口，向南至三江营取水口及高港取水口；西起自洪泽湖三河闸附近，向东至南运西闸入里运河，监测面积约634.66hm^2。在此基础上进一步研究了监测预警指标体系，确定了3个一级指标、10个二级指标、40个三级指标及其权重。采用同向连乘法求取各级指标的综合评估值(即综合指数)，其中以钉螺北移扩散为主要指标，建立了南水北调东线工程血吸虫病监测预警指标体系和风险评估模型：

$$Z=\prod_{i=1}^{n}Y_i(Y_i>0)$$

式中：Z 为指标综合指数；n 为指标数；Y_i 为指标权重。

$$R=A_k\sum_{i=1}^{n}Z_i$$

式中：R 为风险指数；A 为钉螺位置综合指数；k 为 $A_{11}\sim A_{14}$ 指标权重；Z_i 为其他指标综合指数。

以钉螺北移扩散孳生位置分为4个预警等级（表4.1），制定了南水北调东线血吸虫病钉螺控制应急预案，明确了由监测预警、信息管理、应急指挥、应急处理、应急保障（应急队伍、技术储备、经费）等构成的东线预防控制血吸虫病应急系统。

表 4.1　　南水北调东线工程钉螺北移扩散预警等级

预警等级	内　容	说　明
Ⅰ	钉螺扩散进入输水河道渠首	江都泵站站上
Ⅱ	里运河钉螺扩散越过北纬 32°54′	现有钉螺的里运河高邮段
Ⅲ	里运河钉螺扩散越过北纬 33°02′或金湖泵站	北纬 33°02′为里运河历史钉螺分布最北端，金湖站为第二级泵站
Ⅳ	钉螺扩散越过北纬 33°15′或洪泽泵站	北纬 33°15′为我国钉螺分布最北端，洪泽站为第三级泵站

4.2.8　南水北调东线工程血吸虫病监测

随着南水北调东线一期工程开工建设，江苏省于 2006 年启动了南水北调东线工程江苏段血吸虫病监测和防治工作，实施了东线工程血吸虫病钉螺的监测和预警。2006～2010 年东线工程监测查螺面积分别为 5495.18hm²、5206.78hm²、5924.90hm²、6297.01hm²、6201.61hm²；查出钉螺面积分别为 846.46hm²、1108.07hm²、535.89hm²、519.81hm²、401.33hm²。其中水源区钉螺面积占 70%以上，并呈下降趋势；17%～28%分布在相邻的湖区，并呈徘徊状；输水河道钉螺分布占 0.36%以下。输水河道钉螺孳生环境为里运河高邮段东、西两岸石驳岸（东经 119°24.600′～119°24.949′，北纬 32°51.748′～32°54.076′）和高水河渠首～江都泵站消力池滩地（东经 119°33.702′，北纬 32°25.225′），未见钉螺有明显北移。南水北调东线感染性钉螺仅分布于水源区（包括水源河道），但呈大幅下降趋势，至 2009 年即无感染性钉螺。2006～2010 年在 15 个监测点打捞漂浮物 6451kg，检获其他螺 6663 只，未发现钉螺；开展水体诱螺监测，共投放稻草帘 2086 块，诱获钉螺 627 只，其他螺 63195 只。诱获钉螺地点在江都新通扬河宜陵段（三阳河口），2008 年、2009 年、2010 年分别诱获 447 只、9 只、171 只。2006～2010 年共开展居民综合查病 120075 人次，查出病人 86 人次（均非粪检阳性）。其中水源区居民查病 54563 人次，查出病人 77 人次（0.14%），受水区居民查病 65512 人次，查出病人 9 人次（0.014%）。2006～2010 年开展家畜查病 7501 头次，均未查获病畜。

监测结果表明：①南水北调东线人畜血吸虫病感染率已降至 0，血吸虫病传播得到了有效控制。②钉螺孳生地主要分布在东线水源区，钉螺面积呈下降

趋势。③里运河高邮段钉螺呈小面积、低密度分布，钉螺孳生地位置未见北移；而高水河渠首钉螺分布在江都泵站消力池滩地，系进行泵站引河工程建设时人为携带扩散所致。④输水干线相邻的高邮湖、邵伯湖仍有相当多的钉螺孳生地，虽然湖区水位通常低于输水河道水位，但仍有可能通过渔业生产等携带方式对输水干线构成潜在威胁。

4.3 引江济淮工程对血吸虫病流行的影响

引江济淮工程，曾称“江淮运河”，又称“江淮沟通”，拟从长江调水经巢湖入淮河，是一项以城市供水为主，兼有农业灌溉补水、水生态环境改善和发展航运等综合效益的大型跨流域调水工程，是安徽省实现水资源有效配置和可持续性利用的重大基础设施，被称为安徽省内的“南水北调”工程。

由于引江济淮工程规划中的 3 条引水线路的引水口均位于有钉螺分布的血吸虫病流行区，且 3 条引水线路的长江—巢湖段（即引江济巢工程）均途经血吸虫病流行区，而工程途经的巢湖及巢湖—淮河段目前均无钉螺分布，为血吸虫病非流行区，但其位于我国血吸虫病流行的纬度范围内（北纬 33°15′以南）。因此，该工程建成后，能否会引起工程引水口及沿线地区钉螺沿引水线路迁移扩散，并在巢湖及工程的巢湖至淮河段区域内生存繁殖，从而形成新的血吸虫病流行区，一直备受关注。

为科学评价引江济淮工程建设对血吸虫病流行的影响，安徽省血吸虫病防治研究所于 2000～2008 年采用流行病学调查、现场实验、生态模式和实验室检测与研究等多种方法，全面调查了工程途经地区的血吸虫病流行状况，分析研究了工程建设引起钉螺扩散的可能途径和方式，系统观察了钉螺在工程途经的巢湖及巢湖至淮河段沿线的生存繁殖能力，实验研究了巢湖水质和工程沿线土壤对钉螺生存繁殖的影响，科学评估了工程建设引起血吸虫病流行的风险，并制定了降低风险的相应对策与措施。具体研究结果如下。

4.3.1 工程概况

1. 工程前期工作回顾

早在 20 世纪 50 年代中期，安徽省就有建设“江淮运河”的设想，试图通过建设运河，把长江、淮河两大水系在安徽境内连接起来，以缓解北方旱情，促进水资源的优化配置与合理利用。但是，直到 1994 年，这项搁置了 30 多年的工程才重现生机。1995 年，引江济淮前期工作领导小组成立，并编制完成可行性研究报告。1999 年，引江济淮工程前期论证工作启动，同年，该工程

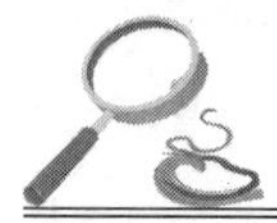

的一期工程，即引江济巢工程项目建议书编制完成，并开展了多次引江调水现场试验。目前，引江济淮工程已被列入修订的长江、淮河流域综合规划，在国务院批复的皖江城市带承接产业转移示范区规划中，引江济巢工程被列为重大规划项目，计划在“十二五”期间开工实施。

2. 工程建设的必要性

安徽省属于水资源相对短缺的省份，且水资源在时空分布上差异较大，具有明显的南多北少和年内、年际间分布不均衡的特点。南部的长江流域和新安江流域水资源较为丰富，多年平均水资源总量为 490 亿 m^3，占全省的 70%，人均水资源占有量在 1700～6800m^3 之间，同时沿江还有长江干流丰沛的过境水量可供使用；而沿淮淮北地区水资源相对短缺，该地区水资源与其经济社会快速发展和生态环境建设的要求不相适应。沿淮淮北地区拥有人口 3000 万人、耕地 213.3 万 hm^2，是我国重要的粮棉生产区，也是全国重要的能源和煤化工基地，区域内分布有蚌埠、淮南、阜阳、淮北、宿州、亳州等重要城市，在安徽省国民经济与社会发展中具有重要的战略地位。然而，该地区人均水资源占有量仅为 450m^3，不足全国的 1/4 和全省的 1/2，远低于国际人均 1000m^3 的水资源紧缺标准。该地区以不足全省 1/5 的水资源量，支撑着全省约 1/2 的耕地和人口以及全省主要发电、煤炭生产的用水任务，水资源不足和生态环境恶化的问题特别突出。引江济淮工程建设的必要性主要体现在以下 4 个方面。

（1）沿淮淮北地区缺水形势日趋严峻，用水安全得不到保障。淮河是一条非常独特的河流，地理位置突出，气候条件复杂，流域人口分布密集，土地利用率高，洪涝灾害、干旱缺水和生态环境恶化三大问题并存，其严重程度和复杂性在全国大江、大河中并不多见。从水资源利用角度来看，沿淮淮北地区具有人均水资源占有量低、来水丰枯变化悬殊、当地拦蓄条件差和需水量大等特点，水资源供需矛盾较为突出，用水安全得不到保障。依当地现有水资源条件，在中等干旱年份，该地区现状水平年缺水量约为 20 亿 m^3，在充分考虑节水和挖潜的前提下，到 2030 年，缺水量大约为 40 亿 m^3；在特别干旱年份，该地区现状水平年缺水量约为 35 亿 m^3，到 2030 年，缺水量大约为 60 亿 m^3。随着经济发展、社会进步、环境改善和生活水平的不断提高，水资源短缺与经济社会发展及生态环境保护之间的矛盾日益突出，唯有构筑安全可靠的水资源保障体系，才可能支撑沿淮淮北地区经济社会可持续发展和生态环境建设。

（2）沿淮淮北地区河湖水质趋于恶化，区域生态环境亟待改善。沿淮淮北地区水污染状况严重，生态环境趋于恶化，已基本上形成了有水皆污的被动局面。1975 年以来，淮河干流已发生 10 多起重大污染事故，造成工厂停产、生活用水困难，社会影响很大。水污染已导致部分水域有限的水资源失去利用功

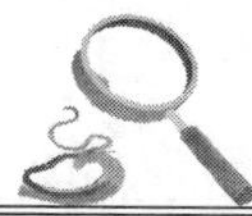

能，进一步激化了缺水矛盾，加剧了生态环境恶化。近年来，国家逐步加大了对淮河污染治理的力度，污染得到了初步遏制，但要达到规划的水质目标尚需时日。淮河污染的根本原因是工业和生活污水、废水没有达标排放造成的，但水资源短缺导致环境容量不足和生态用水无法得到基本保证也是其重要因素。在沿淮淮北地区，由于水体污染严重和干旱年份水资源紧缺等原因，大多数城市不得不靠挤占生态环境用水和超采深层地下水来维持城市的发展。由于长期过度开采，在城镇及工矿业集中地区，已形成大面积的超采漏斗。地下水过度开采已造成地面沉降、地裂和塌陷等一系列环境地质问题，并给城市的建设和发展带来了较为严重的负面影响。从长远看，经济社会发展对水资源的需求已超过当地水资源的合理利用限度和承载能力，生态环境压力进一步增大。

（3）安徽境内南北水运分割，综合运输体系不完善。长江、淮河两大水系呈东西走向横贯安徽境内各400余公里，均为国家级运输干线，水运条件较为优越。但由于该省境内缺乏南北连接的航运通道，长江、淮河之间的航运在境内不能实现直接沟通，大宗货物的运输需要绕道洪泽湖和京杭运河，不仅需增加航道400km，加大了运输成本，而且因江苏航运繁忙或因干旱季节蚌埠闸下至洪泽湖航道水深不足，堵塞或碍航情况时有发生。而沿淮淮北地区是我国煤炭和粮食基地，钢材、水泥等建材又多集中在沿江地区，南北之间有大量的物资需要交流。引江济淮工程建成后，将有助于结束安徽省长江、淮河两大水系分割的历史，形成“工”字形的1000t级航道骨干框架，有利于改善该省境内铁路运输和煤电油运输的紧张局面，对完善南北综合运输体系和促进航运发展具有重要意义。

（4）巢湖水体污染严重，水生态环境亟待改善。巢湖水体恶化主要是从20世纪80年代开始逐渐加重的，近年来水质基本为Ⅴ类或劣Ⅴ类，总磷、总氮严重超标，富营养化水面已经占全湖的70%左右，尤以西半湖的富营养化最严重。巢湖已成为我国五大淡水湖中污染较为严重的湖泊，水质型缺水造成沿湖周边生活生产用水经常发生困难，水生态环境趋于恶化。引江济巢工程作为引江济淮工程的一期工程，建成之后，长江和巢湖之间每年大约有5亿～10亿m^3的交换水量，可使巢湖水体自然更新周期由现在的12年缩短为2年。这样，两年后，巢湖水可基本换一遍，4～5年内，巢湖水质就能从现在的Ⅴ类转为Ⅳ类以上。引江济巢工程不仅可增强巢湖水环境容量，提高自净能力，改善巢湖水质，更有利于修复流域生态环境，对推动合肥经济圈的建设，促进巢湖流域经济社会发展，也具有重要意义。

3. 引水线路和供水范围

（1）引水线路。引江济淮工程的引水线路，总的方向是从长江自流或抽引

江水入巢湖，在巢湖西岸抽水上岗，穿越江淮分水岭入东淝河，再经瓦埠湖注入淮河。输水干线全长330km左右，其中新开挖的河道长度约100km，其余利用或疏浚现有河道湖泊输水。在过去的研究中，引江济淮工程的取水口一直为巢湖市无为县的凤凰颈闸及和县的裕溪河闸，利用已建成的凤凰颈排灌站提引江水进西河，分东西两条线路入巢湖再进入淮河，或从裕溪闸提引江水经裕溪河入巢湖再进入淮河。但由于裕溪闸处长江水位与巢湖水位落差小，从该处自流引水不能有效形成巢湖水体流动及进行湖水交换，故不少学者认为不宜从该取水口引水。

近期提出的取水口为安庆市枞阳县的白荡湖、菜子湖或巢湖市无为县的凤凰颈。其总体布置为，利用已建的凤凰颈排灌站和规划的白荡湖引水线路及菜子湖引水线路，分别从凤凰颈闸、白荡湖闸和菜子湖闸引江水入巢湖。江水经巢湖调蓄后，利用巢湖西岸的派河自流引水至合九铁路以北，在王小郢设一级站提水至高程21m上岗，入一级输水渠道，沿派河北岸西行至城西桥后逆派河而上，在戴大郢设二级站提水至高程31m，入二级输水渠。然后继续逆派河上行，穿过六合公路，在大柏店东北0.9km处明开渠道穿过江淮分水岭，顺东淝河而下，至寿县境内的唐大庄修建唐大庄节制闸带跌水。跌水后，继续沿东淝河经董铺、磨湾集于白洋淀入瓦埠湖。经瓦埠湖调蓄后由东淝河入淮河，再经蚌埠闸调蓄分入茨淮新河和怀洪新河。不计淮河以北线路，菜子湖线路的引水方向为：枞阳闸→长河→菜子湖→孔城河→罗埠河→白石天河→巢湖→东淝河→瓦埠湖→淮河；白荡湖线路的引水方向为：白荡闸→罗昌河→黄泥河→黄陂湖→兆河→马尾河→巢湖→东淝河→瓦埠湖→淮河；凤凰颈线路的引水方向为：凤凰颈闸→西河→兆河→马尾河→巢湖→东淝河→瓦埠湖→淮河（图4.2）。由于长江干流水位从菜子湖、白荡湖至凤凰颈闸下是逐渐降低的，菜子湖、白荡湖引水线路引水口处长江水位较凤凰颈闸下长江水位高1.5～2m，自流引水条件优于凤凰颈闸，可提高巢湖自流引水的保证率和加大巢湖引江水量。尤其是菜子湖引水线路的入湖口位于巢湖西半湖南部，有利于巢湖环流形成，对改善西半湖水质效果明显。但由于这两条线路输水干线均较凤凰颈线路长，相应投资也较后者多，具体选择哪条线路，需进行深入比较研究。

（2）供水范围。按照供水总体规划，向沿淮淮北地区引江补水线路总体上有两条：一条是南水北调东线，在安徽省供水范围为蚌埠闸至洪泽湖区间的淮北和沿淮地区，主要供水对象包括淮北市、宿州市和皖北煤电及化工业；另一条是通过引江济淮线路，向沿淮和淮北的西北部送水，供水范围是沿淮城市和蚌埠闸以上广大地区，主要供水对象包括淮南市、蚌埠市、阜阳市和沿淮煤电

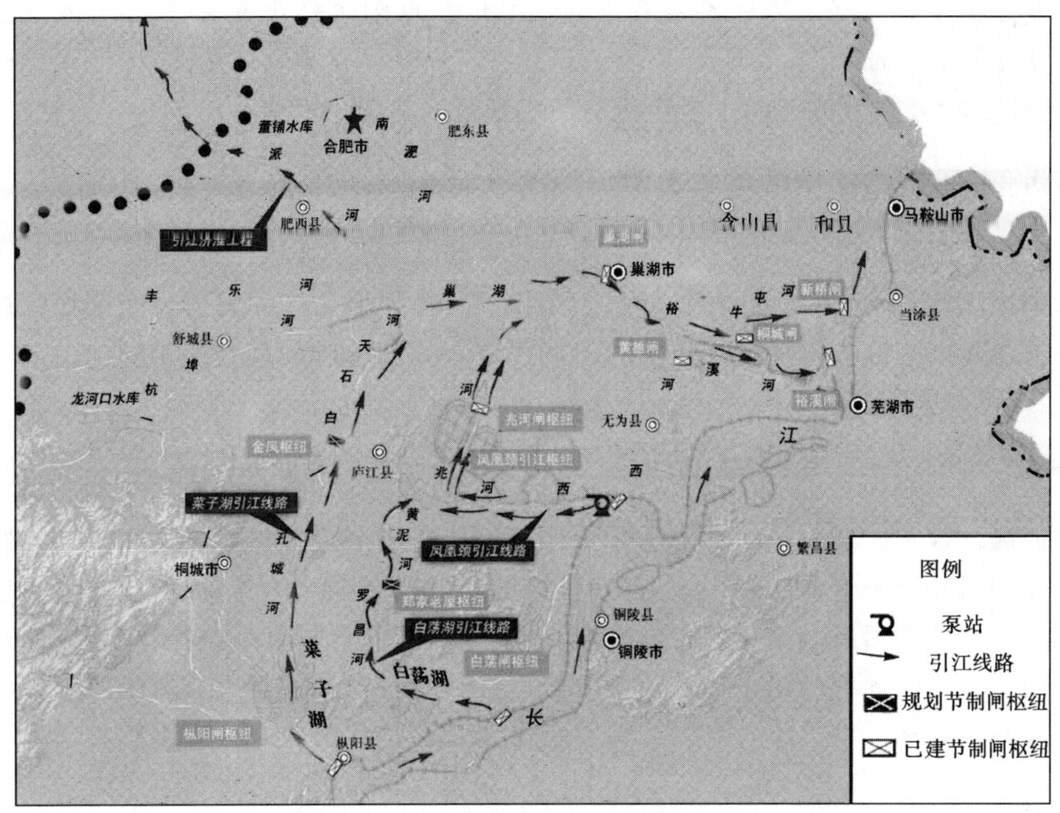

图 4.2 引江济淮工程引水线路示意图

及化工业，并可通过怀洪新河水系延伸至淮北市和宿州市，该条线路也是南水北调总体规划的 4 条引江线路之一。引江济淮工程和南水北调东线工程是共同向沿淮淮北地区补水的两条跨流域调水线路，两条线路各自有相对独立的供水范围，都是解决沿淮淮北地区缺水所必需。

4. 调水规模

结合国民经济发展和环境改善的要求，安徽省沿淮淮北地区未来 10～30 年内需水将呈持续增长的趋势。在基本保持灌溉总水量不增加的前提下，随着人口增长、生活水平提高、城市化进程加快和经济总量快速扩张，年需水量将以 2%～3%的比例递增。经水资源长系列调算分析，在中等干旱年份，沿淮淮北地区现状水平年缺水量为约 15 亿 m^3，在充分考虑节水和挖潜及适度承受旱灾的前提下，到 2030 年，缺水量约为 30 亿 m^3。在特别干旱年份，本区现状水平年缺水量约为 30 亿 m^3，到 2030 年，缺水量约为 50 亿 m^3。根据沿淮淮北地区的水资源配置和供水区需调水量分析结果，在充分利用湖泊的调蓄作用和淮河洪水资源的前提下，采用预抽控制运用方案，推算引江济淮工程调水规模。经分析，近期 2015 年水平年，引江济巢 $200m^3/s$，引江入淮 $100m^3/s$，

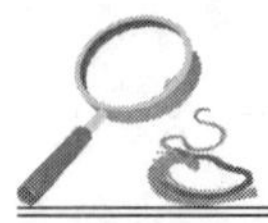

可基本满足蚌埠闸上灌区补水和淮南、蚌埠、阜阳等地供水要求。远期 2030 年水平年，引江入巢 300m^3/s，引江入淮 200m^3/s，多年平均引江济淮水量约 20 多亿 m^3，遇特大连续干旱年份引江水量达 35 亿 m^3。

4.3.2 工程途经地区血吸虫病流行状况调查

由于引江济淮工程的引水线路中，只有长江至巢湖段（引江济巢工程）途径血吸虫病流行区，工程途径的巢湖及巢湖至淮河段均为无钉螺分布的血吸虫病非流行区，故工程途径地区血吸虫病流行现状的范围为长江至巢湖段。

1. 调查内容与方法

收集工程 3 条引水线路可能途经的血吸虫病流行区枞阳县、桐城市、庐江县、无为县和居巢区有关沿渠乡镇、村的人文、地理、自然环境等资料；并采用回顾性或现况调查的方法对工程途经地区的钉螺分布现状进行调查，重点调查工程引水口附近江滩和引水所经河道及其附近的钉螺分布情况，检查活螺框出现率、活螺密度及感染性钉螺情况，建立螺情调查数据库；对工程途经地区流行村 6～65 周岁居民采用血清学方法（IHA）检查，了解人群血吸虫感染状况；对工程途经地区流行村的主要家畜采用集卵孵化法检查血吸虫感染情况。

2. 调查结果

（1）工程入口段血吸虫病疫情状况。

1）菜子湖线路。菜子湖线路入口段一侧位于安庆市枞阳县枞阳镇，其下枞阳居委会和连城村为血吸虫病流行区，历史累计有螺面积为 211.2hm^2，现有螺面积 13.1hm^2，钉螺平均密度为 0.51 只/0.1m^2，未发现感染性钉螺，人群血清学检查阳性率为 6.52%，耕牛感染率为 6.3%；菜子湖线路入口段另一侧为桐城市浔渔镇，涉及 3 个流行村，历史累计有螺面积为 332.7hm^2，现有螺面积 90.2hm^2，钉螺平均密度为 1.27 只/0.1m^2，未发现感染性钉螺。人群血清学检查阳性率为 1.9%，没有饲养耕牛。

2）白荡湖线路。白荡湖线路入口段位于枞阳县山山镇和汤沟镇之间，西侧为山山镇的白荡湖村，东侧为汤沟镇的中心村、共义村，均为血吸虫病流行区。历史累计钉螺面积 622.5hm^2，现有钉螺面积 327.7hm^2，钉螺平均密度为 0.32 只/0.1m^2，2006 年调查白荡湖村发现感染性钉螺分布，感染性钉螺密度为 0.0043 只/0.1m^2，2007 年调查未发现感染性钉螺。人群血清学检查阳性率 22.6%，耕牛感染率为 4.4%。

3）凤凰颈线路。凤凰颈线路引水口位于无为县刘渡镇，该镇刘渡社区和花园村为血吸虫病流行区，历史累计有螺面积 342.8hm^2，现有螺面积 46.4hm^2，钉螺平均密度为 2.65 只/0.1m^2，未发现感染性钉螺。人群血清学

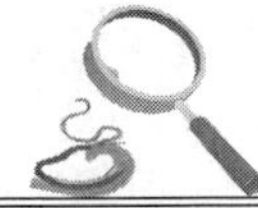

检查阳性率为7.5%，耕牛感染率为3.2%（表4.2）。

表4.2　　工程入口段血吸虫病流行状况

项目	居民					耕牛				螺情		
入口段	流行村数	总人口数	血检人数	阳性数	阳性率（%）	耕牛总数	粪检头数	阳性数	阳性率（%）	历史有螺面积（hm^2）	现有螺面积（hm^2）	钉螺密度（只/0.1m^2）
菜子湖线路												
枞阳段	2	5271	1687	110	6.52	17	16	1	6.3	211.2	13.1	0.5
桐城段	3	988	371	7	1.89	0	0	0	0	332.7	90.2	1.2
白荡湖线路	3	14993	6806	1540	22.6	32	23	1	4.4	622.5	327.7	0.3
凤凰颈线路	2	4796	1269	95	7.5	200	155	5	3.2	342.8	46.4	2.6

（2）工程渠道途经地区血吸虫病流行状况。

1）菜子湖线路。途经菜子湖、孔城河和罗埠河，其中菜子湖和孔城河流域均有血吸虫病流行，罗埠河流域为血吸虫病非流行区。

菜子湖枞阳县段由北至南分别为其林镇、义津镇、雨坛乡、官埠桥镇。其林镇的泊塘村为血吸虫病历史流行区，人口4931人，历史有螺面积19.4hm^2，于1982年上报消灭了钉螺，1996年达传播阻断标准，在以后的监测中未发现钉螺回升；义津镇的先让村为血吸虫病历史流行区，人口1723人，历史有螺面积10.5hm^2，于1982年上报消灭了钉螺，1996年达传播阻断标准；雨坛乡的新民、雨坛、先锋、查岭、高峰等5个村为血吸虫病历史流行区，人口18267人，历史累计钉螺面积648.4hm^2，1986年前陆续上报消灭了钉螺，1994年先锋村菜子湖滩钉螺回升35.1hm^2，于2004年再上报消灭了钉螺，以后监测未发现钉螺回升；官埠桥镇连湖村官埠桥镇连湖村为血吸虫病流行区，人口3623人，历史累计钉螺面积68.2hm^2，于1982年上报消灭了钉螺，以后监测未发现钉螺回升。目前人群血清学检查阳性率为4.5%，耕牛感染率为4.2%。

菜子湖桐城段由北向南依次是嬉子湖镇、金神镇、双港镇、罗岭镇。嬉子湖镇的松山村、双店村、渔业村、金神镇的黄盆村、许咀村、包圩村、莲花村、双港镇的练潭村、福塘村、福华村、徐杉村、三友村及罗岭镇的罗岭村、黄梅村、花园村为血吸虫病历史流行区，累计钉螺面积1230.5hm^2，于1974年报灭，在以后的监测中未发现钉螺回升；罗岭镇的小龙山村和妙山村为血吸虫病历史流行区，历史有螺面积207.5hm^2，于2004年上报消灭了钉螺，在以后的监测中未发现钉螺回升；姥山村为血吸虫病流行区，人口1368人，历史有螺面积763.7hm^2，现有钉螺面积38.6hm^2，人群血清学检查阳性率为

1.3%，耕牛感染率为0。

孔城河位于桐城市的东部，与纵阳县其林镇相邻，源自桐城市的大关镇、吕亭镇和庐江县，流经孔城镇的复东、桐梓、姜范圩、晴岚、中心和桐溪等6个行政村，进入桐城市菜子湖。其中姜范圩村、晴岚村、中心村为血吸虫病历史流行区，人口11986人，历史累计有螺面积18.9hm²，于20世纪70年代达到消灭血吸虫病标准，已30余年未查到钉螺。目前人群血清学检查阳性率为0.7%，耕牛感染率为0。

2）白荡湖线路。途经白荡湖、罗昌河、黄泥河、黄陂湖、白湖和兆河，其中白荡湖、黄泥河和兆河流域均有血吸虫病流行。白荡湖位于枞阳县境内腹地，周高中低。1953年，白荡闸建成后江湖分隔，白荡湖流域周边的横埠镇联丰村、少丰村及山山镇巢山村为血吸虫病历史流行区，人口12536人，历史累计钉螺面积14hm²，于20世纪80年代达到消灭血吸虫病标准，已20余年未查到钉螺。目前人群血清学检查阳性率为5.2%，耕牛感染率为2.9%。黄泥河位于庐江县境内，周边的杨柳镇杭头、西城、东埂3个村为血吸虫病历史流行区，人口9249人，历史有螺面积250m²，1986年消灭血吸虫病以来，一直未发现钉螺，也未发现新感染的血吸虫病人和病畜。兆河流域居巢区段的坝镇泉水村和联河村为血吸虫病历史流行区，人口约9000人，历史累计钉螺面积10.3hm²，1986年达到消灭血吸虫病标准以来一直未查到钉螺，也未发现新感染的血吸虫病人和病畜。

3）凤凰颈线路。途经西河和兆河，两大流域均有血吸虫病流行。西河位于无为县，该流域周边的蜀山镇黄姑社区为血吸虫病历史流行区，人口2688人，历史累计钉螺面积79.3hm²，于20世纪70年代达到消灭血吸虫病标准，已30余年未查到钉螺。目前人群血清学检查阳性率为0.3%，耕牛感染率为0（表4.3）。

表4.3　工程渠道途经地区血吸虫病流行现状调查结果

项目	居民					耕牛				螺情		
途径地区	流行村数	总人口数	血检人数	阳性数	阳性率（%）	耕牛总数	粪检头数	阳性数	阳性率（%）	历史有螺面积（hm²）	现有螺面积（hm²）	钉螺密度（只/0.1m²）
菜子湖线路												
菜子湖枞阳段	8	27451	3986	180	4.5	870	216	9	4.2	540	0	0
菜子湖桐城段	18	50848	8983	120	1.3	901	139	0	0	2201.6	38.6	0.9
孔城河流域	3	9430	755	5	0.7	164	160	0	0	18.9	0	0
罗埠河流域	0	0	0	0	0	0	0	0	0	0	0	0

续表

项 目	居 民					耕 牛				螺 情		
途径地区	流行村数	总人口数	血检人数	阳性数	阳性率（%）	耕牛总数	粪检头数	阳性数	阳性率（%）	历史有螺面积（hm^2）	现有螺面积（hm^2）	钉螺密度（只/$0.1m^2$）
白荡湖线路												
白荡湖枞阳段	3	12536	6012	315	5.2	176	104	3	2.9	14	0	0
罗昌河流域	0	0	0	0	0	0	0	0	0	0	0	0
黄泥河流域	3	9249	510	0	0	10	10	0	0	0.025	0	0
黄陂湖	0	0	0	0	0	0	0	0	0	0	0	0
白湖	0	0	0	0	0	0	0	0	0	0	0	0
兆河流域	2	9000	152	0	0	430	100	0	0	10.3	0	0
凤凰颈线路												
西河流域	1	2688	751	2	0.3	54	41	0	0	79.3	0	0
兆河流域	2	9000	152	0	0	430	100	0	0	10.3	0	0

（3）工程渠道出水口段（入巢湖段）血吸虫病流行状况。

工程 3 条引水线路出水口段为白石天河和马尾河。白石天河上游是庐江县的金牛镇，流经石头镇、白山镇入巢湖，周边均为血吸虫病非流行区；马尾河是兆河的延续，周边均为血吸虫病非流行区。

4.3.3 工程建设引起钉螺扩散的可能途径和方式研究

1. *研究内容与方法*

（1）人、畜活动对钉螺扩散的影响。对工程途经地区血吸虫病流行村的人群进行调查，了解其从事的生产、生活方式及其可能造成的钉螺携带和扩散情况。

（2）漂浮物携带钉螺情况调查。在工程进水口处和出水口处附近设立打捞点，采用网捞法进行现场调查，每月定期打捞漂浮物，对打捞的漂浮物进行称重后，淘洗检查钉螺；对检获的钉螺进行死活鉴定，分别统计成螺、幼螺。

（3）植物携带钉螺情况调查。调查工程途经地区造纸厂的原料及园林花木的来源与数量，了解钉螺随花木及造纸原料芦苇输入的可能。

（4）船只携带钉螺情况调查。调查了解出入裕溪闸的船只数量和种类，检查来往于有钉螺分布区与裕溪河之间的船只是否有钉螺附着，了解钉螺能否通过船只携带而向内河扩散。

（5）自流引水方式对钉螺扩散的影响。将处理后的钉螺附着在 10cm×10cm 木块和 15cm×15cm 塑料泡沫的漂浮物上，分别做成两种净重约为 150g

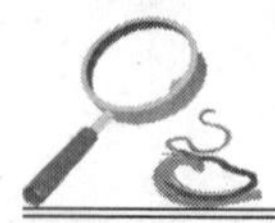

和 30g 的漂浮物样本。每个样本粘附 9 只处理后的钉螺。在自流引水现场，将样本置入水流中，在河道下游打捞样本，统计打捞的样本数量和回收的钉螺数量。

2. 研究结果

（1）人、畜活动对钉螺扩散的影响。对工程途经的无为县刘渡镇荣胜、花园两流行村和枞阳县潘庄进行入户询访调查，了解居民在有螺环境中生产与生活等情况，调查 179 件当地人群在有螺环境携带的芦草、农具，未查出携带的钉螺。尽管如此，但仍不排除钉螺通过此类方式扩散的可能。尤其在一些特定条件下，如水利冬修或防汛期间，在坝堤活动的人群数量增加，并且人们往往携带更多的工具或芦苇，也较容易将钉螺夹带到河渠等无螺地带，而在工程建设期间也应开展对人群活动夹带钉螺的调查，防止钉螺通过此类途径向引水河道扩散。

（2）漂浮物携带钉螺情况。长江丰水期的 7 月初、10 月初，对在无为县凤凰颈大闸和枞阳县白荡闸的内、外闸口设点打捞漂浮物，检查是否有钉螺。在无为县凤凰颈大闸共打捞漂浮物 71.4kg，捕获水生、陆生螺蛳 697 只，主要有田螺、沼螺、扁卷螺、椎实螺，未查到钉螺。枞阳县白荡闸共打捞漂浮物 47.3kg，捕获水生、陆生螺蛳 217 只，其中在外闸口漂浮物上查获钉螺 11 只。尽管查获的钉螺都是在排灌大闸的外闸口，但钉螺顺水流通过外闸口向内闸和内河道扩散的可能性依然较大。因此，闸口处应加强防螺处理，防止钉螺扩散。

（3）植物携带钉螺情况。调查工程途经地区园林花木的来源与数量，了解钉螺随花木及造纸原料芦苇输入的可能。调查表明目前工程途经地区无造纸厂；植物的引进绝大多数来自血吸虫病非流行区，对巢湖市园林管理处从血吸虫病疫区芜湖市清水镇引入一批树苗（2107 棵）进行检查，未查获钉螺。对巢湖市园林管理处从血吸虫病疫区引进的部分草木进行调查，亦未查获钉螺。尽管如此，仍不能排除钉螺通过植物携带扩散的可能。以往在其他地区曾出现引进植物携带钉螺，导致钉螺扩散和血吸虫病流行的事例。而在引江济淮工程建设中，堤坝两边的绿化往往需要移植大量的草木，因此，在工程建设过程中与运营初期，应加强这些环境钉螺的监测，防止钉螺通过植物携带方式迁移扩散。

（4）船只携带钉螺情况。检查来往于裕溪闸的船只 131 只，结果未发现船只携带钉螺。裕溪船闸是目前长江通往巢湖的唯一船闸，为历史有螺环境，自 2002 年船闸重新修建后，船闸管理部门对原有螺环境进行较彻底的环境改造，并于 2006 年经和县血防部门报灭无螺。但与船闸相连的大片江滩环境仍然有螺。本次调查虽未发现船只携带钉螺，但仍不能完全排除钉螺通过船只携带向

内河扩散的可能。

(5) 自流引水方式对钉螺扩散的影响。在引长江水至巢湖的无为县西河段，平均水流速度约 0.2m/s，投放漂浮物样本 24 个，木块样本和泡膜样本各 12 个，附着在样本的处理后钉螺 216 只，在放置点 35m～1.5km 范围的岸边，回收到样本 23 个，钉螺 194 只，其中，木块样本平均漂浮距离为 234m (35～550m)，钉螺回收率为 97% (96/99)；泡沫样本则分别为 846m (330～1470m) 和 91% (98/108)。研究结果表明，在引长江水至巢湖的河道中，钉螺附着在漂浮物上容易向远处扩散。

4.3.4 钉螺在巢湖生存繁殖能力的观察

为了解引江济淮工程建成后，一旦造成钉螺扩散至巢湖，其能否在湖区生存繁殖，安徽省血吸虫病防治研究所于 2007～2008 年采用现场螺笼放养法，对钉螺在巢湖的生存繁殖能力进行了观察研究。

1. 研究内容与方法

(1) 现场选择。实验区分别位于巢湖湖区的马尾河和山横两地，对照区位于工程取水口附近的血吸虫病流行区无为县刘渡镇。观察区要求相对较偏僻、隐蔽，不易被人为破坏，并要远离生活和工业污染区，观察区内的植被要具有一定代表性。

(2) 钉螺的选择。实验钉螺采自工程取水口附近的无为县刘渡镇江滩。钉螺投放前 3～4 天去现场采集，室内挑选活力强、螺龄相仿的成螺，在解剖镜下进行雌、雄配对后随机分组，然后用红色油漆对其尾部进行标记后备用。

(3) 螺笼的制作。用 8 号铁丝和普通窗纱制成大小为 35cm×35cm×35cm，顶面可打开的螺笼，笼底和四壁用 100 目/25.4mm 尼龙绢衬托，以防钉螺和螺卵逃逸丢失，再在笼内底部铺置一层厚约 10～15cm 且植被完好的当地泥土，然后向笼内投放标记钉螺 100 只，最后盖上笼盖并用尼龙线缝紧，防止钉螺爬出。

(4) 螺笼投放。于 2007 年 4 月中旬在 3 个观察区内各投放 5 个螺笼，要求螺笼置于 20°～30°的斜坡上，并且靠近笼底部的 1/3 要始终浸在水中，现场有专人看守。

(5) 钉螺生存繁殖情况观察。螺笼投放后 2 个月、4 个月、6 个月、8 个月、14 个月（即 2007 年 6 月、8 月、10 月、12 月和 2008 年 6 月），从每个观察区各取 1 个螺笼带回实验室，先剪去笼内杂草，再检获土表钉螺，最后以水洗法收集笼内全部钉螺。区分成、幼螺并鉴别其存活情况，记录存活螺数、死亡螺数，并计算实验钉螺存活率，观察子代钉螺产生情况及螺口数变化趋势。

2. 研究结果

（1）钉螺生存情况。螺笼投放后2个月、4个月、6个月、8个月、14个月，钉螺在巢湖湖区的马尾河和山横两地的存活率分别为50.56%（45/89）～87.76%（86/98）和54.35%（50/92）～92.39%（85/92），在对照区的无为县刘渡镇的存活率为51.76%（44/85）～95.51%（85/89）。统计学检验结果表明，在同一月份，钉螺在巢湖存活率与对照区差异无统计学意义。

（2）钉螺繁殖情况。除螺笼投放后2个月外，其他月份在实验区和对照区螺笼内均检获了一定数量的子代钉螺，数量为29～188只。其中4个月、6个月、8个月检获的子代钉螺均为子一代钉螺，而14个月检获的子代钉螺中既有子一代钉螺，也有子二代钉螺。钉螺放养后14个月，在马尾河实验区螺笼内共检获子代钉螺172只，其中子一代68只，子二代104只；在山横实验区螺笼内共检获子代钉螺156只，其中子一代52只，子二代104只；在对照区螺笼内共检获189只，其中子一代76只，子二代113只。

钉螺放养期间，实验区和对照区螺口数变化情况基本一致，总体呈上升趋势。本研究表明，如果有钉螺扩散至巢湖，其不但可以在湖区生存，而且能够产卵繁殖，产生子代钉螺。

4.3.5　钉螺在巢湖生存繁殖的模拟实验

尽管螺笼放养实验表明，钉螺能够在巢湖生存繁殖，但螺笼放养法存在一定局限性，主要表现为钉螺在螺笼内生存空间狭小，笼内环境与外界自然环境有较大差异，因此实验结果可能并不能完全反映真实情况。为克服该法的不足，进一步论证钉螺在巢湖生存繁殖的真实情况，安徽省血吸虫病防治研究所于2007年采用生态模拟的方法，对钉螺在巢湖环境中的生存繁殖情况进行了观察研究。

1. 研究内容与方法

（1）钉螺的选择。实验用肋壳钉螺采自血吸虫病流行区安徽省无为县江外滩。

（2）观察区的选择。选择巢湖湖区马尾河口和血吸虫病流行区无为县姚沟镇作为观察区。两地同属安徽省巢湖市，地理环境、气温、光照、雨量等情况基本相近。

（3）模拟环境的划定。在2个观察区各划定一大小为3m×3m的区域，四周用砖砌成高1.5m的围墙，取当地泥土20cm平铺于墙内，表层植上草皮，中间平行开挖2条宽20cm的小沟，每条沟间隔约1m，采用观察区当地水源不定期浇灌，使墙内土壤保持一定湿度，分别模拟巢湖环境（实验区）和血吸

虫病流行区环境（对照区）。

（4）钉螺生存繁殖情况观察。2007年5月，在2个模拟环境中分别投放钉螺4000只，自2007年6月起每月在各模拟环境中查螺8框，收集框内所有钉螺，计算实验钉螺总存活率，并计数子代钉螺数，观察钉螺在模拟环境中生存繁殖情况。

（5）模拟环境中土壤湿度的测定。每月查螺时，在2个模拟环境中各取表层泥土少许，置于铝制样品盒内，带回实验实后，用托盘天平各称取20g，用酒精燃烧法测定并记录其土壤湿度（以烘干土为基数的水分百分数）。计算公式为：

土壤湿度（%）=（土壤湿重－土壤干重）/土壤干重×100%

2. 研究结果

（1）钉螺在模拟环境中生存情况。2007年6～12月，钉螺在实验区和对照区的存活率均在70%以上，尤其是在放养7个月后（2007年12月），钉螺在实验区的存活率仍达71.79%。统计学检验结果显示，在同一月份，实验区和对照区钉螺存活率差异没有统计学意义。

（2）钉螺在模拟环境中繁殖情况。钉螺于2007年5月放养，2007年6月查螺时，在实验区和对照区均未发现有子代钉螺产生；2007年7～12月查螺时，在实验区和对照区均检获一定数量子代钉螺（包括子代成螺和幼螺），最少为9只，最多为45只。

（3）模拟环境中土壤湿度。测定结果表明，2007年6～12月，实验区和对照区土壤湿度波动范围为22%～38.6%，统计学检验结果显示，观察期间实验区与对照区土壤湿度差异没有统计学意义。

本研究所选的实验区和对照区同属安徽省巢湖市，两地地理环境、气温、光照、雨量等情况基本相近，故这些因素对试验结果影响不大。土壤湿度与钉螺生存繁殖密切相关，一定的土壤湿度是钉螺生存繁殖的必需条件。本研究主要采用人工不定期浇水的方法来保持实验区和对照区的土壤湿度，这种方法可能会造成两地土壤湿度出现较大差异，进而对实验结果产生影响，因此研究期间定期对土壤湿度进行了测定。测定结果表明，观察期间，实验区和对照区土壤湿度维持在22%～38.6%之间，两地土壤湿度的差异没有统计学意义，说明土壤湿度对实验结果影响不大。本研究结果表明，钉螺能够在模拟的巢湖环境中正常生存繁殖。

4.3.6　巢湖水对钉螺螺卵孵化影响的研究

20世纪80年代后，巢湖污染日趋严重，水质状况较差，有机污染指标及

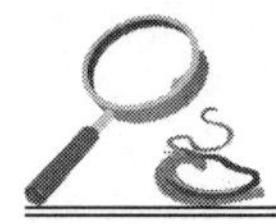

总氮、总磷含量严重超标，为观察巢湖水质对钉螺螺卵孵化有无影响，进一步了解钉螺在巢湖的繁殖情况，安徽省血吸虫病防治研究所开展了巢湖水对钉螺螺卵孵化影响的实验研究。

4.3.6.1 研究内容与方法

1. 螺卵来源

在钉螺产卵季节，取一定量的巢湖湖滩泥土，先去除砖粒等杂物，再加入适量巢湖水并搅拌，使之成面团样泥坯，泥坯以细软不粘手为适度，再将该泥坯铺设于大小为25cm×20cm×3.5cm的搪瓷盘中，泥坯厚度以1cm为佳；同时再取适量巢湖湖滩泥土，用孔径为0.5mm左右的铜丝筛筛洗土壤，待沉淀后吸去上清液，将下层泥浆倒入上述铺设有泥坯的搪瓷盘中，泥浆厚度以1cm为佳。待泥浆略干，压平缝隙后，沿瓷盆四周开2cm宽的泥沟，沟中加水，保持泥面潮湿，最后放入高林光壳钉螺成螺100只待其产卵。1周后取出钉螺，并筛洗出一定量螺卵备用；同时取一定量的芜湖县肋壳钉螺孳生地泥土和肋壳钉螺成螺100只，按上述方法获得一定量肋壳钉螺螺卵备用。

2. 实验分组

取备用的光壳钉螺螺卵150只，随机分成2份，每份75只，并分别置于2个培养皿中，其中1个培养皿中加巢湖水作为实验组，另外1个培养皿中加高林水作为对照组；同时取备用的肋壳钉螺螺卵100只，随机分成2份，每份50只，分别置于2个培养皿中，其中1个培养皿中加巢湖水作为实验组，另1个培养皿中加脱氯水作为对照组，室内观察实验组与对照组螺卵孵化率有无差异。所有培养皿直径均为10cm，培养皿中的水每3天换1次，水深以2cm为佳。观察期限根据研究期间室内温度和螺卵孵化情况来决定。

3. 温度记录

螺卵孵化期间，每日记录8点15分、11点15分、15点15分和22点15分4个时段的室内温度，并计算出在螺卵孵化期间的日最高气温、日最低气温和日平均气温。

4.3.6.2 研究结果

(1) 研究期间室内温度。光壳钉螺螺卵孵化观察期限为24天，在此期间室内最低气温为19.5℃，最高气温为29.0℃，平均气温为21.8℃；肋壳钉螺螺卵孵化观察期限为21天，在此期间室内最低气温为19.8℃，最高气温为24.5℃，平均气温为22.2℃。

(2) 光壳钉螺螺卵孵化情况。孵化19天后，实验组和对照组中均发现有幼螺孵出，24天后，两组均无幼螺孵出，75只光壳钉螺螺卵在巢湖水中共孵

化出63只幼螺，相同数目的光壳钉螺螺卵在高林水中共孵化出55只幼螺，孵化率分别为84%和73.3%，统计学检验结果显示，两组螺卵孵化率的差异无统计学意义，未孵化的螺卵在解剖镜下检查发现均已死亡。

（3）肋壳钉螺螺卵孵化情况。由于肋壳钉螺螺卵数量有限，故实验组与对照组均取50只进行孵化观察。孵化14天后，实验组与对照组均发现有幼螺孵出，21天后，两组均无幼螺孵出。用巢湖水进行孵化观察的50只螺卵中共有47只孵出幼螺，用脱氯水进行孵化观察的50只螺卵中共有46只孵出幼螺，孵化率分别为94%和92%，统计学检验结果显示，两组螺卵孵化率无显著性差异，未孵化的螺卵在解剖镜下检查发现均已死亡。

研究结果表明，尽管目前巢湖水质状况较差，但其对钉螺螺卵孵化还未产生显著影响。研究中，光壳钉螺螺卵孵化率明显低于肋壳钉螺螺卵孵化率，前者在巢湖水中的孵化率为84%，而后者在巢湖水中的孵化率为94%；前者在高林水中的孵化率为73.33%，而后者在脱氯水中的孵化率为92%，造成两种螺卵孵化率差异的原因可能与研究期间室内平均温度有关，光壳钉螺螺卵在孵化期间室内平均温度（21.8℃）略低于肋壳钉螺螺卵孵化期间室内平均温度（22.2℃）。

4.3.7 钉螺在工程沿线生存繁殖能力的观察

1. 研究内容与方法

（1）钉螺生存情况观察。在工程区巢湖—淮河段，选择巢湖入水口、位于居巢区境内的马尾河、巢湖闸，巢湖出水后入上派河处的肥西县刘河、向北至江淮分水岭处的肥西县大柏店，寿县瓦埠湖以及入淮河处的寿县东淝闸为实验观察点，以凤凰颈取水口附近的无为县刘渡镇作为对照点，聘请当地居民常年看护投放螺笼。实验用钉螺捕自无为县刘渡镇江外滩。选当年生、发育正常、活力强的钉螺雌雄各半备用。实验用铁丝笼大小为25cm×25cm×30cm，孔眼1cm×1cm，螺笼内壁用普通窗纱和100目/25.4mm的尼龙绢衬托，以防钉螺和螺卵逃逸丢失。取当地带植被泥土20cm厚铺于笼底。每笼放养100只钉螺（雌雄各50只）。操作方法为将钉螺均匀放置在螺笼内泥土上，以细铁丝密封笼盖，选一20°～30°斜坡，置笼于此，笼底1/3始终浸入水中。2000年10月底至11月初每点投放螺笼5只，于2000年12月初和2001年2月初、4月初、5月初、6月初，各取1只螺笼进行观察。取出笼内全部泥土及杂草，以水洗法收集钉螺，鉴别死活，计算死亡率。

（2）钉螺生殖腺发育情况观察。对2001年4月、5月、6月取回螺笼的钉螺，以李赋京破螺法破除螺壳，暴露软体，对活螺在解剖镜下分离出无机械性

损伤的生殖腺团，在显微镜下用测微器对每点10只雄螺的睾丸宽度和10只雌螺的卵巢宽度进行测量，计算各点平均值，并与对照点比较，以观察生殖腺发育情况。

2. 研究结果

（1）钉螺生存情况。钉螺放养期间，除了寿县东淝闸在放养1个月、6个月后，以及寿县东淝闸、瓦埠湖，肥西县刘河，居巢马尾河在放养7个月后，钉螺存活率显著低于对照点外，其余时期各实验点钉螺存活率与同期对照点相比，差异均无统计学意义。

（2）钉螺生殖腺发育情况。在2001年4～6月，各观察点的钉螺睾丸宽度变化呈现不同的趋势，其中寿县东淝闸、肥西县大柏店、刘河及对照点无为县刘渡表现明显的月份间差异，5月、6月实验点的钉螺睾丸宽度高于对照点，其中以5月更为显著。各观察点的钉螺睾丸宽度，除肥西县大柏店在月份间出现显著差异外，其他点（包括对照点）的月份间变化不明显。4月各实验点的钉螺卵巢宽度均高于对照点，其中寿县东淝闸、瓦埠湖，肥西县大柏店、刘河与对照点相比差异有显著性；5月寿县东淝闸、瓦埠湖和肥西县刘河的钉螺卵巢宽度均高于对照点，其中寿县东淝闸与对照点相比有显著性差异。

该研究所选的7个实验点均未超过我国钉螺自然分布的最北点；另外，实验点与对照点均位于长江与淮河之间，从以往的气象资料来看，各观察点的月平均气温没有明显差异。因此，从地理区域和气温上来说，钉螺能够在引江济淮工程沿线的这些地区生存繁殖。足够的水分是促使钉螺生存及活动的重要条件之一，放养7个月后，实验点的钉螺存活率均较对照区低，这可能与北方地区降雨量偏少有关。

研究中，对放养5个月、6个月、7个月后的存活钉螺生殖腺进行测量，发现实验点的雄性钉螺睾丸发育最高丰满度出现在5月，而对照点可能在此之前；实验点的雌性钉螺卵巢发育最高丰满度可能在4月，而对照点可能在此以后。实验点与对照点钉螺生殖腺发育周期的不同，可能与对照点地区降雨量充足，更易促使钉螺交配频繁，产卵多而影响生殖腺的变化有关。

4.3.8 工程沿线钉螺生存发育与土壤成分的相关研究

钉螺是日本血吸虫的唯一中间宿主，属于水陆两栖的淡水螺，其分布具有严格的地方性，在其分布区域内，孳生地也往往分散隔离，如在一个有螺乡内，也仅有部分村有螺；甚至在同一环境内一处有螺，一处无螺。这说明钉螺分布除地理位置、气候、水系等因素外，局部微环境的水质、土壤、植被等自然因素将直接关系到是否适宜钉螺的生存繁殖。该研究通过对引江济淮工程沿

线不同地区土壤成分的分析，以及对钉螺生存与土壤成分之间的相关研究，探讨两者是否存在内在联系，这将有助于为引江济淮工程实施前后钉螺扩散生存的监测与防治提供依据。

1. 研究内容与方法

(1) 钉螺放养。在引江济淮工程沿线不同纬度地区选取7个钉螺放养实验点。放养点要求：无生活、工农业污染，有植被生长，附近尽量有水体。各地点具体为：无为县刘渡，居巢区境内的马尾河、巢湖闸，肥西县刘河、大柏店，寿县瓦埠湖、东淝闸。其中无为县现为血吸虫病未控制地区，居巢区历史有螺（但所选两观察点历史无螺），肥西县与寿县均为非疫区。实验用钉螺为当年生（5旋）的无为县江外滩钉螺。采取笼养，每笼100只，雌雄各50只。笼底铺当地带植被泥土，厚约20cm。

(2) 土壤取样方法。在钉螺放养地点周围，按S形走向选取5～10有代表性的点，在每个点上用铁铲铲出一V字形土坑，边长10cm，深度为15～20cm，斜面坡度为45°。再沿坡面铲取（15～20）cm×10cm×2cm土坯。其他取样点依次类推，然后充分混匀，送检。

(3) 土壤检测项目。检测土壤铜、镁、锰、钙、硫、磷、氨氮、亚硝氮、硝态氮、有机质、腐殖质及pH值等。

(4) 钉螺生存繁殖力观察。观察各实验点钉螺的存活和性腺发育情况。

2. 研究结果

(1) 土壤成分测定。除观察点巢湖闸的钙、铜、锰、磷、硝态氮等含量较其他观察点高外，各点土壤成分未显出地理位置相关的变化规律。

(2) 钉螺生存发育与土壤成分关系。该研究较系统地观察了土壤12种构成元素和成分。单因素分析显示，钙、镁、铜、锰、磷、氨氮、亚硝态氮、硝态氮、有机质和腐殖质等10种成分对钉螺存活有影响，进一步作logistic回归分析，仅钙一项对钉螺存活有影响，但R仅为0.1752。观察土壤成分与钉螺性腺发育关系，多元回归分析显示钙、镁、硝态氮对其有影响，但作用不显著，决定系数仅为0.204。

以往文献认为钉螺喜在富含有机质、含氮、磷、钙的肥沃土壤环境中生活，钉螺在其上分布密度较贫瘠的土壤有增大趋势，壳表的纵肋也粗而高。有研究认为，一个地区有无钉螺孳生取决于水体的温度、pH值、磷，土壤中可溶性盐、硝酸盐氮、氨态氮、钙、镁、锰以及有无荒坡和是否种植蔬菜旱地作物等11项因素；钉螺孳生密度则与海拔、土壤中可溶性盐、硝酸盐氮、镁、硫等5种因素有关。但也有研究认为湖区洲滩钉螺分布除与苔草群丛的总盖度、高度相关外，与土壤的比重、容重呈显著负相关，而土壤pH值、碳、

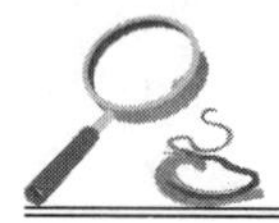

氮、钙等项目不适宜作钉螺生存的敏感指标。总而言之，土壤成分对钉螺生存影响尚无定论，还有待进一步科学细致地探索研究。本研究未得出在引江济淮工程沿线地区存在钉螺不宜生存繁殖的土壤因素。

4.3.9 工程建设引起血吸虫病流行的风险分析

安徽省血吸虫病防治研究所的研究结果表明：引江济淮工程的引水口地区是血吸虫病重度流行区，工程途经的长江至巢湖段沿线钉螺分布广泛，局部地区人、畜血吸虫感染严重；工程引水口及沿线地区钉螺可随水流和漂浮物携带等方式沿水系迁移扩散；钉螺可以在工程途经的巢湖及巢湖至淮河段区域内生存繁殖；巢湖水质和工程巢湖至淮河段沿线土壤成分对钉螺生存繁殖无明显影响；引江济淮后，尤其是自流方式引水，容易造成钉螺向巢湖及其以北地区扩散并繁殖。研究认为，引江济淮工程建设存在引起血吸虫病流行的风险。具体风险性主要表现在以下几个方面。

1. 工程入口段均为血吸虫病重度流行区

菜子湖线路入口段为枞阳闸至菜子湖之间的长河流域。长河在枞阳县一侧涉及2个血吸虫病流行村，历史有螺面积211.2hm^2，现有螺面积13.1hm^2，钉螺密度为0.51只/0.1m^2；居民血吸虫病血清学检查阳性率为6.52%，耕牛血吸虫病感染率为6.3%。长河在桐城市一侧涉及3个血吸虫病流行村，历史有螺面积332.7hm^2，现有螺面积90.2hm^2，钉螺密度为1.27只/0.1m^2；居民血吸虫病血清学检查阳性率为1.89%，3个流行村均未饲养耕牛，故未发现耕牛感染血吸虫病。

白荡湖线路入口段涉及3个血吸虫病流行村，历史有螺面积622.5hm^2，现有螺面积327.7hm^2，钉螺密度为0.32只/0.1m^2；居民血吸虫病血清学检查阳性率高达22.6%，耕牛血吸虫病感染率为4.4%。

凤凰颈线路入口段涉及2个血吸虫病流行村，历史有螺面积342.8hm^2，现有螺面积46.4hm^2，钉螺密度为2.65只/0.1m^2；居民血吸虫病血清学检查阳性率为7.5%，耕牛血吸虫病感染率为3.2%。

2. 引水线路均途经血吸虫病流行区

菜子湖线路途经枞阳县、桐城市和庐江县。枞阳县血吸虫病疫情目前尚未达到传播控制标准，是安徽省血吸虫病严重流行地区之一；桐城市血吸虫病疫情虽已达到传播控制标准，但目前钉螺分布仍较广泛，局部地区人、畜血吸虫感染率较高；庐江县是历史血吸虫病流行区。该引江线路途经34个血吸虫病流行村，均位于枞阳县段和桐城市段；现有钉螺面积142hm^2，主要分布在枞阳县段和桐城市段；枞阳县段和桐城市段居民血吸虫病血清学检查阳性率分别

为5.1%和1.3%；枞阳县段还发现有耕牛感染血吸虫病，感染率为4.3%。

白荡湖线路途经枞阳县、庐江县和巢湖市居巢区。枞阳县是现有血吸虫病流行区，庐江县和居巢区是历史血吸虫病流行区。该引江线路途经11个血吸虫病流行村，其中5个为历史血吸虫病流行区，位于庐江县段和居巢区段；现有螺面积327.7hm^2，主要分布在枞阳县段；枞阳县段居民血吸虫病血清学检查阳性率为14.5%，耕牛感染率为3.2%；庐江县段和居巢区段目前未发现有钉螺分布，也未发现有人畜感染血吸虫病。

凤凰颈线路途经无为县、庐江县和巢湖市居巢区。无为县目前是血吸虫病重度流行区，尚未达到血吸虫病疫情传播控制标准。该引江线路途经8个血吸虫病流行村；现有钉螺面积46.4hm^2，钉螺密度相对较高，为2.65只/0.1m^2，主要分布在无为县段；无为县段居民血吸虫病血清学检查阳性率为4.8%，耕牛感染率为2.0%；庐江县段和居巢区段目前未发现有钉螺分布，也未发现有人、畜感染血吸虫病。

3. 钉螺可通过多种途径迁移扩散

在工程引水口处打捞漂浮物，发现有钉螺附着；模拟吸附扩散实验显示，漂浮物扩散1000m以外，所吸附钉螺的回收率仍高达90%以上。为满足灌溉、航运和城市用水需求，1953年和1968年分别在巢湖的长江出口处建成了凤凰颈闸和裕溪闸，近年来因干旱季节引江水倒灌，已引起钉螺随水系扩散，2001年在裕溪闸附近的上下游河道首次发现钉螺，最高密度达326只/0.1m^2，2008年在凤凰颈闸的内闸口也首次发现有钉螺孳生。以上结果提示，钉螺随水流或随漂浮物携带可能是工程建成后钉螺扩散的主要途径。尽管本研究未发现船只携带钉螺，也未发现钉螺随人群活动而扩散，但以往在其他地区曾发现钉螺可通过以上途径扩散，因此，工程建成后，仍不能排除钉螺通过这些途径迁移扩散的可能。

4. 钉螺能够在巢湖及工程沿线生存繁殖

钉螺在巢湖的放养实验结果显示：放养后2个月、4个月、6个月、8个月、14个月，钉螺在巢湖两个实验区的存活率分别为50.56%（45/89）～87.76%（86/98）、54.35%（50/92）～92.39%（85/92），在对照区的存活率为51.76%（44/85）～95.51%（85/89），实验区和对照区钉螺存活率差异无统计学意义；研究期间，实验区和对照区均有子代钉螺产生，且子一代钉螺生长发育良好，能产生子二代钉螺，螺口数总体呈上升趋势。模拟试验结果表明：钉螺能够在模拟的巢湖环境中生存，并且能够产卵繁殖。

钉螺在工程沿线生存发育能力的观察结果表明：钉螺在居巢区马尾河、巢湖闸，肥西县刘河、大柏店，寿县瓦埠湖、东淝闸放养7个月后，存活率为

77.3%～96.7%，且存活钉螺生殖腺发育良好。

从钉螺分布的地域性来看，钉螺在我国大陆分布的最北线为北纬33°15′，而整个工程沿线地区均位于此地理范围内，因此，一旦钉螺沿引水线路扩散，理论上也是能够在工程沿线及巢湖生存繁殖的。

5. 巢湖水质对钉螺螺卵孵化无影响

研究结果表明：光壳钉螺螺卵在巢湖水中的孵化率为84%，在对照区高林水中的孵化率为73.3%，两者差异无统计学意义；肋壳钉螺螺卵在巢湖水中的孵化率为94%，在脱氯水中的孵化率为92%，两者差异无统计学意义。研究结果提示，尽管目前巢湖污染严重，水质状况较差，有机污染指标及总氮、总磷含量严重超标，但巢湖水质对钉螺螺卵的孵化没有产生明显影响。

6. 工程沿线地区土壤微环境适宜钉螺生存发育

工程沿线钉螺生存发育与土壤成分的相关性研究表明：在工程沿线不同纬度地区选取的7个观察点中，除巢湖闸土壤样品中的钙、铜、锰、磷和硝态氮等含量较其他观察点较高外，其余各点土壤成分未显示出与地理位置相关的变化趋势，即未发现工程沿线土壤微环境不适宜钉螺生存发育的提示。

7. 引江济淮后，自然和社会因素变化有利于血吸虫病传播

首先，引江济淮后，引水将弥补工程沿线地区降雨量的不足，这对钉螺的生存繁殖是有利的；其次，引江济淮后，长江、巢湖、淮河水系直接相通，尤其是自流方式引水，容易造成钉螺沿随水系被动迁徙；第三，引江济淮后，流行区与非流行区之间人、畜流动将明显增加，尤其是渔、船民的出入，使传染源进入非流行区的机会将明显增加，如果再有钉螺的输入，存在引起血吸虫病传播的风险。

4.3.10　降低血吸虫病流行风险的对策与措施

尽管研究表明引江济淮工程建设可能存在引起血吸虫病流行的风险，但这并不能成为该工程建设的制约因素，这种风险完全可以通过监测及实施工程和非工程措施加以控制或消除，从而保障工程的安全运行。以往我国在血吸虫病流行区兴建了不少水利工程，大多数未引起血吸虫病流行，究其原因，主要是在工程设计阶段进行了充分的论证，在工程实施阶段采取了有效的防范措施，在工程运行阶段开展了科学的监测。因此，只要采取有效的对策与措施，引江济淮工程就可以做到兴利除弊，防患于未然。

1. 高度重视，明确责任

根据《中华人民共和国传染病防治法》、《血吸虫病防治条例》等法律、法

规的规定和有关文件的要求，工程建设单位要高度重视血吸虫病预防控制工作，切实加强组织领导，明确责任。要根据血防机构在调查论证基础上提出的意见，采取必要的血吸虫病预防控制措施，同时要将应当采取的预防控制措施纳入工程建设的内容及预算。血防机构要积极主动做好工程建设期间和运行期间的血吸虫病预防控制工作，指导、帮助和督促建设单位将血吸虫病预防控制措施落到实处。

2. 综合治理，消除源头钉螺

在工程引水口处，可采取堤防硬化护坡、退耕还林、兴林抑螺等综合措施，彻底改变钉螺孳生环境；同时，加大查螺、灭螺力度，消除钉螺向内河输入的源头。在有螺环境施工时，必须对有螺土壤进行药物灭螺处理，杜绝将开挖的有螺土壤未经处理进行搬运和使用，以免人为造成钉螺扩散。

3. 建立拦螺或阻螺设施，防止钉螺向内河扩散

尽可能避免自流方式引水，最好以引渠、引涵等方式从江心中层取水，如采取自流方式，应在引水口建立大型拦螺设施，以防止漂浮物携带钉螺进入内河。可在引水口处建两道闸，相距200m，既可再次防止漂浮物进入内河，又可在两闸之间通过加深渠道起到沉螺池的作用。在引水口内河段10km范围内，采取水泥护坡等硬化措施，可防止随水流进入内河的少量钉螺在此孳生繁殖。

4. 加强对工程沿线有螺地带的治理

对人、畜活动频繁、感染性钉螺密度较高的地方，应设立警示标志，并采取以环境改造灭螺（如低洼地带开挖鱼塘、有螺沟渠进行水泥硬化等）为主、药物灭螺为辅的综合措施，逐步消灭钉螺，消除其对人、畜的威胁。对人、畜活动较多，一时又难以彻底改变环境的沟、塘、草滩以及其他有螺地带，采取以药物灭螺为主的措施，控制或降低钉螺孳生面积。

5. 加强对传染源的管理

工程建设期间，禁止施工人员在野外排便，防止粪便污染有螺环境。工程运行期间，在引水口地区提倡实施“以机代牛”，减少耕牛对有螺滩地的污染。由于渔、船民感染血吸虫的机会多，流动性大，又有将粪便直接排入水体和停靠地的习惯，粪便污染有螺环境的几率较高，容易加重、扩散血吸虫病疫情，因此，应加强对渔船民的管理，推行在渔船上安装和使用粪便收集容器，并采取措施，对所收集的粪便进行集中无害化处理。

6. 加强健康教育，做好个人防护

要充分利用广播、宣传栏、宣传单等多种形式，大力组织开展《血吸虫病防治条例》和有针对性的血吸虫病防治知识的宣传教育工作。重点加强工程施

工人员急性血吸虫感染防治知识的宣传教育，提高施工人员的自我防护意识和能力。教育施工人员不要到有钉螺分布的水体洗漱、游泳和捕鱼捉虾；在易感地带施工时，应穿戴防护用具或涂搽防护药物，做好个人防护工作；工程竣工后，须进行血吸虫病的专项检查，做到血吸虫感染早发现、早治疗。

7. 建立长期、有效的螺情和病情监测体系，加强监测

工程竣工后运行期间，在工程沿线设立若干固定和流动的螺情和病情监测点，开展长期的监测工作，做到疫情早发现、早处理。如每年春季对内河近引水口3～5km处和可疑环境进行抽样调查，及时掌握钉螺迁移扩散情况；定期打捞漂浮物进行抽样检查，了解钉螺携带情况等，发现问题，及时处理。对内河流域引进的植物，及时了解引入地点、植物种类、有无携带钉螺，必要时进行处理。对工程沿线非流行区发生的血吸虫病例，及时进行个案追踪调查，了解感染地点，如在内河水系感染，则对感染地点进行全面细致的螺情调查，并及时采取相应措施。

总之，要想降低或避免引江济淮工程对血吸虫病流行的影响，最为关键的是要阻止工程引水口及沿线地区钉螺沿水系向巢湖及其以北的非疫区迁移扩散，其次是要加强对工程沿线非疫区输入性传染源的监测与管理，对于进入上述地区的传染源，要做到早发现、早治疗。

4.4 引江济汉工程对血吸虫病流行的影响

引江济汉工程是南水北调中线工程中汉江中下游治理工程之一，工程任务是补充因南水北调中线调水而减少的水量，缓解南水北调中线调水与汉江中下游河道内外需水间的矛盾；改善汉江兴隆以下河段生态；解决东荆河灌区的水源，并满足供水范围内7个城市用水需求；满足兴隆以下河段最小通航流量基础上，使该河段中水通航保证率基本达到“现状”水平。

4.4.1 工程概况

1. 工程范围

引江济汉工程项目区包括下百里洲与四湖上区两个治涝区，行政区划隶属于宜昌市、荆州市和荆门市3个地级市所辖的枝江市、荆州区、沙市区与沙洋县4个市（县、区），以及省直管市潜江市，还有省管农场沙洋农场和国家大型企业江汉油田，荆州古城也位居区中。

项目区地处富饶的江汉平原，经济以农业为主，是湖北省灌溉农业最发达的地区之一。项目区所涉及的23个乡镇，国土面积2385km^2，农业人口

85.15万人。据1999年统计年报，全区现有耕地面积10.91万hm^2，粮食总产量69.54万t，棉花1.31万t，油料6.93万t，水产品12.63万t。农业生产水平在全省位居前列。乡镇企业营业收入达114.4亿元。

2. 工程任务

引江济汉工程的主要任务是向汉江兴隆以下河段补充因南水北调中线调水而减少的水量，同时改善该河段的生态、灌溉、供水和航运用水条件。

(1) 补充因南水北调中线调水而减少的水量。引江济汉工程建成后，2010年水平年多年平均可供水量达40亿～50亿m^3左右，可有效缓解南水北调中线调水与汉江中下游河道内外需水之间的矛盾，减免上述诸多不利影响。

(2) 改善河道内水环境用水要求。20世纪90年代以来，汉江沙洋以下河段共发生过4次“水华”现象，直接影响汉江下游自来水厂的正常运行，沿线居民反应强烈。为此，众多学者对此问题进行了深入研究。研究成果表明，汉江中下游“水华”发生的临界流量约为500m^3/s。因此，引江济汉工程的生态任务为基本控制汉江下游在流量上不具备“水华”发生的条件。即工程的生态任务目标拟定为汉江仙桃断面2～3月流量大于500m^3/s的历时不低于95%。

(3) 改善农业灌溉及城市供水条件。目前，汉江中下游几大引水灌区现状的灌溉保证率仅为40%～55%，相对较低。引江济汉工程实施后，在满足供水范围内7个城市的用水需求的基础上，同时结合闸站改造，可使6个灌区设计水平年2010年的灌溉保证率达到80%～85%，改善农业灌溉条件。

(4) 基本满足航运用水要求。长江水利委员会编制的《南水北调中线一期工程项目建议书》对引江济汉工程提出的航运任务目标为：结合局部航道整治，在满足兴隆以下河段最小通航流量的基础上，还应使该河段中水（600～800m^3/s）的通航保证率基本达到“现状”水平。

经分析，工程出口汉江断面“现状”600m^3/s和800m^3/s的通航历时保证率分别为76%和59%。故引江济汉工程的航运补水目标初步拟定为：工程出口断面流量大于800m^3/s的历时保证率达到60%左右，流量大于600m^3/s的历时保证率达到75%左右。

3. 工程线路

(1) 引水线路。引水线路进口为龙洲垸，出口为高石碑。渠首位于荆州市李埠镇龙洲垸长江左岸江边，干渠渠线沿北东向穿荆江大堤，在荆州城西伍家台穿318国道、红光五组穿宜黄高速公路后，近东西向穿过庙湖、荆沙铁路、襄荆高速、海子湖后，折向东北向穿拾桥河，经过蛟尾镇北，穿长湖，走毛李镇北，穿殷家河、西荆河后，在潜江市高石碑镇北穿过汉江干堤入汉江。

引水线路全长 67.1km，进口渠底高程 26.5m，出口渠底高程 25.0m，设计水深 5.72～5.85m，设计边坡 1∶2～1∶4，干堤渠底纵坡 1/33550，渠底宽 60m。渠道在拾桥河相交处分水入长湖，经田关河、田关闸入东荆河。

沿线交叉建筑物共计约 78 座，其中各种水闸 16 座，进口增建泵站 1 座（装机容量 13×2000kW），船闸 5 座，倒虹吸 15 座，公路桥 37 座，铁路桥 1 座，东荆河上兴建橡胶坝 3 座。

（2）通航线路。通航线路进口位于长江沙市河段龙洲垸进水口下游约 2.25km 处，该段航道为新开挖连接河，于桩号 K5＋749 处接入引水干渠，一直沿引水干渠直至高石碑出口，线路总长度 66.31km，其中连接河长 4.96km。该通航方案共布置船闸 2 座，防洪闸 1 座。

（3）东荆河补水线路。东荆河补水线路从拾桥河分水入长湖，再由田关闸引入东荆河补水。

4. 工程规模

（1）引水流量规模：

1）渠道设计流量确定，工程的设计流量拟定为 $Q=350m^3/s$。

2）渠道最大引水流量确定，工程最大引水流量拟定为 $500m^3/s$。

（2）补水流量规模：

1）汉江下游补水流量：

2～3 月：以仙桃断面 $500m^3/s$ 为河道内水环境基流，加上仙桃～工程出口断面间的河道外需水，换算到工程出口断面的需水要求，其值为 $530\sim620m^3/s$。

5～9 月：汉江兴隆河段中水流量要求为 $800m^3/s$，可满足航运基流（$500m^3/s$）河道外需水要求，故 5～9 月工程出口断面的需水要求为 $800m^3/s$ 以上。

4 月和 10 月：汉江兴隆河段中水流量要求为 $600m^3/s$，难以完全满足航运基流（$500m^3/s$）河道外需水要求，故 4 月和 10 月工程出口断面的需水要求为 $600\sim755m^3/s$。

11～次年 1 月：工程出口断面的需水要求为航运基流（$500m^3/s$），泽口至工程出口断面间的河道外需水，流量为 $525\sim582m^3/s$。

引江济汉工程实施后，在满足供水范围内 7 个城市用水需求的基础上，同时结合闸站改造，可使 6 个灌区设计水平年 2010 年的灌溉保证率达到 80%～85%，改善农业灌溉条件。汉江仙桃断面 2～3 月流量大于 $500m^3/s$ 的历时不低于 95%。

2）东荆河补水流量。东荆河补水仅考虑农业灌溉和城镇供水要求，补水加大流量确定为 $110m^3/s$。

（3）通航规模。引江济汉通航工程通航标准为：限制性Ⅲ级航道，通航1000t级双排单列一顶二驳船队，通航长度约66.31km。

通航水位控制的原则是在设计渠底高程确定的情况下，保证渠内水深达到2.5m的设计水深。

（4）泵站规模。近期泵站规模确定为200m^3/s，后期泵站规模为430m^3/s。

5. 主要建筑物及交叉建筑物

主要建筑物包括进出口建筑物、船闸、引水渠道、河渠交叉建筑物、路渠交叉建筑物和东荆河节制工程等。

（1）进出口建筑物。进出口建筑物包括龙洲垸进水闸、沉沙池、沉螺池、龙洲垸泵站、泵站节制闸、荆江大堤船闸、荆江大堤防洪闸、高石碑出水闸、高石碑船闸。沉沙池布置在龙洲垸进水闸后面，长2km，宽200m，沉沙池池底高程低于渠底2m，为24.5m；沉螺池与沉沙池结合布置，宽350m，长500m（由沉砂池扩宽而成），池底高程同沉沙池；沉沙、沉螺池由进口段、池身段、出口段组成，池身断面设计按$V \leqslant 0.2$m/s控制。经计算，在船闸最大流量时，不需扩大连接河原有断面即能满足断面流速$V \leqslant 0.2$m/s的要求。沉沙池出口渠道分为两支，一支与泵站节制闸相接；另一支与龙洲垸泵站相接；荆江大堤船闸、荆江大堤防洪闸布置在荆江大堤堤内，高石碑出水闸、船闸布置在汉江干堤堤内。

1）龙洲垸进水闸：龙洲垸进水闸布置在长江龙洲垸堤内，设计流量350m^3/s，最大引用流量500m^3/s。龙洲垸进水闸为涵洞式。闸底板高程26.5m，涵闸总宽度95.60m，过流总净宽80m，8孔，单孔尺寸均为10m×8.93m（宽×高），每2孔一联，共4联，穿堤涵闸顺流向总长103m，共分6节。闸室段为第1节，长28m。

2）龙洲垸泵站：在长江低水位、渠道自流引水流量小于需补水流量时，需靠泵站提水。泵站设计流量200（430）m^3/s，泵站装机13×2000kW；泵房顺流向长49.5m、宽146.4m，主体结构为钢筋混凝土结构，分主厂房和副厂房，底板顶高程16.70m。

3）泵站节制闸：泵站节制闸为开敞式，设计流量350m^3/s，最大引用流量500m^3/s，总宽度62.20m，过流总净宽49m，7孔，孔口宽7m，中间三孔一联、两侧两孔一联。闸顶高程37.00m，底板顶高程26.92m。

4）荆江大堤防洪闸：荆江大堤防洪闸布置在荆江大堤堤内，设计流量350m^3/s，最大引用流量500m^3/s，涵洞式，7孔，孔口尺寸7m×8.36m（宽×高），底板顶高程26.89m。

5）高石碑出水闸：高石碑出水闸布置在汉江干堤内，设计流量350m^3/s，

最大引用流量 500m³/s，涵洞式，净宽 64m，孔口尺寸 8m×8m，底板顶高程 25.04m。

（2）船闸：

1）荆江大堤船闸：进口位于长江沙市河段龙洲垸进水口下游约 2.25km 处，该段航道为新开挖连接河，于桩号 K5+749 处接入引水干渠。连接河长 4.96km，底宽 44m，考虑到运河与干渠衔接，设置了 100m 的渐变段。船闸上闸首与荆江大堤同高，左侧布置新堤与荆江大堤相连，右侧新堤与荆江大堤进水闸相连。

船闸主体工程长 487.4m，其中上闸首长 22.0m，宽 27.0m，闸室长 200.0m，下闸首长 25.4m，上、下游主导航墙长 120m。上、下游引航道底宽 40m，上、下游主导航墙延线上各布置 6 个靠船墩，间距 22m。

2）高石碑出口船闸：上、下闸首均采用钢筋混凝土整体结构，平底板，空箱侧墙。上闸首底板平面尺寸 $B\times L$=27.0m×25.1m，板厚 3.0m，其建基面为 20.1m。下闸首底板平面尺寸 $B\times L$=27.0m×26.1m，板厚 3.5m，其建基面为 20.1m。上、下闸首启闭机房均为钢筋混凝土框架结构，下闸首启闭机房一层布置有活动公路桥（桥宽 8m）。

（3）渠道。进口龙洲垸至荆江大堤为进口段，地面高程在 36～39.0m 之间；渠内设有沉沙池，流速控制在 0.25～0.4m³/s，池长 2km，池宽 200m；沉砂池内设有沉螺池，沉螺池宽 350m；池底高程 24.5m，沉螺池流速控制在 0.2m/s；沉沙池出口渠道分为两支，一支与泵站节制闸相接，另一支为泵站的进水渠，荆江大堤前 2 条支渠合并。

（4）主要交叉建筑物。沿线交叉建筑物共计 78 座，其中各种水闸 16 座，泵站 1 座，船闸 5 座，东荆河橡胶坝 3 座，倒虹吸 15 座，公路桥 37 座，铁路桥 1 座。交叉建筑物包括进出口控制建筑物、河渠交叉建筑物、路渠交叉建筑物及东荆河节制工程。

其中进出口控制建筑物包括进口龙洲垸进水闸、闸后沉沙池和沉螺池、池后龙洲垸泵站、泵站节制闸、荆江大堤防洪闸以及与荆江大堤防洪闸平行布置的荆江大堤船闸、出口高石碑出水闸及船闸等。

1）河渠交叉工程：渠线沿线穿过 40 多条大小河流及沟渠，其中流量较大的有港总渠、拾桥河、殷家河、西荆河、兴隆河，其余均为当地灌溉、排水渠道，流量较小。拾桥河交叉推荐平交型式；港南渠、港总渠与干渠交叉推荐平交和立交相结合的型式（灌溉所需的流量由倒虹吸排向下游，区间洪水由泄洪闸排到渠内，港南渠倒虹吸设计 5m³/s，港总渠倒虹吸设计 20m³/s，港南渠泄洪闸设计 20m³/s，港总渠泄洪闸设计 250m³/s）；其余推荐

立交型式。

渠线沿线有倒虹吸 15 座，其中 100～200m^3/s 的倒虹吸 5 座；50～100m^3/s 的倒虹吸 1 座；10～50m^3/s 的倒虹吸 4 座；5～10m^3/s 的倒虹吸 2 座；5m^3/s 以下的倒虹吸 3 座。

2）路渠交叉建筑物：根据调查资料统计，渠道沿线与道路相交主要有：汉宜高速公路、318 国道、207 国道、荆沙铁路以及襄荆高速公路等。考虑到渠道建成后，较高等级公路应恢复原有水平，一般等级公路可根据原来位置作相应调整，使之便于生产、生活。参照当地交通状况，需恢复的等级公路桥共 37 座，铁路桥 1 座。

（5）东荆河节制工程。引江济汉工程在东荆河上布置有 3 座充水橡胶坝，分别为马口橡胶坝、黄家口橡胶坝、冯家口橡胶坝。马口橡胶坝位于东荆河马口闸下游约 200m 处；黄家口橡胶坝位于东荆河黄家口闸下游约 100m 处；冯家口橡胶坝位于东荆河冯家口闸下游约 750m 处。新建 3 座橡胶坝的主要目的是为了解决东荆河沿岸取水设施取水水位的要求及完善配套设施，实现引江济汉工程补水后水资源能被东荆河沿岸灌区所利用。引江济汉工程中，直接从东荆河取水的灌区有：东荆河灌区、谢湾部分灌区以及通顺河灌区等，灌区面积合计 11.73 万 hm^2。

4.4.2 引江济汉工程涉及地区血吸虫病流行状况

1. 沮漳河水系血吸虫病流行现状

沮漳河为长江中游荆江河段北岸的一级支流，由东支漳河与西支沮河在两河口汇合后称为沮漳河，流经当阳、枝江、荆州市（区）和草埠湖、菱湖农场，原由沙市御路口入长江。1993 年下游整治改道，从鸭子口开挖新河、将河口上移 15.5km，于临江寺汇入长江。全流域面积 7284km^2，两河口以下干流长 97.6km，改道后为 82.0km。沮漳河两河口以下干流两岸设有堤防 243.7km，保护七个乡镇、两个国营农场共有 2.87hm^2 耕地和 20.4 万人。长江外滩荆州区李埠镇的龙洲垸航道入口处上游 4.65km 处系沮漳河水系下游。该水系为钉螺分布区，沮漳河水系全长 290km，有螺滩面 56km，在枝江市境内总长 38.2km，有螺段面 28km，滩面 437.36hm^2，其中有螺面积 216.54hm^2，涉及七星台镇的 8 个村，受威胁人口近 2 万人，2004 年调查，又新发现钉螺面积 16.67hm^2。沮漳河水系涉及到枝江、菱角湖、草埠湖和荆州李埠等 4 个县、市、区农场，水系外滩高低不平，坑潭密布，杂草丛生，非常适合钉螺孳生，同时整个外滩也是天然牧场，常年有数百头耕牛在此放牧，沿河居民在此劳作而频繁接触疫水，形成血吸虫病流行的恶性循环。2003～2007

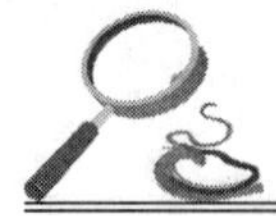

年沮漳河流域血吸虫病疫情状况见表4.4。

表4.4　　2003～2007年沮漳河流域血吸虫病疫情状况

年份	病情				螺情		
	人群（人）		耕牛（头）		钉螺面积（hm^2）	垸内（hm^2）	垸外（hm^2）
	检查数	病人数	检查数	病牛数			
2003	84067	4984	12777	175	294.30	239.55	56.35
2004	42940	2025	12647	409	301.01	244.27	53.18
2005	127007	7009	25424	584	355.94	333.94	22.00
2006	49301	5255	11520	937	339.96	317.96	22.00
2007	231995	4049	15102	366	337.11	315.11	22.00

2. 工程区血吸虫病流行状况

（1）荆州区血吸虫病流行状况。引江济汉通航工程渠首位于荆州区李埠镇长江外滩龙洲垸，渠经李埠、江南、郢城3个镇以及太湖农场，工程在境内穿越及相邻的主要排灌渠道有龙洲临江寺灌渠、龙洲主排渠、港南渠、港北渠、港中渠、港总渠、纪南渠、庙湖、海子湖等水系。

荆州区是湖北省血吸虫病重度流行区之一，据2007年调查，有血吸虫病人8392人，感染率为1.77%；晚期血吸虫病人135人，急感1人；病牛366头，感染率为5.24%；钉螺面积325.61hm^2。

工程区涉及的李埠、纪南、郢城3个乡镇均为血吸虫病流行区，但工程经过的地段（工程渠在此交叉穿越）除渠首附近的太湖农场的港南渠、港北渠、港总渠、红卫渠为有螺渠道外，渠道经过境内的其他地方和水系均为血吸虫病非流行区。工程通航工程连接渠开口处龙洲垸的沿江村和天鹅村均为无螺区，也未发现血吸虫病人。工程区涉及的李埠、纪南、郢城3个乡镇血吸虫病疫情状况见表4.5。

表4.5　　工程区涉及荆州区3个乡镇血吸虫病疫情

乡　镇	疫区村数（个）	人口数（人）	现有病人数（人）	历史有螺面积（hm^2）	现有螺面积（hm^2）	钉螺密度（只/0.1m^2）
李埠镇	4	7670	35	51.94	0.12	0.33
太湖农场	2	1220	45	63.14	6.68	2.35
郢城镇	3	3967	23	0.00	0.00	0
纪南镇	7	14607	2	10.13	9.00	2
合计	16	27464	105	125.21	15.80	—

（2）沙洋县血吸虫病流行状况。引江济汉通航工程在沙洋县境内涉及3个

镇，从荆州区李埠的雷湖村邻近处接水的梅林村开始至出沙洋境内的荆潜村为止，(全长 33.44km) 渠道线路远离血吸虫病流行区，该县血吸虫病流行区位于东北面的马良镇以及西北面的五里铺镇，而工程渠位于该县境内的南面，整个渠道途经的环境均为血吸虫病非流行区。至今为止，渠道途经环境尚未发现钉螺，也未检查出血吸虫病人。

(3) 潜江市血吸虫病流行现状。引江济汉通航工程在潜江境内只涉及高石碑镇的 2 个村，整个工程在境内全长 6.2km，工程渠道途经的范围远离血吸虫病流行区，渠道途径两岸 1km 内均为无螺区，潜江境内接长湖的渠线为无螺区，工程出长湖的雷潭村周边为大片堤外旱田耕种区，该环境不利于钉螺生存。境内工程渠线途经交叉的东干渠上游目前尚未发现钉螺，但东干渠在距下游 8km 处为血吸虫病流行区，钉螺对其上游构成扩散的威胁。

2003～2007 年工程区的荆州区、沙洋县、潜江市血吸虫病疫情状况见表 4.6。

表 4.6　　2003～2007 年工程区血吸虫病疫情状况

年份	病情				螺情		
	人群（人）		耕牛（头）		钉螺面积 (hm^2)	垸内 (hm^2)	垸外 (hm^2)
	检查数	病人数	检查数	病牛数			
2003	300633	24549	17179	1352	2630.50	2521.49	52.28
2004	134990	11681	13457	903	2398.84	2337.67	36.50
2005	132158	16902	24552	1348	2343.41	2316.74	18.67
2006	134912	17946	23527	1549	2283.78	2265.11	18.67
2007	324491	23067	26088	951	2159.85	2090.18	18.67

3. 汉江中下游血吸虫病流行现状

血吸虫病流行区主要分布在补水区境内的仙桃市、汉川市、武汉市蔡甸区。2004 年 5 月，按统一的现场调查方案，对上述区域以工程渠路线为中心向两岸分别延伸 1km 的范围内进行血吸虫病疫情调查，调查结果显示，目前汉江江滩从潜江至武汉段尚未发现钉螺分布，但潜江市、天门市、仙桃市、汉川市、蔡甸区、东西湖区的汉江干堤以内均是血吸虫病疫区，以上地区 2003～2007 年血吸虫病疫情状况见表 4.7。

4. 东荆河流域血吸虫病流行现状

东荆河，明朝时期称芦伏河，清称冲河，又名襄河、南襄河。后以其流经地理位置居于荆北水系东侧，故称东荆河。东荆河于潜江泽口接汉水，自潜江谬刘月入县境，向东流经新沟镇、杨林关、北口至雷家台过洪湖市与仙桃市的分界线，经汉阳至沌口入长江，全长 140km，其中境内流程 37.4km，流域面积 417.5km^2。2003～2007 年东荆河流域血吸虫病疫情状况见表 4.8。

表 4.7　　2003～2007 年汉江中下游血吸虫病疫情状况

年份	病情				螺情		
	人群（人）		耕牛（头）		钉螺面积（hm^2）	垸内（hm^2）	垸外（hm^2）
	检查数	病人数	检查数	病牛数			
2003	903491	79917	57254	2866	21555	6322	15233
2004	494023	71138	42207	2216	21322	5988	15334
2005	419936	78029	69826	3463	21162	5774	15388
2006	397372	72167	67792	2476	20956	5549	15407
2007	1023379	55503	67789	2169	20730	5323	15407

表 4.8　　2003～2007 年东荆河流域血吸虫病疫情状况

年份	病情				螺情		
	人群（人）		耕牛（头）		钉螺面积（hm^2）	垸内（hm^2）	垸外（hm^2）
	检查数	病人数	检查数	病牛数			
2003	1251913	104920	78462	4372	2630.50	2521.49	52.28
2004	737661	53310	67911	3924	34460.38	6106.61	28353.77
2005	549414	106296	81401	4402	34239.65	5921.42	28317.99
2006	498270	106321	81794	3383	33950.04	5631.87	28318.17
2007	1004083	101805	99406	3134	33505.02	5186.81	28318.21

4.4.3 引江济汉工程区钉螺扩散的风险

1. 引水扩散钉螺的风险

（1）取水口扩散钉螺的风险。引江济汉工程取水口位于荆州区的龙洲垸，距离沮漳河出口下游约 3.2km。沮漳河水系全长 290km，在枝江市境内总长 38.2km，河滩面积为 437.36hm^2，其中有螺面积 216.54hm^2。因取水口上游沮漳河洲滩有螺分布，且沮漳河河滩属钉螺分布密集区，故在没有采取任何工程措施的情况下，钉螺随河水和漂浮物向下游扩散的可能性存在，龙洲垸取水口存在隐患，钉螺势必直接通过引水干渠扩散到汉江。

其敏感点可能主要为两点：一是长江汛期，枝江沮漳河河滩，钉螺大量产卵孵化，草本植物生长茂盛，使沮漳河河滩钉螺密度大大增加，可随河水和漂浮物向下游扩散的钉螺数目增多；二是引江济汉引水口，一旦钉螺随漂浮物等

载体向沮漳河下游扩散，取水口将受到威胁。

(2) 取水方式扩散钉螺的风险。进出口控制建筑物包括进口龙洲垸进水闸、闸后沉沙池和沉螺池、池后龙洲垸泵站、泵站节制闸、荆江大堤防洪闸以及与荆江大堤防洪闸平行布置的荆江大堤船闸、出口高石碑出水闸等。

从渠道5～9月自流引水保证程度分析，如果低于取水口高程26.5m的取水方式为采用泵站引水，则基本是在中层取水，取水时难于避免上游带来的随水漂浮物将钉螺带到输水渠道，相应带来血吸虫病传播的风险。

2. 输水扩散钉螺的风险

(1) 河渠交叉建筑物扩散钉螺的风险。工程经过血吸虫病重疫区荆州市，工程区涉及的长江垸内荆州市李埠、纪南、郢城3个乡镇以及太湖农场为血吸虫病流行区。渠线沿线穿过40多条大小河流及沟渠，其中流量较大的有港总渠、拾桥河、殷家河、西荆河、兴隆河，其余均为当地灌溉、排水渠道，流量较小。根据血吸虫病流行现状调查，港南渠、港总渠渠道及沿线有钉螺分布。洪水由泄洪闸排到引水干渠内，可导致钉螺扩散到引水干渠。

其敏感点可能主要为两点：一是渠道跨越的港南渠、港北渠、港总渠、红卫渠等均为有螺渠道，由于洪水期是钉螺传播较严重的时期，在洪水通过引江济汉渠道时就有可能将港南渠、港总渠的钉螺携带入引江济汉渠道而随渠水传播到汉江下游补水区。二是渠道河湖连接段、河渠交叉建筑物等。

(2) 输水渠线扩散钉螺的风险。输水渠线在太湖港一段是血吸虫病发病率较高的地区，渠道输水后，沿线有螺渠道与干渠平交的渠道在工程处理不当或措施不到位的情况下，周边的疫水则有可能进入输水渠线，沿渠道输送到引江济汉沿线和汉江下游，将引起钉螺的扩散。另外，洪水期随着上游漂浮物增多，在渠首格栅设施受损的情况下，钉螺随载体进入输水渠道的机会将会增多，将增大输水渠线钉螺扩散风险。

3. 供水扩散钉螺的风险

工程的供水对象由汉江干流和东荆河两部分组成。

(1) 对汉江中下游河道扩散钉螺的风险。汉江从潜江到武汉市，其间有些河道河滩宽窄不一，如天门有的河滩上千米宽，而且还有一些矮堤民垸。从潜江到武汉的河道弯曲蜿蜒，这些环境的土壤和植被都适合钉螺孳生，只是目前尚未发现钉螺。一旦钉螺扩散到汉江中下游河滩，钉螺很容易孳生繁殖。

(2) 对东荆河流域扩散钉螺的风险。东荆河目前的功能只是汛期汉江的一个行洪道。东荆河潜江以下的河滩环境复杂，钉螺密布。因东荆河补水仅考虑农业灌溉和城镇供水要求，据此确定东荆河补水设计流量为100m^3/s。同时根据规范规定，加大系数取1.1，故东荆河的补水加大流量确定为110m^3/s。

由于东荆河流经的潜江、仙桃、监利、洪湖、汉南区、蔡甸区等县（市、区）共有排灌涵闸82座，这些涵闸引水灌溉可将东荆河滩的钉螺扩散到垸内。除目前已纳入四湖流域洪湖市东荆河水利血防工程施工招标新建的郭口闸、施港闸和万家坝闸沉螺池外，尚有54座涵闸仍有扩散钉螺的风险。

4. 航运扩散钉螺的风险

(1) 上游沮漳河对航运扩散钉螺的风险。通航船闸上游沮漳河洲滩有螺分布，而船闸位于沮漳河出口下游约5.45km，在丰水期钉螺可随河水和漂浮物向下游扩散，在没有采取任何打捞漂浮物防螺措施的情况下，钉螺势必将直接通过通航船闸进入干渠，进而扩散到汉江中下游。枝江市沮漳河沿岸2003～2007年钉螺调查情况见表4.9。

表4.9 枝江市沮漳河沿岸2003～2007年钉螺调查结果

年份	村名	调查有螺面积（万m^2）	活螺平均密度（只/0.1m^2）	活螺最高密度（只/0.1m^2）
2003	赵楼子村	0.1	5.2	18
	孙家港村	0.01	2.1	22
	东林村	4.07（垸外）	0.85	6
2004	东林村	16.71	0.65	8
2005	东林村	3.4（垸外）	0.97	12
2006	东林村	2.27（垸外）	0.2	3
	鸭子口村	1.06（垸外）	0.1	1
	孙家港村	0.02	19	59
	江会寺村	0.02	1.75	4
2007	东林村	0.23	0.68	3
	陈家港村	0.07	9	21
	赵楼子村	0.04	8.2	23

(2) 船闸进口扩散钉螺的风险。已有研究表明，由于船闸充泄水系统的进口位于枯水位以下，一般情况下不会成为钉螺进入闸室的通道。钉螺进入船闸下游渠道的途径有两种：一种途径是当船闸上闸门打开时吸附在漂浮物上的钉螺随漂浮物进入闸室内；另一种途径是钉螺吸附在船体上随船进入闸下游渠道。

(3) 通航船体扩散钉螺的风险。有报道大型拖船和驳船由于船速较快，未见有携带钉螺的情况。但是在疫区湖泊对渔船的观察，发现渔船有携带钉螺的现象。因此，船体携带钉螺，特别是渔船及其渔具等也可能是钉螺扩散的敏

感点。

5. 施工扩散钉螺的风险

在有钉螺分布的工程区开挖弃土以及取土场取土，如不处理好表层有螺土，可通过土方搬运造成钉螺扩散。

6. 施工人员感染血吸虫的风险

施工人员在血吸虫病易感地带施工，如不配备血防用品、口服或涂抹防护药物，搞好个人防护，通过接触疫水，存在感染血吸虫的风险。

4.4.4 现场实验与调查

1. 现场观测漂浮物实验

为掌握引江济汉工程引水口和通航船闸有无上游钉螺扩散的风险，并为制定有关措施防止钉螺扩散提供依据，有学者于2008年8月11日～9月20日，在荆州市李埠镇龙洲垸的沮漳河出口与长江交接处开展投放漂浮物实验。将沮漳河出口与长江交接处确定为投放点（东经112°06′、北纬30°28′），从沮漳河出口到引江济汉工程取水口处的距离约3.2km，每次用机动船跟踪观察漂浮物的流向，并目测、记录漂浮物漂流到取水口（东经112°09′、北纬30°29′）附近的离岸边距离。漂浮物为杂草和树枝两种，每周投放1次，共投放6次。为保持每次投放漂浮物的投点一致性，采用GPS对投放点、离岸距离以及取水口处的精确定位进行测量，观测结果显示杂草和树枝两种漂浮物受南风和过往船只的影响，33个漂浮物在距离投放点1km以下，陆续漂流到取水口岸边。

2. 船只携带钉螺情况现场调查

为掌握引江济汉工程通航船只有无携带钉螺扩散的风险，为通航工程提供防止钉螺扩散的依据。有学者自2008年8月11日～9月20日，对沮漳河临江寺出水口及附近水域的本地籍所有船只逐一进行了调查，共调查船只22只，其中打鱼木船18只、铁渡船4只。为保证全部收集到各船只船舷两侧水线上下20cm吸附物，特制定了一个20cm见方的铁丝筛网，从水下20cm处垂直向上沿船壁刮取吸附物，并分袋装入。调查的22艘船只均未发现船舷吸附钉螺，但在船舷两侧收集到大量其他水生螺蛳。

4.4.5 引江济汉工程区的防螺措施

1. 建设期防螺措施

（1）取水口防螺措施。

1）浆砌石护坡措施：由于长江取水口附近现有的岸边陡峭，没有滩地，

在长江龙洲垸取水口至沮漳河出口约3.2km的岸边工程采取浆砌石护坡措施，将不利于钉螺着陆孳生。

2）进口隔栅措施：在龙洲垸涵洞式进水闸前设隔栅，以拦截上游来的较大漂浮物，但对于钉螺吸附的小漂浮物没有拦截作用。

3）沉沙池加沉螺池复合工程措施：为解决泥沙淤积问题，推荐进水闸后设渐变段式沉砂池方案。进口龙洲垸至荆江大堤为进口段，地面高程在36～39.0m之间；渠内设有沉沙池，池长2km，池宽200m，潜水橡胶坝仅能防止推移质及较大颗粒的悬移质泥沙入渠，大部分细颗粒的悬移质将随水流进入渠道，与此同时，沉砂过程也可以使钉螺沉降到池内；沉沙池出口渠道分为两支，一支与泵站节制闸相接；另一支为泵站的进水渠，荆江大堤前2条支渠合并。

工程设计中在取水口后设计了500m长的沉螺池，可保证设计流量350m³/s时池内水体流速在0.12m/s，加大流量500m³/s时，池内水体流速在0.17m/s左右。沉沙池内设有沉螺池，沉螺池宽350m，池底高程24.5m，沉螺池流量控制在0.2m³/s，可以达到沉降钉螺的效果。

（2）输水渠道防螺措施。

1）渠线硬化措施：引江济汉渠道沿线均采用了15cm的混凝土进行渠道硬化。渠线输水设计流量350m³/s时，渠线两侧混凝土硬化高出水面86cm，最大引用流量500m³/s，渠线两侧混凝土硬化高出水面15cm，渠线两侧采用混凝土硬化措施将不利于钉螺孳生。

2）对交叉工程的处理措施及管理：渠线沿线穿过40多条大小河流及沟渠，其中流量较大的有港总渠、拾桥河、殷家河、西荆河、兴隆河，其余均为当地灌溉、排水渠道，流量较小。根据地形、水位条件，交叉工程布置了平交、立交、平交和立交相结合三种型式。

拾桥河交叉推荐平交型式；港南渠、港总渠与拟建干渠交叉推荐平交和立交相结合的型式（灌溉所需的流量由倒虹吸排向下游，区间洪水由泄洪闸排到渠内，港南渠泄洪闸设计20m³/s，港总渠泄洪闸设计250m³/s），洪水由泄洪闸排到引水干渠内，可导致钉螺扩散到引水干渠，目前尚无较好的防螺扩散措施。

（3）航运防螺措施。

1）上游沮漳河的防螺措施：在沮漳河出口到船闸连接河开口约5.45km的长江岸边，采取浆砌石护坡，将不利于钉螺孳生。

2）船闸进口防螺措施：根据船闸通过能力和船舶型式，在工程中合理设计缩小口门宽度，以尽量减小因水流和风力而进入口门内的漂浮物。在船闸引

航道内设置能随水位变化而升降的芦苇丛状编织物，以拦截漂浮物而又不影响行船。漂浮物一旦进入船闸闸室，即可在下闸门打开时流出船闸。因此，在船闸下游停泊区增设利于聚集漂浮物的区域。

2. 运行期防螺措施

(1) 取水口防螺措施。

1) 隔栅：在龙洲垸涵洞式进水闸前设隔栅，以拦截运行期上游来的随水漂浮物。

2) 打捞：在进水闸前设隔栅，定期或不定期打捞拦截的漂浮物，将漂浮物晾干后焚烧或喷洒灭螺药物处理。

3) 药物灭螺：对沉沙沉螺池采取定期药物灭螺，将沉降在沉沙沉螺池内的钉螺全部杀灭。

(2) 供水防螺措施。

1) 对汉江中下游河道的防螺措施：实施引江济汉工程后，潜江到武汉河道的水情、水势将发生变化，水位较调水前有所提高，可以淹没部分钉螺孳生的滩地。同时，对汉江中下游河滩定期开展螺情监测，发现钉螺及时杀灭。

2) 对东荆河流域的防螺措施：补水工程实施后，东荆河将基本处于常年有水的状态，而且便于沿河的涵闸引水灌溉。由此，随着河道的水情、水势将发生变化，水位较调水前有所提高，可以淹没部分钉螺孳生的滩地。由于东荆河的滩地受水位的波动。将有利于河滩钉螺的生存，增加了灭螺工作的难度。加上涵闸引水灌溉可把河滩钉螺扩散到垸内，因此，对有螺地带的引水涵闸必须增设沉螺池，防止引水灌溉扩散钉螺。

(3) 航运防螺措施。在船闸上、下游的引航道和外停泊区应安排专门船只打捞和收集漂浮物，以防钉螺随漂浮物进入航道。

4.4.6 引江济汉工程防止血吸虫病传播的措施

1. 建设期

(1) 施工区查螺、灭螺措施。在有钉螺分布的工程区开挖弃土以及取土场取土时，应采取规范程序处理表层土，并采取相应的灭螺措施，确保安全生产。

每年对施工营地等施工范围内的有螺区进行查螺灭螺。查螺与药物灭螺一般选择每年 3～11 月合适时间进行（通常在每年上半年的 3～5 月和下半年的 9～11 月）。常用灭螺药物是氯硝柳胺乙醇胺盐，现场使用药量：浸杀法用药 $2g/m^3$，喷洒法用药量为 $2g/m^2$。

(2) 施工区防护措施。

1) 卫生机构及防疫：在施工人员相对集中的地点应设立医疗点，施工人

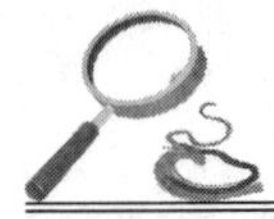

员进驻施工区前，必须进行血吸虫病检查，发现病人及时治疗。

2）施工人员血吸虫病预防措施：工程建设期间高峰期将达到5000人，因此应加强施工人员的卫生防疫工作，在疫区施工时应配备血吸虫防护用具，并加强宣传教育，防止感染血吸虫。

3）施工区周边群众的血吸虫病预防措施：每年组织对施工营地等施工范围内有螺疫区内6～65岁群众进行查病治病。查病时间在每年10～11月进行，查后即开展治疗及扩大化疗，同时做好查病、治病的登记造册工作。

2. 运行期

（1）综合管理措施。定期安排专人清理渠道两侧的杂草和淤泥，减少有利于钉螺孳生的环境，通过工程措施并结合管理措施在渠首彻底消灭钉螺孳生环境。此外，加强船舶的管理，在进口船闸处安排专门船只打捞和收集漂浮物，以防钉螺随漂浮物进入航道。

（2）建无螺区隔离带措施。根据工程区域实际情况，因地制宜植树造林，利用水利工程建立血防安全走廊，形成护林隔离带。在距离工程区一定范围内，反复查灭螺，形成无螺区隔离带，阻止钉螺进入引水干渠。

（3）禁止周边有螺水系串通措施。在工程运行期，为确保周边有螺水系不向引水干渠串通，减少渠水交叉而带来钉螺扩散的风险，对敏感地段设立监测点进行螺情监测，发现钉螺及时处置。

（4）搬迁安置户措施。根据安置区血吸虫病流行特点，定期对安置区人、畜进行血吸虫病检查，并开展相应的血吸虫病防治工作。

4.4.7　引江济汉工程防螺扩散措施合理性和有效性的分析评价与建议

1. 建设期

（1）对取水口防螺措施的分析评价与建议。工程设计中充分考虑防螺扩散的工程措施。在长江龙洲垸取水口至沮漳河出口约3.2km的岸边工程将采取浆砌石护坡措施，在加固长江坡岸环境的同时，也创造不利于钉螺着陆孳生的条件。但长江汛期，江水漫滩可使上游钉螺随漂浮物在江滩防浪林滞留，并随引水闸进入引江济汉干渠。建议对枝江市、荆州市、菱角湖和草埠湖农场涉及沮漳河水系外滩的钉螺孳生环境，采取根治性措施彻底改造的钉螺孳生环境，以消除引水源头钉螺扩散的隐患。

在龙洲垸进口设隔栅措施，拦截上游漂浮物，并将打捞的漂浮物进行相应处理，可以消除部分有钉螺的载体；但工程中的隔栅间距较大，只能拦截大的漂浮物，不能拦截随水漂浮的钉螺，建议将隔栅间距缩小，并且附上铁丝网，以阻隔较小的漂浮物。

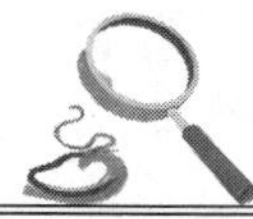

沉砂池加沉螺池复合工程不仅可以将泥沙沉积，净化水质，还可以使钉螺沉降在沉螺池中，有利于采用药物集中杀灭钉螺。尽管沉螺池的流速符合《水利血防技术导则》的要求，但在工程设计中缺少拦漂筛孔墙。建议在沉螺池中段增设一道悬浮式拦漂筛孔墙，以拦截小的漂浮物，以防钉螺随小漂浮物扩散。

(2) 对输水渠道防螺措施的分析评价与建议。工程对输水渠道采取了渠道两侧全线硬化，以及沿线血吸虫病疫区水系交叉建筑物采用平交、立交以及平交和立交相结合三种型式等项措施。

渠道全线硬化不仅可防止渠水的渗漏，而且也使钉螺进入渠道无孳生、繁殖的环境。由于港南渠、港总渠渠道及沿线有钉螺分布，当港南渠流量大于$5m^3/s$，港总渠流量大于$20m^3/s$时，引江济汉渠道将起到撇洪的作用，即港南渠、港总渠的洪水将经过引江济汉渠道局部段过洪，然后洪水进入下游长湖。由于洪水期是钉螺扩散较严重的时期，在洪水通过引江济汉渠道时极有可能将港南渠、港总渠的钉螺扩散到引江济汉干渠而随渠水传播到汉江中下游，因此，在港南渠、港总渠采用平交和立交相结合的型式就存在钉螺扩散的风险，为了渠线输水的安全性，建议在不能采取立交型式的情况下，将港南渠、港总渠及其相连支渠的全部浆砌硬化，彻底消灭钉螺。从而控制港南渠、港总渠的钉螺进入干渠，减少渠水交叉带来血吸虫病流行的风险。

(3) 对供水防螺措施的分析评价与建议。

1) 对汉江中下游河道的防螺措施：实施引江济汉工程后，潜江到武汉河道的水情、水势将发生变化，水位较调水前有所提高，可以淹没部分适合钉螺孳生的滩地。同时，对汉江中下游河滩定期定点开展螺情监测，一旦发现钉螺，及时采取药物和工程等措施杀灭钉螺是切实可行的。

2) 对东荆河流域的防螺措施：补水工程实施后，东荆河将基本处于常年有水的状态，而且便于沿河的涵闸引水灌溉。由于涵闸引水灌溉可把河滩钉螺扩散到垸内，因此，建议对有螺地带的引水涵闸必须增设沉螺池，防止引水灌溉将钉螺扩散到垸内。

(4) 航运防螺措施的分析评价与建议。根据船闸通过能力和船舶型式，在工程中合理设计缩小口门宽度，以尽量减少因水流和风力而进入口门内的漂浮物。在船闸引航道内设置能随水位变化而升降的芦苇丛状编织物，以拦截漂浮物而又不影响行船。这一措施在工程的设计、施工以及具体实施上可能存在一定的难度，但在船闸下游停泊区增设利于聚集漂浮物的区域还是可行的。建议在船闸周围设立专人，负责打捞漂浮物，以防钉螺随漂浮物扩散到航道。

2. 运行期

(1) 综合管理措施的分析评价与建议。定期安排专人清理沉沙沉螺池和渠道两侧的杂草和淤泥，在进口船闸处安排专门船只打捞和收集漂浮物，减少钉螺孳生环境和严防漂浮物携带钉螺的措施切实可行。建议通过加强运行期的综合管理措施，搞好防螺扩散设施的维护、修缮，使其能够持久、充分地发挥原有的功能。

（2）建无螺区隔离带措施的分析评价与建议。根据工程区域实际情况，因地制宜在距离工程区一定范围内，坚持反复查灭螺，建立血防安全无螺区隔离带，阻止钉螺进入引水干渠是一项具有实际意义的积极措施。建议在工程规划阶段提出具体的实施计划，以便有步骤地组织实施。

（3）禁止周边有螺水系串通措施的分析评价与建议。由于港南渠、港总渠采用平交和立交相结合的型式而存在钉螺扩散的风险，建议在工程运行期，要加强对这些敏感地段的螺情监测，确保周边有螺水系不向引水干渠串通而带来钉螺扩散的风险。

（4）搬迁安置户措施的分析评价与建议。引江济汉工程的搬迁安置户主要是就近后靠搬迁，如仍在血吸虫病疫区，建议定期重点对安置区人、畜进行血吸虫病检查并开展相应的血吸虫病防治工作。

4.4.8 引江济汉工程防止血吸虫病传播措施合理性和有效性的分析评价与建议

建设期防止血吸虫病传播的措施主要采取了药物灭螺与施工区防护工作两项内容。

控制钉螺与感染性钉螺是阻断血吸虫病传播途径的有效方法之一。严格按照《血吸虫病预防控制工作规范》的要求进行查灭螺，消灭生活区和施工区残存钉螺，改造钉螺孳生环境，切断传播途径。通过采用灭螺药物的方法，阻止钉螺扩散或降低钉螺密度与感染性钉螺密度，减少人、畜感染血吸虫病的几率。

如果卫生防疫机构将上述措施落实到位，施工人员及施工区周边群众的防护措施均有序开展，并确保工作质量，是可以化解血吸虫病传播的风险。

1. 施工区查螺、灭螺措施的分析评价与建议

在有钉螺分布的工程区开挖弃土以及取土场取土时，只有采取规范程序处理表层土，同时采取相应的灭螺措施，才能使工程的土方搬运不至于造成钉螺扩散。每年对施工营地等施工范围内的有螺区进行查螺、灭螺的时机选择至关重要。建议工程部门邀请当地血防机构派出专家进行技术指导，督促检查每项防治措施的落实情况。

2. 施工区防护措施的分析评价与建议

在施工人员相对集中的地点应设立医疗点，对施工人员进驻施工区前进行

血吸虫病检查，发现病人及时治疗。同时搞好施工人员血吸虫病预防措施，配备必要的血吸虫防护用具，加强宣传教育，防止感染血吸虫等措施的落实，是确保工程顺利实施的有力保障。建议工程部门要高度重视，成立血吸虫病防治专门机构负责工程区的血防工作。

3. 搬迁安置户措施的分析评价与建议

对就近搬迁安置户，以健康教育为主，辅以常规的查病治病等措施，可有效地控制血吸虫病传播。建议对搬迁安置区的重点地带、重点人群和家畜搞好病情监测工作，以达到控制血吸虫病传播的目的。

4.4.9 建立钉螺扩散监测点的必要性和布局建议

1. 必要性

随着引江济汉工程的建成，工程区的生态环境将发生相应的变化，因此有必要在工程运行期间，加强螺情、病情监控，将工程区域内的钉螺分布调查和药物灭螺工作纳入计划，加强血吸虫病技术督导和现场监测，建立血防监测网。对工程引水、供水、通航等可能导致扩散钉螺的重点地段进行长期定时定点监测。

2. 布局建议

(1) 对引水路线的监测。对取水口位于荆州区李埠镇的沿江村；引水干渠在石桥河入长湖的沙洋县李市镇的黄岭村；引水干渠出水口的潜江市高石碑镇笃实村（非疫区村）。进行钉螺扩散风险的长期监测工作等敏感区设立螺情监测点，按监测点的统一方案，定时、定点观察螺情变化趋势。

监测点布局：荆州区李埠镇的沿江村；沙洋县李市镇的黄岭村；潜江市高石碑镇笃实村（非疫区村）。

(2) 对供水路线的监测。引江济汉工程的供水范围（直接受益范围）为汉江中下游干流供水区的组成部分，主要包括汉江兴隆河段以下 7 个城市（区）——潜江市、仙桃市、汉川市、孝感市、东西湖区、蔡甸区、武汉市城区等环境进行螺情监测，发现钉螺，立即进行处理，杜绝疫情隐患。

监测点布局：潜江市高石碑镇的义兴村；汉川市城隍镇的杨集村；蔡甸区消泗街的渔樵村。

(3) 对通航路线的监测。在船闸闸室、船闸连接河、西荆河船闸、拾桥河船闸等环境进行螺情监测，发现钉螺，立即进行处理，杜绝疫情隐患。

监测点布局：荆州区李埠镇的沿江村；沙洋县李市镇的黄岭村；潜江市高石碑镇的义兴村；渔洋镇的排湾村。

(4) 过往船舶的监测。对停泊在船闸周围和过往船闸的不同船舶，认真检

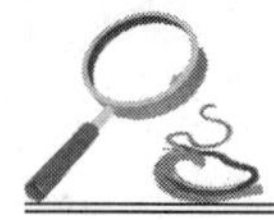

查和清扫不同船体的船舷水线上下 30cm，监测船舷有无携带钉螺。重点对来自疫区的渔船进行检查。每年监测 2 次。

监测点布局：船闸周围水域不同船舶。

(5) 对施工区的监测。对工程取土区开挖弃土以及取土场地的监测以及施工人员血吸虫病预防工作的监测。

4.5　其他调水工程对血吸虫病流行的影响

4.5.1　江苏省里下河水源调整和江水东引工程

江苏省里下河地区历史上用淮水灌溉，20 世纪 60 年代实施淮水北调徐淮地区后，改为江淮水并用，通过江苏省江水北调工程，将江水提高到高程 6～8m 再放到高程 5m 甚至 2～3m 进行灌溉。南水北调东线工程是在江苏省江水北调工程基础上扩大规模和向北延伸，利用京杭大运河及与其平行的河道为输水主干线和分干线逐级提水北送。为使江都站抽水能力尽量置换出来用于北调，结合三阳河输水，达到北调规模，同时也为了避免江都站抽江水高水低用，因此需要进行里下河水源调整。原沿运灌区共调整 4.09 万 hm^2 至东引灌区，其中高邮 2.09 万 hm^2、宝应 1.29 万 hm^2、楚州 0.71 万 hm^2。原沿总渠南阜宁阜东灌区的 3.19 万 hm^2 调整至东引灌区；原渠北灌区（包括现有滨海、响水两县 11 个灌区，现有灌溉面积 13.78 万 hm^2）全部调整至东引灌区。灌区调整后，将通过加大自流引江口门，拓浚内部配套河道增加引江流量。主要工程有泰州引江河、新通扬运河（宜陵～引江河口）、卤汀河等。然而，沿江水源地区是江苏省主要钉螺分布区，自流引江方式将可能导致钉螺向里下河腹地扩散。

4.5.2　扬州瘦西湖“活水”工程

瘦西湖—平山堂位于江苏省扬州市西北郊，是国家级旅游风景区。瘦西湖活水工程引水泵站位于扬州市东北郊的京杭大运河西岸，抽引未经城市污染的水体，经一根长 3.5km、内径 1.6m 的玻璃钢管输送到平山堂观音山脚下的保障湖，由闸门控制流入瘦西湖，湖内水体向南排出，从而实现瘦西湖活水交换。工程于 2002 年 3 月 16 日竣工投入运行。然而，取水口北连邵伯湖，南接长江，南北均为有螺水系。为防止钉螺通过引水进入瘦西湖，在取水口安置了拦螺网，同时每年开展钉螺监测，4～10 月每月打捞漂浮物观察钉螺扩散情况，目前保障湖和瘦西湖均未发现钉螺扩散。

4.5.3　武汉市大东湖引水工程

武汉市大东湖引水工程是一项水生态环境建设项目，工程拟通过青山港引水闸引长江水入东湖。由于东湖无钉螺分布，引水闸所在的青山区血吸虫病疫情也已得到控制（已达到血吸虫病阻断标准），青山港引水口周边已有10年未发现钉螺分布。但引水口上游的杨园、沌口、军山、江夏等地区（50km内），及对岸的天兴洲和府河口地区有钉螺分布，该地区未来钉螺消长趋势具有不确定性或不可预知性，而且工程引水方式为丰水期自流引水（平水期和枯水期不引水），全自流引水时间一般出现在5～11月，正好处于长江汛期。而长江水系钉螺扩散主要在汛期通过吸附漂浮物扩散，因此大东湖引水工程在汛期，特别是洪水期引水存在较大的钉螺扩散风险，一旦引水过程中有钉螺输入，则“大东湖”区将适宜钉螺孳生而成为血吸虫病疫区。因此，须加强引水口外钉螺监测和控制，开展风险评估研究，同时在引水口布置中层取水等防螺措施。

5

长江中下游湖泊治理工程与血吸虫病防控的关系

5.1 洞庭湖区

5.1.1 洞庭湖区概况

洞庭湖区位于北纬28°30′～30°20′，东经110°40′～113°10′之间，地处长江中游荆江河段以南，湖南省北部，是长江中游重要吞吐型调蓄湖泊。湖区面积18780km²，其中湖南部分15200km²，湖北部分3580km²。洞庭湖区总面积中，天然湖泊2682km²（东洞庭湖1328km²，南洞庭湖920km²，西洞庭湖434km²），占14.28%；内湖1000km²，占5.32%；洪道水面964km²，占5.13%。洞庭湖区是一个以堤垸控制面积为主的圩垸地区，现有堤垸面积12600km²，其中湖南9323km²，湖北3277km²。总人口约700万人。洞庭湖除具有调蓄长江洪水外，还具有灌溉、航运、渔业生产、供水、纳水、调节气候和美化环境等多种功能。洞庭湖地处中北亚热带湿润气候区，气候温暖、湿润，其热量、水分、光能条件均适宜双季稻及其他农作物生长；加之湖区土质肥沃，自然资源丰富，因而是我国重要的商品粮、淡水鱼、棉、麻生产基地。

洞庭湖水系组成十分复杂，北有松滋、太平、藕池、调弦（1958年建闸）四口分泄长江来水，西、南面有湘江、资水、沅江、澧水四水入汇；还有汨水、汨罗江、新墙河等湖区周边的中小河流直接入湖，经过湖泊调蓄后，由城

陵矶湖口出长江。全流域集雨面积 26 万 km^2（未包括长江分洪入湖四口以上集雨面积）。据 1951～1988 年全年来水量统计，长江入湖四口占 40.5%，省内四水占 59.5%。但汛期（5～10 月）来水四口 49.5%，四水占 50.5%，几乎相等。因此长江汛期来水对洞庭湖的影响是相当大的。

影响更大的是泥沙。由于洞庭湖区比降平缓，汛期洪水从四面八方汇流入湖，形成错综复杂、纵横交错的水网，水流互相干扰顶托。通江湖泊的堵闭和长江洲滩的民垸的围垦又减少了城陵矶以下河段的泄量，使洞庭湖出口壅水，更加剧了泥沙在洞庭湖的淤积。据 1951～1988 年资料统计，四口加四水多年平均悬移质输沙量达 19292 万 t（约合 12861 万 m^3），其中四口 15875 万 t，占 82.3%；四水 3417 万 t，仅占 17.7%。出湖沙量 4957 万 t（约合 3305 万 m^3）。沉积在洞庭湖内的泥沙年平均达 14335 万 t（约合 9557 万 m^3），如果加上区间来沙，沉积量当超过 1 亿 m^3。泥沙淤积导致湖床不断抬高，形成洲滩。淤高的洲滩又适宜于高围垦种，于是人类大规模开展围湖造田。随着洲滩面积的扩大和淤高，湖泊水面日益萎缩。据资料统计，洞庭湖 1825 年面积为 6000km^2，1949 年为 4350km^2，减少了 27.50%；1988 年为 2691km^2，较 1852 年减少了 55.15%（图 5.1、图 5.2）。

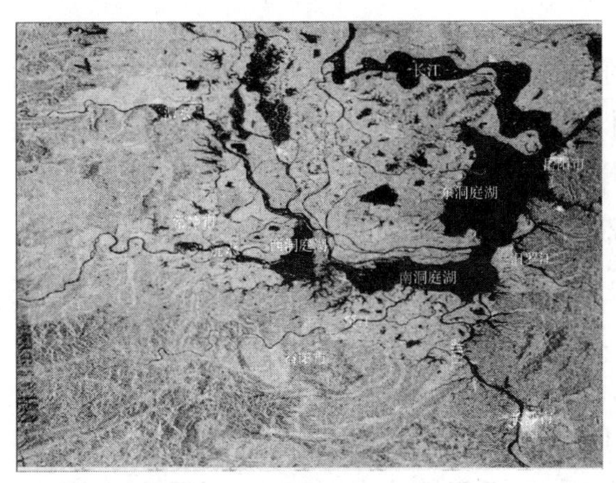

图 5.1 洞庭湖（1998 年汛期）

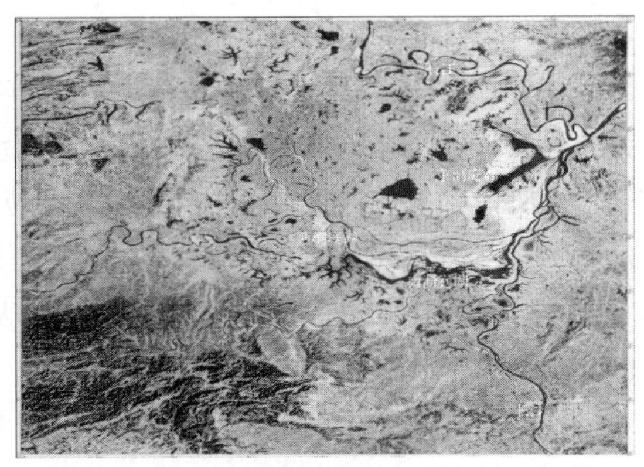

图 5.2 洞庭湖（1998 年枯水期）

5.1.2 洞庭湖区血吸虫病流行概况

1. 流行历史

（1）我国首例血吸虫病人是在洞庭湖区发现的。洞庭湖区血吸虫病流行历史久远。1905 年，湖南省常德广济医院（即现在的常德市第一人民医院的前身）美藉医生罗感恩（O. T. Logan）收治了一名病人，在粪便检查时发现血吸虫卵，确诊为血吸虫病人。患者姓陈（有的文献译为郑），男性，18 岁，渔

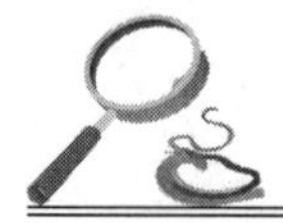

民，西洞庭湖区常德县周家店人。此例病人即为我国最早报道的首例血吸虫病人。

（2）考古发现。1972年，在长沙市东郊马王堆出土了一座西汉墓葬，棺内存女尸一具，保存十分完整。据考证，墓主埋葬于公元前2世纪，是西汉初期长沙国丞相利仓的夫人，名叫辛追。据研究小组报告，在古尸肝脏、直肠及乙状结肠组织中，发现大量日本血吸虫卵，因而可以认为这是用现代方法确诊的我国最早的血吸虫病人。这一发现表明，血吸虫病在洞庭湖区流行至少已2200年了。但这并不意味着血吸虫病在洞庭湖区仅仅是二三千年前才有的疾病，因为根据生物进化的过程，血吸虫的历史当早于人类的历史，只是限于文字流传的时限和尸体保存技术，我们只能追溯到这一阶段而已。

2. 流行区分布

新中国成立后，党和政府十分重视血吸虫病防治，开始组织进行血吸虫病疫情调查，随即在组建防治专业机构，开展大规模的血吸虫病流行病学调查与防治工作。在20世纪50年代洞庭湖大部分血吸虫病流行区被发现，但是，有少数流行区直到20世纪90年代末及21世纪初才被发现。

（1）类型与地理分布。洞庭湖区血吸虫病流行于湖区平原及其周边丘陵地区，有湖沼型和山丘型两大类型。

1）湖沼型。湖沼型流行区分布于东洞庭湖、南洞庭湖、西洞庭湖周围，长江入洞庭湖松滋、太平、藕池洪道两岸，以及湘、资、沅、澧四水和汨罗江、新墙河、浏阳河等主要河流尾闾沿岸的河湖平原地带。其主要特点是中间宿主为肋壳钉螺，其分布受洞庭湖水位制约，分布高程均在洞庭湖最高洪水位能够淹及的高程以下，即海拔37m以下的地域，分布环境为江河、湖泊洲滩和垸内沟渠、洼地。湖沼型流行区血吸虫病人数和钉螺分布面积均占全省的98%以上。

2）山丘型。山丘型流行区分布于洞庭湖平原周围的丘陵地带，其主要特点是中间宿主主要为光壳钉螺，其分布只受局部环境水位影响，不受洞庭湖水位制约。分布高程多在海拔41～135m之间，分布环境为小溪边、坡地、灌溉沟渠等小水系环境，很少见于河滩环境。山丘型流行区血吸虫病人数和钉螺分布面积均在全省的2%以下。

（2）行政区域分布。分布于岳阳市的华容县、岳阳县、湘阴县、汨罗市、临湘市、君山区、云溪区、岳阳楼区、屈原区、建新农场，益阳市的沅江市、南县、资阳区、大通湖区、赫山区，常德市的汉寿县、安乡县、澧县、鼎城区、津市市、临澧县、石门县、桃源县、贺家山农场、西湖管理区、涔澹农场、武陵区、西洞庭管理区，长沙市的望城县、宁乡县、长沙县、岳麓区、天

心区、开福区，株洲市的荷塘区、石峰区、芦淞区，张家界市的慈利县共6市，38县、市、区、场，以流行村计人口643.3万人。至2010年底，洞庭湖区累计查出钉螺分布面积395179.54hm^2（592.77万亩），累计查出新发血吸虫病人107万人。

3. 防治历程与成果

（1）防治策略的演进。洞庭湖区血吸虫病防治工作开始于20世纪50年代。在过去60年中，随着社会、经济和科技技术的不断发展，不同时代都产生了适合于洞庭湖区实际情况的血吸虫病防治策略。

1）以消灭钉螺为主的综合性防治策略。20世纪50～80年代初期，主要实施以消灭钉螺为主、辅以大规模查病、治病等的综合性防治策略。主要措施包括大面积围垦有螺湖洲，围堵有螺湖汊，通过环境改造结合化学药物消灭钉螺，开展大规模血吸虫病普查，积极治疗病患人、畜等。然而，这一策略因影响生态环境，继续实施受到了限制。

2）以人畜化疗为主的疾病控制策略。从20世纪80年代中期开始，洞庭湖区率先采取以吡喹酮进行人、畜化疗为主、辅以易感地带灭螺等综合防治策略，有效地降低了血吸虫病疫情。然而，由于药物化疗的依从性、覆盖率等因素的限制，该策略将人、畜感染率控制在一个相对较低水平后，难以继续下降，且不能控制再感染，难以达到控制传播的目的。

3）以控制传染源为主的综合性防治策略。为进一步控制疫情，实现血吸虫病控制传播目标，卫生部于2004年提出以传染源控制为主的综合性防治策略，洞庭湖区采取的主要措施是以机代牛、封洲禁牧，减少家畜传染源粪便对有螺地带的污染；改建无害化卫生厕所，杀灭人、畜传染源粪便中的虫卵；加强渔、船民粪便管理，减少水上流动人群传染源粪便的污染；结合水利、农田基本建设和农业产业结构调整，改变钉螺孳生环境。

（2）疫情变化。由于党和政府的高度重视，以及疫区人民与广大血防专业人员半个多世纪持续不懈的艰苦努力，洞庭湖区血吸虫病疫情大幅度降低，主要表现在如下几个方面。

1）疫区范围缩小。至2010年，湖南省洞庭湖区已有慈利县、石门县、武陵区、西洞庭管理区等4个单位达到血吸虫病传播阻断标准；望城县、宁乡县、长沙县、岳麓区、天心区、开福区、荷塘区、石峰区、芦淞区、赫山区、桃源县、涔澹农场、西湖管理区、岳阳经济开发区等14个单位达到传播控制标准；华容县、岳阳县、湘阴县、汨罗市、临湘市、君山区（含建新农场）、云溪区、岳阳楼区、屈原管理区、南湖风景区、沅江市、南县、资阳区、大通湖管理区、临澧县、汉寿县、安乡县、澧县、鼎城区（含贺家山农场）、津市市 20 个单位达到疫情控制标准。

2）病情减轻。主要表现在以下 3 个方面：

第一是人、畜血吸虫病感染率下降，病人数量减少。20 世纪 50 年代初期，流行区以村为单位居民血吸虫病感染率一般都在 20%以上，个别重度流行村高达 90%，估算有病人 60 万人。耕牛感染率一般在 85%左右，少数流行村高达 100%。至 2008 年，洞庭湖区所有疫区村居民和耕牛血吸虫病感染率都低于 5%，下降幅度分别达 89.3 和 94.7%。2010 年底推算尚有血吸虫病人 8.66 万人。

第二是急性血吸虫病发病减少。急性血吸虫病发病是反映疫情的一个重要指标。20 世纪 50～60 年代，洞庭湖区急性血吸虫病发病率很高，1964 年，发生急性血吸虫病例 7572 例。以后随着防治工作的深入开展，急性血吸虫病发病不断减少，2010 年仅发病 18 例。

第三是晚期血吸虫病患病人数减少。20 世纪 50 年代，洞庭湖区估算晚期血吸虫病人数约 2.5 万人。党和国家对晚期血吸虫病人的救治十分重视，特别是从 2004 年以后，国家拨专款开展晚期血吸虫病人救治，晚期血吸虫病人生存期延长，生活质量提高，病人数量下降。2010 年晚期血吸虫病人 5632 人。

3）钉螺分布面积减少。至 2010 年底，洞庭湖区累计查出钉螺分布面积 395179.54hm^2（592.77 万亩），累计消灭钉螺分布面积 218703.88hm^2（328.06 万亩），占钉螺分布总面积的 55.35%。2010 年尚有钉螺分布面积 176475.66hm^2（263.7 万亩），约占全国钉螺分布面积的 1/2。

4. 疫情特点

(1) 垸外洲滩易感环境沿堤岸线分布长、面积大。洞庭湖有螺洲滩中沿堤岸线分布 1000m 范围内是血吸虫易感环境，长 1470.7km，面积 63765.5hm^2（95.6 万亩），占垸外钉螺面积的 36.80%。易感环境的特点是感染性钉螺密度高，水体血吸虫感染性强、威胁大，是血吸虫病的主要疫源地，洞庭湖区 98%以上的血吸虫病人是在垸外洲滩水体感染的。

易感环境形成的原因：一是血吸虫病人、病畜如牛、羊、猪的粪便等在垸外堤边洲滩放牧，大量粪便污染洲滩；二是修筑大堤时在堤脚外取土形成洼地，积水流动缓慢，有时甚至形成不流动的死水，便于血吸虫尾蚴聚集；三是汛期洼地鱼虾多，人们常因捕鱼捞虾而感染。流行病学调查表明，居民血吸虫病感染率与其居住地距易感环境的距离呈负相关，即居住地距易感地带愈近，感染率愈高，越远则感染率越低。

目前对垸外易感环境采取的主要措施是对沿堤一线进行预防性氯硝柳胺药物灭螺，灭螺宽度大多在 100m 左右。研究结果表明，在面积较大的江湖洲

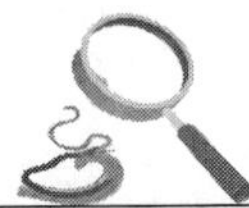

滩，局部小范围药物灭螺只能起部分降低水体血吸虫感染性的作用，而不能达到彻底消除水体感染性的目的。分析其原因，可能一是药物灭螺难以取得彻底消灭钉螺的效果，灭后仍有可能存在未被消灭的感染性钉螺；二是洲滩感染性钉螺分布广泛，距堤100m外未进行药物灭螺洲滩的感染性钉螺释放的血吸虫尾蚴向周围扩散。在湖区江湖洲滩实施大面积预防性药物灭螺，从成本效益的角度看，也是投入与产出不成比例的。湖南省每年购买灭螺药物的经费就高达1000万元以上，而将这些药物施用到现场的费用，估计也近1000万元，这样大的投入仅仅起到部分降低水体血吸虫感染性的作用，成本效益是很低的。氯硝柳胺还对鱼类等水生动物毒性极大，破坏生态环境和水产资源。

治理垸外易感地带的另一措施是结合水利工程或生产开发改造环境，但这一措施受环境、经济等条件制约，并非所有易感地带都能采取的。

（2）传染源种类多、数量大。洞庭湖区血吸虫病传染源除人以外，已查明的家畜传染源有牛、羊、马、驴、猪、犬和猫等动物。已查明的野生动物传染源有野兔、野猫、狗獾和猪獾等，但数量很少。调查研究表明，草食家畜和渔、船民是洞庭湖区血吸虫病主要传染源。

1）草食家畜。洞庭湖洲滩冬陆夏水，洲土肥沃。枯水季节（约为上年10月至次年4月）洲滩显露，牧草丰茂，为天然牧场，适宜家畜放牧，因此洞庭湖区牛数量多。据畜牧部门统计，2010年底洞庭湖血吸虫病流行区有存栏牛17.8万头。枯水季节和洪水初涨期牛在外洲放牧，甚至不少远离疫区的地方的牛也到湖洲上放牧。农村经济体制改革以来，经济发展迅速，机械化耕作程度提高，耕牛数量减少，但菜牛养殖增加。敞放于有螺洲滩的牛的血吸虫感染率高。洞庭湖易感地带野粪调查资料表明，洲滩野粪和阳性野粪中，牛粪均占75%以上，血吸虫卵总数构成比为85.61%。因此枯水季节和洪水初涨期，在垸外洲滩放牧的牛是主要传染源。

三峡建坝后，洞庭湖泥沙淤积减少，将导致芦苇退化，芦苇洲滩减少，草滩、芦杂滩将增加，进一步为垸外洲滩牛羊放牧提供条件，增加了家畜传染源控制的难度。

此外，湖区羊、马、狗数量也很多，血吸虫感染率也很高，其传染源作用也不可忽视。

2）渔民、船民。据统计，在洞庭湖活动的渔民有6万余人，他们来自全国十几个省。渔民常年在水上活动，尤其是汛期5～9月，洪水淹没有螺洲滩，是渔民捕鱼捞虾的好时节。渔民生活、工作在船上，血吸虫病感染率高，他们将粪便直接排入水体，污染范围大，时间长。鲜粪中血吸虫卵的毛蚴孵出率高。2009年5月，湖南省血吸虫病防治所在东洞庭湖进行渔民血吸虫病调查，用加藤法进行粪便检查 275 人，发现阳性 111 人，感染率高达 40.36%。因此，汛期 5～9 月渔民是血吸虫病的主要传染源。

此外尚有不少船民，血吸虫病感染率也较高，其传播血吸虫病作用虽然不容忽视，但因其航行路线及停靠码头以无螺水域为多，粪便污染有螺水体的作用远不如渔民大。

(3) 居民接触疫水难以避免。洞庭湖区居民血吸虫感染威胁主要在垸外疫源地。湖区经济不发达，人口多，居民因生产、生活需要，去垸外洲滩活动，接触疫水难以避免。湖区洪涝灾害频繁，洪灾发生时期正是感染季节，大量军民可因防洪救灾接触疫水感染。夏秋季节，引江湖水经涵闸向垸内灌溉，尾蚴随水扩入垸内，直接造成居民在垸内感染。

5.1.3 洞庭湖区环境特征与血吸虫病传播的关系

血吸虫病在洞庭湖区流行与洞庭湖洪水、泥沙淤积等因素密切相关。

1. 洞庭湖洪水是血吸虫病传播的重要条件

血吸虫病是经水传播疾病。血吸虫的中间宿主钉螺生存繁殖和扩散都离不开水环境。洞庭湖地处亚热带温暖多雨地区，有极为丰富的地表水和地下水资源，境内有湘、资、沅、澧、汨罗江、新墙河 6 大水系，长江干流有松滋、太平、藕池、调弦（1958 年建闸）四口分流入湖。丰沛的来水量形成强大的洪流，成为钉螺扩散的主动力。因为钉螺孳生于潮湿的洲土滩地、堤脚、沟渠，栖息在杂草、芦苇等植被物的根部，或粘附在枯枝、残叶上，而幼螺则悬浮于水中。每当洪水漫洲，洪流将粘附在枯枝残叶上的成螺以及悬浮于水中的幼螺输送到洪水淹及的地方，造成钉螺扩散。湖区汛期常引垸外湖水灌溉，洲滩钉螺随湖水经涵闸、渠道扩散进入垸内。

湖区人民在生产、生活等活动中，接触疫水难以避免。洞庭湖区洪涝灾害频繁，洪灾发生时期正是感染季节，抗洪救灾时，军民感染血吸虫几率很高。特别是溃垸可使疫情加剧。如 1996 年 7 月，洞庭湖区发生了历史上罕见的特大洪涝灾害，溃决大小堤垸 145 个，淹没垸内面积近 20 亿 m^2，受灾人口 130 万人，导致垸内新增钉螺面积 0.2 亿 m^2；新感染血吸虫病 38089 人，发生急性血吸虫病 250 人。

2. 洞庭湖泥沙淤积是钉螺面积扩大的基础

自长江四口分流入洞庭湖以来，大量泥沙在湖内淤积，使洞庭湖由大变小，直至接近走向消亡。大量泥沙沉积于洞庭湖后，使湖床不断抬高，洲滩不断扩大。据统计，每年沉积于洞庭湖 1 亿 m^3 泥沙，湖床不断淤高，每年新增加洲滩约 4000hm^2（约 6 万亩）。新形成的洲滩一般 3 年内就可出现钉螺。

1998年长江流域特大洪水实施平垸行洪、退田还湖工程，洞庭湖堤垸均是在有螺洲滩上围垦形成的，废弃的堤垸终将还原成有螺洲滩。因而洞庭湖有螺洲滩面积仍在不断扩大。因此洞庭湖钉螺面积仍在增加。

3. 洞庭湖资源丰富，为传染源活动提供了条件

洞庭湖洲滩土地肥沃，牧草丰茂，适于草食家畜放牧。因而沿湖居民有养殖牛、羊，在洲滩敞放的传统。部分牛、羊来自数十公里外的非流行区。这些敞放洲滩的牛羊，血吸虫感染率高是血吸虫病主要传染源。据统计，洞庭湖洲滩敞放的家畜有20余万头。洞庭湖水产资料丰富，因而渔民多，他们生活、工作在船上，血吸虫感染率高，是又一主要传染源。据统计，在洞庭湖活动的渔民来自全国10余省，约6万余人。此外还有在水上、洲滩活动的流动人群如船民、牧民、樵民等，他们的血吸虫感染率也很高，其传染源作用也很重要。

5.1.4 洞庭湖治理工程

新中国成立后，为彻底根治洞庭湖水患，开展了大规模的治理工程，主要经历了如下三个阶段。

1. 1949～1985年的洞庭湖整治工程

该阶段主要进行了堵支并垸、排涝建设、撇洪河配套等初期建设。其中50年代，主要是通过合并堤垸、缩短防洪堤线，堵支并流，以及整治洪道、加固堤防、兴建涵闸等工程措施来改变历史上水系紊乱、堤防残破的局面；60年代主要从事垸内建设、电排建设、渠系调整和渠系建筑物配套；70年代，继续进行电排建设，同时持续大搞田园化建设、环湖撇洪工程及渠系配套。通过治理，洞庭湖区堤垸数由新中国成立初期的933个减少到226个，一线堤防长度由6400km减少到3471km，基本形成了目前的防洪格局。

2. 1986～1996年的洞庭湖一期治理工程

洞庭湖一期治理工程主要建设内容包括11个重点垸堤防加固、蓄洪垸安全设施建设、洪道整治、通讯报警系统建设等四项。一期治理工程从1986年批准开始实施，到1996年通过国家验收，历时10年，完成土方2.32亿m^3，石方316.81万m^3，混凝土103.53万m^3。通过工程的实施，湖区11个重点垸1191km防洪大堤普遍比80年代以前加高1～2m，加宽了2～3m，可以基本保证在1954年型洪水位情况下不漫堤，24个蓄洪垸蓄洪安全建设得到加强，较大地提高了湖区堤防的抗洪能力；防汛通讯报警设施建设有所改善。一期工程在洞庭湖区抗御1995年、1996年两次特大洪水中发挥了重大作用，取得了显著的社会效益和经济效益。

3. 1996～2000 年的洞庭湖二期治理工程

洞庭湖二期治理工程于 1996 年开始实施，主要内容包括堤防加固、蓄洪区安全建设、洪道整治、城市防洪、治涝建设、防汛通讯报警设施、水利结合灭螺等 7 个部分。1998 年国家实施积极的财政政策以后，加大了对洞庭湖治理的投资力度，实施了部分蓄洪区安全建设、河湖清淤疏浚和应急处险工程。

5.2 鄱阳湖区

5.2.1 鄱阳湖概况

鄱阳湖地处江西省北部，长江中下游南岸，位于北纬 28°22′～29°45′、东经 115°47′～116°45′之间，是我国最大的淡水湖泊，也是我国资源和环境条件最优和开发潜力最大的内陆湖泊，素有“金鄱阳，银庐陵”和“江南鱼米之乡”的美称。

鄱阳湖以松门山为界，分为南北两部分，北面为入江水道，南部为主湖区。南北长 173km，东西最宽处达 74km，平均宽 16.9km，湖岸线长 1200km。根据卫星遥感测算，湖区最大丰水期面积 5100km^2，平均水深 6.4m，最深处 25.1m 左右，容积约 300 亿 m^3。鄱阳湖与赣江、抚河、信江、饶河、修河等五大河流尾闾相接，承纳上述河流来水，经调蓄后由湖口入长江，属过水吞吐性的湖泊。流域面积为 16.2 万 km^2，占江西省国土面积的 97%左右。经鄱阳湖调蓄注入长江的水量超过黄、淮、海三河水量的总和。

每年 4～6 月，水位随内河洪水入湖而上涨漫滩，湖面扩大；7～9 月因长江涨水顶托或倒灌而维持峰值，湖面一望无际；10～11 月退水，湖滩显露，湖面变小，呈“冬陆夏水”独特景观。湖区年平均气温为 16～18℃，年降雨量为 1340～1780mm，无霜期为 240～330 天。湖区地貌可分水道、洲滩、岛屿、内湖和港汊等若干类别，湖区内草滩众多，植被茂盛，高程多在 14～17m，面积约 133400hm^2，主要分布在东、南、西部五大水系入湖的三角洲。上述鄱阳湖区的气候、地理环境、生态条件以及其他因素十分适宜钉螺孳生、繁殖和血吸虫病传播，致使鄱阳湖区长期以来一直为我国血吸虫病流行最严重的地区之一。

鄱阳湖是国际重要湿地，是长江干流重要的调蓄性湖泊，被称为中国最大的“大陆之肾”。鄱阳湖在中国长江流域中发挥着巨大的调蓄洪水和保护生物多样性等特殊生态功能，是我国十大生态功能保护区之一，也是世界自然基金会划定的全球重要生态区之一。作为中国唯一的世界生命湖泊网成员，鄱阳湖对维系区域和国家生态安全具有重要作用。

5.2.2 鄱阳湖区血吸虫病防治历程与防治策略

自20世纪50年代中期，鄱阳湖开展有组织的大规模血吸虫病防治工作以来，迄今已有近60年，取得了世人瞩目的伟大成就，其防治历程、防治策略和流行态势经历了以下几个阶段。

1.20世纪50年代大规模调查摸底和积极抢治阶段

新中国成立初期，我国社会主义建设事业百废待兴，党和政府及时对血吸虫病给人民群众健康造成的极大危害给予了高度关注，设立了血防研究和防治机构，抽调大批医务人员组建了血吸虫病专业调查队和防治队伍，拨出了大批经费用于血吸虫病防治。这一时期在全省范围内开展了全面调查摸底、开始实施各种方法灭螺、粪便管理、水源管理、个体防护和病人治疗措施，寻求有效的防治办法。

这一时期基本查清了鄱阳湖血吸虫病的流行范围、钉螺面积和病人数量。在调查摸底的同时，治疗了20余万病人，抢救了一大批急需要治疗的危重病人；建立了省、市、县、乡四级防治机构和防治队伍，为以后大规模的血吸虫病控制奠定了基础。

2.20世纪60～70年代实施以控制钉螺为主，阻断血吸虫病传播策略阶段

这一时期的主要特点是，结合鄱阳湖区大规模的农业开发，在鄱阳湖改造了大面积的钉螺孳生环境。采用的主要措施有：结合农业开发的大面积围湖垦种、枯水季节在地势较高的草洲垦种一季作物、矮围堵岔蓄水养鱼灭螺、大区域飞机药杀和机耕灭螺。总计围垦、堵岔灭螺面积65333.7万m^2，枯季围垦灭螺草洲面积13333.2万m^2，采取药杀、机耕等其他方法基本消灭钉螺面积约13333.2万m^2，取得了大面积压缩钉螺面积91999.1万m^2的显著成效，对控制流行起到了重要作用。

至1979年底，鄱阳湖尚有草洲钉螺面积47999.5万m^2。有些地区，因灭螺难度小，已接近达到传播控制程度。靠近有螺洲滩的地区，虽然其感染度已普遍降低，但感染率下降仍较缓慢，特别是沿湖一线，疫情仍相当严重。仅九江地区感染率高达15%的乡就有47个，永修县吴城镇荷西村的人群感染率高达72%。全省每年发生急感病人近1000人，1960年和1970年发生的急感病人分别为1013例和1195例，1962年曾高达3000余人。沿湖的家畜感染率还相当高，余干晚湖耕牛和猪的感染率分别达21.8%和29.9%。

3.20世纪80年代以来实施以大规模人群化疗为主，辅以健康教育、家畜化疗和易感地带灭螺以控制人群患病的策略阶段

随着吡喹酮问世，以吡喹酮取代锑剂作为化疗药品后，在鄱阳湖采用的是

人、畜扩大化疗和易感地带灭螺策略。这个阶段实施了世行血防贷款项目，累计查病450万余人，化疗病人158万余人，耕牛查病14万余头，耕牛化疗32万余头。疫区人群平均感染率从7.61%下降到2.67%，病人总数、晚期病人数和急感病人数由项目启动时的21.8万人、6692人和287人下降到项目结束时的14.5万人、4575人和152人；耕牛感染率从4.44%下降至2.72%，感染性钉螺密度从0.0032只/0.11m^2下降至0.0006只/0.11m^2。至1999年，血吸虫病感染率大于15%的重度流行村由241个下降到93个，一、二类村的人群平均感染率分别从1992年的16.6%和4.8%下降至1999年的6.8%和1.4%，降幅分别为59.0%和70.8%，三类村从1993年起仅在1998年发现粪检阳性的感染病例，其他各年均未发现病人。大规模的连续多年的化疗，使疫区居民患病状况明显改善，肝脾肿大和肝纤维化程度在连续化疗1～2年后约有50%的患者向好的方向转变。

4. 进入21世纪后，以传染源控制和环境改造为特色的综合治理策略阶段

21世纪初，鄱阳湖区在继续采取以人、畜化疗为主，辅以易感地带灭螺和健康教育以控制人群患病的控制策略的同时，加强了以控制传染源为目标的综合治理措施，先后在鄱阳湖区推行了耕牛圈养和轮牧禁牧试点，并取得成效。继而在南昌、鄱阳、余干、都昌县等6个县实施了经济开发、环境改造和疾病控制相结合的综合治理试点，以达到血防效益、经济效益和生态效益全面提高的目标。2005年起又在鄱阳湖血吸虫病重度流行的进贤县试点区，采用以控制耕牛传染源为主要策略，实施“以机代牛、耕牛圈养、控制钉螺”为核心的干预措施，结合改造水源和厕所等卫生条件、调整农业产业结构、强化人群防治和健康教育等措施的血吸虫病综合治理试点。通过这些试点，期望建立一种既能彻底地清除传染源，有效控制钉螺，又能改变疫区生产结构和生活方式，从而减少暴露的综合治理新策略和湖区血吸虫病控制新模式。

5.2.3 鄱阳湖区血吸虫病疫情现状

鄱阳湖为典型的湖沼型血吸虫病流行区，疫区范围涉及鄱阳湖周边的南昌、新建、进贤、南昌高新区、永修、共青城、星子、庐山区、都昌、鄱阳和余干等11个县（区），143个乡镇，1203个行政村。在党和政府高度重视和广大血防工作者艰苦努力下，经过近60年的积极防治，鄱阳湖区的血吸虫病防治取得了辉煌的成就，环鄱阳湖各县（区）在2008年全部达到了血吸虫病疫情控制标准，南昌市高新区和九江市庐山区达到传播控制标准。但是，因鄱阳湖水位极难控制的缘故，其境内呈冬陆夏水特点的洲滩上普遍孳生着血吸虫病中间宿主——钉螺，钉螺控制难度极大。截至2010年底，鄱阳湖区仍有钉螺

面积7.59亿m^2，占江西省省钉螺面积的98%。患病人数5.2万人，受血吸虫病威胁的人口数达240余万人，敞放的耕牛数达10万余头，病牛数万头。

根据地貌特征、水位变幅、钉螺孳生地类型和居民点地理位置的不同，鄱阳湖的血吸虫病疫区又可分为洲岛、湖汊、洲滩和洲垸4种类型，各类疫区的居民感染率差别显著。鄱阳湖区无垸内型疫区，一般在筑堤或围垦后3～5年，垸内钉螺逐渐自然灭亡，无新生螺出现，疫情随之减轻。洲岛型疫区因村庄四周被有螺洲滩包围，涨水季节形成孤岛，人、畜野粪污染严重，居民接触疫水频繁，故疾病流行程度最为严重，这类疫区数量约占湖区总疫区村的5%。湖汊型和洲滩型疫区的居民感染率与村庄离易感染洲滩远近密切相关，沿湖一线（村、洲之间距离小于500m）居民的感染严重，感染率可达15%～30%或更高；二线（村、洲之间距离在500～1000m之间）次之；三线（村、洲之间距离大于1000m）居民感染率则相对偏低，大多低于3%；洲垸型疫区居民感染率也以沿堤一线为高，二线次之，但居民感染率又普遍低于湖岔型和洲滩型。

1998年鄱阳湖流域发生了特大洪涝灾害，其后，根据国家政策在鄱阳湖区实施了“退田还湖、平垸行洪、移民建镇”的灾后重建措施，这些措施对于缓解鄱阳湖洪水威胁，恢复湖泊生态环境起到了积极的作用，是十分必要的。但是大范围的“退田还湖、平垸行洪、移民建镇”，使原有的围垦湖田重新成为湖面和蓄水区，至今这些地方又逐渐恢复为草滩环境，部分地方又出现钉螺孳生，成为新的钉螺孳生地，这也鄱阳湖草洲有螺面积虽经多年不断治理，却难以得到有效压缩的原因之一。另外，平垸行洪区及退田还湖区的居民因生产生活接触疫水的频率增大，血吸虫病暴露风险增加，21世纪初一些地方出现了血吸虫病疫情回升。2003年鄱阳县珠湖乡荣七村平退区出现急性血吸虫病暴发流行就是一个典型例子。

鄱阳湖血防集中突出为三大难点：一是钉螺控制，由于现有的灭螺能量不足以覆盖湖区广袤洲滩、加之受到环境保护因素的约束，以阻断传播为目标的药物灭螺措施难以全面采用，由此对传播阻断带来了极大的困难。二是传染源治理，耕牛是湖区农民耕作生产的主要工具和增收的重要来源，研究表明，鄱阳湖草滩上血吸虫病传染源的90%以上源于自由放养的耕牛，其粪便中血吸虫虫卵对草洲的严重污染造成了传染源的广泛散布，传染源控制最主要的就是对草洲放牧的耕牛控制。三是人、畜再感染严重，其重要原因在于这类地区的血吸虫传染源未得到有效控制，既往采取以人、畜同步化疗控制患病或其他单一防治措施，均难以彻底、持久控制湖区人、畜再感染和血吸虫病传播。从社会学方面考虑，则还有人们的健康意识、防病机制和卫生服务，以及和经济条件有关的各个方面因素。

5.2.4 鄱阳湖区有螺草洲

鄱阳湖秋季退水后，显露出大量的洲滩，其主要有沙滩、泥滩、草洲等三种类型，高程多在 12～18m 之间（吴淞高程，以下同），共 313000hm²。鄱阳湖的沙滩数量较小，高程较低，分布在主航道两侧；泥滩多于沙滩，高程在沙滩、草洲之间，面积约 189500hm²；草洲为生长着茂盛植被的泥滩，高程多在 14～18m，面积约 85800hm²，主要分布在东、南、西部各河入湖的三角洲，这些三角洲地带星罗棋布 615 余块草洲以及湖水波及的众多湖岸滩地，呈现冬陆夏水自然景观，是血吸虫中间宿主——钉螺主要孳生地。

由于鄱阳湖草洲受河道、内湖、岛屿、沙洲及围堤等影响，其形状、大小、高低不一，靠近圩堤的草洲，因挖土筑堤被沟渠分割；沿山丘、湖汊边缘的草洲多呈宽窄不一的带状；湖内草洲均位于大小不等碟状式内湖周缘高滩上，大小不一，形状各异。

鄱阳湖草洲植物有 28 科 79 种，以禾本科、莎草科、蓼科和苘科为主。从岸边到湖心，随着高程和水深的变化，植物类型呈现出有规律的环带状分布，即垂直分带性。高程 13.8m 以上草洲的植被以芦苇、荻和苔草为主体，伴生种类有艾蒿、蓼、牛鞭草、菊叶萎陵菜等挺水植物群落和蒌蒿、旱苗蓼、水蓼、水田碎米荠等湿生植物群落；高程 13.8m 以下的草洲多为积水洼地，植被分布以马眼子菜、苦草、黑藻等为主体，伴生种类有聚草、茨藻、茶菱、荇菜的沉水植物群落。这些都是鱼类和鸟类的饵料和饲料。这种分带性的植物群落演替与分布现象，是鄱阳湖独特的水生植被特点，为各类越冬候鸟提供了适宜的栖息条件，同时也为钉螺提供天然饵料和荫蔽场所。

5.2.5 鄱阳湖区钉螺分布规律

鄱阳湖每年春季，雌螺产卵在潮湿的泥面，螺卵在湿土或浅水环境中孵出幼螺，老螺通常在幼螺成长 3～4 个月后死亡，以此维持种群繁衍。钉螺极少在水下产卵，绝不在干燥的土表产卵。钉螺的孳生和分布与鄱阳湖洲滩高程、植被、土壤及常年水淹天数密切相关。

鄱阳湖钉螺具有因不同的高程其分布各异的分布格局，主要分布在高程 13～18m 的洲滩上，其中 20%分布在高程 16～18m 的洲滩，80%分布在高程 13～16m 的洲滩，高程 13m 以下或 18m 以上为稀螺带。钉螺分布因不同高程洲滩的淹水时间不同而有差别，全年水淹天数对洲滩钉螺孳生和分布有着重要的影响作用。在年均水淹 8 个月以上的低高程洲滩或年均水淹 3 个月以下高程的草洲难发现钉螺，洲滩水淹过早，持续时间长亦影响钉螺的孳生和繁殖，但

钉螺分布高程并非由当年水位变化决定，而是历年水位综合作用的结果，因此有螺高程一般相对稳定，年间变化不大。

鄱阳湖钉螺的分布与植物的种类、分布有密切关系，植被可提供其生存的微小气候环境和食物，大量的调查研究证明鄱阳湖区洲滩钉螺孳生地的优势植物为苔草群丛，苔草生长越好，总盖度越高，钉螺分布越多，一般盖度超过60%就可以发现钉螺，且密度较高，而盖度20%以下的地区则无或甚少钉螺，鄱阳湖有螺必有草，有草不必一定有螺。目前，湖区星罗棋布615块草洲及湖汊滩地孳生着钉螺，钉螺分布面积达7.59亿m^2，占全省钉螺分布面积的98%。

5.2.6 鄱阳湖区血吸虫病主要传染源

日本血吸虫病是一种人、畜共患的地方性传染病，人、畜血吸虫和中间宿主是同种同株，可相互传染，现已为科学界所证实。家畜及野生动物在血吸虫病流行病学上的意义，则褒贬不一，主要原因是缺乏各种动物种群的数量、行为以及与人群关系的综合分析。人群接触最多的动物是家畜，而与血吸虫中间宿主——钉螺接触最频繁的家畜是在有螺草洲放牧的牛、羊、猪。这些动物在有螺草洲活动，血吸虫感染率很高。

牛、羊、猪是我国血吸虫病流行区农户饲养的主要家畜。长期以来，牛是农业生产中的主要使役劳力，是鄱阳湖区农民传统耕作生产的主要工具，且可作为商品肉牛，成为家庭增收的重要来源。在疫区农村牛养殖数量大，以前多为户养方式，现趋于由养牛专业户集中饲养形式。在鄱阳湖湖区，牛在草滩上自由放养，不仅粪量大（为人类的30～100倍），而且有下水排粪的习惯，常边吃边走边排粪，病牛粪便排出的血吸虫卵感染钉螺，是导致血吸虫病传播并难以控制的主要原因。一头重度感染血吸虫的牛，每天可排出10万～20万只虫卵；牛粪成堆，不易干燥，粪内虫卵经3～5个月后，仍可孵出毛蚴，感染钉螺。牛群集中放牧的有螺草洲，往往是钉螺感染率和感染螺密度最高的草洲，从而形成血吸虫病的易感地带。鄱阳湖湖区血吸虫病传染源的90%左右来自草洲上自由放养的牛，牛是鄱阳湖区的主要传染源。血吸虫病疫区猪的数量虽多，因其活动范围不大，且现在多为圈养，在草洲上放牧的数量极少，而羊因不习惯下水，湖区农民饲养量小，两者在鄱阳湖区血吸虫病传播中起的作用远逊于牛。

鄱阳湖区渔、船民由于特殊的职业背景，因生产、生活需要常年接触疫水，并贯穿于整个捕鱼时段，有的疫水暴露时间甚至可长达整年。调查表明，鄱阳湖区渔、船民血吸虫病感染率一直位居各职业人群榜首，渔、船民直接将

未经处理的粪便排放入湖，导致其活动水域水体受到血吸虫病原体的污染。渔、船民常年在水上作业，活动范围大，流动性强，特别是汛期，大量的渔船聚集于草洲水面捕捉鱼虾，因此，鄱阳湖区渔、船民既是血吸虫病感染者，又是血吸虫病的重要传染源。

5.2.7 长江与鄱阳湖的相互关系及对血防的影响

长江对鄱阳湖血吸虫病的主要影响，是由于长江的水位的涨落对鄱阳湖水位产生顶托或牵引下泄，导致鄱阳湖水位涨落和波动，从而影响鄱阳湖草洲钉螺的产卵、孵化和孳生，引起鄱阳湖钉螺密度的变化。水位的涨落同样改变着耕牛在显露的草洲敞放和病牛的粪便对洲滩或水体的污染区域，影响着感染性钉螺空间分布区域和钉螺感染率的变化，在它们的共同作用下，对鄱阳湖区人、畜血吸虫病的感染产生重大影响。

1. 长江与鄱阳湖水位调蓄关系

鄱阳湖与赣江、抚河、信江、饶河、修水等五大河流尾闾相接似葫芦型连河湖，是一个过水性、吞吐型、季节性的湖泊。鄱阳湖水位涨落受赣江、抚河、信江、饶河、修水等五河及长江来水的双重影响，承纳鄱阳湖流域各河来水，经调蓄后由湖口注入长江，同时在长江干流洪水期承纳长江洪水倒灌入湖，对长江洪水进行调蓄。鄱阳湖汛期（4～9月）长达半年之久，其中4～6月为五河主汛期，鄱阳湖水位一般不高；7～9月长江进入主汛期，鄱阳湖水位受长江洪水顶托或倒灌影响而壅高，水位长期维持高水位；进入10月，鄱阳湖水位下降，湖区最低水位一般出现在1～2月。其主要调蓄方式如下。

（1）受长江洪水顶托，长江洪水倒灌进入鄱阳湖，鄱阳湖起作调蓄长江洪水的作用。鄱阳湖巨大的湖容是调蓄长江中下游洪水的重要场所，是长江中下游地区最大的天然调蓄洪区，其巨大的湖泊容量，可以调蓄汛期长江干流及鄱阳湖5河等区间的巨额洪水，有效缓解长江中下游地区的防洪压力。主要表现为鄱阳湖每年的4～6月湖水位受内河洪水入湖而上涨，7～9月因长江涨水引起顶托或倒灌而维持高水位，10月才能平稳退水，表现出“高水是湖、低水是河”、“洪水一片、枯水一线”的自然地理特征，故有“冬陆夏水”的自然景观，这也是鄱阳湖钉螺孳生和繁殖的环境条件之一。据研究统计，鄱阳湖5河等区间历年合成最大流量多年平均为30400m^3/s，湖口最大出流量多年平均为15700m^3/s，鄱阳湖对五河等区间洪水多年平均削减洪峰流量14700m^3/s，多年平均削减百分比为48.3%。长江干流鄱阳湖口以上总入流多年平均为75300m^3/s，湖口以下最大出流量多年平均为59850m^3/s，鄱阳湖多年平均削减量为15400m^3/s，平均削减百分比20.5%。

（2）随着长江进入枯水期，鄱阳湖优质湖水通过湖口持续不断地为长江下游补充水量，鄱阳湖丰富的水土资源为长江水资源的有效调节提供了重要支撑。这时期主要为每年10月到第二年的4月。鄱阳湖水资源丰富，其流域面积仅占长江流域面积的9%，但多年平均径流量达1436亿m^3，占长江流域径流量的15.5%。湖区土壤资源丰富，类型繁多，为农林牧副渔业的综合发展提供了极为有利的条件。作为水源涵养区，鄱阳湖每年的枯水季节平均可为长江下游补充约60亿m^3的清洁淡水，无论对下游长江航运、还是城市供水、南水北调（东线）都具有不可替代的作用。另外，这期间随着鄱阳湖水位下泻流量的加大，鄱阳湖下高程的草洲不断显露出来，长出新鲜植被，变成草滩，此时这些洲滩是鄱阳湖血吸虫病主要传染源——耕牛敞放的理想场所。

（3）鄱阳湖倒灌和补充交替调蓄洪水的现象，是鄱阳湖种类繁多的生物资源，也是长江流域物种资源的重要组成部分。鄱阳湖水陆交替的独特湿地生态系统，孕育了极其丰富的生物资源，不仅物种种类多、数量大，而且珍稀濒危物种多，其中也包括危害性极大的血吸虫病中间宿主钉螺。作为国际迁徙性珍稀候鸟最重要的越冬栖息地，鄱阳湖有白鹤、黑鹳等10种国家一级保护动物，有13种世界濒危鸟类，15种鸟类列入《中国濒危动物红皮书》水鸟名录。鄱阳湖还有国家一级保护动物白鱀豚、白鲟和中华鲟，国家二级保护动物江豚和胭脂鱼等。目前，鄱阳湖区共建立各种类型、不同级别的自然保护区33个，总面积22.4万hm^2，其中国家级自然保护区3个，面积6.82万hm^2。鄱阳湖蕴藏的珍贵物种基因以及极高的生物多样性，在中国淡水湿地乃至世界上都是十分罕见的。尽管长期以来因为受到人类活动的影响，鄱阳湖湿地面积萎缩，湿地资源和生物多样性呈现一定程度的退化，但仍基本保留了天然湿地的生态结构与功能，是一个巨大的物种基因库，对维持区域生态平衡和维护全球生物多样性都具有十分重要的意义。

2. 长江与鄱阳湖相互作用对血防的影响

鄱阳湖血吸虫病的流行是血吸虫、草洲钉螺与湖区居民或洲滩敞放的家畜（包括野生动物）三者之间相互作用传播的结果，草洲钉螺的繁殖和分布极易受水位、洪水及生态环境变化等影响，其流行过程并非为一种纯生物学现象，同时受生物、自然和社会、经济等因素的影响。长江与鄱阳湖相互作用对血防的影响主要是因为水位的变化关系对血吸虫病的传播和流行产生影响，长江对鄱阳湖影响主要有丰水年、枯水年和平水年等三种水位特征年，各种水位特征年对血吸虫病的影响主要表现在以下方面。

（1）丰水年，受长江来水和鄱阳湖5河来水的双重影响，造成鄱阳湖湖水持续高位，从而影响鄱阳湖钉螺的孳生和繁殖。具体表现为，因鄱阳湖高水位

的影响，下高程和中位高程草洲钉螺因长时间水淹而死亡，上高程草洲钉螺繁殖因水位影响受到一定的抑制，影响螺卵孵化或造成蚴螺发育不良，导致鄱阳湖区钉螺密度下降。由于水淹时间长，渔、船民因丰水捕鱼捕虾的时期增长，渔民感染率相对更高，但居民和家畜因水淹或水淹区域的阻隔原因在草洲上活动相对减少，人、畜粪便对草洲的污染和钉螺感染的机会减小，从而减少居民和家畜的感染，对鄱阳湖血防产生正面的影响。典型的案例如 1998 年发生在鄱阳湖流域的特大洪涝灾害，长时间的高位洪水淹没，使得当年鄱阳湖区钉螺密度大幅下降，并未发生大灾之年出现血吸虫病大疫的情况。

（2）枯水年，其对血吸虫病影响主要表现为：

1）由于鄱阳湖水位提前下降，鄱阳湖水位维持在低位，不仅使高程 14m 以下的洲滩提前显露，而且使各级洲滩连续显露天数有所增加，这两个因素增加了当地居民对洲滩生产利用和在沼泽地带活动的强度；高程 14m 左右的洲滩的放牧活动加剧，高程 13m 左右滩地的淤泥更早、更快干涸，并提前生长出鲜嫩的水草，人、畜活动更加频繁，高程 12m 左右的洼地提前显露，吸引更多当地居们进入这一地带捕鱼捉虾。随着人、畜上滩活动增多，人群接触疫水时间相应增加，虽然渔船民接触疫水的时期因枯水而缩短，但活动频次的增加，仍能导致鄱阳湖部分地区的人、畜感染率上升。

2）枯水年对长江中下游枯水期水资源产生重大改变，长江干流枯水期来水减少，加速鄱阳湖湖水下泄流量，水位低枯，导致鄱阳湖湿地面积缩小，鄱阳湖草洲面积随着水位的降低而变大，原非草洲的湖底、洼地等逐渐显露成了新的无名洲滩，并逐渐演变成为钉螺新的孳生地，草洲的下高程普遍降低；另外，鄱阳湖流域的泥沙变化有利于滩地淤积，支流淤塞，滩地面积进一步增加，为钉螺扩散提供孳生地，进而使鄱阳湖区草洲面积显著扩增，并成为鄱阳湖人畜活动的主要场所，易形成易感环境，导致鄱阳湖有螺面积和易感环境面积大幅增加。

3）由于鄱阳湖水位枯低，上高程草洲持续干旱的时间延长，易造成上高程草洲钉螺死亡或不利于钉螺产卵和孵化，中高程草洲钉螺向下高程草洲迁移，下高程草洲成为鄱阳湖钉螺主要孳生地，形成密螺带。

（3）平水年份，由于鄱阳湖钉螺的密螺带处于高程 13～16m 草洲，平水年份水情对草洲的影响十分适合钉螺孳生和繁殖的需求，体现在水位的波动对钉螺的产卵和孵化十分有利，钉螺密度相对较高，人、畜接触疫水的频次、暴露时间延长的机会相对较高，其粪便对草洲的污染，增加了钉螺感染的几率，从而增加人畜感染机会上升的风险。一般来说，平水年份鄱阳湖区钉螺密度和钉螺的自然感染率均高于丰水年份和枯水年份，人群和家畜因接触疫水而感染

血吸虫病的机会增加，感染急性血吸虫病的概率也会更高。因此，应该针对鄱阳湖水情特点，血防部门要根据各年度的水情做好血防监测和防治工作，防止血吸虫病疫情因水情的缘故出现反弹，给湖区人群和家畜生命和健康产生危害。

5.3 太湖

5.3.1 太湖及太湖流域概况

太湖古称震泽，又名五湖，是我国第三大淡水湖，位于江苏和浙江两省交界处，北临无锡，南濒湖州，西接宜兴，东邻苏州，是一个大型浅水型湖泊。太湖湖面形态如向西突出的新月，水面有 2000 多 km^2，有大小岛屿 48 个，山峰 72 座。太湖流域的自然条件优越，三面滨江临海，一面环山，北抵长江，东临东海，南滨钱塘江，西以天目山、茅山等山区为界；地势西南高，东北低，四周略高，中间略低，形似碟子；流域面积 3.69 万 km^2，其中山区丘陵占 16%，河湖水面占 16%，平原占 68%。太湖不仅位于全流域的中心，而且是全流域的水利中枢。太湖西南部上游来水，主要有来自浙江天目山脉的东、西苕溪和来自苏皖界山和茅山山脉的荆溪。东、西苕溪在湖州汇合后，主流由长兜港、小梅口注入太湖，其余分散由吴兴、长兴“七十二溇港”入太湖，另有一部分通过塘水路直接东泄。荆溪正流由宜兴大浦口注入太湖，洮湖、滆湖地区来水则由宜兴百渎流入太湖，另有一部分经京杭大运河直接东泄。吴兴、长兴沿湖诸溇港和宜兴百渎均有横塘连接，水量可以互相调节。太湖东北面出水也有上百条溇港（已湮废不少），其中主要的有梁溪口、沙墩口、胥口、鲇鱼口、瓜泾口、南厍等，越过京杭大运河入阳澄、淀泖湖群，再通过黄浦江、吴淞江和太仓、常熟间众多港浦入长江、入海，其中以黄浦江泄量最大。京杭大运河纵贯太湖北、东、南三面，沟通了众多东西向的排水河道，起着相互调节的作用。太湖也是一个天然的巨大水库，在水位 2.99m 时的库容为 44.23 亿 m^3，平均水深 1.89m，在水位 4.65m 时的库容约 83 亿 m^3。太湖不仅接纳上游百川来水，下游湖东地区或遇暴雨，涝水也会倒流入湖。当长江水位高涨而通江港口无水闸控制时，江水也会分流入湖。由于湖面大，每上涨 1cm，可蓄水 2300 多万 m^3。一般每年 4 月雨季开始水位上涨，7 月中下旬达到高峰，到 11 月进入枯水期，次年 2～3 月水位最低，一般洪枯变幅在 1～1.5m 之间。不仅下游地区依赖太湖水灌溉，上游大部分地区也依赖太湖水灌溉，太湖水可一直灌到西部山脚边。一般年份，灌溉水源都可满足，特殊干旱年份水源不足时，需从长江引水。现已在通江河口陆续增建翻水站，引江入湖，使水源更为丰盈。太湖不仅对全流域灌溉有很大作用，而且对流域城乡供水有重要作用。一湖好水，不仅沿湖无锡、苏州等城市可直接取用，黄浦江以太湖为源，清水长流，对冲淤、冲污、冲咸和上海城市用水有着重要意义。由于有太湖水的调蓄和长江水源补充，使太湖流域整个平原河网能保持一定的通航水深。目前全流域有干支航线900余条，通航里程1.2万km，形成了一个江河湖海直达、干支相连、四通八达的航运网。太湖流域片是全国经济最发达、最具活力的地区之一，在我国经济社会发展中占有举足轻重的地位。

太湖流域的开发治理已有几千年的历史，历代人民修筑了大量的水利工程，特别是新中国成立以来太湖流域各地开展了大规模水利工程建设，逐步形成了洪涝旱兼治、大中小水利工程配套，以及能吞、能吐、能蓄、能排，可以兼收灌溉、排水、通航和水产之利的湖泊河网系统。然而，由于太湖流域周边高、中间低，太湖“大而浅”、河道比降小、换水慢等特点，入湖水滞留时间长，加之盲目围垦湖泊，河道设障等原因，使河湖调蓄能力衰减，太湖下游排水不畅。20世纪80年代以后太湖富营养化渐趋严重，湖泊生态系统破坏，逐渐出现了水环境恶化和水质型缺水。2007年5月底太湖蓝藻暴发引发无锡市供水危机后，太湖流域水环境治理工作引起社会各界高度重视。水环境整治成为太湖治理最为紧迫的任务，中央和江苏省委、省政府提出了明确的治理目标和工作部署，国家有关部委和江苏省先后编制颁布了《太湖流域水环境综合治理总体方案》、《太湖流域水资源综合规划》、《太湖流域防洪规划》、《江苏省太湖水污染综合治理工作方案》等，太湖综合治理工程由此全面推进。

5.3.2　太湖流域血吸虫病流行概况

太湖流域河网密布、气候温暖、雨量丰沛、土壤肥沃、植被茂盛，非常适宜钉螺孳生。环太湖地区历史上均是我国血吸虫病严重流行地区，曾经“条条河沟有钉螺，家家户户有病人”，血吸虫病人达300多万人。其中昆山、吴县、常熟、青浦、嘉兴、嘉善、平湖等县（市）曾位列全国血吸虫病流行最严重的10个县（市）。上海青浦县在新中国成立后有8年因血吸虫病而未完成征兵任务；1951年，在青浦县金泽区任屯村、田山庄村、朱家角区龙潭村、白鹤区陆项村、佘干区西余村、城厢区南安村、龙固区俞林角等7个村，用直肠活检方法检查了1817人，患者有1602人，感染率为88.2%，其中任屯村的感染率竟高达97.4%。1954年江苏昆山县粪检3411人，查出病人2818人，阳性率高达82.61%。浙江省嘉兴和嘉善在防治初期人群感染率分别高达56.9%和64.66%；浙江平湖县1958年征兵体检时，在1103名应征青年中查出血吸虫

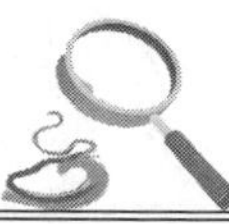

病患者794名，阳性率为71.98%；1964年浙江平湖全县范围内用粪检法进行血吸虫病普查（一送三检），共查出病人96359人，阳性率为37.65%，其中白马公社的检查阳性率高达84.2%。

自新中国成立以来，太湖流域在各级党委、政府领导下，组织疫区人民积极开展了血吸虫病防治。通过结合水利建设进行有螺河沟治理，开展湖滩围垦灭螺，以及开展药物灭螺等方法有效控制和消灭钉螺；同时积极查治病人病畜，开展健康教育工作和粪水管理，切断了血吸虫病传播途径，疫区各县（市、区）先后达到了血吸虫病传播阻断标准。

5.3.3 太湖主要水利、生态工程对血吸虫病流行的影响

1. 环太湖大堤工程

太湖环湖岸线全长393.8km，其中江苏段334.4km，占85%；浙江段59.4km，占15%。环湖出入口门计225处，其中江苏146处，占65%；浙江79处，占35%。环太湖大堤工程全长约282km，工程涉及江苏、浙江两省，其中江苏段从吴江薛埠港起，逆时针至宜兴南湖港止，全长约217km；浙江段东起吴兴区胡溇，西至长兴县父子岭，全长约65km。环太湖大堤工程北以江苏省的直湖港口、南以浙江省的长兜港口为界，其以东部分称为“东段”，以西部分称为“西段”。在工程布局上，采取“东控西敞”的原则，即东段大堤的口门全部进行控制（或并港封堵、或建控制建筑物），西段大堤口门基本敞开。太湖环湖大堤东段为Ⅱ等工程，堤防、通航建筑物上闸首及口门主要建筑物为2级建筑物，通航建筑物下闸首和闸室为4级建筑物。环湖大堤西段为Ⅲ等工程，堤防为3级建筑物。

环太湖大堤工程可调控上游来水及长江水入太湖水量，可有计划地向杭嘉湖、滨湖、黄浦江供水，使太湖成为流域供水的调节水库。因此可维持相对稳定的湖区水位，“冬陆夏水”变化不再明显，从而使湖区水位变化不适宜钉螺孳生，防止出现大面积钉螺孳生环境。

2. 引江济太工程

（1）望虞河引水工程。望虞河于1958年11月开挖，1959年4月25日第一期工程竣工。南起太湖边沙墩口，流向东北，经锡山区、无锡新区、苏州相城区、常熟市等城镇，在耿泾口入长江，总长60.8km。入湖、入江口分别设有望亭水利枢纽和常熟水利枢纽，沿线建有跨河桥梁和配套建筑物。原来主要担负着防洪排涝的功能，实施“引江济太”后，望虞河从单一的防洪工程转变为兼具防洪和水资源调度综合效益的现代水利工程。望虞河水流在引水时流向太湖，排水时流向长江。而汛期（5～9月）通常为排涝，水流向长江；枯水

期（10月至次年4月）多为引水，水流由长江向太湖。

长江下游江阴夏港与靖江北圩以东即为历史无螺区，也无血吸虫病流行，常熟西邻的张家港市亦为非流行区，因此望虞河入江口（耿泾口）外上下游均为无钉螺区，也无血吸虫病流行。望虞河常熟段长35.6km，自入江口至城郊均无钉螺孳生，也无血吸虫病流行；城郊以南则为流行区。望虞河沿线涉及常熟市、相城区、锡山区、无锡新区的11个乡镇、197个村、约79万人口。其中流行村33个，流行村人口96844人。历史累计血吸虫病人26643人，历史累计钉螺面积758.87万m^2。望虞河流域均已达到血吸虫病传播阻断标准，末次查出病人在1984年。其后历年开展血吸虫病（钉螺）监测均未发现钉螺。现场调查考证后认为：①望虞河入江口外长江沿线江阴以东均无钉螺分布，系血吸虫病非流行区，缺乏钉螺扩散来源，同时枯水期调水也规避了长江水系钉螺扩散风险；②望虞河于1958年开挖，经过50多年运行，其入江口（耿泾口）至城郊段始终未发现有钉螺；③望虞河具有引水和排洪功能，其水流具有双向特点，无论引水还是排涝，均未发现有来自长江或太湖的钉螺扩散。因此，目前尚未有证据表明望虞河引江工程会导致长江钉螺通过望虞河向大湖扩散。

（2）新孟河延伸拓浚工程。新孟河延伸拓浚工程为武澄锡引排工程的骨干工程。工程河道实施后将以自长江向太湖区域引水的水资源配置功能为主，同时具有改善水环境、防洪排涝、航运等功能。在遭遇流域旱情时，全年引长江水量可达44.1亿m^3，入太湖水量22.6亿m^3；为满足增加太湖水环境容量目的，平水年新孟河延伸拓浚工程可引水入太湖25.2亿m^3。根据《太湖流域防洪规划》，规划新孟河延伸拓浚工程在遭遇流域洪水时，可在造峰期北排入长江洪水达7.9亿m^3，结合湖西区的其他防洪工程，使湖西区近期达到防御20年一遇洪水标准，远期逐步提高到50年一遇洪水标准。

新孟河工程河线方案为：从常州市新北区和扬中市西来桥镇交界的大夹江新开河道接至老新孟河，拓浚老新孟河，立交过京杭运河后，新开河道接至北干河，拓浚北干河连接洮湖、滆湖，对滆湖湖区进行抽漕（北干河入口到太滆运河出口），拓浚太滆运河入竺山湖。工程新开和拓浚河道总长116.72km。河道规模为：干河河道80m底宽、−3.0m底高程；北干河、滆湖抽漕段、太滆运河拓浚规模为底宽60m、底高程−1.0m。江边设300m^3/s泵站、Ⅵ级航道船闸及80m净宽的节制闸。运河以北两岸主要的支河口门设控制。运河以南段主要支流鹤溪河、夏溪河立交过新孟河延伸段。环滆湖北侧的北干河到武南河段设控制。太滆运河北侧实施有效控制，其中武宜运河增建Ⅴ级航道船闸和节制闸，锡溧漕河增建Ⅲ级航道船闸。新建界牌水利枢纽（节制闸、泵站、

船闸）、奔牛水利枢纽（立交地涵、节制闸、船闸）等；工程沿线主要支河口门实施有效控制，建设牛塘水利枢纽（节制闸、船闸）和前黄水利枢纽（节制闸、船闸）等。

新孟河沿线均为历史血吸虫病流行区，现为血吸虫病传播阻断地区。目前引江河口上游镇江市江滩有钉螺面积1300多万m^2，近年还查出感染性钉螺；2009年、2010年疫水测定（哨鼠法和哨螺法）也呈阳性；途经的滆湖目前也还有残存钉螺。因此，新孟河工程存在钉螺扩散风险，引江调水运行期需加强钉螺扩散的监测，并开展风险分析，对关键风险点加以控制。

（3）新沟河延伸拓浚工程。新沟河位于太湖流域武澄锡虞区武澄锡低片，是区域一条重要的入江河道，也是太湖流域新一轮防洪规划北排长江的重要通道之一。规划延伸拓浚新沟河工程以提高武澄锡虞区北排长江能力，减少直武地区入太湖污染负荷，改善太湖水环境。同时具备应急调引长江水进入太湖的能力，以应对突发性水污染事件。

新沟河延伸拓浚工程是在充分利用现有河道的基础上，从长江沿着现有新沟河拓浚至石堰后分成东、西两支，东支接漕河～五牧河，西支接三山港，过京杭运河后，东支在规划锡溧漕河（北直湖港）西侧平地开河（西直湖港）与南直湖港相接，疏浚南直湖港与太湖相连；西支疏浚武进港至太湖，全长97.138km。与新沟河延伸拓浚工程线路方案有关的河道其现状情况如下：

1）新沟河。北起长江经新沟节制闸向南穿过西横河，经申港镇、焦溪至石堰，与三山港、漕河相接，全长11.43km（其中江阴境内4.68km，武进境内称其为“舜河”6.75km）。目前，新沟河河道底宽：江阴境内25～30m；武进境内15～20m，河底高程均在0.5m左右。新沟河入江口建有节制闸1座，闸孔净宽26m，中间为通航孔。新沟河现状航道等级为Ⅵ级。

2）漕河～五牧河。漕河～五牧河由漕河、横绛河和五牧河三段河道组成。漕河北起石堰，向东南沿江阴、武进及江阴、惠山区交界进入惠山区境内至横绛，全长10.81km。漕河现状河底宽10～25m，河底高程0.5～1.0m。横绛河东起漕河，穿过玉祁镇至五牧河，全长3.63km。现状河底宽8～20m，河底高程0.5m。五牧河南起京杭运河，北至横绛，全长6.67km。目前五牧河底宽30m左右，底高程0m，边坡1∶2。

3）三山港。南起京杭运河，北接石堰处的新沟河，全部在武进区境内，全长为14.92km。目前三山港河底宽15～20m，底高程0.5m。现状航道等级为Ⅵ级。

4）直湖港。直湖港是无锡西部的一条入湖骨干河道，自京杭运河起向南，在北湖穿过锡溧漕河，向南经胡埭至太湖闾江口，全长20.14km。直湖港现

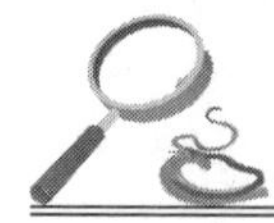

状河道底宽20～30m，底高程0.5m。在入湖口有枢纽建筑物1座，节制闸3孔，净宽26m；船闸上、下闸首净宽8m，闸室12m×90m。现状航道等级为Ⅵ级。

5）武进港。武进港是位于直湖港西侧的又一条主要入湖河道，自京杭运河戚墅堰起，经洛阳、戴溪、雪堰桥入太湖，全长28.95km。目前武进港河底宽15～20m，底高程0.5m。在入湖口有枢纽建筑物1座，节制闸净宽16m；船闸上、下闸首净宽8m，闸室12m×135m。现状武进港航道等级为Ⅵ级。

工程主要建设内容为新开和拓浚河道总长97.138km，新建江边枢纽（节制闸、泵站、船闸）、西直湖港北枢纽（穿京杭运河立交地涵）、西直湖港闸站枢纽（泵站、节制闸）、西直湖港南枢纽（穿锡溧漕河立交地涵）、遥观南枢纽（泵站、节制闸、船闸）、遥观北枢纽（泵站、节制闸）等，新（拆）建跨河桥梁101座，新（拆）建沟通新沟河两岸的立交地涵、支河控制建筑物及水系调整工程等配套建筑物工程128处。

新沟河延伸拓浚工程河道全线河道两岸共需设置护岸53.57m，其中西岸30.78km，东岸22.79m。按河段统计，新沟河12.05km，漕河～五牧河13.67km，三山港19.27km，直湖港3.35km，武进港5.23km。工程在城镇段采用钢筋混凝土L墙直立式挡墙护岸，其他农村段护岸均采用浆砌块石护坡结构型式。

新沟河延伸拓浚工程涉及无锡市、常州市共17个镇（街道），多为血吸虫病历史流行区，目前均已达到血吸虫病传播阻断标准。

钉螺扩散风险分析：鉴于该工程以北排为主，部分河道进行硬化护砌，水位较稳定（需满足航运）等特点，以及目前工程沿线及入江口段和入湖口段均无钉螺孳生，因此工程建设后近期暂无钉螺扩散、孳生的风险。但随着太湖流域生态湿地建设及生态修复的进展，人畜流动的影响，尚需加强钉螺和血吸虫病监测，同时需根据新沟河沿线引排调度方案，进一步研究评估新沟河延伸拓浚工程运行后对钉螺扩散和血吸虫病流行的风险。

（4）东西苕溪防洪工程。东西苕溪防洪工程位于浙江省杭州市和湖州市，是浙西山区向太湖排水的骨干河道，东部杭嘉湖平原的西部防洪屏障。通过拓浚东西苕溪河道、加固修建西险大塘等工程，引导浙西山区洪水进入太湖，保护杭嘉湖东部平原的防洪安全。东苕溪的主要建设内容包括拓浚东苕溪局部束窄河道、导流港、环城河、旄儿港和长兜港等5段河道，加高加固东苕溪西险大塘、导流东大堤以及湖州市环城河两岸堤防，加固南湖围堤。改建南北湖分洪闸，改造导流东大堤沿线德清、洛舍、鲶鱼口、箐山、吴沈门及城南等6座分洪闸，新建德清、鲶鱼口套闸，新建跨河机耕桥6座，修筑防汛公路40km，

更新改造西岸排涝设备，加固改建城西闸和城北闸。西苕溪的主要建设内容包括拓浚西苕溪干流局部河道，开展分洪滞洪区建设。历史上太湖浙江段沿岸无钉螺孳生，原因可能与沙性土壤结构、风浪冲刷等有关，虽然目前浙江长兴县通太湖的合溪新港上游山区尚有较多钉螺孳生，但由于汛期从上游山区汇入太湖的水量大、水流急，假如上游钉螺被夹带冲刷入太湖也难以在近岸停留生存，况且山区钉螺可能也不适应湖区的生态环境。因此，根据20世纪70年代以来的监测表明东西苕溪防洪工程不会造成钉螺向太湖扩散的风险。

3. 芜申运河航道工程

“芜申运河”原称“芜太运河”，位于长江三角洲河网地区，横跨安徽、江苏、浙江、上海。芜申运河自安徽当涂县姑溪河入江口起，经姑溪河、青山河、水阳江上溯进入江苏省境内，穿过高淳的固城河，自东南接锡溧河至宜兴入太湖，在吴江市尖田村进入上海市，全长293km，其中江苏段高淳水阳江至宜兴太湖入口全长125.21km。目前安徽段长江洲滩地区血吸虫流行仍较严重，河道流经的安徽省当涂和宣城地区血吸虫病流行尚未得到有效控制。流经江苏的高淳县、溧阳市、宜兴市以及太湖流域历史上为血吸虫病重流行区，现都达到了血吸虫病传播阻断标准。由于航道开通后即形成了太湖与血吸虫病疫区的水系沟通，因此未来是否会造成上游疫区钉螺和血吸虫病沿芜申运河逐渐扩散进入太湖尚有待较长时期的严密观察和研究评估。

4. 环太湖生态湿地工程

为了恢复太湖生态，环太湖地区正在实施“退田还湖”、“退渔还湖”，同时规划兴建太湖生态湿地。苏州市兴建的苏州太湖湿地公园坐落在苏州市区的西部，西枕太湖，东接东渚，南联光福，规划总面积4.6km^2，一期对外开放2.3km^2，投资近4亿元。无锡市规划建设的太湖湿地一期工程包括贡湖大溪口湿地、亮河湾湿地恢复示范工程、十八湾湖滨湿地等13个湿地项目，总面积近1066.67hm^2，总投资约10.1亿元。湿地建设中通常需要种植芦苇、水葫芦、莲藕、菱、茭草、菖蒲等水生植物，形成稳定的水生植物群落，利用生物和化学手段来达到减少水体氮磷总量、改善水质的目的，也需要选择适当的鱼、虾、贝类进行人工放养，修复太湖水域被破坏的水生动物群落，从而增强水体自净能力。

然而，在引种水生植物及水生动物时，存在从血吸虫病现流行区引入钉螺的风险。因此，要避免从血吸虫病疫区引进水生物，同地要建立湿地引进水生物登记、管理和监测制度。

5.3.4　小结

太湖流域历史上是我国血吸虫病流行最严重地区，目前也是我国经济最发

达的地区。随着经济社会的快速发展，太湖生态环境愈来愈受到关注和重视，近年来正在加快实施大批水利和生态工程，太湖生态环境正在发生巨大变化，在此过程中也在一定程度上面临着钉螺扩散和血吸虫病再流行的风险。然而，鉴于太湖已作为流域调节水库，环太湖水利工程已构建了较完善的防洪、引排调水及生态恢复工程体系。因此，未来太湖流域可通过工程和非工程措施有效控制及消除可能出现的血吸虫病流行风险。

5.4 巢湖

5.4.1 巢湖概况

巢湖位于长江下游左岸、安徽省中部，地处北纬 31°25′～31°43′，东经 117°16′～117°51′之间，湖泊东西长 54.3km，平均宽度 15.1km，湖岸线总长度 184.7km，多年年平均水位 8.4m，相应湖泊面积 770km²，湖容积 20.7 亿m³。整个流域处于长江、淮河两大河流之间，在北纬 30°58′～32°06′，东经 116°24′～118°00′，具有生活饮用、工业用水、农灌用水、水产养殖、航运、旅游、蓄排水和调节气候等多种功能。流域总面积 13486km²，行政区划涉及巢湖、合肥、六安和安庆 4 个市，总人口 700 余万人，总耕地面积 44 万 hm²。由于巢湖地理位置优越，物产丰富，经济较为发展，是安徽省的鱼米之乡，在全省经济社会发展中占有重要地位。

1. 水系

巢湖大致成湖于上更新世末至全新世初期，其基底是晚更新世的下蜀黄土层。有 33 条河流呈放射状汇入巢湖，其中主要有 6 条，南淝河、派河、杭埠—丰乐河、白石山河由西部汇入湖区；柘皋河、兆河由东部汇入湖区。由西部汇入湖区的 4 条主要河流其径流量占入湖总量的 90%以上。只有湖东端的裕溪河与长江相沟通，是巢湖唯一的出水河流，所以湖水总的趋向是由西向东。湖口距长江约 60.4km，为调控流域内的洪、旱灾害，巢湖闸和裕溪闸先后于 1952 年和 1968 年分别在湖口及入长江口处相继建成，使巢湖由过水性河流型浅水吞吐湖变为人工控制水位的半封闭型湖泊。

2. 水位

巢湖的水位，在 20 世纪 60 年代以前，受长江水位涨落的影响波动很大，但洪水倒灌现象并不严重。自 20 世纪 60 年代修建巢湖闸和裕溪闸后，巢湖水位受到人为的严格控制。根据巢湖忠庙水文站记录，1962～1981 年 20 年中，年平均水位为 8.14m，最高水位出现在 7～10 月，水深为 4.0～6.59m；最低

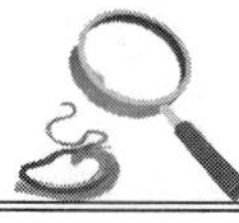

水位出现在 1～3 月，水深为 2.5～3.0m。由此可知，巢湖的水位落差大，水位升得快，降得慢。建闸后比建闸前，冬春季水位提高了 1.5～2.0m。

3. 气温和降雨量

巢湖流域属于亚热带和暖温带过渡性副热带季风气候区，年平均气温为 16.3℃，平均气温最高在 7～8 月，为 28.7℃，最低在 1 月，为 2.7℃。巢湖流域雨量充沛，年平均降雨量为 724.6～1445.3mm，主要集中在 6～8 月。

4. 土壤

巢湖土壤沙化严重，部分湖底土质板结。入湖河流携带泥沙在河口沉积形成三角洲，进而出现大面积洲滩，尤以杭埠河口、派河口显著。湖的底质以粉砂、砂、泥质砂和砂质泥为主，淤泥层较薄。巢湖闸建成后，使巢湖通过裕溪河向长江输沙量减少了 26.9%，每年湖盆增加泥沙淤积量约 30 万 t，因而土壤沙化日趋严重。巢湖周围遍布农田村庄，河水与地面径流带入大量有机质和无机质，因而土壤较肥沃，氮、磷、钙等含量较高。

5. 植被

巢湖水生植被种类和数量均偏少，资源贫乏，特别是沉水植物种类明显偏少。54 种水生植物中，绝大部分都是长江中下游湖泊中普生性的种类。其中面积与产量较大者有芦苇、菹草、竹叶眼子菜、黑藻等四种植物。巢湖水生植被面积约为 1986.7hm^2，占该湖总面积的 2.51%。在巢湖闸和裕溪闸建成之前，巢湖水位受长江水位涨落的影响波动很大，长江洪水的泛滥往往给巢湖水生植被带来严重影响。在巢湖建闸后，沿岸植被因控制水位提高也遭到了不同程度的破坏。另外，巢湖风浪大，部分湖底板结，影响漂浮植物的分布和其他水生植物扎土入根。同时，风浪翻动湖底的淤泥，加上河流带入湖中的泥沙，使湖水混浊，透明度小（12～5cm），这样就限制了沉水植物的分布，并抑制了其生长。

6. 水质

目前，巢湖是我国五大淡水湖中污染最严重的一个湖泊，在中国环境科学研究院“七五”期间组织调查的全国 26 个大中型湖泊中，巢湖的富营养状态也是最严重的。湖水夏季呈淡黄色，冬季呈黄绿色，透明度 0.15～0.2，pH 值 7～8.9，矿化度为 157mg/L，为 HCO_3^- 型水。巢湖水质目前主要受到氮、磷等营养元素与有机物的污染。湖水的有机污染指标及总氮、总磷含量严重超标，并呈加重趋势。从湖区污染的水体分布来看，西半湖区污染重于东半湖区。据 2003 年 1 月环境质量月报显示，对巢湖流域 12 个湖区监测点、9 个主要出入湖河口断面、2 个水库监测点和 2 个控制断面进行了同步监测，巢湖湖区呈中度富营养状态。有 9 个监测点为劣Ⅴ类水质，占 75%，其余为Ⅴ类水

质，巢湖的 9 个出入湖河道河口断面中，4 个水质为Ⅲ类，1 个为Ⅳ类，4 个为劣Ⅴ类，劣Ⅴ类的河口断面数占 44.4%，南淝河和店埠河两个控制断面水质为劣Ⅴ类。巢湖湖区主要污染指标为 TP 和 TN，出入湖河道主要污染指标为 NH_3-N、TP、BOD，南淝河店埠河控制断面主要污染指标为高锰酸盐指数和 NH_3-N。

5.4.2 钉螺分布调查

巢湖是我国五大淡水湖之一，也是安徽省境内第一大湖。五大淡水湖中的洞庭湖、鄱阳湖、太湖、洪泽湖历史上均有钉螺分布，其中洞庭湖和鄱阳湖现仍为我国血吸虫病重度流行区，而巢湖历史上尚未发现钉螺存在，但巢湖的周边地区有钉螺分布，如居巢区、无为县为血吸虫病重流行区，且整个巢湖流域均位于我国血吸虫病分布最北点以南地区。是巢湖的特殊环境不适合钉螺孳生繁殖，还是其他原因导致巢湖无钉螺孳生，一直是人们所关注的问题。

根据资料记载，巢湖历史上从未有钉螺孳生。20 世纪 80 年代后曾多次对巢湖沿岸周边环境进行了系统抽样查螺，未曾发现钉螺。2004 年 5 月，又对巢湖周边的可疑环境马尾河与巢湖交汇处、柘皋河与巢湖交汇处、兆河与巢湖交汇处、大涧河与巢湖交汇处、裕溪河与巢湖交汇处以及巢湖闸附近进行了环境抽样查螺，仍未发现有钉螺孳生。安徽省血吸虫病防治研究所从 2000 年起连续两年对巢湖周边地区现有螺、历史有螺和可疑环境进行了螺情调查，其中 2000 年调查面积为 1036144m^2，调查框数为 8766 框；2001 年调查面积为 823544m^2，调查框数为 7801 框，结果只是在巢湖下游的裕溪口闸和凤凰颈闸江外滩附近发现了钉螺。

安徽大学生物系分别于 1980 年 10～11 月、1981 年 4～5 月和 1981 年 10 月对巢湖进行了 3 次底栖动物调查，其中 1980 年是以长临、施口、西湖心、新河、马尾河、高林、散兵、柘皋河口以及东湖心等 9 处为采样点；1981 年春是以黑石嘴、塘西、下派河、老新河、齐头嘴、老山、中庙、横湖心、棠林嘴、乌梁家、炯炀河、北湖心和芦席嘴等 13 处为采样点；1981 年秋是以西湖心、下派河、老新河、新河、齐头嘴、中庙、芦席嘴、炯炀河、乌梁家、柘皋、散兵、高林、马尾河和棠林嘴等 14 处为采样点，再结合“巢湖渔业资源调查”（1963）记录，结果发现巢湖底栖动物有 55 种，其中隶属于软体动物门腹足纲的有 5 科、8 属、14 种，但未发现钉螺。

5.4.3 沿江排灌（闸）站及其钉螺扩散情况

新中国成立以来，巢湖市沿长江北岸 182km 的江堤一线，陆续兴建大、

中、小型排灌（闸）站16座、船闸1座。而江外滩环境多有钉螺分布，为了解排灌站及船闸通过引江灌溉、通航运输对钉螺随江水向堤内沟渠及巢湖蔓延扩散情况。2008年组织开展了对各个（闸）站外江滩、引江渠道钉螺分布进行现况调查。

17座闸均位于流行区，最早的建成于1953年，最迟的2003年。排灌站年排灌月份集中在6～8月，以自流倒灌为主。17座闸中凤凰颈闸和裕溪节制闸是既可以引江灌溉又可以排涝。其余主要为排涝闸。闸口外均无拦螺设施，闸口内有6座闸有拦污设施，占35%。闸口外引江渠道硬化有6座，占35%，闸口内渠道硬化有2座，占12%。闸口内既有拦污设施又渠道硬化2个，占12%。闸口内外渠道均硬化2座，占12%。17座闸外历史上均有钉螺，发现钉螺最早为1956年，最晚为2001年。有4个闸内曾经发现有钉螺，最早为2001年，是裕溪船闸；最晚是2008年在汤沟站闸内新发现钉螺。

2008年调查，闸外共调查504hm^2，调查25362框，活螺数20607只，活螺平均密度0.81只/0.1m^2，活螺框出现率16.39%，未发现感染螺。活螺密度最高为江坝闸2.25只/0.1m^2，最低为裕溪船闸为0.007只/0.1m^2。闸内共调查36hm^2，发现有螺面积6.75hm^2，其中新发现4.55hm^2，调查9057框，活螺数864只，活螺平均密度0.09只/0.1m^2，活螺框出现率2.38%，未发现阳性螺。活螺密度最高为裕溪船闸0.54只/0.1m^2，最低为汤沟闸0.2只/0.1m^2。裕溪闸系巢湖市境内大型水利枢纽，对裕溪河两侧及巢湖市范围内的农田灌溉、控制水位起着重要的作用。同时又是南水北调工程的取水口之一。汤沟闸是首次发现钉螺，该闸建于1966年，闸外2001年发现钉螺，在干旱年度均施行放水灌溉，特别是近两年都进行倒灌放水抗旱，加之闸口外江滩及引水渠道钉螺密布，水中的钉螺可随携带物进入抗旱渠道内，成为钉螺扩散的重要原因。

驷马山排灌站、凤凰颈闸是大型水利枢纽工程，分别建于1972年和1991年，到目前为止未查到钉螺向内圩扩散。分析其原因：一是外江滩引江渠道硬化，钉螺不能生存；二是干旱季节调水内灌，此时江水水位较低，低于江外滩最低有螺高程线，很大程度上避让了钉螺随调水漂流扩散；三是两机站引水口高程仅为海平面零高程，水落差很大，闸前形成巨大的沉螺池；四是正常年份，每年汛期内圩大量洪水，通过闸站向长江排放。

裕溪船闸1969年建成，建成后一年发现钉螺扩散至内河，船闸两岸钉螺密度最高达几百只，船闸日夜频繁开启，钉螺附着于漂浮物毫无阻挡地流入内河，引起钉螺向内河扩散，但是，至今扩散的距离仅距闸1km左右，而且内河钉螺密度不高。分析其原因：一是每次开闸放水，水量相对裕溪河而言是很小的；二是船闸位于江口，裕溪河水位高，钉螺不能通过调水从低水位向高水位扩散。

其余14座小型排灌站，均没有装配排灌动力设备，闸前无任何拦螺装置。一般年份内陆汛期洪水经闸站排入长江，只有在特殊年份，天旱而且此时外江水位高于内河水位，才可引江灌溉，通过引江灌溉引起钉螺向内河扩散。但由于向内圩倒灌时间短，平时向江外排水时间长，所以钉螺缺乏向内河进一步扩散的机遇，所以形成的扩散面积不大，扩散的距离不大，难以到达巢湖。

5.4.4 巢湖目前尚无钉螺孳生的可能原因

巢湖水系与长江水系相通，且是五大淡水湖中唯一无钉螺孳生的淡水湖泊，造成其无螺的原因是多方面的。

1. 钉螺很难扩散至巢湖

新中国成立后巢湖发生全流域性洪水5年，局部性洪水有11年。该流域洪水主要有以下三种类型：一是流域洪水与长江洪水相遭遇。发生这类洪水时，由于受长江高水位顶托，内水不能自排入江，形成河湖长时间高水位。1954年、1983年、1996年、1998年、1999年属于这种类型洪水。二是全流域发生大洪水，但长江水位不高，洪水外排条件较好。1991年属于这种类型。三是流域局部（支流）发生大洪水。1953年、1969年、1984年属于这种类型。以上资料说明，尽管巢湖流域洪灾频发，但几乎没有一次洪灾是直接由于长江水倒灌至巢湖而引起的，几乎没有出现长江水倒灌至巢湖的现象，裕溪河也从未发现有钉螺孳生。

近年来巢湖东岸丘陵地区（如高林、槐林等）发现残存钉螺，且有螺溪流也流入巢湖，但目前未发现钉螺向巢湖扩散，其可能原因有：①有螺地带距巢湖相对较远（最近有螺点距巢湖约6km），有螺水系常年径流量极小，水流非常缓慢，且地形复杂，水流方向不恒定；②这些丘陵地区的残存钉螺均为光壳钉螺，而光壳钉螺常年以陆栖为主，在沟渠水退后潮湿的泥面是其最适宜的栖息地，巢湖的环境可能不适合其生存；③当地血防部门查螺、灭螺措施及时有效。即使洪水期间有少数钉螺被带到下游水系，由于及时有效地开展了查螺、灭螺工作，钉螺也难以在下游水系孳生繁殖。

2. 巢湖部分环境因素可能不利于钉螺孳生

虽然巢湖流域存在气温温暖，雨量丰富，湖水pH值适中并富含有机物等这些有利于钉螺孳生繁殖的条件，但巢湖局部还有许多不利钉螺孳生的因素存在：

（1）土壤沙化严重。巢湖土壤沙化严重，而沙土含蓄水分的能力极差，沙面易变干燥，这种土壤显然不适合钉螺生存繁殖。

（2）植被资源相对贫乏。植被是钉螺生存的重要条件之一。巢湖在建闸之前曾经受到长江水位影响而使水生植被遭到严重破坏，建闸后，冬春季水位提

高了 1.5～2m，使湖岸落滩面积减少，晒滩时间缩短，不利于湖区植物幼芽越冬与萌发更新，因而植被资源严重贫乏。且现存植物中相当一部分是眼子菜和黑藻类，而这两类植物所在地带是不适于钉螺孳生的。

（3）风大浪高，局部土质板结。由于巢湖沿岸松林植被和湿地挺水植物遭到破坏，加之水位抬高，使巢湖遇风浪高，甚至“无风三尺浪”，这种环境显然不适合钉螺孳生繁殖。另外，巢湖底质多系沙质土壤和黏土，再加上风浪的冲刷，使局部土质变得越发板结，而板结的土壤是不适合钉螺生存的。

（4）水质状况差。20 世纪 80 年代前，巢湖的水质状况较好，可为人畜饮用和灌溉农田，故水质状况不是巢湖历史无螺的主要原因。但近年来，工业“三废”、农用化肥、农药及生活污水、垃圾等对湖水的污染十分严重，这很可能是其现在无螺原因之一。

（5）从地质学角度探讨巢湖无螺原因。有研究者认为所有钉螺分布区均属第四纪，非第四纪各类出露地层均无钉螺分布，第四纪地层的相对稳定性，决定了钉螺分布严格的区域性。另有学者也曾提到我国的主要钉螺分布区属新生代第四纪。巢湖与长江北岸的有螺区有水系相通，沿湖周围有 5 个县市的数十个乡镇，但迄今只有其中的 3 个乡有钉螺分布，而这 3 个有螺乡的有螺区恰恰属第四纪，而巢湖周围无螺区均为非第四纪。由此可见，巢湖不孳生钉螺的主要原因是巢湖不属第四纪地层，地层分布的稳定性决定了钉螺分布的区域性。

巢湖是我国五大淡水湖中唯一没有钉螺孳生的淡水湖泊，而巢湖周边地区有钉螺分布，且整个巢湖流域均位于我国血吸虫病分布最北点以南地区，其无螺原因主要是周边地区钉螺很难扩散至巢湖和巢湖部分环境因素可能不利于钉螺孳生繁殖。但是，近 20 年来巢湖的滩地植被覆盖面积逐渐扩大，与长江水运交通更加频繁，特别是随着引江济淮工程的实施，尤其是采用直流倒灌式引水后，很有可能使钉螺扩散至巢湖，如果再有流动传染源的存在，则巢湖成为新的血吸虫病流行区不是完全没有可能的。对钉螺在巢湖的生存繁殖情况进行了近 2 年的现场实验和生态模拟观察。研究结果表明，在实验条件下，钉螺不但可以在湖区生存，而且能够产卵繁殖。由此可见，在引江济淮工程实施过程中采取相应的干预措施，以防止钉螺扩散至巢湖，是非常有必要的。至于钉螺分布与第四纪地层的关系，还需作进一步研究。

5.5 湖北四湖地区

5.5.1 概况

四湖地区是指长江中游湖北省境内一级支流内荆河流域，地处长江、汉水

之间，位于东经112°00′～114°00′、北纬29°21′～30°00′之间，因境内有长湖、三湖、白鹭湖和洪湖四大淡水湖泊而得名。流域地跨荆州、荆门、潜江三市，是江汉平原重要的组成部分。流域西以沮漳河下游左堤为界，北抵漳河总干渠、三干渠，东接汉江、东荆河右堤，南临长江。地势由西北向东南倾斜。全流域自然地理总面积11547.5km^2，其中内垸10375km^2，外滩1172.5km^2。内垸地形复杂，其中丘陵面积2360km^2，占22.7%；平原面积6518km^2，占62.8%；湖泊面积755km^2，占7.3%；洼地面积742km^2，占7.2%。

1. 水系

四湖流域水系复杂、河网纵横，根据其排灌特点分为上、中、下三大排渠。其中上区包括长湖、田关河以上地区，汇流面积3240km^2，主要河渠有太湖港、拾桥河、观桥河、龙会桥、广平港及夏家冲等，均汇入长湖调蓄。长湖洪水则通过刘岭闸经田关河入田关闸、泵站排入东荆河，或自习家口闸排入总干渠。长湖、田关河以下，洪湖、下新河、排涝河以上区域为中区，汇流面积5980km^2。下区包括洪湖、下新河、排涝河以下地区，汇流面积1155km^2。流域水系以四湖总干渠以及西干渠、东干渠、田关河、螺山干渠和排涝河为输水骨干，总干渠上承长湖来水，沿途接纳两岸洪涝渍水，后经洪湖调蓄，或经高潭口、新滩口、螺山等闸站排入东荆河或长江。流域内建有33个主要灌溉引水闸、4座排水闸、17座一级泵站和754座二级泵站，实行蓄、引、排结合，自流、机提并用，调蓄统一调度，互相控制，趋利除弊。

长湖、洪湖为流域固定调蓄湖泊，长湖湖面150km^2，湖容积5.43亿m^3（水位32.50m），洪湖湖面402km^2，湖容积13.49亿m^3（水位26.50m），两湖湖容18.92亿m^3。长湖与洪湖间的三湖、白露湖已基本消亡。

2. 水文气候

四湖流域属亚热带季风湿润区，年平均降雨量约1200mm，平均径流深337mm，汛期一般发生在5～9月，其降雨量约占全年降雨量的70%，6～7月是四湖流域降雨最多的月份。单站实测年最大降雨2309.4mm（洪湖站1954年）。流域年均气温约16.3℃，7月气温最高，极端高温达41℃，1月气温最低，极端低温达－16.5℃。年均日照约为2000h，无霜期约为260d，年蒸发量约为1300mm（系列内的最大蒸发量1465mm，最小蒸发量824mm）。流域年均径流量为35亿m^3，其中5～10月为25亿m^3，而同期最丰年份达67亿m^3，最枯年份仅有5.5亿m^3。

四湖流域地势低洼，吴淞高程24～32m。每逢暴雨，“汪洋一片”，渍水形成涝灾，若遇暴雨与洪水同期，通常长江水位高于地面5～8m，造成外洪内涝。地下水位偏高，离地面仅0.5m，极有利于钉螺孳生。四湖汛期时，长江

常处于高水位，自排的机会少，提排是治涝的重要手段。水位不稳定，数旬不降雨，特别是盛夏数日不降雨，沟渠干涸，形成旱灾，必须引江河湖水灌溉。

荆州市的沙市区、荆州开发区、江陵县、监利县、洪湖市、荆州区的大部（不含弥市镇）和石首市的江北部分，荆门市的沙洋县，潜江市的东荆河西岸部分，共有111个乡（镇、办事处、农场），2237个行政村（居委会），国土面积11633.5km^2，耕地面积37.77万hm^2，现有人口509.17万人。

5.5.2 血吸虫病

1. 历史情况

血吸虫病在四湖流域流行历史长、范围广、危害程度大，是四湖流域非常重大的公共卫生问题和社会问题。考古学证实，四湖流域血吸虫病流行至少有2100多年历史。新中国成立前，“千村薜荔人遗矢，万户萧疏鬼唱歌”的悲惨景象，正是四湖流域血吸虫病流行严重程度的真实写照。据有关史料记载，在清朝末年和民国初期的二十余年间，仅潜江和江陵因血吸虫病死亡70200多人，死绝16524户，毁灭自然村庄1255个。新中国成立后，经过几十年的综合防治，血防工作成绩显著。钉螺面积、血吸虫病人、晚期血吸虫病人、急性血吸虫病人、病牛、人群感染率、耕牛感染率等主要疫情指标较新中国成立前明显下降。

2. 流行现状

2007年调查统计，四湖流域有102乡镇场、1545个行政村流行血吸虫病，分别占流域乡镇和村总数的94%和67%。其中，疫情未控制的乡镇场87个，疫情控制及以上标准的乡镇场15个。血吸虫病流行村人口258.56万，现有血吸虫病人97222人，占全省的43.79%；急性血吸虫病人9人，占全省的36%；晚期血吸虫病人1953人，占全省的43.58%。人群血吸虫感染率4.12%，人群血吸虫重复感染率20%左右。有血吸虫病耕牛3996头，占全省的43.6%。钉螺面积22851.78万m^2，占全省的30.28%，其中，垸内钉螺面积8918.76万m^2。垸内钉螺80%以上沿大小河流和沟渠呈线状或网状分布。垸外钉螺呈片状分布于滩地。

3. 流行特点

四湖流域血吸虫病流行特点：

（1）流域内沟渠纵横，血吸虫病流行类型由过去湖沼型演变为现在的渠网型，垸内钉螺由原来的片状分布演变为网状和线状分布。

（2）垸内渠网水位不稳，钉螺沿江河涵闸灌溉水系向垸内、垸外扩散蔓延严重。

(3) 居民生产生活接触疫水频繁，重复感染难以控制。

(4) 耕牛等牲畜粪便严重污染环境，成为主要传染源。

血吸虫病防治的主要难点：

(1) 传染源控制难。血吸虫病是一种自然疫源性的人畜共患传染病，它除了感染人外，还能感染40余种哺乳动物，众多的传染源和重复感染给传染源控制带来了极大的困难。

(2) 钉螺控制难。流域内钉螺随水系分布，呈现江河—渠道—水田—塘堰—村庄五位一体的分布格局，洪涝灾害易致钉螺扩散，防治成果难以巩固，退湖还田和平垸行洪使过去的围垦区重新沦为钉螺孳生地。灭螺药物对鱼类、贝类、鸟类、藻类等动植物有一定的毒害，通过环境改造改变钉螺孳生环境控制钉螺，投资巨大，流域自身的防治能力难以达到。

(3) 易感人群保护难。群众传统的生产生活方式难以改变，生产生活接触疫水频繁，疫苗研究无突破性进展，易感人群得不到有效保护。

这些流行特点和防治难点决定了四湖流域的血吸虫病防治必需进行整体综合治理。

4. 防治策略和措施

血吸虫病是一种与环境因素密切相关的疾病，环境影响着血吸虫病流行区域的分布和流行程度，应针对不同情况，采取不同的防治策略和措施。

(1) 对于未达到传播控制的乡（镇、场）：主要采取以控制传染源为主的防治措施，实施人畜同步化疗，易感地带灭螺，家畜圈养舍饲，以机耕代替牛耕，同时结合农田基本建设项目、土地整理项目和林业工程项目改善生态环境，抑制钉螺孳生，以较为经济有效的策略来达到遏制疫情回升、有效控制疫情扩散的目标。

(2) 对于已达到传播控制的乡（镇、场）：主要采取结合流行区经济发展的总目标，在实施农业、水利、林业等发展项目的同时，开展有效益而成果易巩固的血防工程，彻底改造钉螺孳生环境，达到阻断血吸虫病传播的目标。

(3) 防治原则是：坚持以人为本，树立全面、协调、可持续的发展观，根据不同地区疫情的特点，结合水利、卫生、农业、林业、土地整理、农村交通等工程建设，彻底改造钉螺孳生环境，从而使疫区工程建设具有双重功能。

6

水利血防工程措施技术要点

水利血防主要是通过水利措施和防螺设施，治理钉螺孳生环境，以达到防螺和灭螺的目的。水利血防措施包括非工程措施和工程措施两类。非工程措施主要指水利工程及其血防工程的运行，调度，维护与管理，工程区及其影响区的螺情监测，人、畜查治病、健康教育、施工人员防护措施和管理等；而工程措施是指在血吸虫病疫区和毗邻疫区新建、改建、扩建或加固水利工程时，所采取的用于防螺、灭螺的各类工程措施，其作用是将水利工程建设与血吸虫病防治工作紧密结合，使水利工程在充分发挥其水利效益的同时，又有利于防控钉螺扩散和减轻血吸虫病危害，从而实现水利和血防的双重效益。根据水利血防工程措施不同的防灭螺原理，可将其划分为沉螺池工程措施、中（深）层取水工程措施、硬化护坡工程措施、抬洲降滩工程措施和其他工程措施 5 种。下面对各种工程措施的技术要点分别进行阐述。

6.1 沉螺池工程措施

堤内（亦称垸内）钉螺难以彻底消灭的重要原因之一，是由于长江干支流以及大小湖泊和江湖洲滩分布的钉螺，随着引水灌溉涵闸（泵站）或随汛期洪水进入堤内灌区渠道而扩散，导致钉螺面积扩大，人群接触疫水频繁和血吸虫感染风险加大。如 1990 年湖南省血吸虫病防治研究所对洞庭湖区进行了全面的灌溉涵闸扩散钉螺情况调查，共调查 16 个县和 11 个农场。结果显示洞庭湖

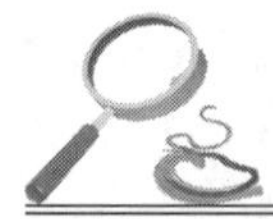

血吸虫病流行区防洪大堤上有引水灌溉功能的涵闸 538 座，其中堤内外均有钉螺分布的涵闸 189 座，157 座判定为进螺涵闸。据湖北省血吸虫病防治研究所调查，长江中游江汉平原的 14 条主要江河水系干堤上的涵闸共有 381 座，按照涵闸内外 2km 范围内有无钉螺划分，155 座涵闸内外均无钉螺分布，占 40.6%；226 座涵闸内或涵闸外有钉螺分布，占 59.3%；在 226 座涵闸中，25 座涵闸是内有外无钉螺分布，占 11%；114 座涵闸是外有内无钉螺分布，占 50.4%；87 座涵闸是内外均有钉螺分布，占 38.5%。在此类有螺水域引水的涵闸（泵站）下游修建沉螺池，可有效防止钉螺向下游无螺区扩散，达到控制血吸虫病传播的目的。

6.1.1 沉螺池工程措施的防螺原理

由于钉螺长距离的移动主要是随流动水体飘移扩散，而水中的枯枝、芦苇、杂草、残叶等漂浮物正是钉螺吸附其上远距离移动的载体。如果湖泊或沟渠的水体不流动或钉螺不吸附于漂浮物上，仅靠钉螺自身爬行，24h 内最远达 2.7m。人们从实践中发现，吸附在漂浮物上的钉螺随水流通过一个较大的自然水坑或水塘后，水坑或水塘后段沟渠的钉螺数量明显变少。有鉴于此，1990 年湖北省血吸虫病防治研究所与长江水利委员会长江科学院合作，根据钉螺生物学及水力学特性，通过研究钉螺在不同水流流速中的沉降、悬浮和起动等运动特性，运用水力学、河流泥沙动力学理论和大量室内模型试验研究，得出了钉螺在吸附状态下的起动流速在 0.3～0.4m/s 之间，在无吸附状态下的起动流速在 0.14～0.19m/s 之间，提出了钉螺最小起动流速为 0.2m/s，并推导出钉螺的静水沉降公式、动水沉降速度的计算公式和外形大小不同的钉螺的起动流速计算公式。上述研究成果为沉螺池截留钉螺设计提供了重要科学依据，在灌溉涵闸下游或引水渠上增加修建一个过水断面较大的截获钉螺的水池——沉螺池，其目的是使经过沉螺池的水流速度骤减，钉螺或吸附在飘浮物上的钉螺随水流进入沉螺池。在沉螺池中，没有吸附于飘浮物上的钉螺，由于自身比重大于水的浮力而沉于池底；而吸附在飘浮物上的钉螺被沉螺池中拦螺墙截留，当钉螺脱离飘浮物时就下沉于池底。由于钉螺爬行速度很慢且爬行能力有限，难以逾越沉螺池，钉螺在沉螺池中经过长期的水淹致死亡，从而阻止钉螺沿水流向下游无螺区渠道扩散。故此，沉螺池具有截留钉螺迫使钉螺脱离飘浮物和阻止钉螺上爬的功能。

6.1.2 沉螺池的设计

1. 沉螺池的布置原则

涵闸（泵站）的上游一般为江河水位波幅较大的滩地，如沉螺池布置于滩

地上，一旦汛期水流漫滩，若不采取其他工程措施，钉螺仍可通过涵闸向下游地区扩散蔓延。因此，沉螺池不宜布置在涵闸（泵站）的上游。通常涵闸（泵站）的上下游存在较大的水位差，流经涵闸（泵站）的水流速度一般较快，涵闸（泵站）的下游多布置有消力池等消能建筑物。过闸水流通过这些消能建筑物后，流速大幅降低，水流分布也较为均匀。而修建沉螺池的目的是使沉螺池内水流速度降低，水流通过沉螺池时，使钉螺能够在沉螺池中沉落。因此，沉螺池一般布置在涵闸（泵站）消能设施的下游，这种布置可以减小沉螺池的建设规模，增进沉螺效果，减少投资。

沉螺池通常由连接段（又称上游进流扩散段和下游出流还原段）和工作段（又称沉降集中灭螺工作段）组成，工程布置见图 6.1。设置连接段的目的是使沉螺池工作段能与上下游渠道平顺连接，上游连接段还可起到平顺水流的作用，使水流在此段内逐渐扩散，流速减低且流量分布均匀。如上游连接段内水流速度较大，还可以布置消能栅等设施。工作段则是实现沉螺功能的主要区段。

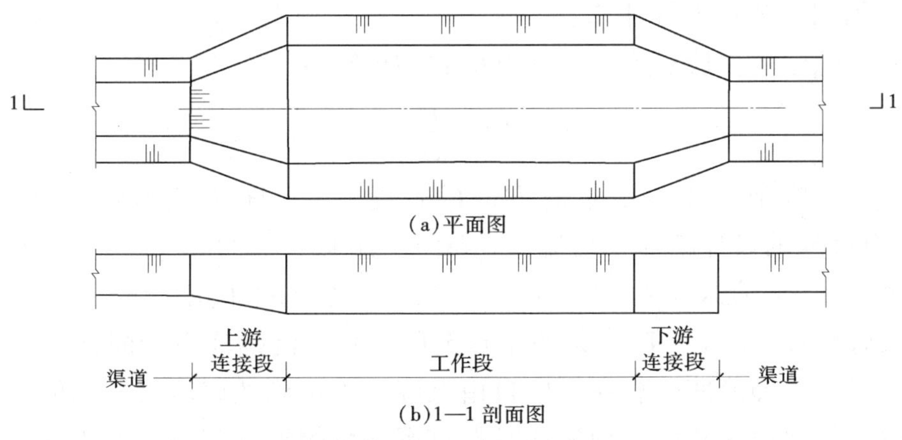

图 6.1　沉螺池布置示意图

2. 沉螺池设计的总体要求

(1) 合理确定沉螺池的长度和过水断面面积。若沉螺池的长度过短或过水断面面积过小，池内水流速度过快，则钉螺不能在池内沉降或沉降效果差，起不到应有的沉螺或阻螺作用。但若沉螺池的长度过长或过水断面面积过大，则不仅要多占土地，而且增加建设成本。因此，根据流量合理确定沉螺池的长度和过水断面面积，是确保钉螺能沉积在沉螺池内而不致进入下游渠道的关键，是沉螺池工程设计的关键。在确定沉螺池的长度和过水断面面积时，要考虑两方面的因素：一是沉螺池的布置型式及过水断面尺寸，应使其与上下游渠道具有同等的过水能力，保证渠道的正常输水功能；二是沉螺池设计要保证在最大的设计水流工况下仍有足够的长度能使钉螺在沉螺池内沉积下来。

(2) 与涵闸（泵站）消能设施及渠道的连接，应合理、紧凑，少占（耕）地。修建沉螺池需要占用一定量的土地，应根据沉螺池附近的地形、地质、水流等条件以及沉螺池的技术指标、功能特点和运行要求等，力求沉螺池与涵闸（泵站）的消能设施和渠道的连接合理、紧凑。沉螺池应尽可能在非农业用地上修建，确需占用农业用地的建筑物也应布置紧凑，尽量少占。

(3) 便于清理和灭螺。由于渠道水流中一般都会夹带泥沙，沉螺池运行一定时间后，泥沙会在池内淤积，再加上沉螺池本身的阻螺功能，池内也会沉积钉螺。因此，布置沉螺池时，还应考虑清除淤积的泥沙和杀灭钉螺的需要，如在沉螺池旁设置便道，便于工程维护人员开展工作等。

3 沉螺池尺寸的设计要求

沉螺池设计的关键参数是确定池内水流速度，而池内水流速度的大小则主要由沉螺池工作段长度、宽度和横断面积等指标决定。根据《水利血防技术规范》的规定，这些指标可根据涵闸（泵站）的引水流量和钉螺的生物、水力学特性，采用相关公式进行计算。

(1) 沉螺池工作段长度，按式（6.1）计算：

$$L=\frac{kHv}{\omega} \tag{6.1}$$

式中：L 为沉螺池工作段沿水流方向的长度，m；H 为沉螺池的设计水深，m；v 为沉螺池的设计断面平均流速，m/s，宜采用 0.20m/s；ω 为钉螺的静水沉降速度，m/s，宜采用 0.01m/s；k 为安全系数，可采用 1.1～1.5。

在沉螺池设计时，v 和 ω 是两个重要的参数。沉螺池设计断面平均流速需满足两个条件，即能使钉螺在水中自由沉降和下沉到池底后水流不能推动钉螺移动，故沉螺池设计断面平均流速是指钉螺在沉螺池底部保持静止不动的垂线平均流速（即指钉螺在池底无吸附状态下的起动流速），其值与沉螺池水深、钉螺的外形大小和钉螺在池底吸附状态等因素有关。根据长江科学院研究，钉螺的静水沉降速度 0.01m/s，沉螺池的最大设计断面平均流速 v_{max} 不大于或可定为 0.20m/s（表 6.1）。

表 6.1　沉螺池设计计算参数

编号	计算参数	单位	建议值	设计采用值
1	钉螺、螺卵静水沉速	m/s	0.0093～0.0785	0.0093
2	钉螺无吸附力起动流速	m/s	0.14～0.19	0.14
3	钉螺动床有吸附力起动流速	m/s	0.20～0.40	0.20
4	钉螺定床有吸附力起动流速	m/s	>0.60	0.60
5	钉螺自由沉降最大流速	m/s	>0.20	0.20

(2) 沉螺池工作段过水断面的宽度，按式 (6.2) ～式 (6.4) 计算：

$$b=(A-mH^2)/H \tag{6.2}$$

$$B=b+2mH \tag{6.3}$$

$$m=c\tan\alpha \tag{6.4}$$

式中：b 为沉螺池的底宽，m；A 为沉螺池横断面面积，m^2；B 为沉螺池的水面宽度，m；H 为沉螺池设计水深，m；m 为沉螺池横断面的边坡系数；α 为边坡坡角，(°)。

沉螺池边坡一般设计成梯形边坡，而不设计成垂直的边坡，主要考虑是池的边坡稳定，因此，螺池边坡坡率由地基土的物理性质决定，一般横断面边坡坡率 m 在 1∶2～1∶3 之间。

(3) 沉螺池工作段横断面（或称过水断面）的面积，按式 (6.5) 计算：

$$A=Q/v \tag{6.5}$$

式中：A 为沉螺池横断面的面积，m^2；Q 为涵闸、泵站设计流量，$m^3/$；v 为沉螺池的设计断面平均流速，m/s，宜采用 0.20m/s。

池的横断面面积 A 由灌溉闸引水流量 Q 和最大设计流速 v_{max} 确定，即 $A>Q/v_{max}$；池的横断面考虑到池的边坡的稳定性一般为梯形，根据工程具体条件确定一定的宽度和深度。

4. 沉螺池设计的其他要求

(1) 沉螺池工作段的宽度与深度的比值不宜小于 4.5，梯形断面的计算宽度为水面宽度和底面宽度的平均值。这条要求的目的是：使沉螺池内的流速沿池宽分布较均匀，提高沉螺效果。若沉螺池工作段的宽度与深度的比值过大，则池内局部水流集中、流速较大，沉螺效果降低。

(2) 沉螺池工作段底部应低于上下游渠道的底部高程，高差宜大于 0.5m。这条要求的目的是：其一，可以阻挡沉积在工作段底部的钉螺被水推移滚动进入下游渠道，且便于集中水淹灭杀；其二，可以使水中的泥沙沉积在工作段底部；其三，有利于上游来水在池内均匀分布，减缓流速，促使钉螺在沉螺池内沉降。

(3) 沉螺池工作段与上下游渠道连接。沉螺池工作段底部与上游渠道应以斜坡连接，工作段末端应以垂直面或陡坡与下游渠道连接。这条要求的目的是：前者使上游渠道的水流均匀扩散进入沉螺池，不至于在连接段产生跌水或较大的水流紊动，保证沉螺效果；后者防止沉积在沉螺池底部的钉螺产生滑动或滚动进入下游渠道，并且可以使水中的泥沙沉积在工作段底部。沉螺池工作段与上游渠道之间按 45°扩散度平顺联结，水流均匀扩散进入沉螺池。

（4）沉螺池上游连接段的上端必要时可设置1道拦污栅。沉螺池大多修建在引水灌溉涵闸（泵站）的下游渠道上，在引水灌溉过程中，水流中难免会有树枝、树叶等漂浮物，这些漂浮物正是钉螺吸附其上并随水流运动的载体。因此，在沉螺池上游连接段的上端可设置1道拦污栅，其作用主要有两方面：一是可以阻止漂浮物进入沉螺池，避免阻塞沉螺池，使沉螺池能正常发挥引水功能；二是可以利用粘附在漂浮物上的钉螺遇到碰撞后会与漂浮物分离的特点，通过拦污栅阻挡一部分钉螺与漂浮物一起漂移，有利于钉螺在水中沉降。拦污栅孔口宽、高和间距尺寸大小主要是依据灌渠设计的过水流量大小而定，在满足过水流量的前提下，孔口和间距尺寸越小越好，一般栅孔单宽1.0m，孔间距1.2m。

（5）沉螺池内可设置1道拦螺墙。沉螺池设置拦螺墙的主要作用有：其一，拦截吸附在漂浮物上的钉螺向下游渠道漂移，且漂浮物拦下后，经过一段时间钉螺脱离漂浮物，沉入池底；其二，拦阻水底钉螺爬过墙体进入下游渠道。拦螺墙的位置可根据沉螺池的规模、平面布置和螺情等因素确定，其顶部高出沉螺池最高运行水位0.2m以上。墙体的中部、下部设过水孔（管），其顶部高程宜低于沉螺池最低运行水位0.5m。

（6）沉螺池边墙的顶面应高于附近地面，并设护栏。沉螺池通常修建在有灌溉功能、引水功能的渠道上，该区域也经常是耕作人员和家畜等活动的场所。因此，沉螺池边墙的顶面应高于附近地面，并设护栏，以防人畜不慎掉入池内，确保人畜安全。除此之外，还可阻止沉螺池周边泥土流入池内，减少池内泥沙淤积。

图6.2～图6.7为湖北、湖南、江西、江苏省沉螺池实景照片。

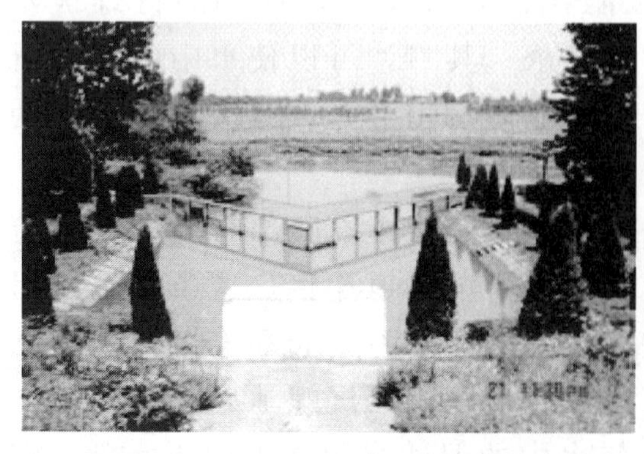

图6.2 湖北应城市沉螺池（1992年建）

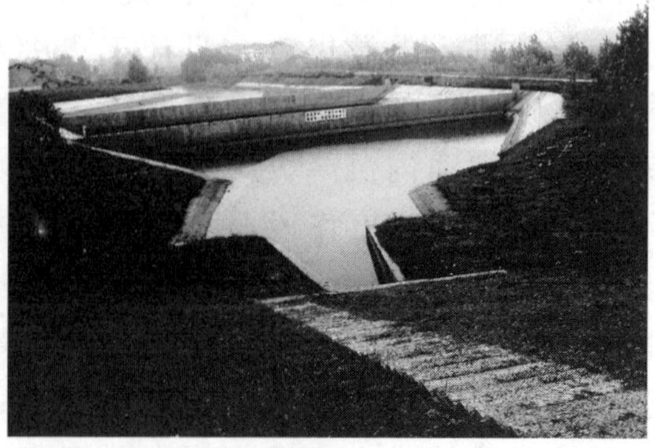

图6.3 湖北公安县大型沉螺池（2005年建）

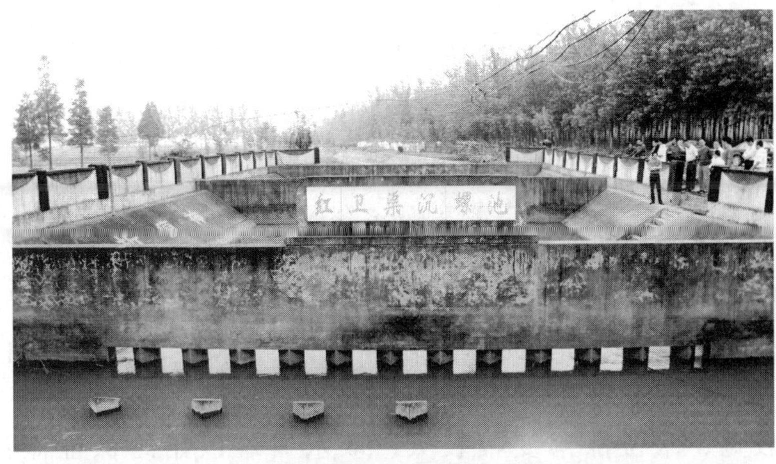

图 6.4 湖北荆州市红卫渠沉螺池（2000 年建）

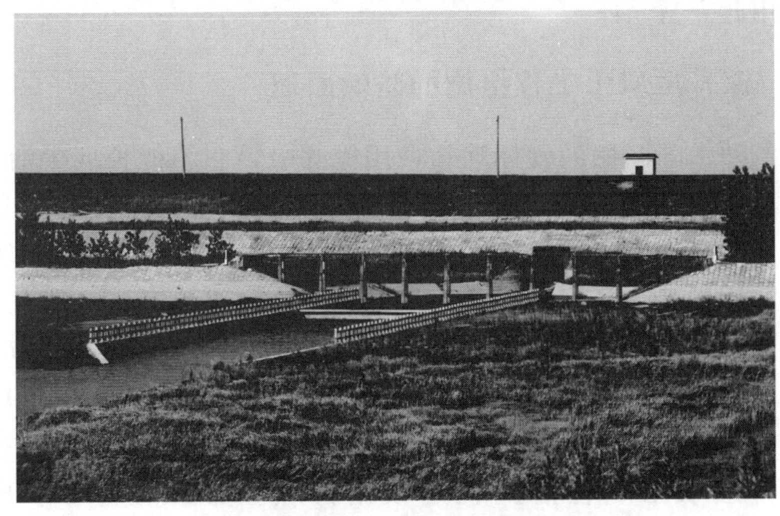

图 6.5 湖南君山区沉螺池（2009 年建）

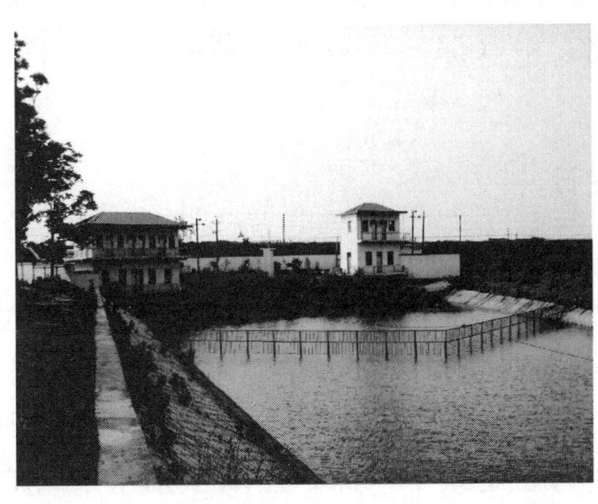

图 6.6 江西昌东镇排灌沉螺池（2007 年建）

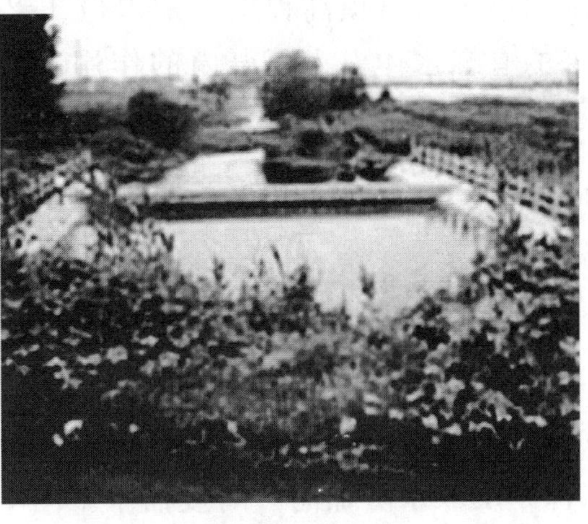

图 6.7 江苏扬州市沉螺池（2005 年建）

6.2 中（深）层取水工程措施

对位于岸线较稳定、水源区的水深较大、进水口距主河槽较近且滩地较窄河段的涵闸（泵站），可采用中（深）层取水工程措施。中（深）层取水工程措施分为固定式中（深）层抽水泵站取水和活动式中（深）层抽水泵站取水两类，采用哪种形式应综合考虑江河湖泊取水位置的地形和取水位置的水位涨落变幅的大小，酌情择定。当滩地宽度较窄、水位涨落变幅不大、抽水泵取水管口能够始终保证淹没于常水位 1.2m 以下，一般采用固定式中（深）层抽水泵站；当滩地较宽、水位涨落变幅较大、取水口难以始终保证淹没于常水位 1.2m 以下时，一般采用活动式中（深）层抽水泵站。对于滩地较宽的多数湖泊地区不适用此方法。

6.2.1 中（深）层取水工程措施的防螺原理

钉螺是一种水陆两栖的软体动物，用鳃呼吸，它不能长期生活在水底，故水底的钉螺具有沿岸壁或芦草向上爬行的习性。据统计，钉螺数量的 71.6% 一般分布于江河湖渠岸（边）坡水位变动区域，超过某一高程线（称为最高无螺高程线）和低于某一高程线（称为最低无螺高程线）后，一般没有或少有钉螺分布。据调查，钉螺在常水位上下 0.33m 范围内的分布占钉螺总数的 71.6%、在常水位下 0.66～0.99m 占 7.5%、在常水位下 0.99～1.2m 占 1.2%，在常水位下 1.2m 仅占 0.2%。江河湖泊主水流区一般不会有钉螺存在。中（深）层取水工程措施就是根据钉螺在常水位 1.2m 下分布仅占 0.2%这一分布特点，避开表层有螺水体，将抽水泵的进水管口或将引水涵闸的进水口口顶高程置于常水位 1.2m 以下取水，从而达到有效防止将水表层的有螺水体引入灌渠内的作用。因此，中（深）层取水也俗称为中（深）层无螺取水。

6.2.2 中（深）层取水工程措施的设计

1. 固定式中（深）层取水抽水泵站的设计

固定式中（深）层取水抽水泵站设计与一般抽水泵站基本相同，区别仅在于抽水泵位置不动的情况下，在水泵取水管口周围围筑一个“水池”[俗称中（深）层取水防螺池]，将通常抽水泵的直接“开放式”抽水，改为从“中（深）层取水防螺池”间接抽水。图 6.8 为固定式中（深）层取水抽水泵站的“中（深）层取水防螺池”的典型布置示意图，“中（深）层取水防螺池”的设

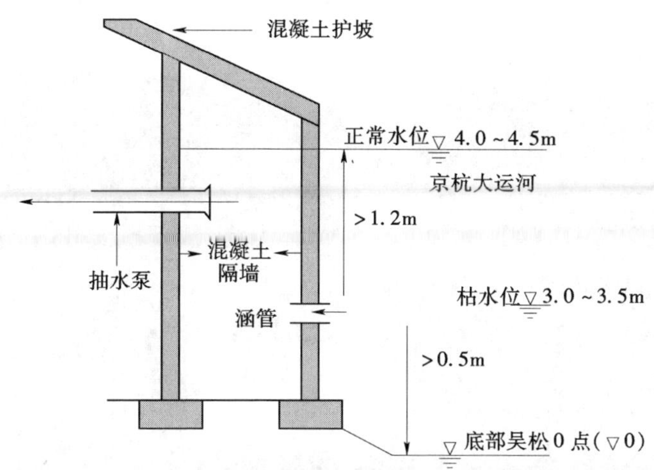

图 6.8 固定式“中（深）层取水防螺池”剖面图

计关键参数是确定池的进水口口顶高程和进水流量等，其设计要点有：

（1）“中（深）层取水防螺池”进水口口顶高程的设置。根据水位线下1.2m 钉螺分布仅有 0.2%的特点，进水口口顶位置高程必须设在常水位 1.2m 以下，这样可以保证江河中（深）层无螺水体自然流入“水池”，这也是第一道防止钉螺进入水泵取水口的防线。

（2）“中（深）层取水防螺池”进水口流量设置。为了使“水池”进水口流量 $Q_{池进}$ 大于或等于抽水泵抽水流量 $Q_{抽进}$（即 $Q_{池进} \geqslant Q_{抽进}$），即“水池”池壁进水口的过水断面的面积 $A_{池}$ 必须大于抽水泵过水断面的面积 $A_{泵}$。

（3）“中（深）层取水防螺池”池壁顶高程的设置。为防止吸附于漂浮物上的钉螺不随飘浮物进入“水池”，池壁顶高程必须在洪水位以上或者池壁铺上混凝土土板加盖封闭，以阻止飘浮物进入“水池”，这是第二道防止钉螺进入抽水泵抽水口的防线。

（4）“中（深）层取水防螺池”的安全设置。为防止人畜掉进池内，在池上用钢筋网铺盖或池周边用混凝土板或钢筋护栏围起。

2. *活动式中（深）层取水抽水泵设计*

活动式中（深）层取水抽水泵站采用的是安装无动力趸船，它与固定式中（深）层无螺取水抽水泵站的区别是趸船上的抽水泵取水口高程随江河水位的涨落而升降，并始终保持在水面线 1.2m 之下。

活动式中（深）层无螺取水抽水泵站的优点是取水量大，无螺取水效果更佳；但是建趸船费用高，其运行维护费用也较高。各地可根据实际条件加以选择采用。

图 6.9～图 6.12 为湖南省活动式中（深）层取水工程措施的实景图。

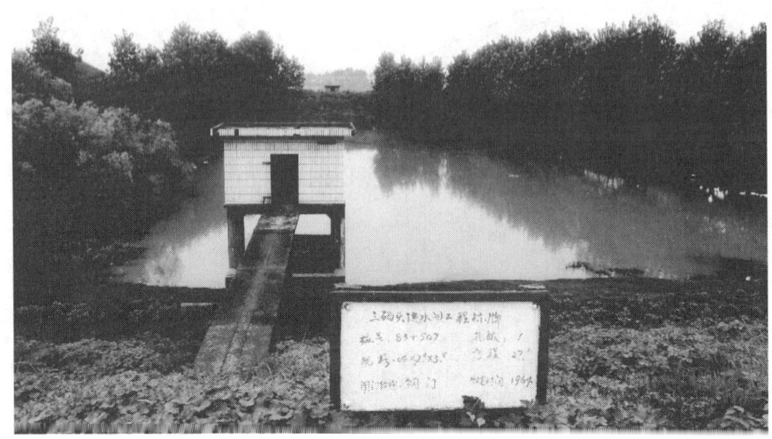

图 6.9 湖南沅水市三码头进水闸中层取水（1964 年建）

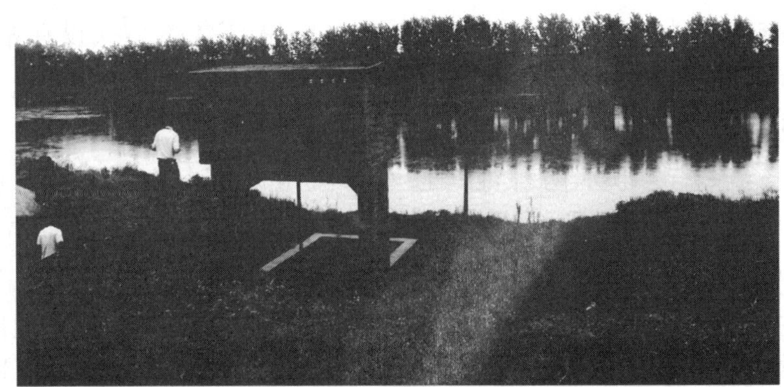

图 6.10 湖南沅水市向南闸中层取水（1986 年建）

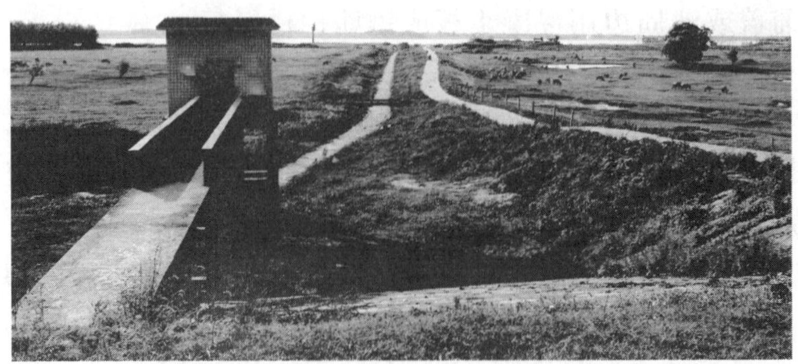

图 6.11 湖南君山区西闸联结活动式中（深）层无螺取水口后的封闭渠（2005 年建）

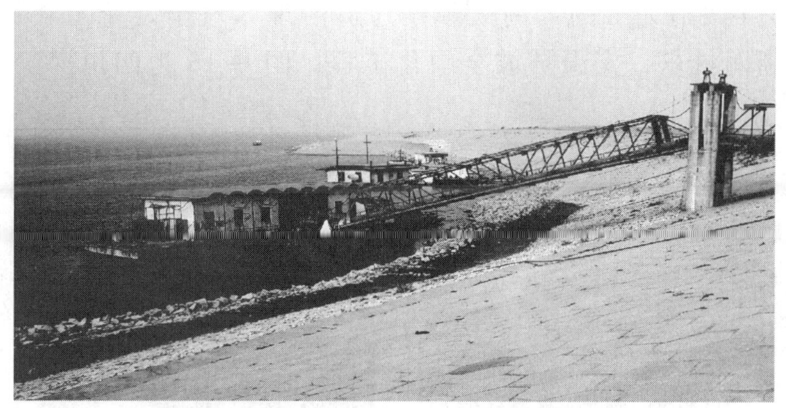

图 6.12 湖南君山区西闸活动式中（深）层无螺取水口（2005 年建）

6.3 硬化护坡工程措施

硬化护坡工程措施一般适用于滩窄、无滩堤防工程和灌溉渠道工程，可彻底改变钉螺孳生环境，是较好的水利血防工程措施之一，也是水利工程结合控制钉螺采用最多的工程措施。根据湖北省世界银行贷款环境改造控制钉螺工程、江苏省便民河综合治理工程及洞庭湖二期治理水利工程等灭螺效果分析，江堤坡面硬化可使钉螺密度大幅减少，人、畜感染血吸虫感染率、牲畜活动及野粪密度显著下降。

6.3.1 硬化护坡工程措施的灭螺原理

钉螺是一种水陆两栖动物，它既不能长期生活在水下，也不能长期生活在干燥的地面上，大部分钉螺喜欢生活在岸边水位线上下 1m 范围潮湿的杂草中，钉螺不能在连续干旱超过 6 个月的环境中孳生和存活；另外，钉螺孳生和分布地带具有最低无螺高程和最高无螺高程的特点。根据钉螺的这些生物学特性，在血吸虫病疫区易感地带的江河湖渠治理改造时，对江河湖渠岸（边）坡采用护坡全硬化或局部硬化，可以彻底改变钉螺孳生环境，达到消除钉螺的目的。

6.3.2 硬化护坡工程措施的设计

根据水位变化、防洪及灌溉要求、资金多少，硬化护坡工程措施一般有全硬化坡面和局部硬化坡面两种类型。

全硬化坡面是指在工程资金充足的条件下，坡面硬化从坡脚至坡顶。如果沟渠灌溉有防渗要求，以及相对河道岸坡硬化投资相对较少，一般可采用全硬化坡面。图 6.13 为 2006 年改造完工的江西玉山县七一灌区全硬化工程；图

6.14 为 2006 年改造完工的云南大理州河道治理岸坡全硬化工程；图 6.15 为安徽南陵县新陶村东二支渠护坡全硬化工程；图 6.16 为四川广汉市石门村中沟护坡全硬化工程。

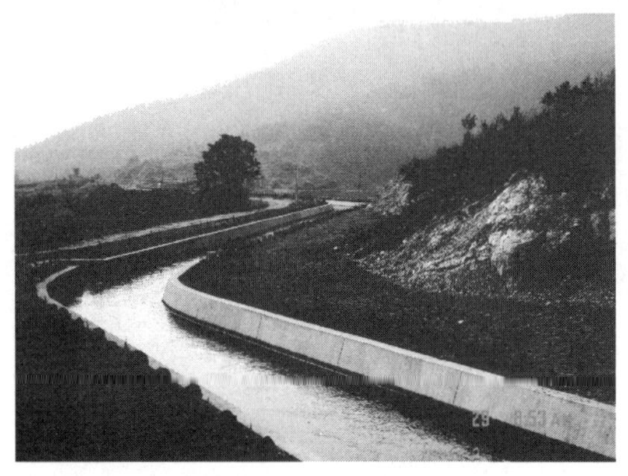

图 6.13　江西玉山县七一灌区渠道现浇混凝土护坡全硬化（2006 年建）

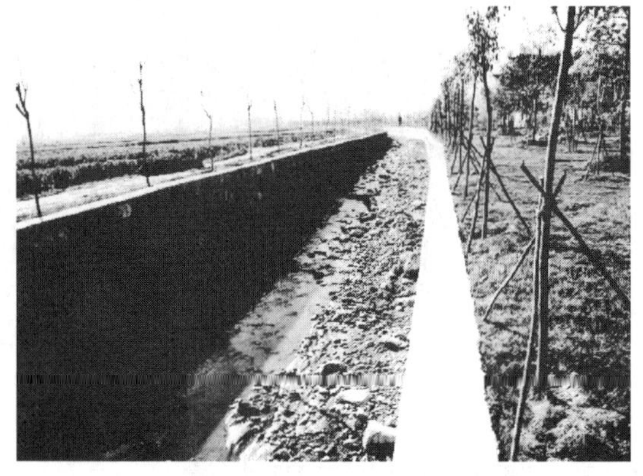

图 6.14　云南大理州河道治理浆砌块石坡面全硬化（2008 年建）

此处下水易得血
吸虫病，请不要下
水洗衣物、游泳、
玩水！

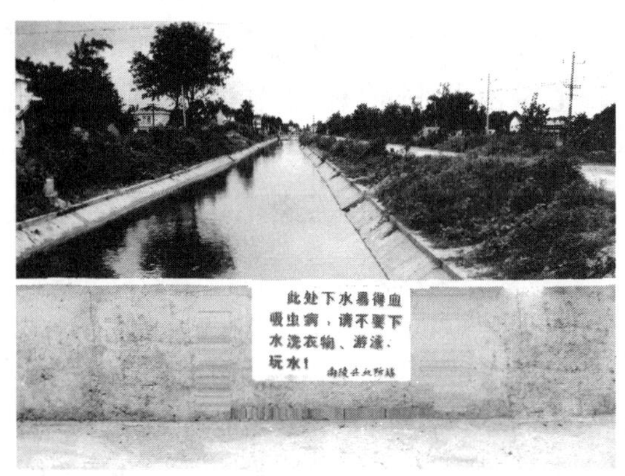

图 6.15　安徽南陵县新陶村东二支渠现浇混凝土护坡全硬化（1998 年建）

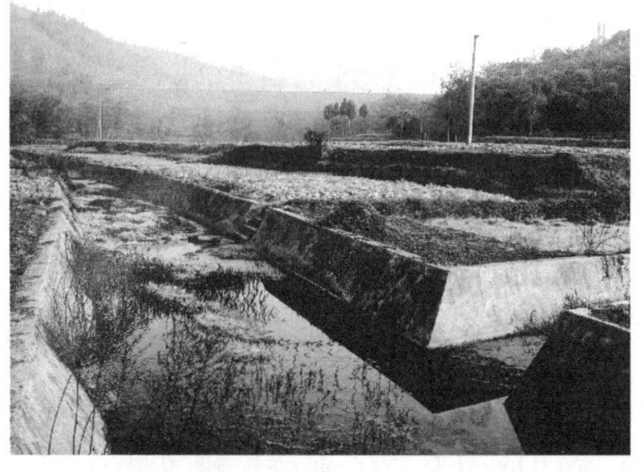

图 6.16　四川广汉市石门村中沟环改工程现浇混凝土护坡全硬化（2005 年建）

局部硬化坡面是指在工程资金有限的情况下，在满足水利工程要求的前提下，为节约投资，可以根据钉螺孳生环境具有最高无螺高程线这一原理，进行局部硬化坡面，如江河、湖泊的岸坡可采用此硬化方法。对堤外无洲滩的堤段，在满足堤防防汛要求的前提下，坡面硬化高程一般从枯水位至最高无螺高程线以上 1.0m。对于堤外有洲滩的堤段，坡面硬化高程一般从堤脚至最高无螺高程线以上 1.0m。对于沟渠边坡硬化，一般对于渠高较大的干渠从坡脚至最高无螺高程线以上 1.0m。对于沟渠底部硬化范围，如果最低运行水位以下水深较大，渠底可以不进行硬化。图 6.17 显示的为 2006 年湖南株洲市白石港水利血防工程局部硬化护坡工程项目；图 6.18 显示的为 2008 年湖南岳阳市华

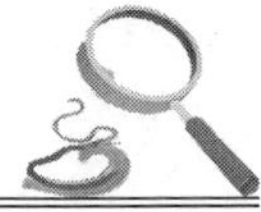

容河整治水利血防工程（君山段）局部硬化护坡工程项目。

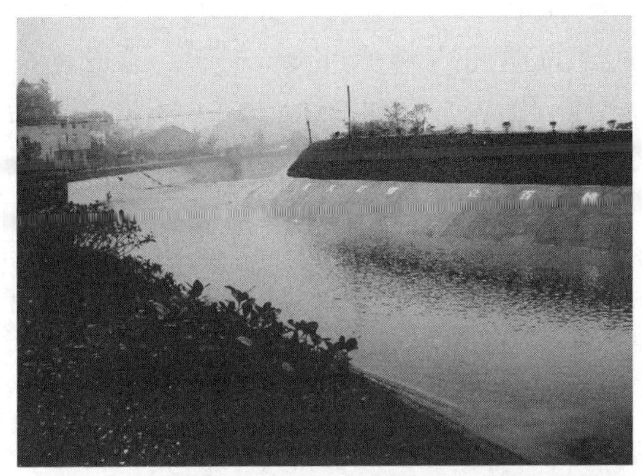
图 6.17　湖南株洲市白石港水利血防工程河道整治现浇混凝土护坡半硬化（2007 年建）

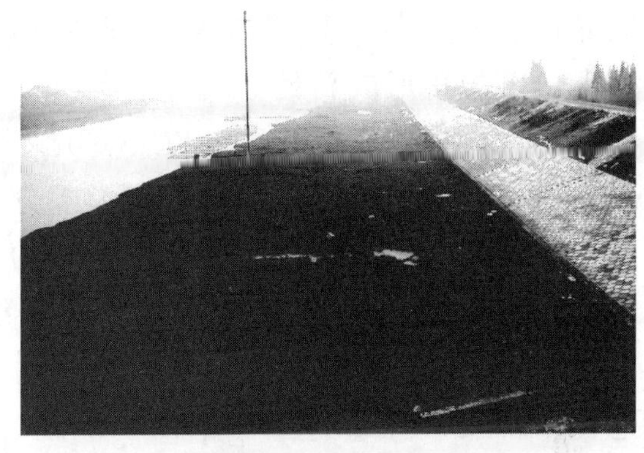
图 6.18　湖南岳阳市华容水利血防工程（君山段）河道整治混凝土预制块护坡半硬化（2007 年建）

坡面硬化常采用现浇混凝土、混凝土预制块、浆砌石等形式，也可采用经论证推广应用的新材料和新工艺，可根据当地具体情况、工程投资等条件予以选择。无论采用何种形式，坡面应保持平整无缝，以避免缝中杂草生长，重新形成钉螺孳生环境。调查表明，坡面硬化材料采用现浇混凝土硬化，不易长草，防螺效果较好；而坡面硬化材料采用预制混凝土板块、浆砌石，由于砂浆勾缝施工质量难以达到完全填实的要求，导致坡面使用 2 年后就易生长杂草，适宜钉螺孳生和存活。

6.4　抬洲降滩工程措施

6.4.1　抬洲降滩工程措施的灭螺原理

江湖洲滩地区由于土壤湿润、植被茂盛、水位具有季节性变化的特点，这些自然因素有利于钉螺孳生繁殖，我国现有钉螺面积主要分布在这些地区。对于这类地区的有螺环境，可根据钉螺孳生环境具有最高无螺高程和最低无螺高程这一特性，采取填土覆盖的方法将有螺洲滩抬高至当地最高无螺高程线以上，或是通过取土、疏浚等工程措施，将有螺洲滩降低至当地最低无螺高程线以下，达到破坏钉螺孳生环境，消灭钉螺的目的。

6.4.2　抬洲降滩工程措施的设计

“抬洲”是指在靠近外堤坡处填筑一道防螺平台，防螺平台的台顶高程应

高于相应河段的最高无螺高程线，并视开挖土方量多少来确定台顶宽度，台顶至河底以一定坡比过渡，坡面设置现浇混凝土护坡，以防钉螺在此孳生繁育；顶部宽度不应小于 1m，当平台较宽时，平台的顶面应规则平整，避免形成新的坑凼，以防止形成新的钉螺孳生环境。确定防螺平台的顶部高程和宽度时，应考虑其对行洪的影响程度。在不影响行洪的情况下，尽可能抬高防螺平台的顶部高程，增加宽度，保持常年绝大部分时间干燥，以彻底改变钉螺孳生的环境。

"降滩"是指在"抬洲"区以外的其他河滩地进行开挖，确保该部分河滩地开挖后低于相应河段最低无螺高程线，其目的同样是防止钉螺在此孳生繁育。"降滩"开挖的土方应尽量全部用于"抬洲"或"填塘固基"，设计和施工过程中都要确保二者相互平衡，即通过调整外平台宽度的方法来保证不要出外征地取土或弃土的现象。通过实施抬洲降滩、填塘固基等工程，既可消灭外滩地和堤内渊塘等环境的钉螺，又可以提高堤防的抗滑和抗渗稳定性，使得水利工程建设和血吸虫防治达到有机结合。

由于抬洲降滩工程措施往往投资很大，尤其是降滩措施对大堤堤脚的稳定性也会造成一定影响，因而在实际工程中较少采用。但现场观察结果表明，在各种水利血防工程措施中，降滩筑鱼池蓄水工程措施防灭螺效果最好，其性价比最高。图 6.19 和图 6.20 为安徽和湖南降滩筑鱼池蓄水防灭螺工程的实景图。

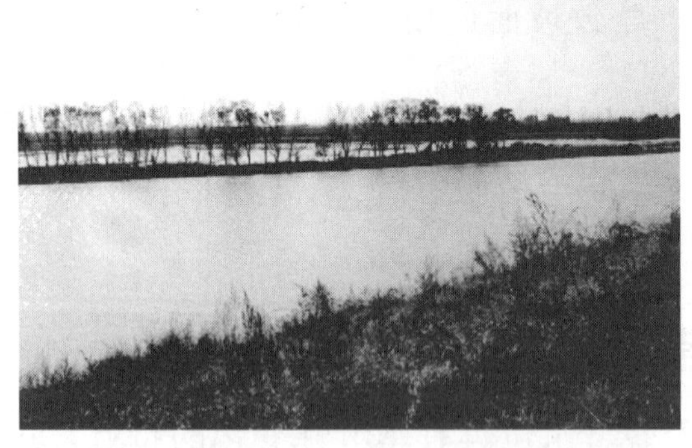

图 6.19　安徽芜湖市南辛村降滩筑鱼池蓄水防灭螺工程（2003 年建）

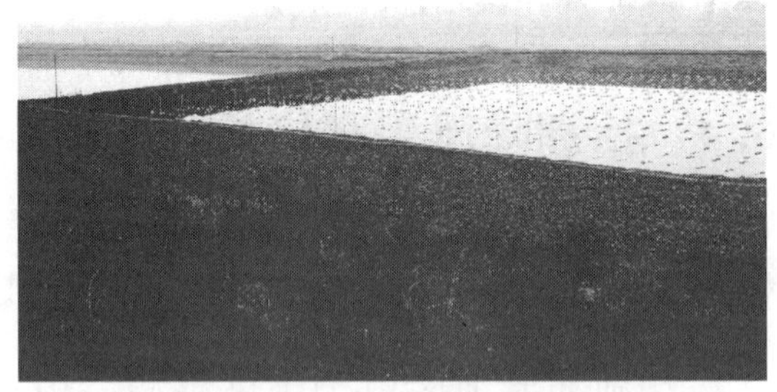

图 6.20　湖南沱江整治降滩筑鱼池蓄水防灭螺工程（2007 年建）

6.5　其他水利血防工程措施

沉螺池、中（深）层取水、硬化护坡和抬洲降滩四种工程措施在目前水利血防中最为常用。除此之外，还有填塘灭螺、暗渠（管）防灭螺、堵湖汊防灭螺、隔离沟防螺、人畜饮水工程防螺、护堤平台防螺、高围垦种灭螺、拦螺网防螺等工程措施。这些措施在理论上均可行，但是有的措施由于受条件的限制，

或实际防灭螺效果不佳，或投资较大，或涉及不同行业管理部门协调难度较大等原因，在实际中应用较少或并不值得推广。下面对这些措施作一简单介绍。

6.5.1　填塘灭螺工程措施

填塘灭螺是堤防血防工程中最常见、最普遍且简单易行的灭螺方法，成本较低，对堤防管理范围内孳生钉螺的坑塘，尽可能填平至附近地面高程线或以上，并有一定的坡度，利于排水。填塘时，可将洲滩开挖的表层有螺土堆于坑塘底部，同时还要将该塘周围的有螺土也先铲除堆于坑塘底部，然后再填筑其他无螺土方，必要时应喷洒灭螺药物。图 6.21 为 2008 年湖南涔水整治水利血防工程项目降滩吹填抬高堤内洼地，同时产生成片的良田施工情况。

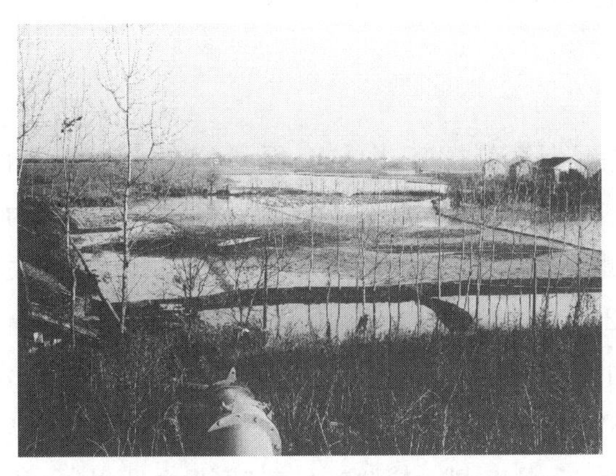

图 6.21　湖南涔水降滩吹填洼地水塘情况

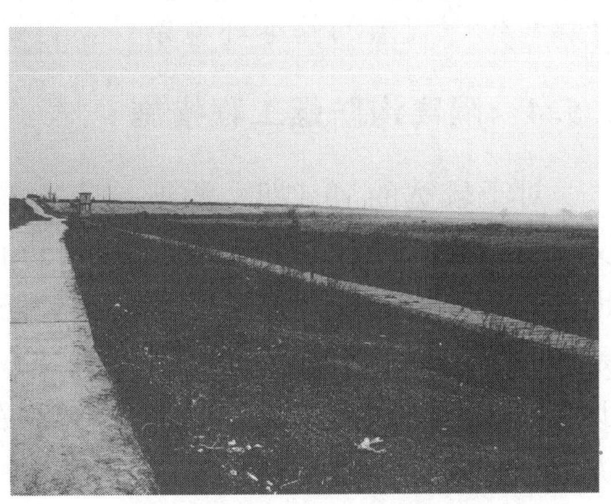

图 6.22　湖南岳阳君山箱涵式暗渠工程

6.5.2　暗渠（管）防灭螺工程措施

暗渠（管）防灭螺工程措施主要是根据钉螺在无光条件下生存时间为 2～3 个月的生理特性，将引水明沟渠改为暗沟渠，从而达到灭杀和防止钉螺扩散的目的。暗渠（管）目前采用较多的砖砌或混凝土预制管，具体采用哪种型式，主要由资金的大小、施工条件和灌溉的引水流量等因素而定。暗渠（管）设计时尺寸不宜过小，以便暗渠（管）运行一定时间后，对沉积在暗渠（管）内的淤积砂土进行清除。图 6.22 为湖南岳阳市君山区 2004 年修建在长江村西闸长江大堤洲滩上，长约 600m 灌溉砖砌矩形式暗渠防灭螺工程措施。暗渠（管）一般适用于引水含砂量较小地区。

6.5.3　堵湖汊灭螺工程措施

堵湖汊灭螺工程是指在湖汊口处修筑堤坝，建立闸门，控制湖汊内的水位

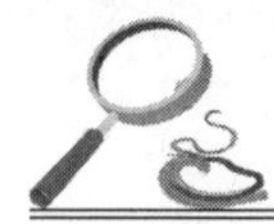

使其稳定在一定的高程，水位线以上进行开垦种植，水位线以下进行水产养殖（其实质也是一种水淹灭螺方法）。湖汊亚型流行区的特征主要分布在湖岸每年汛期湖水能够淹及的丘陵地带，居民住在汊边的坡岸上，洪水期居住区成为半岛，甚至淹没部分房屋、粪缸和田地，枯水期湖汊地面显露出潮湿洼地。从枯水期湖汊地面显露出潮湿洼地带往上直到上年洪水位淹没的高程，均有钉螺孳生。由于人、畜粪便污染机会多，且水流缓慢，钉螺感染率和感染螺密度高，居民生产生活与湖水接触很密切，感染率高，疫情严重。湖汊被围堵后，湖汊内水位稳定在一定高程范围内，水位涨落幅度变小，从而改变了钉螺长期适应了的、有一定季节性的水位变化的环境。水位线以上适宜于种植的环境进行开垦，其余环境则采取药杀等方法灭螺。水位线以下，长期水淹。这些都改变了钉螺孳生、繁殖的基本环境条件，钉螺逐渐减少，最终被消灭。

6.5.4 隔离沟防螺工程措施

对于较宽的河（湖）滩地，若实施抬洲降滩，其土方工程量必然很大，而仅对堤坡进行硬化防护，不能有效防止滩地上孳生的钉螺对人类的危害。为此，可在外堤脚处开挖防螺隔离沟。防螺隔离沟是指在距堤脚 30～50m，与大堤平行开挖一条水沟宽 3～5m、深 1～2m 的隔离沟，沟中常年淹水（每年至少持续 8 个月）。修建隔离沟的主要目的有：一是滤干洲滩（护堤平台）积水，防止钉螺孳生；二是防止人畜进入堤外有螺洲滩，降低人畜的血吸虫病感染率；三是防止钉螺扩散至人畜经常活动的近堤区域，避免人畜感染血吸虫。防螺隔离沟适用于外滩较宽的堤防工程，若在河道两岸滩地水流流速较大、含砂量较大、水位变幅大的滩上修建防螺隔离沟，极易产生淤积，设计时必须考虑修建隔离沟对河势、防洪带来的不利影响。

6.5.5 人畜饮水工程防螺措施

目前血吸虫病疫区还有许多地方饮用水不安全，尤其是农村地区，直接饮用有螺水域的水源，用疫水洗衣、洗菜，喝生水，家畜直接饮用疫水等现象较为普遍，增加了人、畜感染血吸虫病的机会。人畜饮水工程就是为解决疫区人群和牲畜饮用水困难的工程措施，通过减少接触疫水的机会，降低人畜感染血吸虫病的几率。人畜饮水工程按供水形式可分为集中式供水和分散式供水。集中供水的具体工程措施主要有打井取地下水、引山泉供水、取地表水等，而分散供水的具体工程措施主要有分散手压井、水窖等。在疫区新建饮水工程时，应选择无螺的地表水或地下水作为水源，以保证从源头控制钉螺的扩散，并宜采用管道输水，以避免水在输送过程中受到钉螺污染。从有螺水域取水的已建

饮水工程，应更换水源。如暂不能更换水源，则应采取保证饮水安全的防护措施，如将水源地周围进行硬化处理、输水渠道硬化或改为暗渠、管道，在水源地修建蓄水池，以便水深加大后，从中层取水、河心取水，以及药物灭螺等。有饮水工程的蓄水塘堰应加强水源保护，对塘堰周边环境进行保护和治理，防止钉螺孳生和进入塘堰，保证饮水工程水源地没有钉螺孳生。疫区的水井应砌筑井台、加设井盖，并使井台高程高于当地的最高内涝水位，以防疫水流入井内；井的四周宜设置排水沟或使井的周边保持一定坡度，以利于井的四周环境保持干燥，防止钉螺孳生。

6.5.6 护堤平台防螺工程措施

此法于1957年起开始使用，岸边覆土灭螺带在水利工程中称为护堤平台。它是指在大堤加固加高时，沿堤脚滩地向外填铺宽10～30m、高程填至当地稀少钉螺高程带或当地最高无螺高程线以上，压实平整而形成的带状护堤平台。但是水利工程堤脚滩地护堤平台填铺厚度仅0.3～0.5m，护堤平台填铺高程远远达不到当地稀少钉螺高程，更达不到最高无螺高程线以上。因此，水利工程的护堤平台完工后，虽然可一次暂时灭螺95%以上，但护堤平台第2年杂草又生。卫生部门总结："护堤平台1年灭螺，2年杂草生长，3年杂草茂盛，钉螺重新孳生，4年钉螺增长"。从目前长江委血防办的调查统计表明，岸边覆土灭螺带防灭螺效果不好。如果护堤平台铺填到最高无螺高程线以上，对于江河大堤而言，由于河势、度汛和航运等方面的要求一般是不允许，在实际中很少应用，而且投资巨大。

6.5.7 高围垦种灭螺工程措施

在我国洞庭湖、鄱阳湖疫区，湖床受泥沙淤积严重，据统计每年新增洲滩约4亿m^2。两大湖区新增洲滩的植被茂盛，为钉螺孳生提供了良好的环境，导致有螺洲滩面积不断增长。对于大量的泥沙淤积不断淤高的洲滩，适宜于围垦湖洲种植灭螺。洲滩被围垦前一般钉螺密度较高，高围后，由于适宜于钉螺孳生繁殖的"冬陆夏水"的水位特征被彻底改变，加上翻耕和种植，彻底改变了适宜于钉螺孳生繁殖的土壤环境，钉螺密度迅速降低，分布面积急剧下降。据统计，洞庭湖高围垦种，压缩洲滩钉螺分布面积20亿m^2。因此可以认为，既往洞庭湖区洲滩钉螺的被消灭，主要是靠高围垦种水利工程完成的。由于洞庭湖洲滩钉螺分布面积巨大，无论从水利的、生态的或其他的角度，都是不可能对所有有螺洲滩进行围垦的，减少部分有螺洲滩面积对洞庭湖区血吸虫病的传播并无实际意义。目前，这种方法现已停止使用，因为高围面积愈大，洞庭

湖容量愈小，蓄洪能力愈低。

6.5.8 拦螺网防螺工程措施

拦螺网防螺工程是指在引水工程涵闸后（或前）适当位置，根据实际情况，在水中设置孔径 3 目/cm^2 的钢丝网或尼龙网拦截钉螺。试点研究表明，拦网防螺工程具有一定的拦螺效果，但是在应用中，却存在很大的缺陷。

（1）拦网易破损。拦螺网运行一定时期后，由于漂浮物较多，网眼很快被大量的漂浮物挂堵或被划破，并且挂堵在网孔上的漂浮物清理困难；拦网易破损是它的致命缺点。

（2）挂堵在拦网上的漂浮阻碍灌溉水量。由于网孔眼较小，拦网上游水渠中的水位迅速上涨，漫过两边的渠埂流入旁边的水田；下游则水量不足，因此经常被人为划破。

（3）固定拦网的支架易垮塌。

（4）幼螺体积较小，拦螺网无法有效拦截。根据长江委血防办公室对已有拦螺网项目调查统计表明，目前基本上没有一个完好的拦螺网在运行。因为拦螺网存在的这些难以克服的缺点，2004 年以后在全国水利血防工程设计中已不采用。图 6.23 为湖南岳阳市君山 2004 年建成的拦螺网工程，运行第二年即破损，已被弃用。

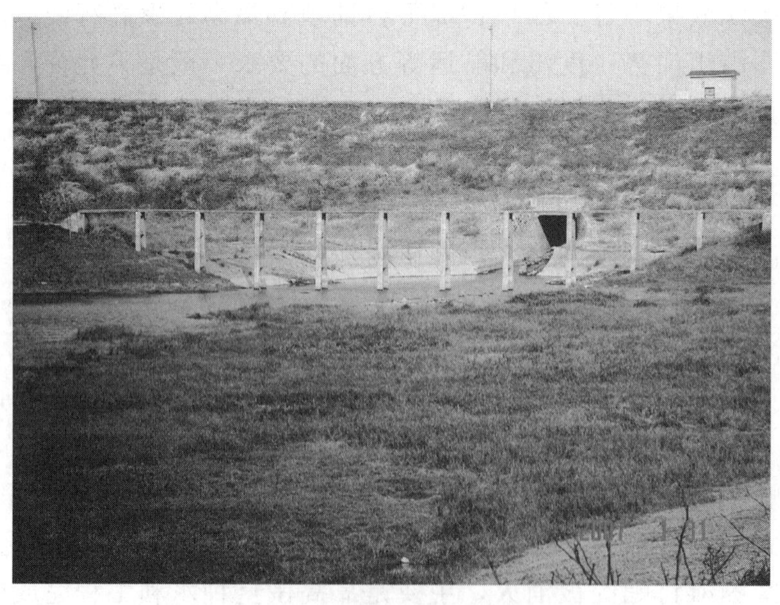

图 6.23 湖南岳阳市君山拦螺网

7

水利血防工程效果评价

7.1 水利血防工程

7.1.1 水利血防工程概念

水利血防工程是指水利工程从设计、施工、运行和管理等方面以控制血吸虫病为重要目的，既注重发挥水利工程防洪、排涝、灌溉等效益，又能有效地防止钉螺孳生和蔓延的工程。其特点是水利设施和血防设施同步设计，同步建设，同步运行，工程措施与血防措施相结合，充分发挥水利工程的防螺、控螺和灭螺的作用，从而有利于控制和阻断血吸虫病的传播，有利于巩固血防成果，使得所建工程具有水利和血防的双重功能。

在血吸虫病疫区，水利血防工程一般是先有水利工程建设项目，再因地制宜地考虑可结合的血防措施。如果只是单纯的血防需要，而不具备水利兴利或除害功能的涉水建筑工程，应不属于水利血防的范畴。例如：某乡村段的水沟，并无需要修建堤防来防御洪水，但为有效地控制钉螺扩散，修建一段防洪标准为5～10年一遇的堤防或水沟硬化工程，这一工程只有血防功能，而没有水利除害功能，应该不属于水利血防范畴，只是单纯的血防工程。

7.1.2 水利血防工程建设的基本原则

水利血防工程的基本原则是水利结合灭螺，也就是在水利工程建设的同

时，增加必要的钉螺防治措施，以满足血吸虫病防治需要。规划和实施水利血防工程必须遵循以下原则：①综合治理，突出重点，水利结合灭螺；②因地制宜，分类指导；③统筹管理，协调发展。按照国家血防规划的总体部署，水利部门血防工作的主要任务是结合水利工程措施，截断钉螺传播途径，控制有螺面积，减少人畜感染机会。

有学者认为，水利血防工程是在工程建设的同时，增加必要的血防措施，从而使疫区水利工程具有水利和血防的双重功能，其主要目标是实现血吸虫病防治的效果。因此，水利血防项目的建设范围、内容和标准应紧紧围绕血防效益目标来安排，不可随意扩大建设范围，提高建设标准，尤其应避免以水利血防项目的名义，安排大量的与血防目标无关的项目。

血吸虫病防治工作是一项系统工程，需要综合治理。在制定和选择各种水利血防工程措施时，首要考虑的是措施实施后可能取得血吸虫病防控效果、可行程度及经济性。但一些地方在选择方案时，往往不是因地制宜，选用最经济有效的农业、林业、水利、卫生等血防措施，而是"因钱制宜"，哪种措施能够争取到更多的投资来源，就采用哪种血防措施。比如水利投资多，就全部申报水利血防项目，而忽视了血防效益的投入产出比，忽视了多种防治措施的叠加效应，放弃了一些既经济且有效的防治手段，影响了本地区的血防工作进程。

我国血吸虫病流行区根据地理环境的特点可分为湖沼、水网和山丘三种类型；根据流行程度和防治进程，可分为疫情未控制、疫情控制、传播控制和传播阻断等类别。因此，各地设计各种水利血防工程方案时，一定要认真分析本地区钉螺分布特点、疫情态势和地理环境，紧紧抓住血防效果这一根本目标，因地制宜，对农业、林业、水利、卫生各种血防措施进行多方案比较并优化组合，力求以最少的投入，取得最好的血防效益。各级地方要进一步落实好血防工作职责，落实建设资金筹措责任；同时充分调动和发挥公众参与水利血防建设的积极性，多渠道地解决血防工程的建设资金，以保证血防目标的实现。

7.2　水利血防工程效果评价意义、特点和要求

水利血防工程效果评价是水利工程监督管理的重要手段，也是水利工程投资决策周期性管理的重要组成部分，是为水利血防工程决策服务的一项主要咨询服务工作。水利血防工程效果评价的服务对象是水利血防工程后期管理，而且主要是为水利血防工程决策部门服务，为水利血防工程执行机构和其他有关方面的管理服务。

7.2.1 水利血防工程效果评价的意义

水利血防工程效果评价是对水利工程发挥防控钉螺扩散和控制血吸虫病传播作用的调查研究，并通过对各项指标和因素的综合分析，评估其达到控制和消除血吸虫病中间宿主——钉螺的孳生和蔓延的效果，从而确定水利工程是否达到预期的血防目标，评价水利工程血防措施是否合理有效。

科学的水利血防工程效果评价可以不断提高工程的决策、设计、施工和管理水平，为合理利用资金、提高投资效益、改善管理、保证血防效果和制定相关政策等提供科学的依据。对水利血防工程建设目的、执行过程、血防效益、作用和影响进行全面系统地分析，有利于找出水利工程防控钉螺成败的原因，总结正反两方面的经验教训，使水利工程决策者和管理者采用更加科学合理的方法和策略来实现工程的血防效益，还可为新的水利血防工程所参考。评价建议和监测报告完成后，及时提交给水利工程主管部门和血防主管部门，评价报告中提出的意见和切实可行的改进措施，将有利于工程的运行调度，有利于工程整改，有利于使工程满足血防要求。因此，一个科学、系统和完整的评价对水利血防工程实现设计目标，提高工程在水利和血防两个方面的效益，提高工程管理水平具有十分重要的意义。

水利血防项目建设需要注重工程血防实效的同时，应制定相应的工程运行管理规程，特别是对已经建成的水利血防工程及时开展效果评价显得尤其重要。在洞庭湖区和鄱阳湖区，一些地方在湖区修建矮圩蓄水灭螺，同时在圩内进行淡水养殖，但当洪水来临时，为保护圩内的养殖业，往往加高圩堤，矮圩变成高圩，可能影响防洪安全。有些地方修建沉螺池后，疏于管理，沉螺池多年无人清理，致使沉螺池室淤塞严重，失去阻控钉螺往下游扩散的功效。还有些地方对有螺沟渠进行水泥硬化后，缺少后期管理，硬化的沟渠破损、开裂、塌方，致使沟渠杂草丛生，钉螺密布。建立一套工程运行管理规程，及时开展水利血防工程效果评价，有利于提高水利血防工程效能，保持工程的可持续运行。

7.2.2 水利血防工程效果评价的基本特点

由于水利血防工程类型多样，其血防效果评价指标体系较为复杂，部分指标定量分析困难，不同的水利血防工程效果评价的报告也可能不同。但总体而言，水利血防工程效果评价主要有以下特点。

1. 现实性

水利血防工程效果评价和工程预评估的不同点，就在于其依据不同，预评

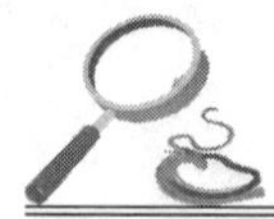

估主要依据以往的经验对工程效果的预测，根据工程前的水文、气象、生态、地理等条件及血吸虫病流行状况和流行规律对工程建成后的形势进行的一种预测，并根据预测作出评价。而水利血防工程效果评价是根据工程建成并运行后，对所发生的实际血防效果进行的调查、分析研究，并据此作出评价，因而所得的结论更加客观和符合实际。

2. 全面性

水利血防工程效果评价不仅要对工程防控钉螺和血吸虫病、环境变化的实际情况进行调查、分析和评价，还要对工程的设计、运行和管理等进行评价，并总结工程的成功经验和不足之处，与预评估相比，更加全面。

3. 反馈性

水利血防工程效果评价的主要目的在于分析工程对血吸虫病防控的效果和效益，以检验工程投资决策的正确性，最终以评价报告的形式体现并向水利工程主管部门和决策部门反馈。一个完善的评价报告将为工程的运行管理、工程维护、工程整改及今后类似的水利血防工程建设提供指导性的意见，也为水利计划决策部门将来制定投资政策和投资计划积累经验。

4. 合作性

水利血防工程效果评价涉及诸多方面，往往需要多方合作来完成，水利主管部门提出评价大纲、提供评价条件和经费支持；工程管理单位配合评价专家开展相关监测工作；包括血防、水利等多方面的专家提出评价方案，并开展相应的工程及血吸虫病流行病学调查，收集分析监测数据，并提出工程防控钉螺效果和对血吸虫病流行影响的评价意见和结论。多方共同协力合作才能有效保证水利血防工程效果评价工作的顺利进行。

7.2.3 水利血防工程效果评价的基本要求

水利血防工程效果评价一般依据水利工程管理的隶属关系，由省级、市级或县级血防机构完成，也可由该水利工程主管部门组织独立的血防专家组承担完成。为保证水利血防工程效果评价的独立性、科学性、客观性、实用性和公正性，减少可能的外来因素的影响，应避免和水利血防工程主管部门具有同属关系的同级或本地的血防机构作为当地水利血防工程的评价主体，承担评价任务的机构和专家应是未参加工程前和工程实施预评估的机构和人员。这样有利于保证评价机构在相对不受干扰的状态履行评价职责。

1. 独立性

在水利血防工程效果评价工作过程中，应注意保持评价工作的“独立性”。被选择的评价机构无论是省级血防机构，或是市级血防机构，或是县级血防机

构，还是水利主管部门聘请血防专家组，应该独立地分析、评价和研究该工程的真实血防效果，这是水利血防工程评价的公正性和客观性的重要保障。没有独立性或独立性不完全，评价工作就难以做到公正和客观，难以保证评价结果的可信性，评价机构的信誉也会因此受损。在任何情况下，参与评价的专家或工作人员必须正确面对各种来自工程或非工程复杂问题，不受各种利益冲突影响，不应受该工程决策者、业主、管理者、建设施工方和工程前期预评估人员的干扰，科学地提出合理的评价方案并实施评价。独立性应自始至终贯穿于水利血防工程评价的全过程，包括评价水利血防工程的选定、任务委托、专家组的组成、工作大纲的编制、现场调查、资料收集、数据分析、评价报告的编制和评价结果的反馈等。只有坚持评价工作的独立性，才能使评价意见和分析结论不带偏见，才能提高评价的可信度，才能发挥水利血防工程评价在工程管理工作中不可替代的作用。

2. 科学性

在水利血防工程效果评价工作过程中，应注意保持评价方法的“科学性”。这是指评价过程中应尽量利用疾病监测的科学手段和方法，全面、本质地反映水利血防工程的实际情况，客观、准确地反映水利血防工程运行后防控钉螺的真实效果。没有科学的评价方法，就不会形成科学的评价结果，对水利血防工程进行评价也就失去了其原有的意义。使用科学的评价方法对水利血防工程防控钉螺效果进行客观评价，可以促进水利血防工程血防效果的持续深入发展。

3. 客观性

在水利血防工程效果评价工作过程中，应注意保持评价数据的“客观性”。评价的客观性即要求评价过程的每个环节都应符合实际、尊重客观事实。评价工作是否客观、实事求是，关系到评价结果是否正确，也关系到评价目的的实现。

4. 实用性

在水利血防工程效果评价工作过程中，应注意保持评价指标的“实用性”。研究确定的各项工程血防效果评价指标应该适用于现场调查和评价分析，能够在实践中操作和运用。

5. 公正性

在水利血防工程效果评价工作过程中，应注意保持评价报告的“公正性”。对水利血防工程进行评价的目的就是希望通过监测、调查与评价找出水利血防工程的优点与不足，以便促进水利血防工程整改和采取适当的措施不断提高水利血防工程防控钉螺的效果。这就要求评价专家在对水利血防工程进行监测和评价时必须做到公平、公正。评价专家应有严谨、科学、正确的水利工程血防

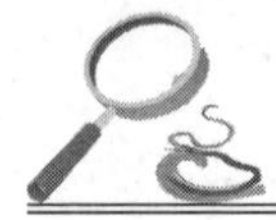

效果评价态度，这是完成现场调查，获取符合实际的科学数据的前提。

6. 其他

整个评价工作应始终围绕其目的来展开，这就是通过评价，判定水利工程防控钉螺的效果，总结防控钉螺的经验，分析水利工程血防措施的不足，提出改进工程防控钉螺输入和扩散的措施，不断提高水利血防工程决策水平与投资效果。良好的水利工程血防效果评价应该做到以下几点：

（1）根据水利血防工程评价指标，如活螺平均密度、钉螺感染率、有螺面积和工程影响因素等，提出工程中存在的重大血防问题。

（2）根据现场调查的内容，选择适宜的调查时间，如现场的钉螺调查应选择在春季或秋季开展。

（3）了解掌握钉螺分布的变迁历史与现状以及其他危害因素，并对工程防控钉螺效果作出综合评价。

（4）使用合理的描述性或分析性的血吸虫病流行病学调查方法，分析水利工程阻止钉螺扩散、切断钉螺迁移的因素。

（5）分析和利用各影响因素的因果关系，提出确定工程防控血吸虫病效果的充分证据。

（6）建立水利血防工程防控血吸虫病的实时措施和长期干预计划。

另外，必须将水利工程血防效果评价的结果完整地如实地反馈给水利血防工程决策主管部门、工程投资方和业主，作为新的水利血防工程立项和评估的基础，作为调整政策和投资规划的参考，作为制定工程整改措施的依据。因此，建立并完善反馈机制是水利血防工程评价的重要环节。

7.3 水利血防工程效果评价的依据和方法

水利血防工程效果评价的理论基础是应用血吸虫病流行病学理论和工程反馈控制管理理论，采用生态学、水文学、水资源学、水利工程学以及血吸虫流行病学等多种学科交叉研究方法。一般来说，是将现场调查研究获得的诸多有关工程、钉螺、血吸虫病、水文和环境之间相互关系的信息，包括工程区上游、工程区域内和工程下游的各项评价数据，钉螺分布的特征、血吸虫病流行特征和这些特征的差异性，经卫生统计学方法分析后，来判断这些差异的意义，判断工程区域内及毗邻区的钉螺分布特征及其与其他因素的关联程度。

评价的法律法规依据主要有：《中华人民共和国传染病防治法》、《血吸虫病防治条例》、《血吸虫病防治手册》和《水利血防技术导则》等国家和部委相关性条例及规定。在上述法律和法规的基础上，依靠科学的分析和判断，对水

利血防工程的决策、实施、运行和血防效果作出客观评价。

水利血防工程效果评价应通过各种调查研究，取得的钉螺分布数据、人畜病情数据、工程技术数据、工程环境数据和工程运行管理数据等，并以这些数据为基础，通过分类、归纳和对比分析等方法，检验水利工程决策、设计、建设、运行管理等各阶段主要工程技术参数、钉螺指标、疫情指标和预期指标的变化，判断水利工程血防效果及其持续性。目前，水利血防工程评价方法通常采用的是“前后对比”法，即综合比较法，也就是将工程建设前当地血吸虫病疫情指标与工程正常运行后疫情变化指标进行比较，通过调查阐明水利血防工程建成并运行后防控钉螺的实际情况，评价工程运行后发挥血防效果的实际状况，分析取得血防效果的内外因素的作用和影响。按水利血防工程评价指标体系中不同方面的指标，采取成功度评价法，依据评价分值的高低，给予该水利血防工程适当的评级，水利血防工程可分为 4 个等级，分别是完全合格级、合格级、基本合格级和不合格级。

7.4 水利血防工程评价指标体系的基本内容

水利血防工程评价指标体系的基本内容应包括各类水利血防工程设计、建设、运行和管理的全过程。水利血防工程效果评价的基本内容包括两部分：①工程防治钉螺和血吸虫病效果评价；②工程设计、后期运行管理和可持续性评价。前者主要调查和研究水利血防工程建成后的影响钉螺孳生、分布、扩散和蔓延变化的主要因素，评价水利工程运行过程中出现的有利或不利于控制血吸虫病流行的问题，提出与血防相适宜的措施和改进建议；后者则主要是对工程设计、建设规范、运行管理、维护管理和整改进行评价并提供建议，且为将来的水利血防工程提供借鉴和参考。

不同水利血防工程的评价指标可以根据工程的类型的不同而有所调整。从评价内容上考察，水利血防工程评价指标体系主要包括以下几个方面。

7.4.1 工程防控钉螺效果的评价

钉螺是日本血吸虫病的唯一中间宿主，对日本血吸虫病的分布、发生和传播起到了关键作用。凡是有血吸虫病流行的地方必有钉螺孳生，没有钉螺的地方虽然可以有外地输入型血吸虫病患者，但血吸虫病不能在本地传播和流行。因此，钉螺监测就成了水利血防工程效果评价中的一个非常重要的方面，可以通过对工程区的钉螺监测，掌握工程建成后区域内钉螺消长规律，考核水利工程防控钉螺的效果，从而为调整工程措施和防治措施提出科学依据。

水利工程防控钉螺效果评价是直接判断工程建成后对工程区域内及工程下游区域的钉螺防控效果，是水利血防工程效果评价的主要内容，也是水利工程血防效果评价指标体系中的最直接指标。钉螺控制的评价结果直接体现工程设计成功与否，以及建成运行后产生的血防效果优劣，也是评价工程是否达到设计的预期目标及工程成败优劣的关键指标。评价专家可根据各种类型水利血防工程特点，进行相应的具有针对性的钉螺调查，分析研究水利工程区域内的钉螺消长态势，以及分析影响水利工程防控钉螺效果的主要因素。由于钉螺的分布面积广，孳生环境复杂，随着工程建成后环境的变化，钉螺孳生地的分布范围可能因工程因素发生较大的变化。因此，对工程建成后钉螺时空分布的监测是水利血防工程效果评价工作中一项关键任务。

工程防控钉螺效果的主要评价内容包括：活螺平均密度；活螺框出现率；项目实施前和项目实施后的活螺密度变化率（下降百分比或增长百分比）；以监测第一年活螺密度为基数，活螺密度的变化率（下降百分比或增长百分比）；项目实施前和项目实施后的活螺框出现率的变化率；项目实施前和项目实施后的有螺面积变化率；以监测第一年有螺面积为基数有螺面积变化率（下降百分比或增长百分比）；感染螺密度及其变化率等。

7.4.2　工程区域及毗邻区域人群和家畜血吸虫感染的评价

血吸虫病流行受社会、经济、自然等诸多因素的影响，还受到当地血防部门查病治病、查螺灭螺以及血防健康教育等干预措施的影响，这些影响均可能使当地人群和家畜感染率出现变化。水利工程建成后，可能导致人口流动、生产结构调整和体制变革，亦可能导致疫区居民生产、生活行为的变化，这些影响对血吸虫病防控可能是正面的，也可能是负面的，并在人群和家畜感染状态上得到反映。因此，人群和家畜血吸虫病感染率变化指标常常作为评价水利工程对当地人畜感染率影响的重要指标之一，可根据水利工程类型不同而选择其作为主要评价指标或辅助评价指标。

通常人群和家畜感染率指标主要用于建设大型水库的血防效果评价，而较少应用于评价其他类型水利血防工程的血防效果。如江西省武宁县柘林湖水库，修建前原库区为山丘型血吸虫病流行区，水库建成后，疫区和钉螺孳生环境完全淹没于水下，从而使整个库区快速达到血吸虫病传播阻断标准，柘林湖水库的建成对当地血吸虫病控制起到决定性作用，此时人畜感染率指标作为柘林湖水库的血防效果评价的主要指标。而沉螺池、中层取水、沟渠硬化和血防安全用水等水利工程导致的人畜感染率的变化往往较为迟滞，人畜感染率对此类工程响应的敏感度较低，且易于受其他防治因素的影响，往往只能作为辅助

性评价指标，较少用于上述水利血防工程效果评价中。其监测内容包括：

(1) 人群血吸虫病监测。对工程区域内的本地居民的慢性、晚期以及急性血吸虫病监测和流动人口的血吸虫病监测，监测可采用血清学检测、病原学监测或两者交替使用的配合监测。

(2) 家畜病情监测。以工程区域内敞放的家畜为对象，随机抽取牛、羊、猪和马等家畜，采用血清学方法或粪便孵化方法进行检查。

工程区域的人群和家畜血吸虫病监测可单独进行，也可与当地的常规血防工作结合实施。监测前制定一个合适的监测方案，并对参加监测的人员进行技术培训，都是不可缺少的。此外，还应采取必要的质量控制措施。例如，为了提高血清学筛查的准确性，一般使用统一的试剂盒，并对试剂盒的质量进行控制；为了提高粪便检查的准确性，还需要对采用改良加藤法的粪便检查进行质量控制；对检查数据进行整理和分析时，一般采取两次输入法，并由计算机进行资料的逻辑审核和勘误识别、最后由人工复核纠错。

7.4.3 工程设计与运行管理的评价

工程运行后，通过对工程主要设计参数、工程运行规章及管理制度、各类运行数据、工程经常性维护状态的调查、分析来评价各类型水利血防工程防螺控螺的效果，研究工程运行后工程对防控钉螺的有利和不利因素及其影响程度。并在此基础上，对工程设计、建设和运行管理等方面及其产生的血防效果进行可靠性评价，重点是评价水利工程设计是否符合《水利血防技术导则》的要求，是否达到设计预期的血防目标，运行管理是否满足水利和血防的要求等。

1. 工程设计评价

根据《水利血防技术导则》和工程建成后实际运行情况，评价工程技术要求和标准是否满足现行血防规范要求，或工程正常运行后对防控钉螺是否存在不利影响，应提出的补救措施等。如：中层取水固定式进水口的顶板高程是否低于所在地最低无螺高程线2～3m，中层取水进水口顶部高程是否在水面之下小于1.2m，中层取水进水口附近水流目测有无立轴漩涡且小于1.2m，沉螺池主要技术参数，硬化沟渠的技术要点等。

2. 评价工程选址合理性

评价原设计是否根据地形、地质、工程结构型式及布置、环境影响、运行条件、钉螺生态等因素，进行综合比较选定场址方案，并根据建成后的实际情况，评价所选的方案是否是最佳的，是否有更经济合理且更有利于防控钉螺扩散的场址方案。

3. 评价所采用的水利工程型式是否合理

了解原设计对工程布置和主要建筑物型式进行综合论证比较情况和审查意见，评价所选的设计方案是否经济合理，是否满足血防要求。同时，根据建成后工程实际运行情况，评价所选方案是否最佳，存在哪些问题。如果对工程安全运行和血防效果有影响的，应提出解决对策与建议。

4. 运行管理

评价工程管理技术标准、管理规程等是否健全，是否做到有章可循、科学管理，是否对工程进行经常性的养护工作，并定期检修，建筑物和设备完好程度如何等。如：根据工程建成后防洪、供水、发电、航运和血防需求等实际调度情况，评价是否按照调度规程进行操作，是否达到预期的血防效益目标，硬化的沟渠坡面破损和裂缝等是否及时修复，沉螺池的池室是否定期清淤，中层取水口垃圾是否清理等。

5. 工程维护

评价工程运行状态是否良好，建筑物和设备运行灵活性、安全性、可靠性如何。评价工程管理单位是否制定了比较完整的管理技术规程，以满足减灾和兴利的需要，应增加或补充完善的血防技术措施等。如：硬化的沟渠内淤积土或生活建筑垃圾情况，沟渠坡面勾缝处长草情况，沟渠内人畜粪便分布情况，中层取水固定式进水口周围有无漂浮的树枝和杂物等。

在上述各评价项目的基础上，对设计与运行管理进行综合评价，提出主要有利于血防和不利于血防的结论性意见，并提出工程运行管理应予以改进的方面或对策措施，以提高水利血防工程运行后对钉螺防控的效果，实现工程设计目标。

7.4.4 血防目标及可持续性评价

水利工程血防目标评价还包括对工程原定目标实现程度、适应性等进行分析。对照工程立项时确定的血吸虫病防控目标，从工程设计、技术集成、血防效益、影响因素等方面分析项目的实施结果和作用，找出变化原因，分析血防目标确立的准确程度、目标实现程度以及成败的原因，评价工程实现血防目标程度和偏离原定防控钉螺目标程度。血防目标实现程度分析是水利血防效果评价的一项主要内容之一。即从工程直接目标和宏观目标的实现程度，寻找差别和变化，分析不利血防目标实现的原因，总结经验教训。工程血防目标实现程度的评价结论是通过现场监测数据的对比和原因分析而产生的。

水利血防工程可持续性评价是指水利血防工程建设完成后，水利血防工程的既定血防目标是否还能继续，工程是否能够持续运转和怎样实现持续运行，

工程的使用方或管理方是否愿意并可能依靠自己的力量继续去实现并维持既定的血防目标。水利血防工程的可持续性包含两层含意：一是水利血防工程本身可持续发展的问题；二是水利血防工程建设和运行对疫区社会、经济、血吸虫病防控及其同类水利工程可持续发展的影响。

水利血防工程可能产生巨大的社会效益、经济效益和血防效益，水利血防工程能否持续运转，亦将对环境、社会和当地血防有很大的影响。对水利血防工程进行可持续性评价，必须研究水利血防工程持续运行所需要的内、外在条件，并提出满足这些条件的措施，以保证水利血防工程的良性发展。

1. 水利血防工程持续运行的外在条件

水利血防工程具有社会性，其建设目的就是服务于社会和经济的发展，而社会和经济中的许多因素又是水利血防工程实现工程目的的外在条件，反过来影响、制约水利血防工程的运行。外在条件不会因为工程的需要而改变，相反，水利血防工程必须去适应它们才能得到发展。因此，评价水利血防工程效果的持续性，就必须调查分析工程所需的外在条件是否得到满足，根据水利血防工程的类型和特点，应对水利血防工程持续发展前景作出合理的评价。

2. 水利血防工程持续运行的内在条件

水利血防工程持续运行除需要具有良好的外在条件外，内在条件也起着非常重要的作用，应该着重分析组织机构建设、管理技术水平及人员素质、内部运行管理制度及运行状况、财务运营能力和服务情况等内在条件对水利血防工程可持续性影响。

通过以上调查和分析，根据内、外在条件对水利血防工程可持续性发展的影响，提出水利血防工程持续发挥投资效益的评价结论，并根据水利血防工程今后运行的需要提出有利于可持续发展的相应措施。

7.4.5 其他影响的评价

根据钉螺的生物习性和血吸虫病传播规律，从水环境影响、工程影响、环境影响和社会影响的角度，评价水利工程血防效果。水环境影响是分析工程区域的水文、泥沙、水质等情势变化及其对钉螺孳生和繁殖的影响。工程影响是从技术上分析工程是否达到各项技术指标要求，是否符合防止钉螺扩散和抑制钉螺孳生的技术要求，评价其所采取的工程技术对水利血防行业的技术进步乃至本地区血吸虫病防治发展的影响。环境影响是分析工程建成后，工程周围环境的改变对原钉螺孳生地钉螺的影响。社会影响是分析工程建成后，导致的当地生产力布局、农业产业结构、土地利用、居民生活和生产习惯的改变等对血防的影响。

7.5 水利血防工程评价的指标体系

水利工程血防效果评价指标体系应该能够反映水利工程本身的情况，以及在社会经济、环境等方面产生的血防效益和影响，并体现水利工程的特点，具有客观性、可操作性、通用性和可比性。设置水利工程血防效果评价指标是为了从定量的角度来分析其产生的实际血防效果，它可为水利工程血防效果的综合评价提供详细的数据依据。

水利工程血防效果评价的目的、内容、意义都与水利工程建设前的预评估有所不同，水利工程血防效果评价本身的目的不是针对水利工程预评估，但许多方面又要与预评估结论对比才能得出结论，因此，水利工程血防效果评价指标应该以预评估评价的指标为基础，再加以扩展，其中许多指标是需要通过现场调查或一定时期的现场观察才能获得的，从而建立一套完整的水利工程血防效果评价指标体系。

水利血防工程评价指标包括以下方面：工程涉及范围内的社会因素调查、水利血防工程建设前螺情本底调查、水利血防工程建成后螺情动态监测、水利血防工程建成前后的人畜病情动态监测、GPS设备和卫星图像应用、工程的设计、建设、运行、维护和管理以及水利血防工程可持续性评价等指标。

7.5.1 工程涉及范围内的社会因素调查指标

血吸虫病是发展中国家面临的严重公共卫生问题之一，其感染、流行和控制与诸多社会因素密切相关。这些社会因素包括：经济、生产、文化、风俗习惯、人口构成、人口流动、职业、生产与生活方式、社会变迁和社会制度等。国外有关疫水接触行为的研究多表明性别、年龄、职业等人口社会学特征与血吸虫感染之间存在密切关系，但国内学者研究证明经济因素也是影响血吸虫感染的一个重要因素。与血吸虫病流行有关的社会因素主要包括以下几方面。

1. 经济因素

经济状况直接影响人们的生产、生活方式和行为，对人群血吸虫感染有重要意义。一般而言，血吸虫病流行区多为经济发展相对比较落后的地区。我国各血吸虫病疫区的地理环境和居民经济来源不同，家庭经济状况与血吸虫感染之间的关系也不尽一致。在湖区，经济收入较高的农民多从事捕鱼、采藜蒿等副业，疫水接触机会较多，感染率反而高于当地一般水平。而在以农业生产为主的山区，家庭经济状况较好者往往雇工代耕，疫水接触机会减少，感染血吸虫的危险性降低。在安徽省望江县迎江村对居民经济状况与血吸虫感染情况调

查中发现当地居民家庭收入与血吸虫感染之间无显著关系，其原因可能与该村经济发展水平相当低下有关。

2. 人口社会学特征因素

血吸虫感染与包括性别、年龄、职业、文化程度等在内的人口社会学特征有着密切关系。2004年第3次全国血吸虫病流行病学抽样调查显示，我国疫区人群校正感染率男性为2.62%，女性为2.16%，男性以40～50岁年龄组感染率较高，女性以40岁以上年龄组感染率较高。不同职业人群以渔民感染率最高，为3.93%；其次是洲滩放牧人员，为3.13%。

3. 性别因素

由于生理上的差异及社会文化和传统习俗的原因，男女的劳动分工和活动范围存在一定差异，从而导致了两性疫水接触行为上的差异。在鄱阳湖区调查中发现男性高暴露级别者显著多于女性；在疫水接触方式上女性以洗衣为主，男性则以捕鱼和游泳为主，男性感染率高于女性。在安徽当涂江滩型流行区夏季疫水接触率女性显著高于男性，接触疫水方式均以洗涤为主，男性以游泳为主；粪检男女感染率无差异。对洞庭湖区目平湖西岸沿堤居民进行疫情调查发现男性疫水接触率、症状阳性率、重复感染率均明显高于女性。而在西昌邛海湖周边地区调查显示男女感染率和感染度均无明显差异。

4. 年龄因素

由于各年龄段人群活动类型及范围不同，其疫水接触行为也存在明显差异，地区之间情况亦有所不同。在湖沼型疫区居民感染率的第一高峰多在10～14岁，第二高峰在40岁以后。2002年全国疫情监测点均以30～50岁年龄组居民的血吸虫感染率较高，出现感染高峰的年龄层多在50岁以上。就全球范围来看，感染者多集中于10～19岁年龄段。

5. 职业与文化程度因素

职业直接决定了疫水接触机会的多少，但仍存在地域差异。在云南大山区调查发现职业因素与血吸虫感染有关；洞庭湖区感染率最高的三类职业人群分别为渔民、农民和学生。渔民和农民因捕鱼及农业生产接触疫水，学生则因游泳等娱乐行为而接触疫水。全国监测资料显示多数监测点农民感染率高，但在有渔、船民的监测点中，则渔、船民感染率最高，这主要由于他们长期活动于水上，接触机会和感染机会多。一般认为文化程度越高，疫水接触率与血吸虫感染率越低，但云南大山区的调查结果显示文化因素与血吸虫感染之间无相关性，这可能与山村居民文化程度普遍较低有关。

社会因素与血吸虫病流行之间存在着密切关系，这些社会因素主要包括社会制度、水利建设、人口流动、农业生产方式等，水库建设是影响血吸虫病流

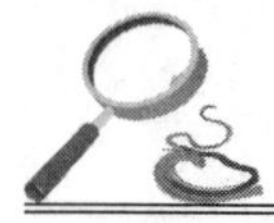

行最重要的社会经济因素之一。国际上一个典型的事例是：1935 年加高的埃及阿斯旺低坝，使流域的灌溉面积大大增加，也导致埃及血吸虫感染率从 1934 年的 2%～20%升高至 1937 年的 44%～75%；而 1970 年阿斯旺高坝的建成则使曼氏血吸虫中间宿主遍及整个阿斯旺地区，导致该地区人群血吸虫病感染率大幅上升。我国湖南省桃园县历史上一直被认为是非流行区，其境内的黄石水库修建于 20 世纪 60 年代，历经 30 多年后，发现沿灌溉水系出现大片血吸虫病新流行区。鉴于前人之失，三峡水利工程的修建也引起了血吸虫病专家们的广泛关注，一类观点认为三峡建坝后库区生态环境变化、水流变缓、温度和湿度改变等均可能有利于向钉螺孳生的方向转化，库区存在血吸虫病流行的潜在危险。21 世纪初启动的南水北调工程也被给予了极大关注，专家提醒该工程尤其是东线工程，若不与血防措施相结合，极有可能造成已控制地区重新出现血吸虫病流行。

综上所述，社会因素贯穿于血吸虫病流行病学的各个环节。水利血防工程作为社会因素之一对血吸虫病防治有着重要影响。全面分析这些因素的影响作用，有针对性地采取干预措施，对血吸虫病的防治工作至关重要。血吸虫病的防治不能仅依赖于生物技术的发展，更应重视社会因素对血吸虫病防治进程的影响。显然，水利血防工程效果评价也离不开对其相应的诸多社会因素的调查。

7.5.2 水利血防工程前螺情本底调查指标

水利主管部门在完成水利血防工程规划和设计后，可委托当地血防部门或聘请血防专家对水利工程涉及范围内的钉螺可疑孳生环境进行专项钉螺调查，收集水利工程涉及范围内的钉螺分布数据。或者工程建成后，采取回顾性调查的方法，到当地血防部门收集工程范围内相关的螺情资料和病情资料，也可以依据水利工程预评估所获得的各项调查资料，主要收集水利工程修建前的活螺平均密度、感染螺密度、钉螺感染率、有螺面积、活螺框出现率等数据。工程前螺情本底调查所获的数据，可以用于水利血防工程建成运行后评价和比较水利工程防控钉螺效果。表 7.1 为此类调查表的基本样式。

7.5.3 水利血防工程后螺情监测指标

水利血防工程竣工，通过验收及运行一段时间后，水利工程管理部门即可组织评价专家开展水利工程血防效果评价和钉螺调查工作。钉螺调查一般在上半年 3～5 月或下半年 9～11 月进行。这些时段气候温和，钉螺活动力强，出现在土表面的钉螺数量最多。多数情况下，钉螺孳生环境往往杂草密度高，致

使查螺困难，春季的3月下旬至4月底杂草刚刚萌发，是为查螺最好时机。一般来说，下毛毛雨、阴天、水位下降、早晨和傍晚的时候查出钉螺的概率最高，严冬酷暑钉螺都隐藏在草根下、土层内，沟渠水位过高、大雨后水位上涨或久旱之后，均不易查获钉螺。因此，评价专家尽可能安排春季或秋季时开展工程范围内钉螺专项调查。

水利血防工程后钉螺监测主要指标有：活螺框出现率、活螺平均密度、感染螺密度、钉螺感染率和有螺面积等。然后，依据工程建成前和工程建后现场钉螺调查结果，计算活螺框出现率下降百分比、活螺密度下降率、感染螺密度下降率和有螺面积下降百分比等指标。将结果填入表7.1。

表7.1　　水利血防工程钉螺监测结果

调查时间	调查环境名称	活螺框出现率(%)	有螺面积(hm^2)	活螺平均密度(只/0.1m^2)	钉螺感染率(%)	感染螺密度(只/0.1m^2)	其他
工程建成前							
工程建成后第1年							
工程建成后第2年							

7.5.4 水利血防工程后病情监测指标

评价专家可以选择水利血防工程涉及区域内的行政村或离水利血防工程最近、且村民在工程区域内有生产和生活活动的行政村，作为水利血防工程运行后人畜病情监测点，以判定工程对当地血吸虫病传播影响。人畜病情监测结果可填入表7.2，监测时可采用以下方法。

1. 人群病情监测

调查人群的感染情况一般是从人群中血吸虫病患病率、粪检阳性率、血清免疫学诊断阳性率等方面展开。查病方法一般包括病原学诊断和血清免疫学诊断。具体办法是每村抽取300名6周岁以上的常住居民，采取血清学筛查；血清学检查阳性者，再采取改良加藤法（Kato－Katz法）进行病原学检查，一

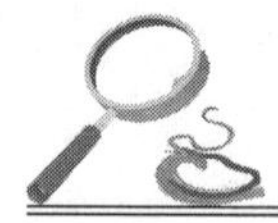

粪三检。粪检阳性者做虫卵计数并计算感染度（EPG）。人群患病指标：居民血清学检查阳性率、居民粪检阳性率、感染度和校正感染率。常用的血清学筛查方法有：间接血凝试验（IHA）、酶联免疫吸附试验（ELISA）等。

2. 耕牛病情监测

血吸虫病属人畜共患寄生虫病，终宿主包括人和哺乳动物，其中病牛和病人是最重要的传染源。因此，对工程区域内家畜的调查对判断和控制疫情尤为重要。对家畜感染和病情进行调查，以一年一次为宜，一般也是采取病原学诊断和血清学诊断两种方法。病原学诊断是指对被检家畜的粪便进行血吸虫卵或毛蚴检查，以及家畜宰杀后的虫体及虫卵检查等，常用的方法包括毛蚴孵化检查（塑料杯顶管孵化法）、粪便虫卵检查（沉淀集卵法及尼龙筛兜集卵法）以及解剖检查等。血清学诊断一般包括环卵沉淀试验（COPT）、间接血凝试验（IHA）、胶乳凝集试验（PAPS）、酶联免疫吸附试验（ELISA）等。对工程区家畜病情调查较为常用的具体方法是：每村抽取 60 头耕牛，不足 60 头牛的村，检查全部耕牛。采取塑料杯顶管孵化法，一粪三罐。计算耕牛病情指标如耕牛感染率和感染度等。将结果填入表 7.2。

表 7.2　水利血防工程涉及村庄人畜感染率监测表

村名	时间	家畜	人群		
		粪检阳性率（%）	血检阳性率（%）	粪检阳性率（%）	校正感染率（%）
	工程前				
	工程后第 1 年				
	工程后第 2 年				
	工程前				
	工程后第 1 年				
	工程后第 2 年				

7.5.5 地理信息系统 GIS、GPS 设备和卫星图监测的应用

螺情调查与疾病监测是水利血防工程效果评价的重要工作内容。评价专家需要能够快速收集工程范围内病情、螺情和钉螺孳生环境等疾病传播流行的相关信息，并及时深入地分析和处理数据，真正把水利工程和血防相关数据资源转化为信息优势，便于水利主管部门和血防机构能够迅速制定防治措施和作出科学决策。

地理信息系统（Geograpbic Informatio Systen，GIS）是随着计算机技术发展而新兴的一门高新技术，是多学科集成并应用于各领域的基础平台。GIS是以地理空间数据库为基础，它在计算机硬件和软件系统的支持下，对整个或部分地球表层（包括大气层）空间中的地理分布相关数据进行采集、管理、操作、分析、模拟和描述的技术系统。GIS采用地理模型分析方法，适时提供多种空间和动态的地理信息。利用地理信息系统，可以提取地理系统各个不同侧面、不同层次的空间和时间特征，也可以快速地模拟自然过程的演变或思维过程的结果，取得地理预测或实验结果。

完整的GIS主要由计算机、相关软件、地理数据和操作人员等四部分构成。地理信息系统处理、管理的对象是多种地理空间实体数据及其关系，包括空间定位数据、图形数据、遥感图像数据、属性数据等，用于分析和处理在一定地理区域内分布的各种现象和过程，解决复杂的监测、规划、决策和管理等问题。随着地理信息产业的建立和数字化信息产品日益普及，地理信息系统已经广泛地应用在不同的领域。

目前，GIS技术已被广泛深入应用于各类型疾病的监测中，GIS的空间数据库系统、空间分析功能、可视化地图及图形技术在血吸虫病监测中也显示出广阔的应用前景。空间信息技术支持下水利血防工程效果评价，可对水利工程防控钉螺实施动态监控和预警。这一技术用于水利血防工程效果评价，有利于相关部门采取有效防治措施，减少工程运行后血吸虫病传播和流行风险，改善人们的居住环境和提高人们生活质量。

在当前水利血防工程评价中，不管是主动监测还是被动监测，往往缺乏有关血吸虫病地理空间信息，都难以有效反映血吸虫病的地理分布特征和空间关系。而GIS应用可以弥补这些短缺。

GIS的技术优势不仅在于水利工程效果评价中的血吸虫病监测数据的组织、管理和显示，更重要的是可利用它的空间分析工具，对工程监测数据进行深入的分析和信息提取，而工程对血吸虫病的发生和流行、钉螺的分布的相关因素等都与空间信息密切关联。在血吸虫病流行病学研究中，对工程范围内的血吸虫病的监测，不仅可以掌握或预测一定时期内疾病的人群和地理分布特征，确定高危人群、高发地区以及相关的危险因素，而且一个有效的监测系统同样可以用来监测、评价和完善水利血防工程预期设计目标。

GIS强大的可视化和空间分析功能，多尺度建模能力，对探索水利工程防控血吸虫病传播的时空模式，揭示血吸虫病发生和传播与工程各种相关环境因素之间的相关性等方面具有巨大的应用潜力。水利血防工程效果评价中涉及的诸多因素往往具有空间相关特点，这就为GIS这一技术得到运用提供了前提

条件。目前，在血吸虫病防治和水利血防工程效果评价中应用比较成功的GIS技术有全球定位系统（Global Positioning Systems，GPS）、遥感（Remote Sensing，RS）和基于Google Earth的监测技术应用等。

1. 全球定位系统（GPS）在监测中的应用

系统GPS是英文Global Positioning Systems的缩写，意即全球定位系统。全球定位系统是利用导航卫星进行测时和测距，使在地球上任何地方的用户，都能计算出其所处的方位。它以全天候、高精度、自动化、高效益等显著特点，赢得了各领域应用者的信赖。随着全球定位系统的不断改进，硬、软件的不断完善，应用领域正在不断地开拓，已遍及国民经济各个部门，并开始逐步应用于疾病监测和预警中。

有关学者开展了“全球定位仪在鄱阳湖区查螺中的应用”研究，该研究应用GPS采集鄱阳湖暖湖坪草洲钉螺调查的数据，绘制草洲轮廓图和螺情电子地图，并与传统查螺数据进行比较。研究结果显示，利用“航迹”绘制的草洲轮廓图较“航点”更为美观，因而在绘制草洲轮廓图时前者更为适宜，缺点是航迹绘制草洲轮廓图只能是单人单机操作，而航点则可多人多机分段进行测量，特别是环境复杂的洲滩运用航点绘制轮廓图更为省时省力。航点记录所测得的草洲面积略小于“航迹”，这可能与GPS操作员记录的航点频率有关。航点测量更易受人为因素的影响，记录的航点越多，面积计算就越精确；航迹是对草洲边界线的连续记录，因而其测算结果与实际面积更接近。传统方法计算的查螺面积较GPS测量的大，原因可能在于传统查螺时查螺员以步测代替尺测，精确度不高所致。鄱阳湖区钉螺分布与高程密切相关，但用GPSmap76测量高程的精度不高，同一点测得误差均大于10m，鉴于该草洲高差仅0.7m，显然所获得的高程没有意义。如要获得高精度的草洲高程数据，必须运用载波相位差分技术又称RTK（Real Time Kinematic）技术，建立RTK基准站，使用高精度的双频GPS进行实时差分，从而获得厘米级的高程数据。尽管GPS-map76在定位时不可避免地存在误差，但天气晴朗时其在洲滩上平面精度可达到2～4m，完全能满足鄱阳湖草洲面积测量和定位的精确度需要。

正是由于GPS应用于钉螺现场调查的便利性，使得这一技术已广泛应用于我国血吸虫病疫区钉螺调查中，其主要功能有：GPS可实时测量查螺面积和草洲面积，确定阳性钉螺分布区域和钉螺分布态势，真实反映查螺时间，快速绘制螺情电子图。该技术对于建立有螺草洲电子地图数据库、监测有螺草洲、定位血吸虫病高危地带以及对周边地区预警等均十分便利，可实现查螺数据电子化、动态化、图像化管理，为血防主管部门提供准确的螺情信息。此外，GPS的应用还有利于管理部门对现场查螺工作的考核和监督，以杜绝查

灭螺中弄虚作假现象。

在水利血防工程效果评价工作中，GPS自动记录的“航迹”和人工记录的“航点”可以运用于绘制工程评价抽样线路轨迹图，对于项目沿线的建筑物，可在GPS抽样线路轨迹图标出。该图能够真实地反映工程平面布置、查螺线路、时间、钉螺分布位置等。一个实际应用的例子是江西省鄱阳县暖湖坪草洲查螺时，应用GPS绘制的主渠沿线和与主渠两边相连1000m范围内的支渠、毛渠、水沟查螺线路环境图和主渠两侧500m范围内的可疑钉螺孳生地环境的轨迹图，对项目沿线有螺点在GPS图上用红色点标出并编号，以便第二年度比较分析和判断工程内的螺点位置是否变动以及钉螺消长态势。图7.1为该钉螺调查GPS实测图。

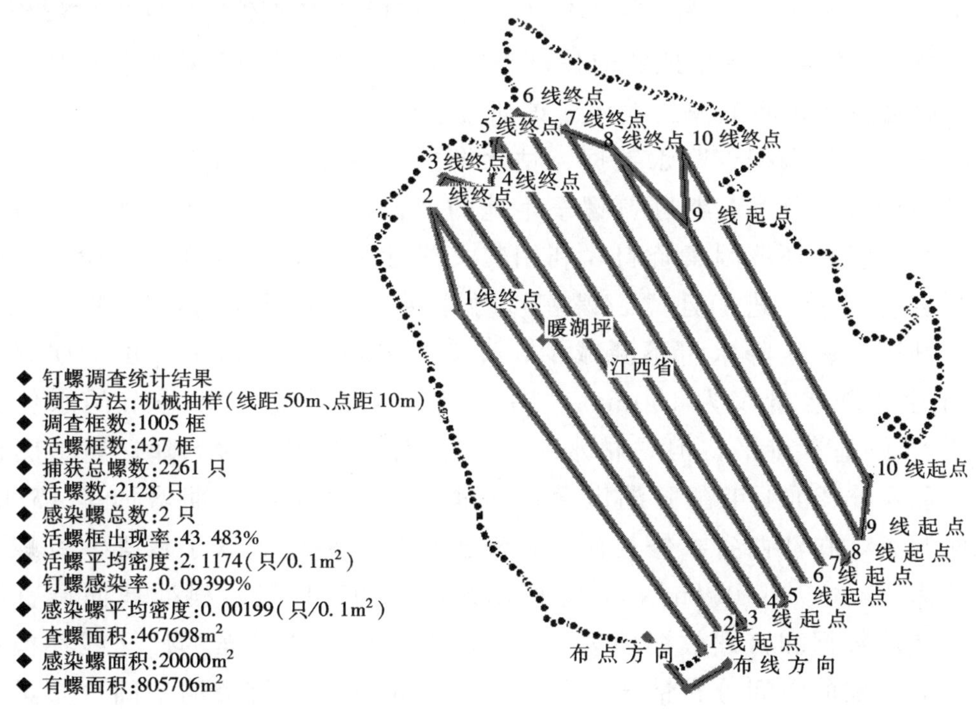

图7.1 鄱阳湖暖湖坪草洲钉螺调查GPS螺情图

2. 遥感技术（RS）在监测中应用

遥感是指在高空和外层空间的各种平台上，运用多种传感器获取地表的信息，通过数据叠加处理，从而实现研究地面物体形状、大小、位置、性质及环境的相互关系的现代化应用技术学科。GIS的发展和应用，使遥感技术的潜力得到进一步的发挥，GIS支持遥感图像处理，大大提高了遥感图像识别能力和可信度。GIS已经成为遥感探测成果的评价和空间分析的一种有效工具，而RS则视为GIS最重要的数据源及GIS数据库更新的主要手段之一。

由于血吸虫病唯一中间宿主——钉螺的孳生繁殖与众多环境因素密切相关，如温度、湿度、土壤类型及植物、作物种类等，通过对遥感卫片的判读与解译，不仅可以得到被调查环境的植被覆盖情况，如植被指数（NDVI），还可以获得环境的温度、湿度、土壤类型及作物种类等，从而分析被调查环境是否适宜钉螺孳生繁殖。一些研究表明，使用高程、植被和湿度等关键指标能快速确定钉螺可疑孳生地，随机抽取卫星遥感资料分析所示的钉螺可疑孳生环境，分别与地面调查结果进行核对验证，显示遥感预测的钉螺可疑孳生地范围与已有钉螺面积和分布范围高度一致。

有学者在鄱阳湖开展了“遥感技术监测鄱阳湖新生草滩钉螺孳生地的研究”，采用遥感技术辨别和监测钉螺的孳生地，为及时有效地更新钉螺分布信息提供了便利条件。采用高分辨率卫星图像可以清晰地分辨出适合钉螺生长的草滩，及时掌握钉螺孳生地的消长，为适时适当地采取有效措施提供依据，从而提高血吸虫病防治工作的效率。该研究收集了 1999 年、2001 年和 2004 年鄱阳湖区的水位数据、降水数据、枯水期的卫星图像，运用非监督分类方法对卫星图像进行分类，判断钉螺孳生地的消长情况；并在新出现的草滩收集钉螺分布及各种环境因素资料，利用广义线性模型对新生草滩钉螺的空间分布特征进行判断，进而建立钉螺密度数学模型。结果表明：1999～2004 年期间，鄱阳湖区年降水量不断减少，尤其以 2002 年以后下降更为明显，到 2004 年全年降水量仅为 100mm 左右。2004 年鄱阳湖丰水季节的水位虽与 2001 年水位基本持平，但是枯水季节水位有较大幅度的下降。遥感图像分类结果显示出 2004 年鄱阳湖区草滩的面积比 2001 年同期增加了 $157km^2$。经地面调查，在江西省永修县荷溪村新出现的草滩中查获了钉螺，钉螺密度中位数为 10.625 只/$0.1m^2$，有螺框出现率达 97.14%。根据地面调查收集的草滩环境数据和钉螺数据，运用负二项分布和正态分布的广义线性模型对新生草滩钉螺的空间分布情况进行拟合，显示该地区钉螺的空间分布虽然符合负二项分布，但是表现出的空间聚集性却不强，聚集系数 $k=0.5161$。经过对数转换的钉螺密度分布与正态分布的拟合效果较好，X^2 值与自由度（DF）的比值为 0.5704。进一步利用多元线性回归模型探讨钉螺密度与环境因素的关系，令高程为 X_1，地表降水为 X_2，植被指数（SAVI）为 X_3，水淹时间为 X_4，建立了回归方程：

$$Y=\lg^{-1}(15.806-0.057\,83X_1^2-0.068\,16X_2+0.001\,72X_1X_3-0.001\,08X_3X_4)$$

决定系数 R_2 为 0.5341，$P<0.0001$。

另一研究采用遥感技术结合地面生态学调查数据区分鄱阳湖区钉螺孳生地

并监测其变化。从鄱阳湖共选择 100 个调查点，其中 75 个为从鄱阳湖 574 块草洲中随机抽取。1982～1984 年历史调查数据显示，这 100 块草洲调查点中，50 个为有螺草洲，25 个为无螺草洲，另 25 个为非钉螺孳生地。将每个调查点（面积 10000m^2）分成 100 格，从中随机抽取 20 格，在每格的中央置钉螺调查框（4m^2），收集框内所有钉螺，同时收集与地面调查同期的 TM 卫星图像，采用非监督分类法对卫片分类并结合地面调查结果区分钉螺孳生地。结果显示：分类敏感性和特异性分别为 90.0%～95.6%和 61.1%～68.6%；1999～2000 年，鄱阳湖区估算的钉螺孳生地面积变幅为 623.4～762.8km^2，钉螺孳生地与植被覆盖的区域有关。研究证实卫星图片分类能用于区分钉螺孳生地及其范围，并可监测其随关键因素波动而导致的变化。

上述两项研究采用遥感技术开展对钉螺孳生地的监测，均取得了较好的判别结果。该技术同样可用于水利工程血防效果评价中，用于快速确定工程范围内的钉螺孳生地和评估工程区域内的钉螺面积。

3. 基于 Google Earth 的监测技术应用

Google Earth 是一款由 Google 公司开发的虚拟地球仪软件，它把卫星照片、航空照相和 GPS 布置在一个地球的三维模型上。用该软件可以获得工程测量区域地形地貌和交通道路等影像资料，对我们开展钉螺调查和绘制螺情图有很大帮助。结合 GPS，可以实现钉螺调查地的精确定位和导航，从而优化钉螺调查路线和记录钉螺分布范围。也可以将现场查螺测定和记录的 GPS 数据，导入 Google 地球，利用 Google 地球强大的卫星照片，绘制工程钉螺监测和钉螺分布现状图，根据不同年份的钉螺监测结果，可以直观地分析工程范围内钉螺分布态势和钉螺消长趋势。

目前 Google Earth 不断增加卫星影像资料，提供更多地区高解析的卫星影像；同时通过 API 接口进行数据分享，实现了分布式空间数据的架构，更增添整个网络资源可运用的素材，这对于 3S 系统的建置、构建和开发“数字螺情图”是非常好的实现工具。Google Earth 在流行病学中的调查应用是一个很有意义的探索，也将为疾病监测提供强有力的支持工具。

7.5.6 工程设计、运行、维护和管理指标

水利血防工程竣工，经过水利部门和当地血防部门联合验收和投入运行后，应加强工程运行维护管理。工程管理单位应制定工程的运行、维护、监测等方面的管理办法和管理人员职责、注意事项等方面的规章制度。工程运行方案的制定既要充分发挥水利工程的效益，又要发挥水利血防工程防螺、灭螺的功能。水利血防工程运行管理包括：对管理人员的血防健康教育、管理人员

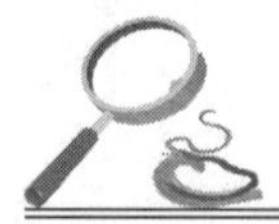

预防感染措施、工作和生活环境改造、工程维护及效果监测等方面的要求。对于一个水利血防工程项目而言，工程措施只能建成一座工程，而通过维护管理，可以使一座工程发挥出最大的水利和血防效益。因此，配备专门的管理人员，采取适当的日常维护和管理措施，才能实现水利血防工程效益的最佳发挥。显然，维持水利血防工程的安全、高效、持续和长效运行，充分发挥工程防控钉螺的效益，更好地满足疫区安全用水需求，都离不开工程设计运行维护管理。

工程设计运行管理评价主要包括：评价是否对水利工程进行经常性的维护工作，并定期清淤、维修，建筑物和设备完好程度；工程运行状况是否良好，建筑物和设备运行安全性和可靠性如何；是否对工程管理中存在的问题提出并落实了改进措施。

7.5.7 水利血防工程可持续性评价指标

水利血防工程可持续性评价针对以下几个方面：工程建设完成后，工程的既定血防目标是否还能继续；工程是否能够持续运转以及如何实现持续运行；工程使用方或管理方是否愿意并可能依靠自己的力量继续去实现既定的血防目标。这种评价包含两层含意：一是水利工程本身可持续发展的问题；二是水利工程建设和运行对疫区社会、经济、血吸虫病防控及其同类水利工程可持续发展的影响。这种评价必须研究水利血防工程持续运行所需要的内、外在条件，并提出满足这些条件的措施。

水利血防工程可持续性评价主要是通过分析水利工程与社会的各种适应性、潜在的血防风险等，研究水利工程能否持续实施和持续发挥血防效益的问题，对影响水利工程持续性发展的各种社会因素、工程因素、生物因素等，要研究并采取适当的血防工程措施加以解决，以保证水利工程持续发挥血防效益和社会经济效益。其评价技术指标主要包括：①社会经济条件和政策的影响；②产业结构调整的影响；③财务运行状况的影响；④环境的影响；⑤管理机构和制定管理方案是否逐步建立和完善性；⑥管理人员素质是否满足工程运行需要等。

7.6 工程现场钉螺监测方法和疫情指标统计方法

7.6.1 工程防控钉螺效果评价现场调查方法

工程防控钉螺效果评价现场调查方法宜采取系统抽样调查法或系统抽样法

结合环境抽样调查法。主要调查水利工程上游、下游和工程涉及区域的环境钉螺分布状况，如水利工程外侧沿堤线1000m范围内的草滩，采取系统抽样调查法分框设点调查钉螺，点距10m，线距20～50m；对水利工程内主渠自闸口起1500m范围内，以及两侧500m范围内的支渠、毛渠、小水沟和田埂等可疑钉螺孳生环境，采取横向0.5m，纵向按10m等距离设框调查，框外如有可疑环境，增加环境抽样框数。

1. 系统抽样调查法

系统抽样调查法又称机械抽样法或等距离设框法，适用于钉螺分布较广且分散的孳生环境，调查时每隔一段距离设一个调查点查螺，设框的距离通常根据调查面积的大小和钉螺密度决定。沟、渠、河和塘等环境一般每隔5m或10m调查一框。江滩、湖滩、荒地等可采用纵横系统抽样，线距可采取20～50m，最大不能超过50m，点距可采取10～20m。每个调查点框内发现的钉螺要全部捡获，以框为单位用纸质钉螺袋装好，并记录环境名称、点号、线号和钉螺数，带回实验室，在显微镜或解剖镜下检查钉螺死活、感染性钉螺等。应用这种调查方法，可以统计两个指标，一个是活螺平均密度，活螺平均密度表示的是钉螺量多少；另一个是有螺框出现率，有螺框出现率反映钉螺分布集散情况。

2. 系统抽样结合环境抽查法

系统抽样结合环境抽查调查方法一般适用于面积较大且地形较为复杂的区域，调查时将沟、渠、河、塘和田埂的全部长度，按每5m或10m等距离设框作系统抽样调查。如果相邻两个调查点均未查到钉螺，可在两个调查点之间的段，选择适宜钉螺孳生的环境再抽查两个点（框）。以系统抽样调查的框内钉螺，用于计算活螺平均密度，以系统抽样结合环境抽样查有钉螺的段左右各延长20m，计算有螺面积。

7.6.2 钉螺调查内容和钉螺死活及感染性鉴别

1. 工程区钉螺分布范围调查

钉螺的分布范围是确定流行区的主要依据，调查工程区钉螺分布范围是水利血防工程效果评价的首要内容之一，可采取定性的方法查清水利血防工程区域内钉螺的分布范围，运用全球定位仪系统技术（GPS）定位和标注钉螺分布位置、区域和螺情信息，绘制出螺情信息图，便于次年调查对比分析。

2. 钉螺平均密度调查

钉螺平均密度是衡量工程区域内钉螺的多少，显示钉螺传播扩散强度和考核水利血防工程防控钉螺效果的重要指标。在查清钉螺分布范围的基础上，需

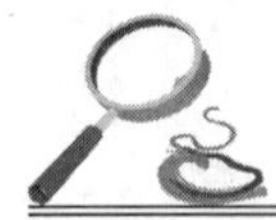

要进一步了解工程涉及区域钉螺密度，用于判定钉螺是否是增加或是减少，分析水利血防工程控制钉螺对血吸虫病传播风险的影响。常用系统抽样调查法设框调查，用每 0.1m（俗称框）内活螺数表示。

3. 感染性钉螺调查

鉴别钉螺体内是否存在血吸虫是分析钉螺危害性的最直接依据，在了解工程涉及区域的钉螺分布和钉螺密度后，常用解剖镜检观察法检测钉螺体内是否存在血吸虫，以钉螺感染率和感染性钉螺密度来表示钉螺危害程度的指标。

4. 钉螺死活鉴别

采取敲击法鉴别钉螺的死活，将钉螺置于厚玻片或硬物上，用小铁锤轻击使之破碎，如未见钉螺有收缩反应，且未见新鲜软体组织者为死螺；反之为活螺。

5. 钉螺感染检查判定方法

现场调查捡获的钉螺，采用压碎法检查钉螺感染情况。具体操作方法为：将钉螺置于载玻片上，另用一张较厚的玻片将钉螺轻轻压碎，然后在螺体上加一滴清水，将钉螺置于解剖镜或显微镜下，用解剖针拔开外壳，依次撕碎软体组织，发现血吸虫尾蚴、子胞蚴即为判定感染性钉螺。根据检查结果计算钉螺感染率、感染螺密度等指标。

7.6.3 钉螺调查注意事项

1. 培训钉螺调查人员

工程防控钉螺效果的评价工作是一项技术性工作，也是一项群众性工作，需要耗费大量的人力。仅仅依靠评价专家是难以完成任务的，通常应组织基层血防专业人员和村民一起参与，但为了保证钉螺监测质量，钉螺监测工作必须在评价专家的技术指导下进行。钉螺监测人员应从当地医务卫生人员、农村医生、有一定文化、热心血防且有查螺经验的群众中选调。

2. 现场钉螺调查要求

无论采用什么方法查螺，现场钉螺调查以框为单位，每框为 0.1m^2，查螺时每框均要编号，框内钉螺全部捡净，并以框为单位装入螺袋，螺袋外标记调查地点、点号、线号、环境类型和调查日期等。

3. 选择适宜查螺时期

查螺季节性很强，一定要在适宜季节集中力量做好这项工作。我国幅员辽阔，血吸虫病流行区温差较大，查螺时期难以统一确定。一般来说，查螺季节以春季（3 月下旬至 4 月中旬）最好。如果由于人员少，春季难以完成较大查

螺面积，尤其是洪水过后需了解钉螺扩散情况时，可在秋季查螺。秋季查螺也能取得较好的效果，但要考虑植被的影响。

7.6.4 疫情指标的统计方法

水利血防工程评价指标的建立应能反映工程本身的基本情况，判定工程的防控钉螺和灭螺的效果、防止血吸虫病传播风险以及对社会经济、环境等方面的效益和影响，还应能体现水利血防工程的特点，具有客观性、可操作性、通用性和可比性。设置水利血防工程评价指标是为了从量化的角度来分析工程防控钉螺的实际效果，为工程防控钉螺的效果评价提供翔实的数据依据。

1. 防控钉螺效果指标统计方法

(1) 活螺平均密度（只/0.1m²）$=\dfrac{\text{捕获活螺数}}{\text{调查总框数}}$

(2) 感染螺平均密度（只/0.1m²）$=\dfrac{\text{捕获感染性钉螺数}}{\text{调查总框数}}$

(3) 活螺框出现率（%）$=\dfrac{\text{活螺框数}}{\text{调查总框数}}\times 100\%$

(4) 钉螺感染率（%）$=\dfrac{\text{感染螺数}}{\text{解剖活螺数}}\times 100\%$

(5) 活螺密度下降百分比$=\dfrac{\text{施工前活螺密度}-\text{完工后监测活螺密度}}{\text{施工前活螺密度}}\times 100\%$

(6) 工程后有螺面积下降百分比$=\dfrac{\text{施工前有螺面积}-\text{完工后有螺面积}}{\text{施工前有螺面积}}\times 100\%$

(7) 活螺框出现率下降百分比$=\dfrac{\text{施工前活螺框出现率}-\text{完工后活螺框出现率}}{\text{施工前活螺框出现率}}\times 100\%$

2. 山丘、水网地区钉螺面积计算方法

(1) 确定有螺段。有螺的水沟、水渠、河道、田埂全部按每5m等距离设框调查钉螺，相邻的调查框中有钉螺，为一个有螺段。两个有螺段之间的无螺区在40m以内时，融为一个有螺段。无螺框区超过40m时，按两个有螺段计算。

(2) 计算有螺段的长度。确定有螺段后，从有螺段的最远点各延伸20m为有螺段长度，孤立螺点的长度按照40m计算。

(3) 计算有螺段宽度。长年有水的且水位比较稳定的水沟、水渠和河道，以实际河沟渠岸的坡高为宽度，夏水冬陆的河沟渠，以河沟渠两侧的实际高度加上底宽为宽度。如果仅一侧有螺，则以一侧的高度为宽度。

（4）计算公式：

$$有螺面积=有螺段长度(m)\times有螺段宽度(m)$$

特殊地形如冷浆田、山地、坟堆、竹林等，发现钉螺，按孳生地的实际面积计算。

3. 江湖洲滩地区钉螺面积计算方法

（1）总面积不超过 $13hm^2$ 的洲滩，发现有钉螺分布，全部计算为有螺面积。

（2）总面积大于 $13hm^2$ 的洲滩，先确定有螺片。有螺框之间的距离在300m以内时，融为一个有螺片，有螺框之间的距离大于300m时，分为两个有螺片单独计算。

（3）有螺面积。有螺片确定后，先计算出有螺片的长度和宽度，再将长宽各向两端延伸50m计算有螺面积。

$$长度(或宽度)(m)=(A+B)\div2+50\times2$$

式中：A 为最长（宽）处间距；B 为最短（窄）处间距，即有螺片以纵向（横向）最长（最宽）处+最短（最窄）处的距离除以2后各延长50m。

（4）计算公式为

$$面积(m^2)=长(m)\times宽(m)$$

4. 查螺框数计算方法

在大面积环境采用系统抽样发现等距离设框查螺时，正确计算应查框数，是制订查螺计划和总结分析调查结果必不可少的一步。现介绍一种计算查螺框数的简易公式：

$$查螺框数=(长\div框距+1)\times(宽\div线距+1)$$

式中“+1”是表示两端均查，因此，纵、横各加1框。长、宽以米为单位。

［例］ 设某地有螺环境长60m，宽20m。现采用框距为10m，线距为5m等距离设框（系统抽样）查螺，问应查螺多少框？

$$应查螺框数=(60\div10+1)\times(20\div5+1)=35$$

5. 人畜感染情况计算方法

人畜感染情况一般用感染率来表达，表示受检人群或家畜中随机抽样抽到阳性者的概率，或者是来自受检人群或家畜的个体可能成为阳性者的概率。

$$感染率(\%)=\frac{受检人畜的阳性数}{总受检数}\times100\%$$

目前，进行血吸虫病流行病学调查和人群病情监测，一般都采用随机整群抽样，对常住居民进行血清学筛检（简称血检），筛检阳性者再用粪检方法进行

病原学检查（简称粪检）。监测时受检率均应达到90%以上，采用两种方法查病，判定血吸虫病流行程度以居民粪检阳性率为准，其校正感染率计算方法为

$$校正感染率(\%)=\frac{血检阳性人数}{总受检数}\times\frac{粪检阳性人数}{粪检人数}\times 100\%$$

7.7 水利血防工程效果评价指标建立

水利血防工程评价指标涵盖水利血防工程的防控钉螺或消灭钉螺效果，以及控制血吸虫病传播效果及主要影响因素。其评价指标包括：钉螺监测指标、病情监测指标、工程设计指标、运行管理指标以及相关影响因素指标等。依据水利血防工程评价指标体系，可将评价指标分为两个部分，每一部分各设分值为100分。第一部分为防螺和灭螺效果指标，包括工程运行后防控钉螺效果的各项调查螺情指标。例如工程区内的钉螺密度高低、有螺面积下降百分比是否逐年降低、有螺密度下降百分比是否呈下降趋势等。第二部分是工程设计和实施、后期运行管理的指标。例如设计是否符合《水利血防技术导则》要求；施工是否按照设计要求；后期管理中是否存在沟渠硬化部位破损致使边壁杂草丛生，形成钉螺孳生地；沉螺池淤积物是否定期清理，螺池的淤塞会否影响钉螺在沉螺池中的沉降等。在收集上述评价数据后，再分析工程设计或施工原因导致的防控钉螺效果好坏，或是分析后期运行管理不善造成钉螺孳生和蔓延的原因。

7.7.1 工程防控钉螺效果评价内容和指标分值设定

钉螺的迁移和扩散，是造成血吸虫病蔓延、传播的主要途径。由于钉螺在血吸虫病的流行和传播中的重要作用，通常把钉螺分布指标作为水利血防工程评价效果最直接的评价指标。判断水利血防工程的防螺是否有效有两种方法：①监测水利工程运行后下游河、沟、渠道等是否有钉螺扩散；②监测工程内有螺面积的变化情况。虽然评估方法具体表述不尽一致，但大致可分为以下两种：一种是直接监测法，如沉螺池建在无螺河、渠道上，评估此类沉螺池效果，只需直接监测下游河、渠道的螺情，如未能查获钉螺，则可判断沉螺池直接监测法防螺有效，反之沉螺池直接监测法防螺无效。另一种是拦网检测法，如沉螺池建在有螺河、渠道上，对此不能采取直接监测法来评价其防螺效果，只能进行拦网检测，即在沉螺池出水口设置拦螺网收集钉螺，如拦螺网内未能发现钉螺，则可判断沉螺池拦网检测法防螺有效，否则沉螺池拦网检测法防螺无效。根据长江流域水利血防工程效果评价指标体系研究的成果，一般依据水

利工程运行、钉螺消长态势的影响因素和结果来确定工程防控钉螺效果评价指标的分值。工程防控钉螺效果评价总分值为100分，其评价的内容和评分依据主要有以下方面。

（1）工程内活螺密度（只/0.1m^2），分值为32分。评分依据为活螺密度为0，得32分，活螺密度不小于0.1只/0.1m^2扣4分，每增加0.1只/0.1m^2扣4分。

（2）工程内活螺框出现率（%），分值为20分。评分依据为活螺框出现率为0，得25分；活螺框出现率不小于5%扣3分，每增加5%扣3分。

（3）工程内活螺密度与项目实施前相比下降率（%），分值为5分。评分依据为活螺密度与项目实施前（××年）相比下降100%得满分，每下降20%，得1分。

（4）工程内活螺密度与项目完工后相比下降率（%），分值为9分。评分依据为以项目完工后活螺平均密度为0，得满分9分，每增长0.01%扣1.5分。

（5）活螺密度与监测第1年相比下降率（%），分值为9分。评分依据为以项目监测第1年活螺平均密度为基数得4.5分，每下降（增长）0.01%得（扣）1分。

（6）活螺框出现率与项目实施前相比下降率（%），分值为5分。评价依据为活螺框出现率与项目实施前（××年）相比每下降20%得1分，下降100%得满分。

（7）工程内有螺面积与项目实施前相比下降率（%），分值为5分。评价依据为有螺面积与项目实施前（××年）相比每下降20%得1分，下降100%得满分。

（8）工程内有螺面积与监测第1年相比下降率（%），分值为13分。评价依据为以项目监测第1年有螺面积为基数，得3分，每下降（增长）10%得（扣）1分，最高得（扣）3分。

（9）工程内感染螺密度（只/0.1m^2），分值为2分。评价依据为无感染螺得2分，有感染螺扣2分。

对各类型水利血防工程进行效果评价时，必须对工程涉及范围内的可疑钉螺孳地进行全面的钉螺调查，同时还需要对工程上游一定范围内的环境进行钉螺调查，以便确定上游钉螺是否存在扩散至工程内的威胁。根据工程建成后的钉螺分布数据的调查结果，依据以上评分条件，可以对各类水利工程防控钉螺效果进行逐项评分，结果填入表7.3。以评价专家组现场调查研究结果取得的分值为依据，综合评价水利血防工程防控钉螺效果的优劣和确定水利血防工程

评级。

表 7.3 水利血防项目防控钉螺效果监测评价表

项目类型	评价内容	标准分值	监测年份							
			完工第1年		完工第2年		完工第3年		完工第4年	
			监测数据	评价分值	监测数据	评价分值	监测数据	评价分值	监测数据	评价分值
	工程内活螺密度（只/0.1m²）	32								
	工程内活螺框出现率（%）	20								
	工程内活螺密度与项目实施前相比下降率（%）	5								
	工程内活螺密度与项目完工后相比下降率（%）	9								
	活螺密度与监测第1年相比下降率（%）	9								
	活螺框出现率与项目实施前相比下降率（%）	5								
	工程内有螺面积与项目实施前相比下降率（%）	5								
	工程内有螺面积与监测第1年相比下降率（%）	13								
	工程内感染螺密度（只/0.1m²）	2								
	合计	100								

7.7.2 工程设计与运行管理评价内容和指标分值确定

水利血防工程设计评价主要是对勘测设计成果的质量、施工技术水平和运行情况进行分析评价，重点是水利血防工程建筑物和设备的选择，以及设计和设计变更等。要全面收集和研究水利血防工程有关的勘测、规划设计、预评估等有关资料，与当地工程管理或业主座谈，掌握工程特点和运行方式，调查了

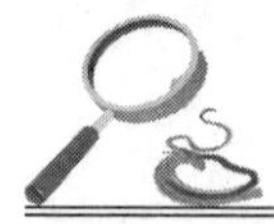

解工程设计目标实现程度、优缺点和存在的问题等。根据水利血防工程建成投入运行后的实际情况和自然环境、社会经济条件的变化，分析原设计所确定的工程任务、规模及综合利用的主次顺序是否依然正确，工程建设是否合适，如有变化，要分析原因，必要时要提出调整和修改意见和建议。通过变化原因及合理性分析，及时总结经验教训，反馈水利血防工程决策、建设实施和管理维护的评价信息，以便适时调整政策、修改计划，为续建和新建水利血防工程项目提供参考和借鉴。

水利血防工程运行管理指标是为满足血防有关要求提出的工程建设质量标准，在分析对照工程质检部门的数据和结论基础上，同时参考项目业主的意见和实际运行情况，对评价指标作出取舍。此外，应就工程质量问题对工程总体目标实现可能产生的作用和影响加以研究，确定工程的运行方式。水利血防运行和管理评价，主要是依据水利工程运行过程中的观测数据对工程防控钉螺影响因素作出评价，并评价水利工程的管理和使用单位的主要管理办法、规章制度等。

根据长江水利委员会血防办组织进行的长江流域水利血防工程效果评价指标体系研究，水利血防工程设计与运行管理评价的总分值确定为100分。因水利血防工程类型多样，其设计、运行维护管理指标和影响钉螺防控的机理不同，所以评价专家组评价水利工程设计运行维护管理部分时，应该根据不同水利血防工程各自的特点，结合工程运行实际情况对水利工程运行和管理进行总结评价，提出主要结论意见，总结经验教训。这方面的工作还应包括对今后应该加强或改善的措施方面提出建议，并与国内其他水利工程进行比较，评价该工程总体运行与管理水平是否符合血防要求。目前，我国血防疫区主要血防水利工程可归纳以下五种类型。

1. 沉螺池的设计、运行和管理主要指标和评价分值

沉螺池是防止钉螺随着水流向下扩散的建筑物，是基于钉螺在水中具有悬移、沉降和推移的特点，通过特定构型的建筑物将钉螺全部拦截在池内，以便集中杀灭。沉螺池多建在灌溉闸下游或引水渠内，其设计的关键是根据池内水流速度，确定池的深度、宽度和长度，以保证钉螺能在池内得到沉降并被拦截。这些是在分析钉螺的几何形态特征、钉螺输移扩散特点和水动力特性的基础上完成的。沉螺池在满足设计引水流量和正常输水要求的前提下，应符合以下要求。首先，根据实验室资料，沉螺池流速应满足两个条件，即钉螺能在水中自由沉降和下沉到池底后不产生推移运动，其最大设计流速 v_{max} 可定为0.2m/s；池的横断面面积 A 由灌溉闸引水流量 Q 和最大设计流速 v_{max} 确定，即 $A>Q/v_{max}$。池的横断面一般为梯形，根据工程具体条件确定一定的宽度和深度；池的长度

必须为钉螺沉降水平距离的2.0～3.0倍，工作段的长度和过水断面面积，应保证钉螺能沉积在池内。其次，沉螺池内设置水面和水下两道拦螺网，其幅面高度分别为1m和0.5m，水面拦网为孔径40目（孔径约0.5mm）的尼龙布，水底拦网孔径为20目（孔径约0.9mm）。再次，与涵闸（泵站）消能设施及渠道的连接，应合理、紧凑，少占耕地。此外，沉螺池设置要便于清淤和灭螺。根据多年对沉螺池的研究和实践，沉螺池的主要评价内容和分值如下。

（1）螺池断面实测平均流速0.2m/s，分值为50分。评价依据为实测平均流速不大于0.2m/s，得50分；实测平均流速不小于0.2m/s时每增加0.1m/s，扣10分。

（2）螺池工作段设计（或实测）顶宽 B_1 与螺池深 H_1 比值 $B_1/H_1<4.5$，分值为10分。评价依据为比值 $B_1/H_1<4.5$，得10分；$B_1/H_1\geqslant 4.5$ 时每增加0.5，扣3分。

（3）螺池工作段底部高程设计（或实测）值应低于上下游渠道底部高程，高差不小于0.5m，分值为7分。评价条件为高差大于0.5m，得7分；高差不大于0.5m时，每减少0.2m，扣1.5分。

（4）螺池拦螺墙过水孔顶部高程设计（或实测）宜低于沉螺池最低运行水位0.5m，分值为7分。拦螺墙过水孔顶部低于最低运行水位不小于0.5m，得7分，运行水位小于0.5m，每减少0.2m扣3分。

（5）池工作段内淤积是否清理；连接螺池的硬化主渠是否存在坍塌、裂缝和生长杂草，分值为26分。评价条件为淤积厚度小于0.1m，得26分，每增加0.1m，扣5分；存在坍塌、有多处裂缝且杂草丛生，每发现一处扣1分，直至扣满26分止。

水利血防评价专家组可以根据现场监测获得的数据，依据评分条件，获得被评价沉螺池的设计与运行管理分值，以此判断该沉螺池设计的优劣，并判断运行管理是否符合血防要求，具体见表7.4。

2. 中层取水防螺建筑物设计、运行和管理的主要指标和评价分值

涵闸（泵站）是调节水位、控制流量的低水头水利工程建筑物，具有挡水和引（泄）水的双重功能，在防洪、治涝、灌溉、供水、航运、发电等方面应用十分广泛。流动水体是钉螺扩散的载体，引水取水可能带来钉螺的扩散。许多从有钉螺的长江干支流及湖泊洪道引水的涵闸（泵站）投入使用后，出现钉螺向下游扩散情况。因此，必须在这些涵闸（泵站）修建控制性的防螺、灭螺工程，以防止钉螺向下游无螺区扩散，控制血吸虫病的传播。涵闸的水利血防无螺取水工程措施主要为中层取水防螺建筑物，这种建筑物是为避开表层和底层有螺水体，从中层无螺水体取水而专门设计。对中层取水水利血防工程防控

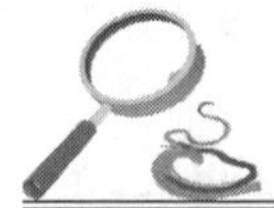

表 7.4 沉钉螺池设计与运行管理监测评价评分表

项目类型	评价内容	标准分值	监测年份							
			完工第1年		完工第2年		完工第3年		完工第4年	
			监测数据	评价分值	监测数据	评价分值	监测数据	评价分值	监测数据	评价分值
	螺池断面实测平均流速 0.2m/s	50								
	螺池工作段设计（或实测）顶宽 B_1 与螺池深 H_1 比值 $B_1/H_1<4.5$	10								
	螺池工作段底部高程设计（或实测）值应低于上下游渠道底部高程，高差不小于 0.5m	7								
	螺池拦螺墙过水孔顶部高程设计（或实测）宜低于沉螺池最低运行水位 0.5m	7								
	螺池工作段内淤积是否清理；连接螺池的硬化主渠是否存在坍塌、裂缝和生长杂草	26								
	合计	100								

效果进行评价，根据钉螺在水体中呈表、底两层分布的特点，在涵闸进水口采用罩形拦渣喇叭口进水，汲水通道密闭的进水管道，使灌溉闸汲取中间层水体，避免附着钉螺的漂浮物进入管道。

中层取水工程设在灌溉闸上游，设计的关键是进水口高程必须高于闸底板高程，并低于枯水位高程，以保证引进中、深层水，进水罩形喇叭口设拦渣装置（拦网孔径为 20 目），喇叭口汲水通道大于管道截面积，使进水不致形成涡流，汲水通道形成密闭管道系统。但在上游水位变化的间歇期引水，特别在闸外存在泥沙淤积的情况下，进水口高程很难保证低于枯水位高程，而且清漂和清淤难度较大，因此这种工程措施同样存在拦网网眼被堵塞的危险。和沉螺池加拦网措施一样，难以有效拦截幼螺的输移扩散。

中层取水口设计有两种方式：一种是固定式；另一种是活动式。需要根据水源区水位变幅、钉螺分布高程、涵闸（泵站）底板高程等因素综合分析选定。水源区水位变幅不大，且始终能够保证进水口淹没于水下的河道，通常宜采用固定式进水口。固定式进水口投资小，也有利于维护。水位变幅较大的取水点，

设置固定式进水口难以保证各种水位下都安全取水，宜采取活动式进水口。根据血防和水利部门的多年研究，确定中层取水工程运行管理评价指标内容和分值如下。

（1）中层取水固定式进水口的顶板高程宜低于所在地最低无螺高程线 2～3m，评价分值为 17 分。评价方法进水口的顶板高程低于当地无螺高程线 2m 以上，得 17 分；进水口顶板高程未能低于当地无螺高程线，每高出 0.2m 扣 3 分。

（2）中层取水进水口顶部高程在水面之下 1.2m 以上，评价分值为 17 分。评论方法为进水口顶部高程在水面之下 1.2m 以上，得 17 分；进水口顶部未能达到水面下 1.2m 以上时，每高出 0.1m 扣 3 分。

（3）中层取水固定式进水口环境情况（指进水口周围有无漂浮的树枝和杂物），评价分值为 50 分。评价条件为进水口周围无漂浮的杂草、树枝和生活垃圾，得 50 分；在进水口周围每发现一堆漂浮物（或枝）扣 5 分，进水口漂浮的杂物特别严重可直至扣满 50 分。

（4）中层取水进水口附近水流目测有无立轴漩涡且小于 1.2m，评价分值为 16 分。评价依据为进水口附近目测无立轴漩涡，得 16 分；如果进水口附近产生大于 1.2m 的立轴漩涡扣 16 分。

评价专家组可根据现场监测获得的以上各项指标数据，以此获得中层取水工程设计与运行管理部分的分值，以评价中层取水工程设计与运行管理对其防控钉螺效果的影响，判断该工程设计是否科学合理，后期维护管理是否到位，是否能够最大限度发挥中层取水工程防控钉螺的效能，具体见表 7.5。

表 7.5　　中层取水水利血防工程设计与运行管理监测评价评分表

<table>
<tr><th rowspan="3">项目类型</th><th rowspan="3">评价内容</th><th rowspan="3">标准分值</th><th colspan="8">监测年份</th></tr>
<tr><th colspan="2">××××</th><th colspan="2">××××</th><th colspan="2">××××</th><th colspan="2">××××</th></tr>
<tr><th>监测数据</th><th>评价分值</th><th>监测数据</th><th>评价分值</th><th>监测数据</th><th>评价分值</th><th>监测数据</th><th>评价分值</th></tr>
<tr><td rowspan="5"></td><td>中层取水固定式进水口的顶板高程宜低于所在地最低无螺高程线 2～3m</td><td>17</td><td></td><td></td><td></td><td></td><td></td><td></td><td></td><td></td></tr>
<tr><td>中层取水进水口顶部高程在水面之下不小于 1.2m</td><td>17</td><td></td><td></td><td></td><td></td><td></td><td></td><td></td><td></td></tr>
<tr><td>中层取水固定式进水口环境情况（指进水口周围有无漂浮的树枝和杂物）</td><td>50</td><td></td><td></td><td></td><td></td><td></td><td></td><td></td><td></td></tr>
<tr><td>中层取水进水口附近水流目测有无立轴漩涡小于 1.2m</td><td>16</td><td></td><td></td><td></td><td></td><td></td><td></td><td></td><td></td></tr>
<tr><td>合计</td><td>100</td><td></td><td></td><td></td><td></td><td></td><td></td><td></td><td></td></tr>
</table>

3. 沟渠或河道硬化护坡防螺设计主要评价指标和分值

沟渠或河道硬化护坡防螺工程项目一般是指节水灌溉工程项目，是血吸虫病疫区最常见的血防工程。渠道硬化灭螺措施是在灌区建设和改造时，对有螺渠道采用衬砌或土渠改混凝土管渠的方法，使钉螺无法生存和繁衍。堤坡硬化是指在一定堤坡范围内，采取现浇混凝土、混凝土预制块、浆砌石块及经认证推广应用的新材料、新工艺等硬化材料沿堤脚向上直接铺成连续的覆盖式护坡，其灭螺机理就是改变钉螺原有的孳生环境。其设计运行管理评价内容和分值主要有以下各项。

（1）沟渠内有否淤积土（或生活建筑垃圾），分值为 40 分。评价条件为：硬化的沟渠内未有淤塞和积土，得 40 分；如果硬化的沟渠沿线每处淤积土大于 $1m^2$ 扣 2 分，每增 1 处扣 2 分，最高扣 40 分。

（2）沟渠坡面勾缝处是否长草，分值为 40 分。评价依据为：沟渠硬化勾缝隙处无杂草，得 40 分；如果沟渠坡面沿线勾缝每处成活杂草大于 $1m^2$ 扣 2 分，每增 1 处扣 2 分，最高扣 40 分。

（3）沟渠坡面破损、裂缝是否完好或及时修复，分值为 14 分。沟渠硬化质量好，无破损和裂缝现象，得 14 分；如果硬化的沟渠沿线每处破损大于 $1m^2$ 扣 2 分，每增 1 处扣 2 分，最高扣 14 分。

（4）沟渠内粪便，分值为 6 分。在硬化的沟渠内没有发现人畜粪便的，得 6 分；如果硬化的沟渠沿线每发现 1 堆粪便扣 1 分，每增 1 堆扣 1 分，最高扣 6 分。

评论专家组对沟渠或河道硬化护坡防螺工程进行现场监测和调查，获得工程设计和运行管理部分的数据，确定该工程设计与运行管理的分值，并以此判断该工程设计与运行管理方面是否影响防控钉螺，评价该工程是否符合血防的具体要求，以此提出沟渠硬化后维护管理方面的要求。具体见表 7.6。

表 7.6　沟渠或河道硬化护坡防螺设计与运行管理监测评价评分表

项目类型	评价内容	标准分值	监测年份							
			2011		2012		2013		2014	
			监测数据	评价分值	监测数据	评价分值	监测数据	评价分值	监测数据	评价分值
	沟渠内淤积土（或生活建筑垃圾）	40								
	沟渠坡面材料施工勾缝处长草	40								
	沟渠坡面破损、裂缝未修复	14								
	沟渠内粪便	6								
	合计	100								

4. 围堤灭螺工程设计运行管理评价主要指标和分值

新中国成立后，我国采取了以消灭钉螺为主，人畜治疗为辅的血吸虫病防治策略，结合农业生产、水利工程、农业工程和林业工程，实施大规模的改变钉螺孳生环境的生态灭螺措施。在鄱阳湖区和洞庭湖区修建了大量的围堤灭螺工程，对压缩钉螺孳生地、控制血吸虫病和发展农业起到了积极作用。

围堤灭螺工程是指对湖区一些水位不能控制的低洼湖滩、洲滩、汊滩和湖汊等有螺环境，在不影响蓄洪、泄洪的前提下，修筑一定高程围堤拦阻水体，从而彻底改变原草洲生态环境，达到消灭钉螺目的的工程。

围堤灭螺工程多伴有圩内的蓄水养殖或开荒造田等开发利用，通常在圩内修建完整的排灌系统，排除地面径流，控制地下水位，对围内造田种植的作物进行合理灌溉，这些开发活动亦对钉螺孳生地的改造起到了加速作用。目前，我国湖区主要有以下几种围堤灭螺工程。

(1) 高围垦种类。江西省寄生虫病防治研究所的研究表明，采取高围垦种的围垦区内，不同湿地环境钉螺消长不一。围堤后采用机耕或牛耕的垦种区，在1～2年内钉螺消亡，均可达到无螺状态；围内未垦种区及各种特殊地形，如：坑洼、沟渠、荒地和河港等，钉螺消亡速度则不相同，但一般在围垦3～5年后均能实现无螺状态，围内水淹区一般1年内即能消灭钉螺。新建县鸦雀圩属于围垦种类圩堤，圩内新垦种面积1134hm^2，围垦前钉螺平均密度为16.34只/0.1m^2，围垦后第1年和第2年钉螺密度分别下降为0.12只/0.1m^{2}和0.04只/0.1m^2，第3年实现围内无螺。朱港、成新和珠湖等农场属鄱阳湖“围湖造田”区，建农场前均为鄱阳湖有螺草洲，区域内钉螺呈高密度分布，围垦后，圩内区域分别在第3年、第5年和第7年内消灭了钉螺，至今圩内无螺情反复。

军山湖圩堤建成于1958年，圩长4km，圩高23km，位于鄱阳湖南岸，属于围堤后蓄水养殖类型。圩内16m水位时，养殖水面达10005hm^2，圩内共有6个疫区村，有螺面积合计1394hm^2，钉螺间断地分布在高程16.6～17.2m洲滩上。根据1995～2007年水位资料分析，军山湖建坝后，圩内最低限制水位为16.0～16.8m。在钉螺产卵季节的4～6月，低位有螺洲滩13年中有7年全程淹没，3年接近全程淹没；不论高位或低位有螺洲滩的全年淹水天数，圩内者远远多于坝外者，其中16.6m洲滩圩内全年平均水淹天数为240天（长达8个月），圩外是99天；17.2m洲滩圩内水淹平均天数为134天（长达4个半月），圩外为66天。结果是钉螺密度从1956年的最高80.1只/0.1m^{2}至1960年快速降到了0，迄今未见钉螺死灰复燃。

(2) 堵汊围网蓄水类。新妙湖圩位于都昌县境内，属于鄱阳湖北部的湖

汉，1962年堵汉建圩。圩内原有螺面积4471hm²，主要分布在高程13.5～16.5m范围的洲滩上。围堵后采用上垦、下淹的方法，取得非常好的灭螺效果。对新妙湖圩堤建成后的纵向观察表明，上高程垦种区，围垦后2年即无螺；围垦后内湖水波及地带及水淹区，围堤8年后即达到无螺状态。最终圩内钉螺达到灭绝的境地，至今未见螺情反复。

众多研究表明，围堤水利血防工程不仅能彻底改变钉螺的孳生场所，加速成年钉螺死亡；而且可使土壤干燥，对钉螺发育和螺卵孵化产生影响。作为湖沼型血吸虫病疫区人民改造自然、增长物质财富和消灭钉螺的重要手段，在历史上起到了积极作用，是湖区比较理想的一种水利血防工程。但是，在湖区不论进行何种形式的围垦，过度围垦往往会损害湖泊自然资源，破坏湖泊生态环境和调蓄功能，加剧湖区环境生态的劣变。一是由于湖容减小，严重减弱湖区的抗洪调蓄功能，以致汛期渍涝灾害频繁、低湖田土壤环境恶化，效益下降；二是修建围堤水利血防工程使水禽赖以生息的大片芦苇、荻丛环境遭到破坏，使水生动、植物种类发生变化，有些种群几乎绝迹；三是修建圩堤使江湖隔断，洄游、半洄游鱼类的游动通道受阻，破坏了繁殖、肥育的生态条件，特别是鱼类和其他水生生物的产卵、洄游、索饵场所大面积缩小，导致鱼类等水产资源不断减少，对湖区水产资源造成损害，湖泊各项生态功能受到严重影响；四是围垦后一部分鸟类特别是候鸟的觅食和栖息环境遭到破坏，使生态环境的多样性降低，生态平衡出现失调。因此，围湖工程在近年受到严格限制。

为避免出现以上不利因素，结合水利和血防部门多年的研究，提出湖区圩堤灭螺工程设计运行管理评价主要内容和分值如下。

(1) 矮圩圩堤顶部高程宜高于所在地最低无螺高程线17m，鄱阳湖区宜低于高程19m（低于当地的防洪警戒线），分值为35分。评价依据为矮圩圩堤顶部高程大于17m、低于19m，得35分，圩堤顶部高程小于17m，每小于0.2m扣1分，最高扣35分。

(2) 矮圩外侧是否现浇混凝土护坡或石块护坡，堤坝稳固未见有塌陷等情况，分值为25分。评价依据为现浇混凝土护坡不扣分，石块护坡扣5分，堤坝每存在一处安全隐患最高扣5分，直至扣满25分。

(3) 圩内是否垦种或蓄水养殖，对原钉螺孳生地进行整治等情况，分值为15分。评价依据为圩内采取蓄水养殖的得10分；如果圩内采取垦种区域，仍然存在钉螺孳生环境的，每遗留一处钉螺孳生环境扣5分。

(4) 涵管排取水固定式进出水口环境情况（指进水口周围有无漂浮的树枝和杂物），分值为15分。评价依据矮圩涵管排取水固定式进出水口无漂浮物，

得 15 分；如果进出水品发现有漂浮一个（或枝）扣 2 分，每增加一个扣 2 分，最高扣 15 分。

（5）涵闸是否运行正常，分值为 10 分。评价依据涵闸是否运行正常，有人值守，得 10 分；如果涵闸日常缺少维护且不能正常运行扣 5 分；无人值守扣 5 分。

评价专家依据现场对工程的监测和调查数据，根据以上评价条件，对围堤灭螺工程设计运行管理部分进行评分，以此评价围堤灭螺工程设计运行管理是否满足血防的需求。并将结果填入表 7.7 中。

表 7.7　　围堤灭螺工程设计与运行管理监测评价评分表

项目类型	评价内容	标准分值	监测年份							
			××××		××××		××××		××××	
			监测数据	评价分值	监测数据	评价分值	监测数据	评价分值	监测数据	评价分值
	矮圩圩堤顶部高程宜高于所在地最低无螺高程线 17m	35								
	矮圩外侧是否现浇混凝土护坡或石块护坡。堤坝稳固未见有塌陷安全性等情况	25								
	圩内是否垦种或蓄水养殖，对原钉螺孳生地进行整治等情况	15								
	矮圩内是否垦种或蓄水养殖	15								
	涵闸是否运行正常	10								
	合计	100								

5. 血防安全饮水工程设计主要评价指标和分值

血防安全饮水工程主要是指在重点疫区实施人畜饮用水工程，或建设微型蓄水工程。此类工程采取集中供水或分散供水的方式，建立水厂，以帮助疫区群众解决饮水和生活用水的安全问题，从而改变因生活直接或间接接触疫水状况，减少生活中接触疫水的机会。这类工程十分有益于降低易感人员的感染率，减少人群重复感染血吸虫病的几率，提高疫区人民生活水平和改善生活质量，改善疫区生态环境。血防安全饮水工程主要有以下两种方式。

（1）集中式供水工程。集中式供水工程的规划设计内容包括：供水规模和用水量的确定、供水水质和水压、水源及配置、供水范围和供水方式、水厂厂址选择、取水构筑物设计、泵站和调节构筑物设计、输配水设计、净水厂设计

等。集中式供水工程设计和建设时，应遵照《村镇供水工程技术规范》（SL 310—2004）的要求，并注意以下几点：

1）要合理确定供水工程的制水规模和供水规模，合理确定用水量组成与选择用水定额标准。供水规模的确定，应综合考虑需水量、水源条件、制水成本、已有供水能力、类似工程的供水情况。鉴于目前血防疫区供水工程供水规模设计偏大的状况和村民自己打井抽取地下水的情况，供水规模的确定，还应考虑工程设计年限内社会经济的发展情况，留有一定的余量。

2）应详细调查和搜集规划区域水资源资料，并据此进行水源论证，选择适宜的供水水源，如尽可能选择无钉螺孳生的水源地。若规划区有多个水源可供选择时，应对其水质、水量、工程投资、运行成本、施工和管理条件、卫生防护条件和钉螺生态等进行综合比较，择优确定。干旱年枯水期设计取水量的保证率，严重缺水地区不低于90%，其他地区不低于95%。

3）水厂厂址的选择需要考虑众多条件，包括：水源类型、取水点位置、洪涝灾害、供水范围、供水规模、净水工艺、输配水管线布置、周边环境、地形、工程地质和水文地质、交通、电源、村镇建设规划等。在对各影响因素进行技术经济比较和综合权衡后，择优选址。

4）输配水管道的投资占供水工程总投资的比例较大，线路的选择对其有较大影响。管道系统的布置与地形和地质条件、取水构筑物、水厂和调节构筑物的布置以及用水户的分布等有关。输配水管道的选线应使整个供水系统布局合理、供水安全可靠、节能、降低工程投资、便于施工和维护。此外，应科学合理地选择管材。

5）根据水源水质选择适宜的净水工艺与消毒措施是水厂设计的关键。应根据原水水质、设计规模，参照相似条件水厂的运行经验，结合当地条件，选择技术可靠、经济合理的适宜工艺和技术。水质净化方案应优先考虑采用净水构筑物方案。

6）典型工程设计应提供以下附图：工程总平面布置图、工艺流程图、水厂平面布置图、配水管网水力计算图、水源工程布置图、构筑物高程布置图等。

（2）分散式供水工程。分散式供水工程的型式多样，应根据血防疫区具体条件选择可建造引蓄供水工程；当有良好浅层地下水或泉水，但用户少、居住分散时，可建造分散式供水井或引泉工程。

根据以上条件，并结合现场调查发现的设计与运行管理的主要问题，确定血防安全饮水工程设计主要指标设计与运行管理主要指标评价内容和分值，具体见表7.8。

表 7.8 血防安全饮水工程设计与运行管理监测评价评分表

项目类型	评价内容	标准分值	监测年份							
			2011		2012		2013		2014	
			监测数据	评价分值	监测数据	评价分值	监测数据	评价分值	监测数据	评价分值
	水源地的选择	30								
	从有螺水域取水的饮水工程，必须设计防螺设施，如采取中层取水方式等，保证饮水安全的防护措施	30								
	疫区的饮水工程宜采用管道输水	10								
	有饮水功能的蓄水塘堰应加强水源保护，采取防螺措施	15								
	疫区的水井砌筑井台，加设井盖。井台的高程应高于当地的最高内涝水位，井的四周宜设置排水沟	15								
	合计	100								

1）饮水血防工程水源地选择，分值为 30 分。评价依据为：选择无螺的地表水或地下水作为水源的；如不可避免在有螺水源地取水，水源地必须建有防止钉螺扩散的措施，得 30 分。

2）在有螺水源地取水，必须设计防螺设施，分值为 30 分。评价依据为：在有螺环境取水，取水口采取中层取水方式的或建有沉螺池等保证饮水安全的防护措施的，得 30 分。未修建不得分。

3）疫区的饮水工程是否采用管道输水，分值为 10 分。评价依据为：输水管道采用管道方式的，管道材质符合国家卫生标准，得 10 分；采取管道输水，其输水管道不符合国家饮用水使用标准的扣 5 分；采取明渠输水的，扣 10 分。

4）有饮水功能的蓄水塘堰是否采取水源保护措施，分值为 15 分。评价依据为：有饮水功能的蓄水塘堰采取防螺措施的，得 15 分；如果没有采取措施的，不得分。

5）疫区的水井砌筑井台，加设井盖，分值为 15 分。评价依据为：井台的高程应高于当地的最高内涝水位，井的四周宜设置排水沟，得 15 分，如果没有，则不得分。

7.7.3 评价指标优化

水利血防工程因其类型不同，其防控钉螺的效果及其原理也各有差异。因此，各类水利血防工程其评价指标可根据其类型的不同而做相应的调整。各类水利血防工程的防治钉螺效果部分的评价内容和分值大都相似，钉螺调查和监测方法、调查内容也都相同，因此水利工程防控钉螺部分的评价内容和分值一般不需调整。主要不同和需要调整评价的内容是工程设计与运行管理部分的内容，其必须根据水利血防工程类型的不同做出相应的调整。各项评价指标必须能较好地反映水利血防工程原定目标的实现程度、适应性和可靠性等。在评价过程中，对相应的各种评价指标进行优化，从工程建成、技术集成、防螺灭螺建成、影响建成等方面分析水利血防工程的实施效果和作用，找出不足，分析工程目标的确定程度、实现程度以及成败原因，评价与原定目标的偏离程度。

7.8 水利血防工程效果评价的组织管理

水利血防工程效果评价是一项十分复杂而又极其重要的工作，也是一项系统工程，要做好这项工作，不仅要有一个完善水利血防工程评价指标体系，还需要做好水利血防工程评价的组织和管理工作，包括工程评价组织机构、被评价工程、评价时间、评价方式以及水利血防工程评价机制的建立等。工程主管部门需要对工程血防效果评价的全过程实行动态、量化和科学的系统管理和控制，及时了解和掌握当前工程评价工作的实际现状，包括评价进度、现场监测和调查研究质量、费用使用情况等有无偏差，为管理者决策和指导下一步工作提供依据。目前，在我国水利血防工程效果评价工作才刚起步，2006 年在长江委血防办的主持下，长江流域七省血防部门开展了长江流域水利血防工程效果评价指标体系的研究，取得了一定成功的经验。

7.8.1 水利血防工程效果评价的时机

根据各类水利血防工程的特点，水利血防工程效果评价应该安排在工程竣工或工程正常运行后的 1～2 年内进行。如果由于各种原因，工程在竣工后不能按设计要求投入正常运行的，甚至长期不能正常运行的，这样的工程就应该在其达到正常运行后再进行评价，这主要是因为只有工程在达设计要求正常运行时，各项运行指标和经济效益才能达到正常水平，建设和运行中各方面的问题才能充分暴露，同时也可以积累足够供计算各项评价指标所需要的数据资料，便于准确客观地评价工程前后防控钉螺效果。评价方式既可采取一次性监

测评价，也可采取连续几年对工程防控钉螺纵向监测，只有这样才能够全面地总结水利血防工程准备、工程决策、工程实施以及生产运行全过程的经验和教训，提出切合实际的防控钉螺的措施和改进建议。及时有效的效果评价对改善工程经营管理，提高投资效益不可或缺，亦可提高同类水利血防工程再决策的科学水平。

7.8.2 水利血防工程效果评价的实施步骤

水利血防工程效果评价的实施，主要包括以下几个步骤：

（1）制定水利血防工程评价工作计划。水利血防工程主管部门应该在水利血防工程竣工或正式运行后，择机安排工程血防效果评价工作；应该根据不同的水利血防工程类型，依据水利血防工程评价指标体系的内容，制定工作计划，安排工作经费等。

（2）确定水利血防工程评价单位。水利血防工程评价单位可由工程所在地的上级血防部门独立承担；也可以由水利血防工程主管部门聘请血防专家，联合相关的水利专家共同承担完成。但是，承担评价工作的当地血防部门或血防专家不应是该工程项目的项目建议书、可行性研究报告、初步设计文件的编制、审查或评估单位。

（3）签订评价工作合同或协议。根据不同水利血防工程的类型和委托单位的要求，应签订评价工作合同或协议，以保证评价工作的规范开展。水利血防工程评价单位接受任务后，首先要和水利血防工程主管部门或业主单位签订评价合同或相关协议，明确各自在评价工作中的权利和义务。合同中应对评价的水利血防工程、评价的内容、评价的方法、评价的时间、工作深度、工作进度、质量要求、经费预算、评价专家组人员、报告格式等有关内容进行详细约定。

（4）制定评价工作方案。在对被评价的水利血防工程进行分析后，编写评价工作方案，内容应针对合同中签订的约定任务，安排具体的评价内容、方法和时间，对水利血防工程现场防控钉螺部分调查与评价应着重细化。

（5）搜集相关疫情资料。评价单位应组织专家认真查阅水利血防工程的设计书和施工资料，搜集当地血吸虫病流行的疫情资料，包括工程建成前后的螺情和人畜病情资料，以便对照评价防控钉螺效果，工程相关因素调查等。

（6）现场调查和疾病监测。依据水利血防工程评价指标体系，在工程竣工或运行后，对工程涉及区域的钉螺孳生和繁殖现状、当地居民和家畜感染血吸虫病情况进行监测，调查工程运行对防控钉螺效果相关因素，分析工程血防效果可持续性，以及对周围地区经济发展和周围生态环境的影响调查等。

（7）资料整理分析。水利血防效果评价的现场调查工作结束后，有许多数据需要进行统计学整理和分析，为了保证工程评价资料的完整性和准确性，必须在统计分析前对收集到的资料进行认真细致的整理。

（8）研究和编制评价报告。根据现场调查的螺情和人畜病情资料、工程运行和管理现状资料，统计分析各类螺情指标和人畜病情指标，依据水利血防工程指标评价体系进行评分，并撰写水利血防工程效果评价报告和给予该工程适当的效果评级。

（9）提交水利血防评价报告。水利血防工程评价报告草稿完成后，经研讨、修改定稿和审查，最终报告应及时提交水利血防工程效果评价委托部门和业主，并根据需要上报上级主管部门。

（10）反馈结果实施整改。水利主管部门收到水利血防工程评价报告后，对报告中提出的经验教训和对策建议等，要及时反馈给工程专业管理部门，工程主管部门或工程使用方要对工程运行影响血防要求的意见或对策措施进行整改，并把整改报告提交上级主管部门。

7.8.3　水利血防工程效果评价的调查方法

资料收集和疫情调查是水利血防工程效果评价的主要方法，资料收集调查的效率和方法直接影响到水利血防工程效果评价的进展和结论的正确性。应该根据水利血防工程效果评价的范围、内容和目的，确定所需要调查的资料。一般可以采取以下方法。

（1）通过大量查阅水利工程建设管理单位提供的工程设计和施工资料，从中发现问题，并根据水利工程的具体情况，拟定调查提纲和调查的相关技术表格。调查有关问题可通过发放调查表格或提纲征询意见的方式，或请被调查人来选择答案。如调查工程建成前当地血吸虫病流行状况、钉螺分布特征、当地行政村血吸虫病流行类别、村民主要生产生活方式、钉螺密度和钉螺感染率等。

（2）调查和确定影响水利工程区域内与血吸虫病流行有关的社会、经济和文化因素。采用医学人类学、社会学和流行病学等研究方法，以多种调查的形式，走访村民，对水利工程涉及的村庄开展血吸虫病流行病学调查。主要了解各疫区村的血吸虫病流行类别、常住人口状态、从事的职业、主要生产方式、接触疫水情况、群体防治和个体防护情况、卫生设施和改水改厕情况和耕牛放牧情况等与血吸虫病流行相关的因素。常用的社会因素调查方法和形式包括访谈法、问卷法和座谈会等。

1）访谈法。访谈法是在水利血防工程评价中社会学研究最普遍、最常用

的方法。访谈前一定要充分做好准备，需要针对不同目标人群，设计访谈的内容和提纲，应尽量选择客观、明确的指标。在社会因素调查过程中，随着调查的不断深入，评价专家要不断考虑如何获取有价值的访谈资料。

2）问卷调查法。是根据社会因素评价内容设计相应的问卷，对所有问题进行精选，提出有代表性的问题，以便于调查分析。此外，为了评价问卷调查的质量，可以在问卷中设置相反问题，了解问答的可靠性。可采用采取入户的方式对相关人群进行问卷调查，并在调查调查的基础上，对结果进行统计分析。

3）座谈会。座谈会是社会因素调查的一种常用的方法。要开好一个座谈会，必须明确座谈会的主题，控制到会人数，参加人员应该有代表性，评价专家要充分调动参加人员发言的积极性，紧紧围绕工程社会因素调查内容进行座谈。

根据调查对象的特点选择合适的调查方法，以保证调查质量。如调查时，应根据调查对象的特点选择问卷调查法还是访谈法，对于6～7岁的小学生进行血防社会因素调查时，由于他们的理解能力差，容易受环境干扰，宜采取访谈法，而调查小孩父母时，可考虑采取问卷法或座谈法。

其他方法是实地调研和专题调查会议相结合，水利血防工程效果评价专业机构或血防专家组亲临水利工程现场的实际环境，开展相关的血吸虫流行病学调查，收集现场疫情数据。调查的同时，可召集专门的调查会议，参加者可以是来自各不同部门的专业技术、经济管理和其他相关人员，应提前通知与会人员准备材料，会上鼓励各抒己见，敞开思路。以这种方式，评价人员可以广泛听取各方面的不同意见和建议，有助于全面了解水利工程的实际情况。目前我国水利血防工程效果评价主要是采取这种方法进行。

7.8.4 水利血防工程效果评价调查的主要内容

水利血防工程效果评价调查的主要内容包括：前期工作相关社会因素调查、工程实施前后血吸虫病疫情调查、水利工程建设、运行和工程管理维护现状调查、水利工程产生的血防效益调查等。

1. 前期工作调查

（1）水利工程建设提出的背景。主要了解水利工程是在什么情况下提出的，当时的疫情现状，其合理性和必要性的认证分析，其主要建设的目的是什么。

（2）水利工程基本情况。主要了解水利工程名称、建设性质和规模、水利工程类型及水利工程血防技术措施等。

（3）水利工程实施情况。主要了解水利工程建议书、可行性研究、设计书和与血防相关的各项技术指标。

（4）调查水利工程施工前当地的血吸虫病疫情现状，包括病情、螺情和血吸虫病流行状况等指标。

2. 水利血防工程设计及建设规范性调查

（1）查阅水利血防工程竣工验收报告，了解验收报告结论。

（2）实地调查工程运行与血防相关的技术参数，测量水利血防工程实际建成技术参数。如沉螺池流速、实际沉螺池池室的尺寸等。

3. 建成运行后，水利血防工程对血防影响因素调查

（1）实地调查运行维护现状，如沉螺池的淤塞现状、硬化水渠缝隙杂草情况等。

（2）与防控血吸虫病传播流行相关的因素调查。

（3）工程运行的相关规章制度，工程运行满足血防需求的措施等。

4. 血吸虫病疫情调查

（1）采取回顾性调查方法，调查工程建设前当地人畜血吸虫病感染率，钉螺密度、有螺面积等。

（2）现场调查工程运行后，工程区上游、工程所在区域、工程区下游钉螺分布现状及螺情指标等。

（3）对水利工程覆盖范围内的行政村，开展人畜血吸虫病感染率调查，对比水利工程前后人畜感染率变化情况。

7.8.5 水利血防工程效果评价的资料整理和分析

在水利血防效果评价过程中，采用的多种评价资料的收集方法，可以收集到大量有关工程和工程防控血吸虫病的定性资料和定量资料。但是，这些资料仅仅是一种工程运行后的监测疫情数据或影响工程运行管理的因素。若要把这些原始疫情数据中潜在的有利于评价工程的信息挖掘出来，就需要对收集的资料进行科学的整理与分析，从而使所收集资料能够全部反映出工程实际的血防效果，得出科学正确的水利血防工程效果评价结论和合理的工程评级。

应当指出的是，水利血防效果评价工作的资料收集、整理、分析这三个阶段的划分不是绝对的。有经验的评价专家，往往是收集工程资料和评价指标数据同时，即开始对工程资料和评价指标数据作初步整理，并且在系统整理资料的过程中，就着手了对资料进行初步分析、研究工作。另一方面，在整理资料的过程中，亦可能发现资料的某些欠缺，从而回过头来对工程资料进行补充性收集；在分析资料时，则又可能会对原有资料作修改性的整理。因此，整理资

料既是资料收集工作的继续，又是资料分析的前提。也就是说，资料整理是由资料收集阶段过渡到资料分析研究阶段的中间环节。一般来说资料整理可分为定性资料整理和定量资料整理两种。

1. 定性资料整理

定性资料整理就是对水利血防工程本质的规定性资料进行分析研究，即主要根据是科学的观点、逻辑和推理，从非量化的工程相关资料中得出对水利血防工程的本质和发展变化的规律性认识。同时还要求对分析结果的可信度、效果和客观程度等可靠性指标进行检验和评价。主要有以下内容：

（1）在资料质量审核的过程中，首先要考虑的是工程评价资料质量审核的内容。数据资料的质量审核包括两个方面的内容：①从水利血防工程评价的总体看，检查达到工程评价目的所要求的各个方面的资料、数据是否收集齐备；②从具体环节检查每一项指标和内容所体现出来的资料和数据有无缺失或遗漏、有无前后矛盾之处、结果登记中有无错行和错号等。

（2）资料审核的方法有两种，计量审核和逻辑审核。计量审核主要是核查收集到的数据资料中，各项评价指标资料是否有错误或矛盾的地方，其中包括各项工程评价指标统计关系是否正确，计量单位是否一致等。例如，对某一水利工程进行钉螺调查，调查面积和有螺面积均要以万 m^2 为单位，假如有的面积用亩为单位，有的面积用 m^2 为单位，就可能导致分析出错。如果这些计量关系不正确，就应找出原因，并加以纠正或删除。逻辑审核主要是检查工程评价数据、资料的内容是否合乎逻辑，有无不合理的地方。例如，在评价水利血防工程中出现活螺密度比感染螺密度小或感染性螺面积比查螺面积大时，这显然是错误的。还有一些是在数据和资料的前后产生了相互间的矛盾。因此，对于出现逻辑错误的问题，应查其原因，保证工程评价结果可靠性。

（3）删除和补充资料。根据前面提供的审核方法，对一些有明显错误的资料和数据，应深入追究其原因，尽量加以纠正。如果无法纠正，在不影响抽样效果，为保证研究数据资料的有效性，应对这些错误结果予以剔除。这里需要指出的是：对于评价结果的正确性和合理性的判断是非常重要的环节，如果没有把握的话，最好向有关专家请教后再作出决断，切忌主观臆断。经过审核，如果工程评价的数据、资料不完整，如部分调查问卷未收回，某些现场监测的资料或调查的数据缺失，就应查明原因，想办法补充。一般做法是，找出全部工程监测数据、资料中缺失、遗漏等有问题的地方，及时采取一些措施解决其中的疑问。资料得不到补充，会影响到水利血防工程评价结果的可靠性和完整性。

2. 定量资料整理

定量资料整理就是从工程运行监测的数据特征方面入手，采用一定的统计学或数学分析方法进行数据分析，从而挖掘出水利血防工程运行数据中所包含的防控血吸虫病传播流行效果特征及规律性。对水利血防工程监测和调查获得的定量资料整理分析，就是对工程评价定量资料的检验，所谓检验就是指检查、验收各种定量资料是否完整、是否正确。定量资料的完整性检验，主要包括两个方面的内容。一方面是检验原始资料是否齐全，或要求填写和上报表格是否齐全，有没有漏掉的。另一方面，则是检查每一份原始资料中数据的完整性，如调查表格中答案的完整性等，同时还要看是否有缺项的指标或漏掉的其他具体内容。定量资料的正确性检验，主要是看资料的内容是否符合实际和计算是否正确。

这里需要区分两种情况：一种是如果水利血防工程评价收集到的资料已经是一些数据，我们只需根据条件和需要选用适当的统计分析方法进行处理和分析便可；另一种就是对收集到的水利血防工程定性资料做进一步的定量分析。例如，评价水利血防工程有螺面积时，我们可以收集工程前当地钉螺面积和工程建成后各年度的钉螺面积，显然首先需要进行比较分析，这就需要数量化处理，定量分析，那么可计算工程前后的有螺面积下降率等指标值，作为水利血防工程效果评价的一项重要定量指标。定量资料的正确性检验，一般讲，定量资料整理质量审核的方法有两种，即逻辑检验和计算审核。

(1) 逻辑检验是指从定性资料的逻辑关系中来检验其是否正确和符合实际。根据调查项目指标之间的内在联系和实际情况对资料进行逻辑性判断，看是否有不合情理或前后矛盾的情况。一般来说，正确的答案是符合逻辑的，而不符合逻辑的答案则可能是不正确的。例如，调查发现工程防控钉螺效果很差，工程内活螺密度是逐年提高，而工程内有螺面积是逐年下降的，且下降很快，这就有可能存在监测数据计算错误问题，就应当进一步对原始数据进行核实或剔除。

(2) 计算审核是对数据资料的计算技术和有关指标之间的相互关系进行审核，一般在整理过程中进行，主要是看各项数据在计算方法和计算结果上有没有出错。通过各种数学运算来审核各项定量资料有无差错。例如，活螺平均密度是活螺总数除以总调查框数，而不是查获的总螺数除以总调查框数。调查获得各项指标如各种平均数、下降率和其他指标的计算是正确等，都可以通过数学计算进行审核。此外，对同一指标的单位一致性，计算方法的一致性也应当进行必要的检验。如果发现检验的过程中发现有问题，或表格不齐，或答案不全，或数字不真，或计算有误等，都应及时查明原因，采取相应措施予以补充

或更正。对一切无法补充或更正的数据，应及时删去，以免影响整个工程评价数据的准确性。

3. 资料分组统计分析

在实际工程评价工作中，一定要以科学理论为指导，根据工程评价目的的要求和被评价水利血防工程的实际情况，对水利血防工程效果评价已明确规定好的评价指标进行归类、核实，然后则按不同空间、不同时间、不同人群分布和疫情数据进行分组、汇总和编表，并进行统计描述。如工程内螺情指标变化情况分析（包括钉螺密度、有螺框出现率、有螺面积等）、人群和家畜感染率变化情况分析、工程运行血防影响因素分析以及工程设计技术参数变化分析等。

7.8.6 水利血防工程效果评价报告的撰写

水利工程的类型繁多，与其他建设项目比，水利工程因其工程建设周期长，投资额度大，社会影响面广，工程对防控钉螺的作用和原理各不相同，效果评价内容广泛，评价指标体系复杂，部分指标定量分析困难，报告的模式也因之而略有不同。

水利血防工程评价报告是对被评价血防工程防控钉螺效果的监测评估，防治钉螺效果综合因素的总结分析，以及对其产生的经济效益和社会效益的综合评价等。

水利血防工程评价报告是对血防水利工程防控钉螺效果监测结果的汇总，是总结和分析防控钉螺成功和失败因素的重要文件，报告的编制必须反映防控钉螺的实际情况，文字要准确、简练，报告内容的结论、建议和问题分析等要对应。

水利血防工程评价报告应该根据现场监测的数据、计算各类评价指标、分析各种因素，进行全面客观的总结和分析，主要内容包括：工程介绍、评估内容和方法、监测结果和讨论，以及结论性意见。

1. 工程概况

工程概况主要包括：水利血防工程建设背景、工程基本情况、建设地点和特点、工程设计的目的和主要建设内容、主要血防措施、工程运行和效益现状以及工程开工与竣工时间等。

2. 内容和方法

内容和方法主要包括：当地疫情流行现状调查、水利血防工程钉螺调查、工程区内疾病感染率调查、钉螺监测 GPS 数据采集、血防工程建筑技术参数测量、社会因素调查和工程运行状况调查、水利血防工程效果指标调查、工程

血防效果可持续性发展的影响因素调研和工程社会效益及血防效益调查等。

3. 结果和评价

结果和评价主要包括：血防工程实际技术参数、钉螺监测结果和GPS数据螺情图、血吸虫病疫情数据、工程各类技术数据、工程运行状况、血防需求影响因素、工程建成后所产生的生态效益和工程指标评价结果以及水利血防工程最终评级。

4. 效果分析

效果分析主要包括：工程防控钉螺各种影响因素分析；工程评价指标结果综合讨论、工程运行和后期管理状况对钉螺孳生和繁殖的影响；分析工程存在的主要问题；阐述工程血防效果可持续性发展的可行性等。

5. 结论性意见和主要经验教训

依据评价结果得出的对工程的总体结论，包括工程立项时所拟定的近期和远期血防目标，是否符合水利血防工程的性质，通过对水利血防工程实现程度的评价，得出水利血防工程决策正确程度以及进一步发挥出工程血防效果的意见和对策建议等。

7.8.7 水利血防工程评价结果的使用和整改

水利血防工程效果评价结果的使用和评价建议对策的整改是水利血防工程评价体系中的一个重要环节，是一个表达和扩散评价成果的动态过程，关系到水利血防工程评价成果的应用，对被评价工程本身起到指导整改和完善管理的作用，对今后新建的水利血防工程项目亦有参考作用。工程评价总结的经验和教训可供在血防工程后期运行管理的不同阶段中借鉴和使用，如立项过程中的水利血防工程的选定、水利血防工程准备阶段防控钉螺的设计改进、在建水利血防工程实施中对防控钉螺问题的预防和对策、竣工的水利血防工程运营中管理的完善和改进等。

评价的报告能否迅速反馈并应用于工程实践，取决于能否建立一个能使评价报告进入水利血防工程管理周期的反馈机制。血防水利工程评价工作反馈的常态化，有利于满足不同决策层的要求。在反馈程序里，必须在评价者和评价成果应用者之间建立明确的机制，以保持紧密的沟通和联系。

水利血防工程评价的作用是通过对水利血防工程全过程的再评价并反馈信息，为投资决策科学化服务。因此要求评价机构具有反馈检查功能，也就是要求各级血防部门与水利计划决策部门具有通畅的反馈渠道，以便评价的有关意见和报告迅速反馈到水利建设部门和决策部门，工程主管部门及时地组织专业人员对工程存在的或潜在的血防影响因素进行整改，使被评价的水利血防工程

尽可能地满足当地血防的需求。

7.8.8 水利血防工程主要评价结论

水利血防工程主要效果评价很重要的一部分就是对工程防控钉螺目标实现程度进行评价，应该在综合考察项目的防控钉螺效果、工程设计、工程运行的安全性和经济性、后期管理及可持续发展的可能性等各方面成果的基础上，作出工程评价结论。

1. 工程设计与施工达标情况

主要介绍水利血防工程设计和施工是否到达水利血防相关标准和规范的要求。通过分析水利血防工程现场调查的数据，整体评价水利工程的设计水平（含技术优化、环保、节能）和水利工程质量特性（包括水利血防工程功能性、安全性、经济性、可靠性、可实施性和时效性），评价是否出现工程设计质量事故、重大设计差错或缺陷，以及工程设计原因引起重大设计变更或一般性施工造成的差错，其技术整改措施是否满足血防要求。通过技术交底、技术变更、现场问题的处理等活动，检查水利血防工程设计服务是否及时并配合到位，能否按时参加规定性的水利血防工程的检查和验收，包括工程完工后总体验收结论等。

2. 疾病控制效果

水利血防工程措施是血吸虫病防治工作的重要组成部分，科学评价水利血防工程措施的血防效果并提出科学的结论，对在血吸虫病疫区因地制宜建设水利血防工程，用于控制血吸虫病传播，降低当地疫情具有重要的作用。评价专家评价结论一般是遵循以下方式得出，即分析和研究水利血防工程通过实施江河治理、堤防工程、节水灌溉、人畜饮水或小流域综合治理等工程措施，改变钉螺孳生环境，防止钉螺孳生和扩散，进而取得减少人畜感染血吸虫的效果，实现控制血吸虫病传播和流行的目的。评价专家组通过各种调查研究取得的水利血防工程的基础资料和数据，直接分析该水利工程防控钉螺的效果的优劣，是否达到预期的目的，给出结论性的意见。如水利血防工程运行后能否大幅度降低活螺框出现率、活螺平均密度和钉螺面积；控制钉螺效果是否明显；工程区内是否还有感染性钉螺等。

3. 社会效益

社会效益是水利血防工程对就业、增加收入、提高生活水平等社会福利方面所作各种贡献的总称。主要包括两类：一类是工程区内新增生产总值、工程区内人均增加收入、工程区域内人均增加或改善灌溉面积、区域内单位灌溉面积增加作物产量、增加航运的能力、工程内减少水土流失面积指数、直接或间接增加就业效果；另一类是减少疾病提高医疗卫生保障率以及通过水利血防工程控制钉螺扩散，压缩工程区内有螺面积，降低血吸虫病感染的几率，从而带来的社会效益等。

水利血防工程的社会效益评估可以促进在投资决策中全面衡量项目的财务、经济和社会效益，减轻项目对社会的不利影响，防止社会风险，促使工程与社会相互适应和协调发展，达到工程的持续发展和充分发挥投资效益，提高工程成功率，增进国民经济整体效益和社会发展目标与社会政策的顺利实现。

4. 生态效益

生态效益是指人们在生产中依据生态平衡规律，使自然界的生物系统对人类的生产、生活条件和环境条件产生的有益影响和有利效果，它关系到人类生存发展的根本利益和长远利益。生态效益的基础是生态平衡和生态系统的良性、高效循环。生态效益与经济效益之间是相互制约、互为因果的关系。长期以来，我国水利血防工程对控制血吸虫病传播发挥了重要作用。水利工程特别是血吸虫病疫区的大型水利工程建设，往往会改变工程区及其下游地区的生态环境。有些生态环境变化有利于控制或消除血吸虫病，而有些生态环境变化可能导致钉螺扩散和血吸虫病蔓延。

以往的灭螺方法有物理灭螺法、化学灭螺法和生物灭螺法，但这些方法在实际运用中或多或少都有一些缺憾或美中不足。为了保护环境减少污染，提出了生态工程灭螺的思想，它是应用生态工程的原理和方法，选用具有抑制钉螺孳生作用的措施，营造一个人工生态环境，来达到控制钉螺生存的目的。水利工程的建设会改变钉螺生存的必须环境条件，因此，需对水利血防工程措施进行生态效益评价，其评价可采取假设对比的方法来进行。例如：假设工程前卫生部门采取药物灭螺的方式对该工程区环境进行灭螺，药物灭螺时对环境、土壤、植物、水产养殖、水生生物产生的毒副作用所带来的生态环境的影响，与修建水利血防工程所产生的对生态环境的影响，进行统计分析和比较，评价药物灭螺与修建水利血防工程对环境生态的影响优劣，计算修建水利血防工程所产生的生态经济效益，评判其是否实现水利和血防等综合生态效益。水利血防工程生态效益表现在：①保护疫区生物的多样性；②减缓径流和蓄洪防旱；③防浪固岸的作用；④生态防控钉螺扩散；⑤可改变因药物灭螺带来环境的污染。生态效益评价结果主要包括：工程的污染控制、区域内的环境质量、自然资源的利用、区域的生态平衡和环境的管理能力等。因此，水利血防工程的生态效益已成为水利血防工程评价指标体系中不可缺少的组成部分。

5. 经济效益

水利血防工程的经济效益是指工程对当地经济所作的贡献，包括工程的直

接效益和间接效益。根据水利血防工程的设计目标、工程建设和运行情况，调查水利血防工程经济效益的实现情况，分析说明水利工程总的经济效益。包括：防洪效益、乡村供水效益、农业灌溉效益、减少疾病效益等。通过多方面的资料分析，并对比工程预评估指标，找出造成差别的各种因素。评价水利血防工程涉及的受益者和受损者群体所产生的经济影响，分析水利血防工程建成后对生产力布局、农业产业结构、土地利用及区域经济、人民生活水平和减少疾病等方面的影响。此外，还需要分析计算水利血防工程前后血吸虫病对人民的生命和财产造成的损失及其差异，计算血吸虫病防治效益。根据疫区水利血防的投入与效益的具体指标，分析该水利血防工程实施后所产生的经济效益。

6. 效果评级

水利血防工程效果评价的结论一般依据评价专家的现场调查结果，根据工程的特点和具体防控钉螺效果，按水利血防工程评价指标体系的不同方面的指标，采取评分方式进行。评价专家依据现场监测获得的工程防治钉螺效果数据、设计与运行管理评价的数据，对工程进行综合评分，并根据具体分值评出水利血防工程效果等级。水利血防工程效果评价结果一般可分为以下四个等级：

(1) 完全合格级。该水利血防工程的全部目标得到实现，完全达到了预期的血防效益目标，运行维护正常。评价专家组给出两项综合评分结果均为 90 分以上的工程。

(2) 合格级。该水利血防工程的大部分目标已经实现，大部达到了预期的血防效益，运行维护较好。评价专家组给出两项综合评分结果均为 75 分以上 90 分以下的工程。

(3) 基本合格级。该水利血防工程只取得了一定的血防效益和影响，工程运行维护一般。评价专家组综合评分结果为 50 分以上 75 分以下的工程。

(4) 不合格级。该水利工程实现的血防目标非常有限，或者是该工程几乎没有产生防控钉螺孳生和扩散的作用，工程运行维护较差，有些是严重影响水利血防工程正常运行的。评价专家组综合评分结果为 50 分以下的工程。

7.9 水利血防工程管理

血吸虫病传播环节多，流行因素复杂，单一的预防控制措施很难奏效，需要进行综合治理才能取得防治成效。水利血防是血吸虫病综合治理的重要组成部分，它是结合水利工程实施以环境改造灭螺为主的血吸虫病防治措施。根据《血吸虫病防治条例》的规定，水利部门在血防工作中的职责是结合水利工程

开展灭螺纳入大江、大河、大湖治理规划，在血吸虫病流行区实施大型水利建设项目时，将血吸虫病防治设施建设纳入项目内容，一并设计，一并施工；以及结合人畜饮水、灌区改造、小流域治理、微型水利工程、山区集雨节水灌溉、农田节水灌溉等项目，改善农村水环境，防止疫区钉螺孳生扩散，减少人畜感染血吸虫的机会。

长期以来，血吸虫病疫区水利部门一直把血吸虫病防治列入重要工作内容，通过加大投入，结合河流综合治理、灌溉渠道硬化、涵闸改造、小流域治理以及人畜饮水工程等一系列水利工程建设措施，在防止疫区钉螺孳生，控制血吸虫病流行方面取得了很大的成就。经过几年不断地摸索尝试，逐渐总结出一些行之有效的水利血防工程建设、管理方法。

7.9.1 科学编制血防专项规划

根据国家卫生部、发展和改革委等六部委联合下发的《血吸虫病综合治理重点项目规划纲要》（2004～2008 年），（以下简称《纲要》）的要求，2004 年水利部组织编制了《全国血吸虫病综合治理水利专项规划报告》（2004～2008 年），（以下简称《规划报告》）。规划范围为云南、四川、湖北、湖南、江西、安徽、江苏 7 省的 164 个综合治理重点项目县。

这次水利专项规划，根据规划范围内钉螺的分布情况，结合水利工程的前期工作、投资力度、建设周期等基本情况，提出了 2004～2008 年期间水利血防规划的具体工程指标，其中河道综合治理长度为 4859km，解决人畜饮水困难 386 万人，灌区节水改造硬化干渠 4452km、支渠 5653km、改建涵闸 638 座，小流域治理 169 个，拟通过实施这些的具体工程项目，配合其他部门的血防措施，联防联控，共同实现《纲要》提出的总目标。

7.9.2 水利血防工程前期管理

水利血防工程首先是水利工程。在建设初期，水利部在充分调研和征求相关单位意见基础上，经国家发改委同意，正式下发文件明确了水利血防项目前期工作的要求。一是要求项目选择必须在水利部上报的规划之内；二是要求所有水利血防项目必须按照国家有关规定履行审批程序并完善审批手续，省级水利血防项目必须由项目所在的省级发展和改革委商同级水行政主管部门和卫生主管部门批准立项。同时根据水利血防项目点多、分散及工程技术相对简单的特点，适当简化了前期工作程序。经国家发展和改革委同意，将水利血防工程项目前期工作统一分为可行性研究报告（代项目建议书）和初步设计两个阶段，实行分级技术审查。为保证工程的血防效益，要求召开水利血防项目技术

审查会应邀请卫生血防方面的专家参与。

为有效提高水利血防项目技术报告编制水平，应组织相关专家，有针对性对流域有关省的项目设计人员进行两次技术培训。至 2007 年底，各地已基本完成了《规划报告》范围内所有水利血防项目可行性研究报告的编制。

7.9.3 水利血防工程建设期管理

水利血防工作难度大、责任重、时间紧、要求高，只有加强项目质量管理和质量监督工作才能保证工程的质量。水利血防建设实施阶段管理应做到以下几点：

（1）严格基建程序，抓好设计、审查（审批）、建设、验收等各个环节的工作，切实提高建设管理水平。

（2）以政府部门为指导，成立建设指挥部，严格实行“四制”，做到严把“四关”，即加强招投标管理，严把队伍关；加强行政和技术质量体系，严把检查关；加强质量监督、监理，严把验收关；加强施工合同管理，严把法制关。

（3）在施工期间，应根据工程所在区域的钉螺分布状况和血吸虫病流行情况，结合工程实际，安排专项经费，明确责任人，制定有关参建人员血防知识普及教育、施工过程和日常生活中的预防等相关规定，并积极采取相应的预防措施，避免工程参建人员被感染。

（4）有关部门要对工程项目实施进度、工程建设质量及建设管理等方面加强检查监督，每年进行 1～2 次普查或抽查，力争把问题消灭在萌芽状态，确保水利血防项目建设的顺利进行。

7.9.4 水利血防工程后期管理

以往的经验表明，很多建成的水利血防工程建成后缺乏维护，工程运行几年后就杂草众生，重新形成新的钉螺孳生环境。因此，水利血防工程完成后，十分有必要在加强工程运行管理上下工夫，以充分发挥工程的血防效益。工程管理单位应制定工程的运行、维护、监测等方面的管理办法和管理人员工作职责与工作纪律等方面的规章制度，完善工程运行调度方案，以保证在充分发挥水利工程的效益的同时，实现水利血防工程防螺、灭螺的功能。新建、改建或扩建的水利血防工程长期运行后，由于种种原因将会出现不同程度破损，如涵闸地基不均匀沉陷引起地板断裂、钢结构老化、坡面崩塌、沉落淤泥杂物等均会影响工程效益发挥。对此，工程管理单位应及时维护、维修和更新工程设施，包括沟渠、暗管、沉螺池、硬化坡面的维护及其落淤物的清理，并及时进行灭螺处理，还应定期维修或更新机电设施和建筑设施，以使工程良性运行，

充分发挥水利血防功能。

7.9.5 切实做好水利血防工程疫情监测

以往疫区各地结合堤防建设、河湖整治、涵闸改造、渠系建设、引水和小流域治理等水利工程建设，兴建了一批水利血防工程，取得了较好的效果。但对各种工程措施的防螺、灭螺效果的观测和分析仍不够系统和规范，严重影响了水利血防功效的实现和技术水平的提高。近年来水利部长江水利委员会选取了湖北省阳新县富水、湖南省株洲市白石港、江西省玉山县七一灌区和云南省洱源县等4个典型工程进行试点监测。通过2年的监测工作，已取得了一定成果：

（1）湖南省株洲市白石港水利血防工程。工程建成运行后活螺平均密度比工程实施前下降60%，钉螺面积下降63.1%，连续2年未查到感染性钉螺；人群血检阳性率下降88.8%；2006年查耕牛243头，无一例阳性。

（2）云南洱源县水利血防节水灌溉工程。工程实施后的钉螺密度比工程实施前下降显著，有8条沟渠及邻近区消灭了钉螺，14条沟渠均未查到阳性螺；工程实施前未开展系统全面的查病工作，工程建成运行后感染率最高为6.36%，最低没有查到感染者。

（3）江西省上饶市七一灌区工程。工程完工区域钉螺面积比工程实施前下降66.2%，活螺平均密度下降55.1%，感染性钉螺密度下降83.3%，钉螺感染率下降60%；人群血检阳性率下降57.3%。

（4）湖北省阳新县富水下游防洪灭螺一期工程。工程建成运行后有螺面积比工程实施前下降83.69%，活螺平均密度下降99.40%，钉螺感染率下降100%；人群血检阳性率下降69.8%。

从试点监测的结果来看，凡是工程覆盖的范围按照水利血防工程计划进行施工的地方，螺情和疫情都有明显下降。由此提示，水利血防工程投入运行后，都应严格按照各种规定和要求，全面及时收集工程所在区域的螺情、疫情、水文、气象、地理和人群生活生产活动规律等资料，加强与当地血防部门沟通，科学分析水利血防工程及相关措施的防螺、灭螺效果，为以后的水利血防工程设计、施工及运行管理提供实地观测资料和依据。

8

水利血防工程实例

8.1 水利血防工程效果评价

8.1.1 江西星子西堤和都昌柴棚矮圩水利血防工程效果评价

为科学定量评价水利血防工程对钉螺控制及血吸虫病传播的影响，为水利血防工程控制钉螺扩散和考核其防控效果提供科学评价依据。根据《长江流域水利血防措施评价指标体系研究和监测方案》的要求，选择了江西省星子县南康镇西圩和都昌县周溪镇柴棚湖汊 1～4 号矮圩作为长江流域水利血防措施评价体系研究监测点。在 2007～2008 年连续 2 年监测的基础上，根据水利血防工程血防效果评价指标和评价方法，对监测点 2 年监测结果进行了阶段评价。

1. 研究内容与方法

（1）水利血防工程钉螺监测。每年 4～5 月，对工程内钉螺孳生地或可疑孳生地（如：洼地、水坑、水沟、荒地、田埂、滩地等）采取系统抽样结合环境抽样法调查钉螺。星子西堤圩内采取线距为 20m、点距为 10m；都昌柴棚矮圩圩内采取间隔 5m 等距离设框调查，每框面积为 0.1m^2。对圩外草洲根据环境采取（线距 20～50m、点距 10m）机械抽样调查法调查钉螺。所有查获的钉螺统一采用压碎法检查钉螺感染情况，并分别计算工程项目圩内和圩外有螺框出现率、活螺密度、钉螺感染率、钉螺面积和感染螺面积等螺情指标。

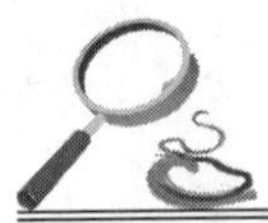

用GPSmap76手持全球定位仪对工程区内可疑钉螺孳生环境进行数据采集，记录每条查螺线的起点和终点的航点，并应用航迹记录查螺范围。将现场采集的GPS数据输入电脑，运用经纬通软件进行编辑电子螺情地图、测算查螺面积和标注工程项目圩内钉螺分布区域等，分析与比较工程项目区域内钉螺消长态势。

（2）相关因素调查：

1）工程内钉螺分布环境因素调查。通过现场调查和实验室检测，了解各工程项目边坡的硬化材料和分析有螺点的土质物理性（表层土质种类、pH值等）。

2）自然因素调查。搜集近2年项目沿线的水位、雨量和气温等自然因素资料。

3）社会因素调查。调查工程区域内居民主要生产生活方式等资料。

4）防治措施实施情况调查。收集近2～3年项目建设前后沿线查螺、药物灭螺、查病、急血和晚血以及改水改厕等情况。

5）工程有关情况调查。了解工程规划、设计、施工和运行维护管理等情况。

6）居民血吸虫病感染情况调查。对项目沿线内的村民以村民小组为单位进行整群随机抽样。

（3）水利血防工程效果指标评价。根据各工程区域内沿线边坡钉螺调查结果，对照初步制定的水利血防工程效果评价指标及评价方法，对上述两项工程进行阶段评价。

2. 研究结果

（1）工程区域基本情况。

1）星子西堤：西堤水利血防工程位于星子县南康镇廖池村，鄱阳湖西北岸，地处东经116°02′29″、北纬29°45′54″，属堤坝围汊垦种灭螺水利血防工程。堤坝建于2000年，2002年进行了加固加高并用现浇混凝土护坡，坝长1200m，坝高11m，坝顶宽4.5m，顶部高程为23m，建有涵闸与鄱阳湖相通，调节圩内水位。圩外为鄱阳湖洲滩，圩内原为钉螺孳生的汊滩，围堤后现主要是荒地、水稻和菜地。离工程最近的村庄有：廖池村、流泗桥村和蔡家村等，现有人口数为852人。居民生产方式主要使用耕牛耕作，以种植水稻和捕鱼为主，一般家里都装有手压井和简易厕所。属于湖沼型血吸虫病疫区，所在村为3类流行村。图8.1为西堤水利工程断面图。

2）都昌柴棚矮圩：柴棚矮圩位于都昌县周溪镇柴棚村，鄱阳湖北岸，地处东经116.34936°、北纬29.15938°。由1～4号圩坝组成，均系矮圩蓄水灭螺

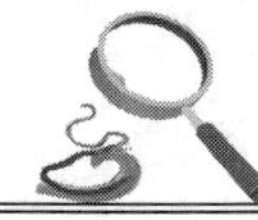

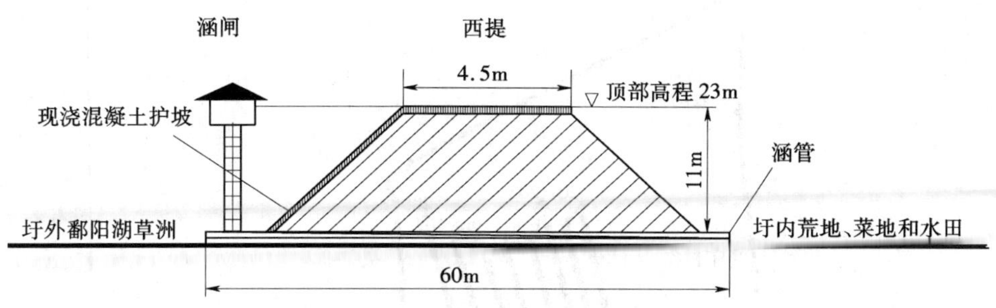

图 8.1 星子西堤水利血防工程断面图

水利血防工程。圩堤建于 2005 年，堤坝为干砌石块护坡土坝，坝长 200～385m，累计 1170m，坝顶宽 5m，坝高 5m，坝顶高程为 18m，建有涵闸与鄱阳湖相通，控制圩内水位。圩堤外侧是鄱阳湖和洲滩，原圩内为鄱阳湖汊滩，普遍孳生钉螺，现圩内蓄水养有珍珠和鱼。离工程最近的村庄有邹家村、江家村、罗家村和邵家村等自然村，现有人口数为 1351 人。居民生产方式主要使用耕牛耕作，以种植棉花、养殖珍珠和鱼为主。一般家里都装有手压井和简易厕所。属于湖沼型血吸虫病疫区，所在村为 3 类流行村。图 8.2 为柴棚矮圩蓄水灭螺水利血防工程断面图。

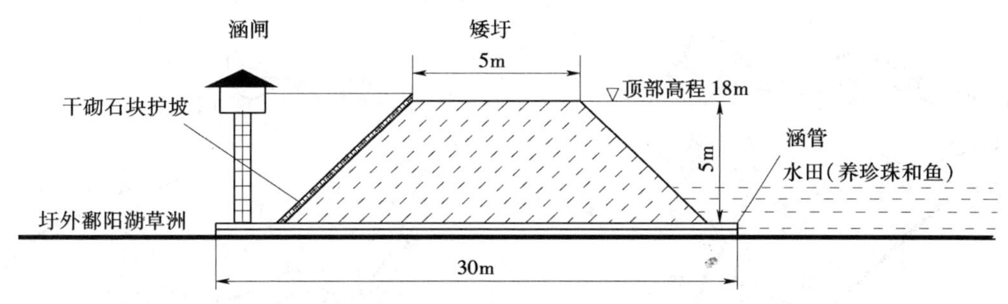

图 8.2 柴棚矮圩蓄水灭螺水利血防工程断面图

（2）GPS 监测工程查螺环境图。用 GPS 对工程内钉螺孳生环境进行测量，测量工程圩内钉螺可疑孳生地面积，并绘制 GPS 查螺图。

1）星子西堤：图 8.3 为星子西堤圩内 GPS 查螺图。圩堤长度为 1200m，坝顶宽为 4.5m，底宽为 70m，西堤圩内钉螺孳生面积为 65.5hm^2。

2）柴棚 1 号矮圩：图 8.4 为柴棚 1 号矮圩内 GPS 查螺图。1 号矮圩地处东经 116.34654°、北纬 29.14684°。堤长 385m，坝顶宽为 4.5m，外侧石块护坡长为 12m，圩内面积为 26.2hm^2。

3）柴棚 2 号矮圩：图 8.5 为柴棚 2 号矮圩内 GPS 查螺图。2 号矮圩地处东经 116.34749°、北纬 29.15894°。堤长 200m，坝顶宽为 4.5m，外侧石块护坡长为 8m，圩内面积为 8.8hm^2。

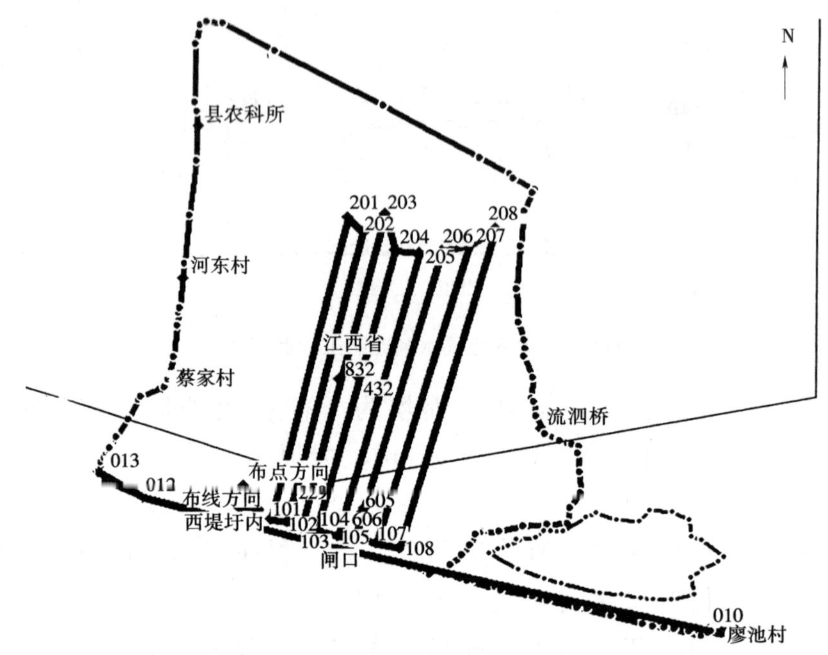

图 8.3 星子西堤圩内 GPS 查螺图

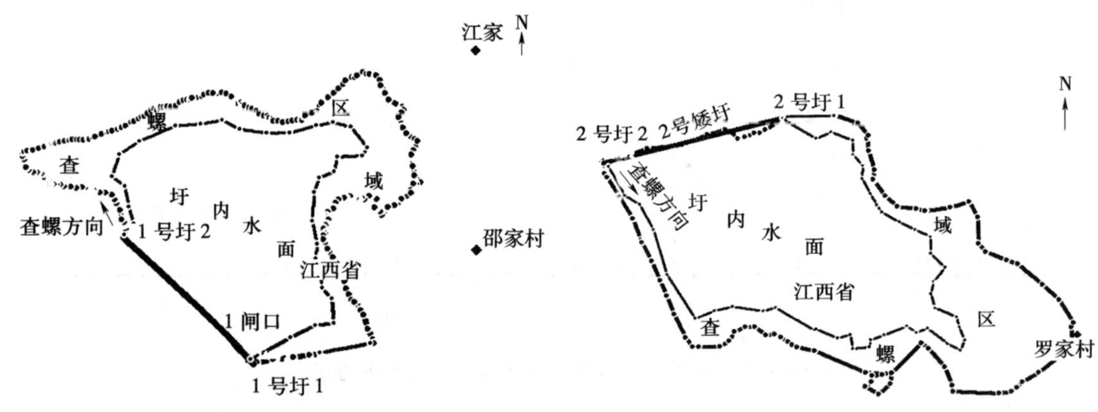

图 8.4 柴棚 1 号矮圩内 GPS 查螺图

图 8.5 柴棚 2 号矮圩内 GPS 查螺图

4）柴棚 3 号矮圩：图 8.6 为柴棚 3 号矮圩内 GPS 查螺图。3 号矮圩地处东经 116.34969°、北纬 29.16284°。堤长 260m，坝顶宽为 4.5m，外侧石块护坡长为 7m，圩内面积为 6.8hm²。

5）柴棚 4 号矮圩：图 8.7 为柴棚 4 号矮圩内 GPS 查螺图。3 号矮圩堤长 325m，坝顶宽为 4.5m，外侧石块护坡长为 7m，圩内面积为 7.8hm²。

（3）钉螺分布调查。

1）星子西圩工程片区钉螺调查结果。2007 年圩内调查了 349 框，活螺框 5 框，总螺数为 205 只，活螺 5 只，无阳性钉螺，查螺面积为 10.57hm²，活螺平均密度 0.0143 只/0.1m²，有螺框出现率 1.43%，有螺面积为 3.2hm²。圩外调

查了 644 框，活螺框 86 框，总螺数为 401 只，活螺 401 只，无感染性钉螺，查螺面积为 32.2hm^2，活螺平均密度 0.6227 只/0.1m^2，有螺框出现率 13.35%。

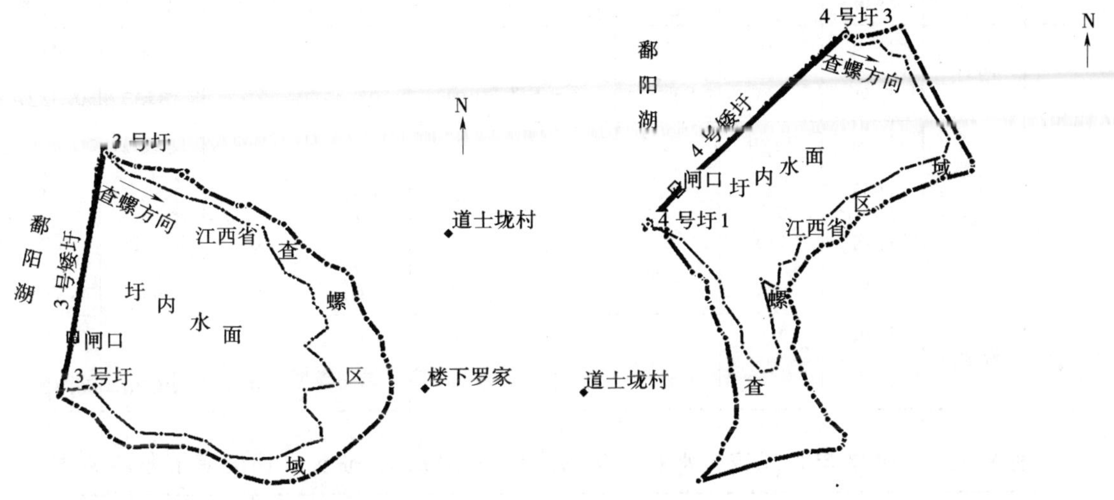

图 8.6 柴棚 3 号矮圩内 GPS 查螺图　　　　图 8.7 柴棚矮 4 号圩内 GPS 查螺图

2008 年圩内调查了 473 框，活螺框 2 框，总螺数为 13 只，活螺 3 只，无阳性钉螺。查螺面积为 14.67hm^2，活螺平均密度 0.0063 只/0.1m^2，有螺框出现率 0.42%，有螺面积为 3.2hm^2。圩外调查了 841 框，活螺框 87 框，总螺数为 236 只，活螺 236 只，无感染性钉螺，查螺面积为 42.05hm^2，活螺平均密度 0.2806 只/0.1m^2，有螺框出现率 10.35%。

2）都昌柴棚矮圩工程片区钉螺调查结果。圩内 2007 年调查了 1129 框，未查获钉螺，查螺面积为 7.8hm^2。圩外调查了 344 框，活螺框 141 框，总螺数为 1036 只，活螺 82 只，无感染性钉螺，查螺面积为 17.2hm^2，活螺平均密度 0.2455 只/0.1m^2，有螺框出现率 42.22%。

2008 年圩内调查了 997 框，未查获钉螺，查螺面积为 7.5hm^2；圩外调查了 495 框，活螺框 41 框，总螺数为 65 只，活螺 63 只，无感染性钉螺，查螺面积为 24.75hm^2，活螺平均密度 0.1273 只/0.1m^2，有螺框出现率 8.28%（表 8.1）。

（4）疾病监测。根据方案要求，2007 年 11～12 月对水利血防工程监测区范围内的村庄进行了人群疾病监测。星子西堤以廖池村和流泗桥村为单元整群随机抽样，采取 Kato-Katz 法，一粪三片。粪检 365 人，阳性 9 人，感染率为 2.47%。柴棚矮圩以邹家、罗家、江家和邹家等村为单元整群随机抽样，采用血清免疫学（IHA）进行筛查，血检阳性者再进行病原学检查（Kato-Katz 法一粪三片）。血检 351 人，阳性 68 人，血检阳性率为 19.37%；粪检 68 人，阳性 6 人，粪检感染率为 8.82%，校正感染率为 1.71%（表 8.2）。

表 8.1 长江流域水利血防措施评价指标体系研究江西区螺情监测结果

年份	工程名称	查螺环境	总框数	活螺框数	总螺数	活螺数	感染螺数	感染螺框数	有螺框出现率	活螺平均密度
2007	西圩	圩内	349	5	205	5	0	0	1.43	0.0143
		圩外	644	86	401	401	0	0	13.35	0.6227
	柴棚	圩内	1129	0	0	0	0	0	0	0
		圩外	334	41	147	82	0	0	12.28	0.2455
2008	西圩	圩内	473	2	13	3	0	0	0.42	0.0063
		圩外	841	87	236	236	0	0	10.35	0.2806
	柴棚	圩内	997	0	0	0	0	0	0	0
		圩外	495	51	65	63	0	0	10.30	0.1273

表 8.2 2007 年长江流域水利血防措施评价指标体系研究江西区病情监测结果

工程名称	检查数	IHA 法阳性数	阳性率（%）	Kato-Katz 法			校正阳性率（%）	备注
				检查数	阳性数	阳性率（%）		
星子西堤	—	—	—	365	9	2.47	—	直接粪检
柴棚矮圩	351	68	19.37	68	6	8.82	1.71	血阳粪检

（5）急血和晚血病例调查。2007 年和 2008 年监测区内未有急性血吸虫病例发生。两个监测区内均现存有晚期血吸虫病病人。

（6）土质物理性测定。对圩内可疑钉螺孳生地进行了表层土质种类、有机质含量和酸碱性 pH 值等测定。2007 年测定结果：柴棚点主要是红色黏土，pH 值为 6.9；西堤点主要是有机质土，pH 值为 6.5。2008 年测定结果：柴棚点主要是红色黏土，pH 值为 6.8；西堤点主要是有机质土，pH 值为 6.5。两年来土壤 pH 值测定的结果无明显变化。

（7）水利血防工程指标评价考核评分。按照水利血防工程效果评价方法并根据以上监测结果，对两项工程 2007 年和 2008 年连续两年监测结果进行评分。结果是星子西堤水利工程：防控钉螺效果部分分别为 89.5 分和 91 分；设计与运行管理评分分别为 96 分和 94 分（表 8.3）。都昌柴棚水利工程：防控钉螺效果部分均为 100 分；设计与运行管理评分分别为 91 分和 88 分（表 8.4）。根据以上调查和综合评分结果，星子西堤水利血防工程评级为“完全合格级”；都昌柴棚矮水利血防工程评级为“合格级”。

表 8.3 江西省星子县水利血防工程评价指标监测考核评分表（矮圩部分）

工程名称：矮圩水利血防工程；所在地：星子县南康镇廖池村；所处水系（域）：鄱阳湖；矮圩总长 L_1=1200m；圩堤顶部高程：23m；工程修建时间：2000 年 12 月；矮圩内总面积：65.5hm²；监测面积：14.67hm²；圩内有螺面积：3.2hm²；渠内最大钉螺密度：5 只/0.1m²；监测时间：2008 年 5 月。

项目类型	评价部分	评价内容	标准分值	监测年份										评分依据	备注
				2007		2008		2009		2010		2011			
				监测数据	评价分值	监测数据	评价分值	监测数据	评价分值	监测数据	评价分值	监测数据	评价分值		
沟渠	第一部分工程防治钉螺效果评价分值 100 分	活螺密度	32	0.01	31	0.01	31	—	—	—	—			活螺密度为 0 得 32 分，活螺密度不小于 0.1 只/0.1m² 扣 4 分，每增加 0.1 只/0.1m² 扣 4 分	
		或每公里活螺数（只/km）						—	—	—	—			活螺密度为 0 得 32 分，相当于沟渠内每公里活螺数不小于 1 只/km 扣 4 分，每增加 1 只扣 4 分	
		活螺框出现率	20	1.43	19	0.42	19	—	—	—	—			活螺框出现率为 0，得 20 分；活螺框出现率不小于 5%扣 3 分，每增加 5%扣 3 分	
		活螺密度与项目实施前相比下降百分比	5	98.1	4.5	99.2	4.5	—	—	—	—			活螺密度与项目实施前（××年）相比下降 100%得满分，每下降 20%得 1 分	
		活螺密度与项目完工后相比增长百分比	9	—	9	—	9	—	—	—	—			以项目完工后活螺密度为 0，得 9 分，每增长 0.01%扣 1.5 分。该值不小于 0	
		活螺密度与监测第 1 年相比增长（下降）百分比	9	—	9	55.9	9	—	—	—	—			以项目监测第 1 年活螺密度为基数，得 4.5 分，每下降（增长）0.01%，得（扣）1 分	
		活螺框出现率与项目实施前下降百分比	5	90.9	4.5	97.3	5	—	—	—	—			活螺框出现率与项目实施前（××年）相比每下降 20%得 1 分，下降 100%得满分	
		有螺面积与项目实施前下降百分比	5	93.9	4.5	95.1	4.5	—	—	—	—			有螺面积与项目实施前（××年）相比每下降 20%得 1 分，下降 100%得满分	
		有螺面积与监测第 1 年相比增长（下降）百分比	13	—	6	20	7	—	—	—	—			以项目监测第 1 年有螺面积为基数，得 6 分，每下降（增长）10%得（扣）0.5 分	
		感染螺密度	2	0	2	0	2	—	—	—	—			无感染螺得 2 分，有感染螺扣 2 分	
		合计分值	100		89.5		91	—	—	—	—				

续表

项目类型	评价部分	评价内容	标准分值	监测年份										评分依据	备注
				2007		2008		2009		2010		2011			
				监测数据	评价分值	监测数据	评价分值	监测数据	评价分值	监测数据	评价分值	监测数据	评价分值		
沟渠	第二部分工程运行管理评价分值100分	沟渠内淤积土（或生活建筑垃圾）	40	有	38	有	36	—	—	—	—			沿线每处淤积土不小于 $1m^2$ 扣2分，每增1处扣2分，最高扣40分	
		沟渠坡面材料施工勾缝处长草	40	无	40	无	40	—	—	—	—			沿线每处成活杂草不小于 $1m^2$ 扣2分，每增1处扣2分，最高扣40分	
		沟渠坡面破损、裂缝未修复	14	无	14	无	14	—	—	—	—			沿线每处破损不小于 $1m^2$ 扣2分，每增1处扣2分，最高扣14分	
		沟渠内粪便	6	有	4	有	4	—	—	—	—			沿线每1堆粪便扣1分，每增1堆扣1分，最高扣6分	
		合计分值	100		96		94	—	—	—	—				

表 8.4 江西省都昌县水利血防工程评价指标监测考核评分表（矮圩部分）

工程名称：矮圩水利血防工程；所在地：都昌县周溪镇柴棚村；所处水系（域）：鄱阳湖；矮圩总长 $L_1=1700m$；圩堤顶部高程：18m；工程修建时间：2005年12月；矮圩内总面积：$49.6hm^2$；监测面积：$7.5hm^2$；圩内有螺面积：$0hm^2$；圩内最大钉螺密度：0只/$0.1m^2$；监测时间：2008年5月。

项目类型	评价部分	评价内容	标准分值	监测年份										评分依据	备注
				2007		2008		2009		2010		2011			
				监测数据	评价分值	监测数据	评价分值	监测数据	评价分值	监测数据	评价分值	监测数据	评价分值		
沟渠	第一部分工程防治钉螺效果评价分值100分	活螺密度	32	0	32	0	32	—	—	—	—			活螺密度为0得32分，活螺密度不小于0.1只/$0.1m^2$ 扣4分，每增加0.1只/$0.1m^2$ 扣4分	
		或每公里活螺数（只/km）						—	—	—	—			活螺密度为0得32分，相当于沟渠内每公里活螺数不小于1只/km扣4分，每增加1只扣4分	
		活螺框出现率	20	0	20	0	20	—	—	—	—			活螺框出现率为0，得20分；活螺框出现率不小于5%扣3分，每增加5%扣3分	
		活螺密度与项目实施前相比下降百分比	5	100	5	100	5	—	—	—	—			活螺密度与项目实施前（××年）相比下降100%得满分，每下降20%得1分	

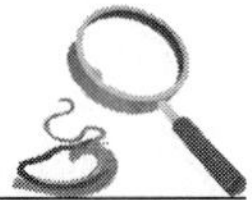

续表

项目类型	评价部分	评价内容	标准分值	监测年份										评分依据	备注
				2007		2008		2009		2010		2011			
				监测数据	评价分值	监测数据	评价分值	监测数据	评价分值	监测数据	评价分值	监测数据	评价分值		
沟渠	第一部分工程防治钉螺效果评价分值100分	活螺密度与项目完工后相比增长百分比	9	—	9	—	9	—	—	—	—			以项目完工后活螺密度为0，得9分，每增长0.01%扣1.5分。该值不小于0	
		活螺密度与监测第1年相比增长（下降）百分比	9	—	9	0	9	—	—	—	—			以项目监测第1年活螺密度为基数，得4.5分，每下降（增长）0.01%，得（扣）1分	
		活螺框出现率与项目实施前下降百分比	5	100	5	100	5	—	—	—	—			活螺框出现率与项目实施前（××年）相比每下降20%得1分，下降100%得满分	
		有螺面积与项目实施前下降百分比	5	100	5	100	5	—	—	—	—			有螺面积与项目实施前（××年）相比每下降20%得1分，下降100%得满分	
		有螺面积与监测第1年相比增长（下降）百分比	13	—	13	0	13	—	—	—	—			以项目监测第1年有螺面积为基数，得6分，每下降（增长）10%增加或扣0.5分	
		感染螺密度	2	0	2	0	2	—	—	—	—			无感染螺得2分，有感染螺扣2分	
		合计分值	100		100		100								
	第二部分工程运行管理评价分值100分	沟渠内淤积土（或生活建筑垃圾）	40	有	38	有	38	—	—	—	—			沿线每处淤积土不小于1m^{2}扣2分，每增1处扣2分，最高扣40分	
		沟渠坡面材料施工勾缝处长草	40	有	37	有	35	—	—	—	—			沿线每处成活杂草不小于1m^{2}扣2分，每增1处扣2分，最高扣40分	
		沟渠坡面破损、裂缝未修复	14	有	12	有	11	—	—	—	—			沿线每处破损不小于1m^{2}扣2分，每增1处扣2分，最高扣14分	
		沟渠内粪便	6	有	4	有	4	—	—	—	—			沿线每1堆粪便扣1分，每增1堆扣1分，最高扣6分	
		合计分值	100		91		88	—	—	—	—				

3. 分析与小结

工程区内的钉螺监测结果显示，星子西堤圩内连续两年发现少量残存钉螺。主要是因为圩内堤脚下的荒地仍然维持“冬陆夏水”的生态环境，荒地生长着苔草和莎草，植被盖度达90%，适合钉螺孳生的条件没有改变。螺情数据上分析表明，星子西堤圩内残存钉螺明显呈逐年的下降趋势，2007～2008年活螺密度减少百分比达55.94%，活螺框出现率下降百分比为70.63%，工程区内有螺面积从工程修建前的65.5hm^{2}压缩到目前的3.2hm^2，有螺面积下降率达95.12%，显示工程控制钉螺效果是显著的。柴棚矮圩圩内连续两年监测均未发现钉螺，圩内现为蓄水养鱼和养珍珠，虽然圩内钉螺可疑孳生地植被仍以苔草和莎草为主，植被的盖度达100%，但圩内每年蓄水时间长达11个月左右，由于钉螺连续水淹超过8个月不能孳生和存活等生态弱点。工程的兴建彻底改变了圩内钉螺原有的孳生生态环境，导致钉螺快速消亡，由此可见柴棚矮圩蓄水灭螺水利工程在灭螺效果上优于星子西堤围汉垦种灭螺水利血防工程。

从水利血防工程设计、维护和防控钉螺效果两方面看，星子西堤在工程设计和维护上由于外侧进行了现浇混凝土护坡，以及工程坝底宽，基础稳，堤坝稳固安全，涵闸保养运行正常，在工程设计和维护上较优。在工程防控钉螺效果上，由于堤坝内侧荒地仍有钉螺，灭螺效果略差，如要彻底改变此工程的设计上的不足，就必需对圩内荒地进行因地制宜的环境改造，如在确保堤坝安全的情况下，将该段荒地改建成养鱼塘，不仅可以产生新的经济效益，而且可以达到最佳的灭螺效果。柴棚矮圩外侧是干砌石块，由于受鄱阳湖洪水的冲刷，部分地方有塌陷的隐患，显示工程维护和工程投入不足。而在工程灭螺效果上看，由于圩内采取了蓄水养鱼的措施，从而彻底改变了钉螺的生态环境，达到了最佳灭螺效果。

从水利血防工程指标评价的各项指标、分值和方法看。显示目前制定的血防水利工程各项评价指标、分值和方法基本上较全面反映工程防控钉螺的效果，且方便可行，对今后长江流域的水利血防工程建设具有一定的指导意义。但有些评价螺情的指标偏高而工程设计、施工和维护等指标偏低，如星子西堤从设计、维护和施工质量等均优于柴棚矮圩，只因局部残存钉螺造成实际评价分值明显偏低，而柴棚矮圩施工质量和维护等方面都显不足，由于防控钉螺效果突出，致使总体评价分值偏高。因此，对此类评价指标有待今后进一步探讨。

综上所述，以上两处水利血防工程指标评价研究监测点均处于鄱阳湖湖汉，离村庄近，原汉滩长年有钉螺分布，是粪便污染严重和人畜活动频繁的血吸虫病易感地带，极大威胁人畜健康。虽然工程项目圩外因钉螺孳生环境未改变仍然有大量钉螺存在，并有向圩内扩散的威胁，但是工程建成后，不仅可以

阻挡外围钉螺向圩内扩散，而且圩内钉螺因自然生态环境的改变，得以有效控制、甚至阻断钉螺的繁殖，致使工程项目内成为相对安全的区域，是非常成功而又有效的水利血防工程。同时，星子和都昌县为我省鄱阳湖有螺湖汊密集区，是修筑矮圩水利血防工程最多的血吸虫病流行县。开展水利工程血防措施评价指标体系研究和调查矮圩水利血防工程兴建后坝内钉螺消亡规律和灭螺效果，对今后设计和修建鄱阳湖其他水利血防工程，具有重要的参考价值和借鉴作用。

8.1.2 江西省南昌高新区昌东和余干县信丰排灌渠水利血防工程（含沉螺池）效果评价

为科学定量评价和考核水利血防工程控制钉螺扩散的效果及其血吸虫病传播的影响，依据水利血防工程效果评价方法，江西省2009年和2010年连续两年对南昌市高新区和余干县信丰垦殖场排灌渠水利血防工程（含沉螺池）进行监测和评价，结果如下。

1. 研究内容和方法

（1）水利血防工程钉螺调查。

1）调查时间：2010年4～9月。

2）调查范围和钉螺监测方法：对工程项目外侧离排灌渠水利工程最近的草洲，采用系统抽样调查法设线分框调查钉螺，线距30～50m、点距10m；对项目内侧沉螺池下游沟渠采取间隔5m等距离设框系统抽样法调查钉螺；对沉螺池下游离沟渠500m范围内的水田和田埂采用环境抽样法调查钉螺，每框均为0.1m^2。

3）所有查获的钉螺采用压碎法镜检钉螺感染情况，并分别计算工程项目外侧和沉螺池下游的有螺框出现率、活螺密度、钉螺感染率、钉螺面积和感染螺面积等螺情指标。

（2）GPS数据采集。用GPSmap76手持全球定位仪自动记录沉螺池下游沟渠查螺带的GPS数据，并对沟渠有螺点进行定位。将现场采集的GPS数据输入电脑，运用经纬通软件进行编辑电子螺情地图和标注沉螺池下游沟渠钉螺分布区域等，分析与比较工程项目区域内钉螺消长态势。

（3）沉螺池相关数据测量。实测沉螺池的工程数据，包括螺池深、螺池顶宽、螺池边坡坡度、边坡系数、螺池水深、螺池水面宽、沉螺池工作段淤积程度和螺池钉螺情况等，同时调查各工程项目边坡的硬化材料和主渠硬化长度。

（4）社会因素和工程运行状况调查。调查工程内居民主要生产生活方式等资料。了解工程规划、设计、施工和运行维护管理等情况。

（5）水利血防工程效果指标评价。按照水利血防工程效果评价指标及评价方法，并根据各工程项目内沿线边坡钉螺调查结果，对上述两项工程进行阶段

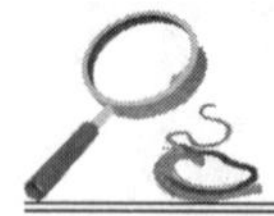

评价，并依据调整后的评价指标，对往年监测的工程进行重新评价。

2. 研究结果

（1）工程项目基本情况。

1）昌东排灌渠水利血防工程：工程建于 2007 年 10 月，位于江西省南昌市高新区昌东镇岭永村，北临赣江南支，濒临鄱阳湖西岸。工程项目为：渠（闸）首兴建沉螺池，主渠段渠底清淤、渠坡整治和渠道硬化等，工程示意图见图 8.8。大堤外侧为鄱阳湖草洲——岭永外洲；工程所在村为岭永村，现有人口 2998 人，居民生产方式主要使用农机耕作，以种植水稻为主，家里一般都装有手压井和三格式卫生厕所。该村属于湖沼型血吸虫病疫区，现为 3 类流行村。工程修建前的 2006 年，该村人群粪检感染率为 1%，岭永外洲活螺平均密度 0.00075 只/0.1m^2，感染性钉螺平均密度 0.00038 只/0.1m^2，钉螺感染率为 50%。

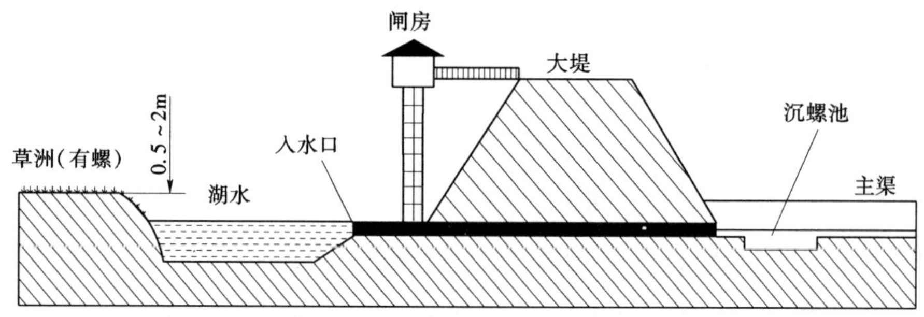

图 8.8 南昌高新区和余干信丰排灌渠（沉螺池）水利工程断面示意图

2）胡家潭排灌渠水利血防：工程建于 2005 年 12 月，位于江西省余干县信丰垦殖场三岔村，鄱阳湖东岸，地处东经 28.899868°、北纬 116.635930°。工程项目为：渠（闸）首兴建沉螺池，渠坡整治和渠道硬化等。大堤外侧为鄱阳湖草洲——细沙洲，工程所在村为三岔村，现有人口 1350 人，属于湖沼型血吸虫病疫区，为 3 类血吸虫病流行村。居民生产方式主要使用耕牛和农机耕作，以种植水稻为主，少数以捕鱼为生，一般居民家里都装有手压井和简易厕所。工程修建前的 2004 年，该村人群粪检感染率为 5.05%，细沙洲活螺平均密度 1.199 只/0.1m^2，感染性钉螺平均密度 0.0031 只/0.1m^2，钉螺感染率为 0.262%。

（2）钉螺监测和 GPS 数据。

1）昌东镇排灌渠水利血防工程：在昌东镇排灌渠水利血防工程外侧的岭永外洲，调查 5277 框，查获活螺 1 只；沉螺池及下游沟渠调查 803 框，沟渠查螺总长 1710m，调查面积 0.513hm^2，田埂调查 2346 框，均未能查获钉螺（表 8.5）。对沉螺池下游沟渠用 GPS 记录查螺一带，并记录有螺位置（图 8.9）。

2）胡家潭排灌渠水利血防工程：在信丰胡家潭排灌渠水利血防工程外侧

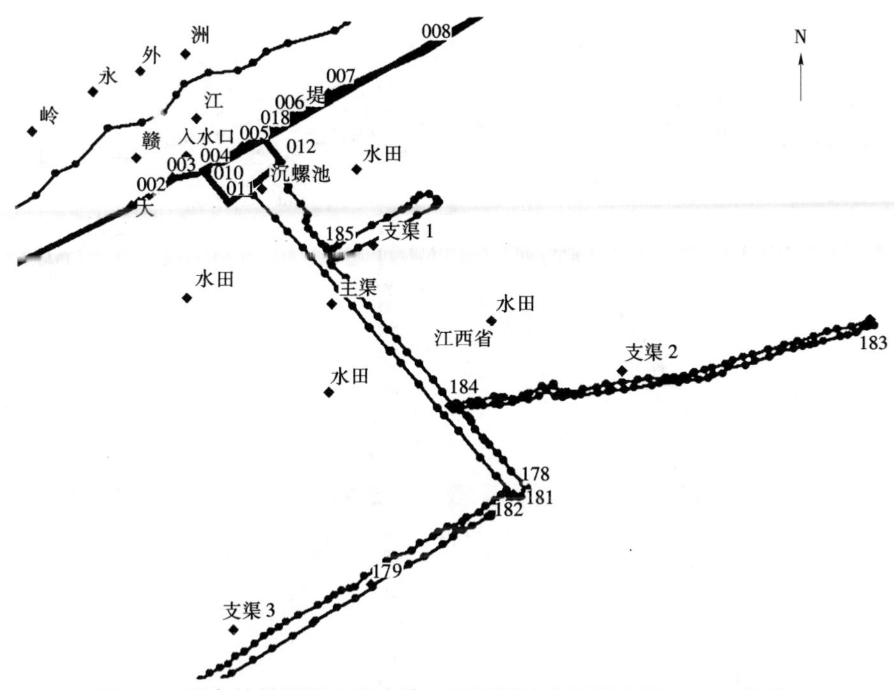

图 8.9 昌东镇排灌渠水利血防工程沉螺池及下游沟渠 GPS 查螺图

的细沙洲，调查 6620 框，有活螺框 1152 框，查获钉螺 6877 只，其中活螺 6612 只，感染螺 2 只。沉螺池及下游沟渠调查 1135 框，田埂 2478 框，均未能查获钉螺（表 8.5）。对沉螺池下游沟渠用 GPS 记录查螺一带，并记录有螺位置（图 8.10）。

表 8.5 水利血防措施评价指标体系研究年江西区螺情监测结果

时间	工程名称	查螺环境	调查框数	活螺框数	总螺数	活螺只数	感染螺只数	活螺框出现率（%）	活螺平均密度（只/0.1m²）	有螺面积（hm²）
工程施工前	昌东	岭永外洲	5320	3	16	4	2	0.06	0.00075	16.0
	信丰	细沙湖	1909	595	2453	2289	6	31.17	1.199	100.0
2009 年 5 月	昌东	岭永外洲	5167	0	0	0	0	0	0	0
		下游沟渠田埂	2300	0	0	0	0	0	0	0
	信丰	细沙湖	4520	1076	2756	2493	1	23.81	0.552	100.0
		下游沟渠田埂	2310	0	0	0	0	0	0	0
2010 年 9 月	昌东	岭永外洲	5277	1	3	1	0	0.019	0.0002	3.0
		下游沟渠田埂	3149	0	0	0	0	0	0	0
	信丰	细沙湖	6620	1152	6877	6612	2	17.40	0.9988	100.0
		下游沟渠田埂	3613	0	0	0	0	0	0	0

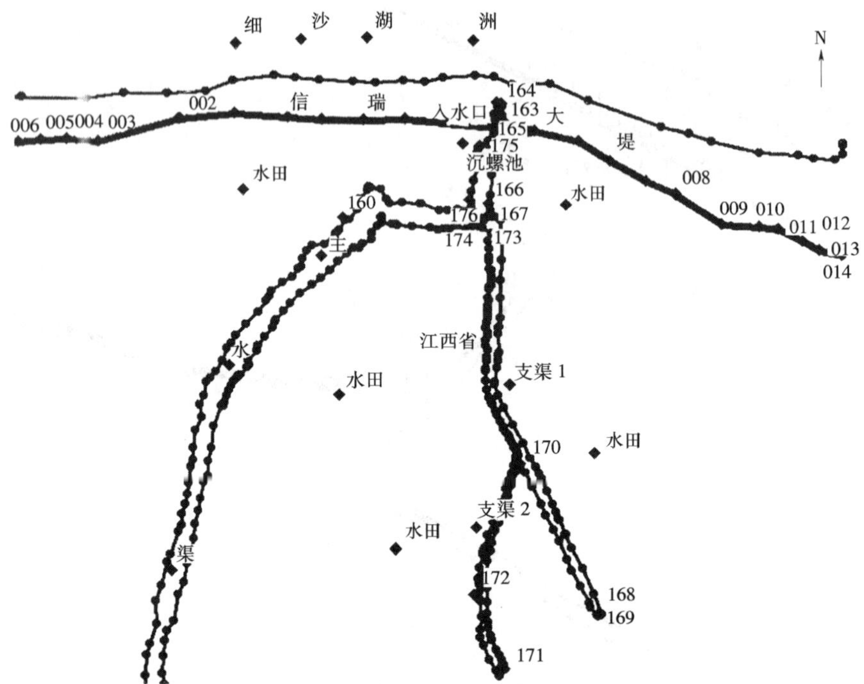

图 8.10　胡家潭排灌渠水利血防工程沉螺池及下游沟渠 GPS 查螺图

（3）沉螺池监测。岭永沉螺池总长 70m，工作段长 40m，螺池上下均宽 15m，沉螺池底面积 727m²；实测螺池断面流速为 0.05 m/s，符合《水利血防技术导则》（以下简称《导则》）中规定平均流速应小于 0.2m/s 的要求；目测池内水流平顺无漩涡，设计过水流量为 5m³/s；螺池工作段底部设计高程与上下游渠道底部高程差为 0.6m，符合《导则》规定的高程差不小于 0.5m 的要求；主渠硬化长 430m，支渠硬化长 230m，内壁表面采用混凝土预制块进行边坡衬砌。

胡家潭沉螺池总长 70m，工作段长 50m，螺池上下均宽 12m，沉螺池底面积 650m²；实测螺池断面流速为 0.10m/s，符合《导则》中规定平均流速应小于 0.2m/s 的要求；目测池内水流平顺无漩涡，设计过水流量为 4m³/s；螺池工作段底部设计高程与上下游渠道底部高程差为 0.55m，符合《导则》规定的高程差不小于 0.5m 的要求；主渠硬化长 950m，内壁表面采用混凝土预制块进行边坡衬砌。

（4）工程运行状况。昌东镇排灌渠水利血防工程运行正常，维护较好，经实测沉螺池工作段淤积达 0.20m，主渠段淤积较严重；胡家潭排灌渠水利血防工程正常，维护较差，经实测沉螺池工作段淤积达 0.50m，主渠部分衬砌护坡出现坍塌现象。

（5）工程评价。依据水利血防工程评价评分办法，评价结果为；昌东镇排灌渠水利血防工程，防控钉螺效果部分均为 100 分；设计与运行管理评分分别为 86 分和 83 分（表 8.6）。胡家潭排灌渠水利血防工程：工程防控钉螺效果均为 100 分；工程设计与管理部分分别为 73 分和 68 分（表 8.7）。根据以上

调查和综合评分结果，南昌高新区排灌渠（沉螺池）血防工程被评为“合格级”；余干县信丰排灌渠（沉螺池）水利血防工程被评级为“合格级”。

表 8.6　江西省南昌市高新区水利血防工程评价指标监测考核评分表（沉螺池和沟渠部分）

工程名称：昌东镇排灌水利血防工程；所在地：江西省南昌高新区昌东镇岭永村；所处水系（域）：鄱阳湖，螺池完工时间：2007 年 10 月；螺池下游渠硬化总长 $L_1=800$m；监测下游沟渠总长 $L=1710$m；监测面积＝坡宽×坡长＝$1.5\times2\times1710=0.513$hm²；沟渠有螺面积：0hm²；沟渠最大钉螺密度：0 只/0.1m²；监测时间：2010 年 9 月。

项目类型	评价部分	评价内容	标准分值	监测年份										评分依据	备注
				2007		2008		2009		2010		2011			
				监测数据	评价分值	监测数据	评价分值	监测数据	评价分值	监测数据	评价分值	监测数据	评价分值		
沉螺池	第一部分工程防治钉螺效果评价分值100分	螺池下游沟渠内活螺平均密度	32	—	—	—	—	0	32	0	32			活螺密度为0得32分，活螺密度不小于0.1只/0.1m²扣4分，每增加0.1只扣4分	
		或螺池下游沟渠内每公里平均活螺数（只/km）		—	—	—	—	0		0					
		螺池下游沟渠内活螺框出现率（%）	20	—	—	—	—	0	20	0	20			活螺框出现率为0，得25分；活螺框出现率不小于5%扣3分，每增加5%扣3分	
		螺池下游沟渠内活螺密度与项目实施前相比下降百分比	5	—	—	—	—	0	5	0	5			活螺密度与项目实施前（××年）相比下降100%得满分，每下降×%（请专家定该值）得1分	
		螺池下游沟渠内活螺平均密度与项目完工后相比增长率（%）	9	—	—	—	—	0	9	0	9			以项目完工后活螺平均密度为0，得满分9分，每增长0.01%扣1.5分。该值不小于0分	
		螺池下游沟渠内活螺平均密度与监测第1年相比增长（下降）率（%）	9	—	—	—	—	0	9	0	9			以项目监测第1年活螺平均密度为基数得4.5分，每下降（增长）0.01%得（扣）1分	
		螺池下游沟渠内活螺框出现率与项目实施前下降百分比	5	—	—	—	—	0	5	0	5			活螺框出现率与项目实施前（××年）相比每下降20%得1分，下降100%得满分	
		螺池下游沟渠内有螺面积与项目实施前下降百分比	5	—	—	—	—	0	5	0	5			有螺面积与项目实施前（××年）相比每下降20%得1分，下降100%得满分	

续表

项目类型	评价部分	评价内容	标准分值	监测年份										评分依据	备注
				2007		2008		2009		2010		2011			
				监测数据	评价分值	监测数据	评价分值	监测数据	评价分值	监测数据	评价分值	监测数据	评价分值		
沉螺池	第一部分工程防治钉螺效果评价分值100分	螺池下游沟渠内有螺面积与监测第1年相比下降（增长）率（%）	13	—	—	—	—	0	13	0	13			以项目监测第1年有螺面积为基数，得3分，每下降（增长）10%得（扣）1分，最高得（扣）3分	
		螺池下游沟渠内感染螺密度	2	—	—	—	—	0	2	0	2			无感染螺得2分，有感染螺扣2分	
		合计分值	100	—	—	—	—		100		100				
	第二部分设计与运行管理评价分值100分	螺池断面实测平均流速<0.2m/s	50	—	—	—	—	0.02	50	0.1	50			实测平均流速不大于0.2m/s得50分；实测平均流速不小于0.2m/s每增加不小于0.1m/s扣10分	
		螺池工作段设计（或实测）顶宽 B_1 与螺池深 H_1 比值 $B_1/H_1<4.5$	10	—	—	—	—	4.3	10	4.3	10			比值 $B_1/H_1<4.5$ 得10分；$B_1/H_1\geqslant4.5$ 每增加0.5扣3分	
		螺池工作段底部高程设计（或实测）值应低于上下游渠道底部高程，高差≮0.5m	7	—	—	—	—	0.6	7	0.6	7			高差大于0.5m得7分；高程差不大于0.5m每减少小于0.2m扣1.5分	
		螺池拦螺墙过水孔顶部高程设计（或实测）宜低于沉螺池最低运行水位0.5m	7	—	—	—	—	—	0	—	0			拦螺墙过水孔顶部低于最低运行水位不小于0.5m得7分，运行水位小于0.5m每减少0.2m扣3分	
		螺池工作段内淤积是否清理	26	—	—	—	—	0.15	19	0.2	16			淤积厚度小于0.1m得26分，每增加0.1m扣5分	
		合计分值	100	—	—	—	—		86		83				

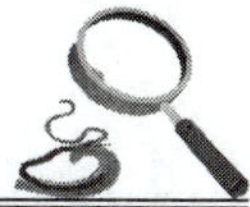

表 8.7 江西省余干县水利血防工程评价指标监测考核评分表（沉螺池和沟渠部分）

工程名称：胡家潭排灌水利血防工程；所在地：江西省信丰垦殖场三岔村；所处水系（域）：鄱阳湖；螺池完工时间：2005 年 12 月；螺池下游渠硬化总长 $L_1=950$ m；监测螺池下游沟渠总长 $L=1830$m；监测面积=坡宽×坡长= 1.5×2 ×1830= 0.549hm²；沟渠有螺面积：0hm²；沟渠最大钉螺密度：0 只/0.1m²；监测时间：2010 年 9 月。

<table>
<tr><th rowspan="3">项目类型</th><th rowspan="3">评价部分</th><th rowspan="3">评价内容</th><th rowspan="3">标准分值</th><th colspan="10">监测年份</th><th rowspan="3">评分依据</th><th rowspan="3">备注</th></tr>
<tr><th colspan="2">2007</th><th colspan="2">2008</th><th colspan="2">2009</th><th colspan="2">2010</th><th colspan="2">2011</th></tr>
<tr><th>监测数据</th><th>评价分值</th><th>监测数据</th><th>评价分值</th><th>监测数据</th><th>评价分值</th><th>监测数据</th><th>评价分值</th><th>监测数据</th><th>评价分值</th></tr>
<tr><td rowspan="8">沉螺池</td><td rowspan="8">第一部分工程防治钉螺效果评价分值100分</td><td>螺池下游沟渠内活螺平均密度</td><td rowspan="2">32</td><td>—</td><td>—</td><td>—</td><td>—</td><td>0</td><td rowspan="2">32</td><td>0</td><td rowspan="2">32</td><td></td><td></td><td rowspan="2">活螺密度为 0 得 32 分，活螺密度不小于 0.1 只/0.1m² 扣 4 分，每增加 0.1 只扣 4 分</td><td rowspan="2"></td></tr>
<tr><td>或螺池下游沟渠内每公里平均活螺数（只/km）</td><td></td><td></td><td></td><td></td><td>0</td><td>0</td><td></td><td></td></tr>
<tr><td>螺池下游沟渠内活螺框出现率（%）</td><td>20</td><td>—</td><td>—</td><td>—</td><td>—</td><td>0</td><td>20</td><td>0</td><td>20</td><td></td><td></td><td>活螺框出现率为 0，得 25 分；活螺框出现率不小于 5%扣 3 分，每增加 5%扣 3 分</td><td></td></tr>
<tr><td>螺池下游沟渠内活螺密度与项目实施前相比下降百分比</td><td>5</td><td>—</td><td>—</td><td>—</td><td>—</td><td>0</td><td>5</td><td>0</td><td>5</td><td></td><td></td><td>活螺密度与项目实施前（××年）相比下降 100%得满分，每下降×%（请专家定该值）得 1 分</td><td></td></tr>
<tr><td>螺池下游沟渠内活螺平均密度与项目完工后相比增长率（%）</td><td>9</td><td>—</td><td>—</td><td>—</td><td>—</td><td>0</td><td>9</td><td>0</td><td>9</td><td></td><td></td><td>以项目完工后活螺平均密度为 0，得满分 9 分，每增长 0.01%扣 1.5 分。该值不小于 0</td><td></td></tr>
<tr><td>螺池下游沟渠内活螺平均密度与监测第 1 年相比增长（下降）率（%）</td><td>9</td><td>—</td><td>—</td><td>—</td><td>—</td><td>0</td><td>9</td><td>0</td><td>9</td><td></td><td></td><td>以项目监测第 1 年活螺平均密度为基数得 4.5 分，每下降（增长）0.01%得（扣）1 分</td><td></td></tr>
<tr><td>螺池下游沟渠内活螺框出现率与项目实施前下降百分比</td><td>5</td><td>—</td><td>—</td><td>—</td><td>—</td><td>0</td><td>5</td><td>0</td><td>5</td><td></td><td></td><td>活螺框出现率与项目实施前（××年）相比每下降 20%得 1 分，下降 100%得满分</td><td></td></tr>
</table>

续表

项目类型	评价部分	评价内容	标准分值	监测年份										评分依据	备注
				2007		2008		2009		2010		2011			
				监测数据	评价分值	监测数据	评价分值	监测数据	评价分值	监测数据	评价分值	监测数据	评价分值		
沉螺池	第一部分工程防治钉螺效果评价分值100分	螺池下游沟渠内有螺面积与项目实施前下降百分比	5	—	—	—	—	0	5	0	5			有螺面积与项目实施前（××年）相比每下降20%得1分，下降100%得满分	
		螺池下游沟渠内有螺面积与监测第1年相比下降（增长）率（%）	13	—	—	—	—	0	13	0	13			以项目监测第1年有螺面积为基数，得3分，每下降（增长）10%得（扣）1分，最高得（扣）3分	
		螺池下游沟渠内感染螺密度	2	—	—	—	—	0	2	0	2			无感染螺得2分，有感染螺扣2分	
		合计分值	100						100		100				
	第二部分设计与运行管理评价分值100分	螺池断面实测平均流速<0.2m/s	50	—		—	—	0.16	50	0.1	50			实测平均流速不大于0.2m/s得50分；实测平均流速不小于0.2m/s每增加不小于0.1m/s扣10分	
		螺池工作段设计（或实测）顶宽B_1与螺池深H_1比值B_1/H_1<4.5	10	—	—	—	—	4	10	4	10			比值$B_1/H_1<4.5$得10分；$B_1/H_1 \geqslant 4.5$每增加0.5扣3分	
		螺池工作段底部高程设计（或实测）值应低于上下游渠道底部高程，高差不小于0.5m	7	—	—	—	—	0.55	7	0.55	7			高差大于0.5m得7分；高程差不大于0.5m每减少小于0.2m扣1.5分	
		螺池拦螺墙过水孔顶部高程设计（或实测）宜低于沉螺池最低运行水位0.5m	7	—	—	—	—	—	0	—	0			拦螺墙过水孔顶部低于最低运行水位不小于0.5m得7分，运行水位小于0.5m每减少0.2m扣3分	
		螺池工作段内淤积是否清理	26	—	—	—	—	0.45	6	0.5	1			淤积厚度小于0.1m得26分，每增加0.1m扣5分	
		合计分值	100						73		68				

3. 分析与小结

通过连续两年对南昌高新区和余干县信丰垦殖场两项排灌渠（含沉螺池）水利血防工程的监测，其防控钉螺部分均为满分。结果表明两项工程均有较好的防控钉螺的效果，究其原因主要得益于工程设计中入水口低于有螺草洲（相当于"中层取水"样式）、沉螺池和土渠硬化等防螺控螺的设计，致使钉螺不能够从圩外（有螺草洲）扩散到圩内（农田）孳生或繁殖，起到了阻挡钉螺向圩内扩散的作用，从而使工程达到防控钉螺的目的。

工程后期管理和工程设计是本次现场监测中主要扣分部分，两项工程中最高分为 86 分（2009 年，昌东），最低分为 68 分（2010 年，余干胡家潭沉螺池），且各项工程设计和管理部分年间分值均呈逐年下降的趋势，结果进一步显示，水利血防工程完工后，工程的后期管理和维护不到位，已经威胁着血防水利工程各项指标正常运行，提示当地水利部门今后应该加强工程后期运行管理和螺池的疏浚，确保各项水利血防工程的防控钉螺的效果。

沉螺池工程设计未能按《导则》要求，如螺池中未设计拦螺墙过水孔、池室只分一个池室等，虽然未能严重影响其防控钉螺的效果，但是可能在一定程度上减弱其防控钉螺的功能，应该引起工程设计和施工的注意。提示各项水利血防工程的规划、设计和竣工验收等一定要有当地血防部门参与评估，确保水利血防工程质量。

8.1.3 湖南省君山区西闸中层引水改造进螺涵闸效果评价

根据《水利血防工程效果评价指标体系研究》课题要求，为观察用中层引水方法改造进螺涵闸和有螺沟渠硬化的防治血吸虫病效果，自 2007 年起，选择君山区长江村西闸中层引水防螺工程和君山区二洲子村跃进渠沟渠硬化防螺灭螺工程作为试点进行观察、研究，现将结果报告如下。

1. 研究内容与方法

（1）试点概况。西闸中层引水工程防螺工程位于君山区西北部长江村，长江村属湖沼型洲垸亚型三类流行村。北临长江，沿江防洪大堤长 1840m；堤外洲滩滩宽约 600m，面积 140hm^2，均有钉螺分布，高程 28～33.8m；植被以莎草为主，间有少量芦苇、柳树。耕地面积 2670 亩，种植粮、棉、蔬菜等，通过西闸引长江水灌溉，钉螺经灌溉用水由垸外扩入垸内，使垸内钉螺灭之不尽，涵闸改造前垸内钉螺分布面积 6.63hm^2。全村居民 661 人；牛 296 头，全部在垸外洲滩放牧，是主要传染源。西闸中层引水工程于 2002 年 4 月开工建设，2004 年 3 月竣工。方法是，在涵闸外洲滩挖沟，沟两壁和底部三面石砌，上面盖水泥预制板，水泥勾缝，形成连接涵闸和抽水船埠的横切面为 5m^2 的长 1500m 引水密封涵管；在长江边建抽水船埠，用大功率抽水机抽取长江中层水进入密封涵管内，进入垸内灌溉（图 8.11、图 8.12）。

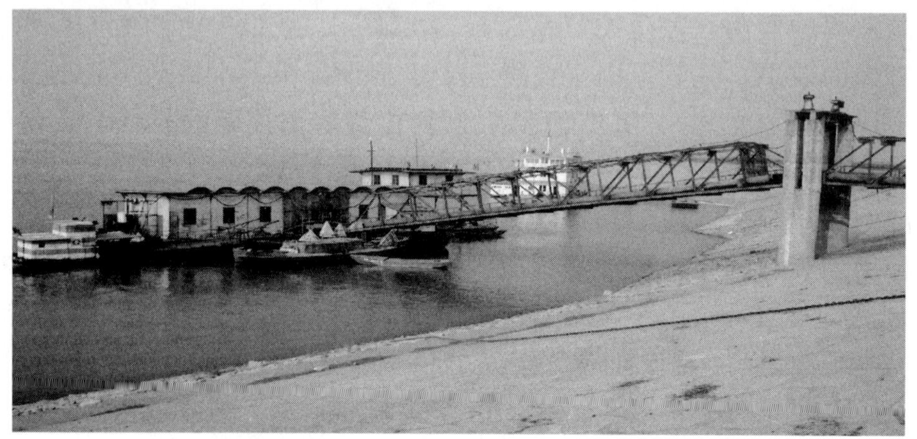

图 8.11 西闸中层引水水利血防工程——抽取长江水机埠

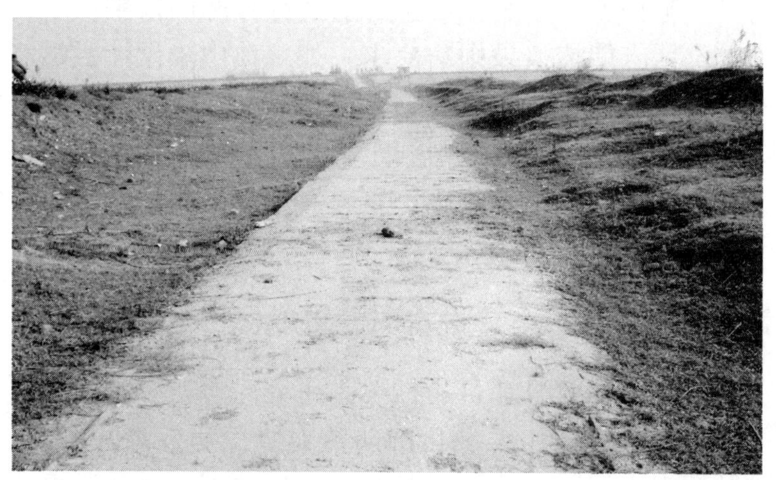

图 8.12 西闸中层引水水利血防工程——密封涵管通过有螺洲滩

（2）钉螺调查。

1）时间：每年春季 3～4 月和秋季 10～11 月进行。

2）范围、抽样：对涵闸外引水管道沿线两侧 500m 范围内的洲滩，采取 20m×20m 设线设框（0.1m^2/框）系统抽样方法查螺；框外如有可疑环境，增加环境抽查。对涵闸内主渠自闸口起 1500m 长范围内，以及两侧 500m 范围内支渠、毛渠、水沟等环境，采取横向按 0.5m、纵向按 10m 等距离设框（0.1m^2/框）系统抽样方法查螺；框外如有可疑环境，增加环境抽查。

3）方法：查获的钉螺分框包装、解剖、登记，计算活螺平均密度、感染性钉螺密度和钉螺感染率等指标。

（3）收集资料。

1）螺情资料：收集长江村历史垸外洲滩、垸内螺情资料，包括西闸中层引水工程防螺工程建设前以及竣工后的螺情调查资料。

2）工程资料：收集西闸中层引水防螺的工程有关资料。

2. 研究结果

（1）闸外洲滩螺情。历年查螺资料显示，西闸中层引水工程长江洲滩钉螺和感染性钉螺密度均较高（表 8.8、图 8.13、图 8.14）。

表 8.8　2001～2008 年君山区西闸垸外钉螺调查结果

调查时间（年-月）	调查框数	活螺				感染螺			
		框数	出现率（%）	只数	密度（只/0.1m²）	框数	只数	感染率（%）	密度（只/0.1m²）
2001-04	2160	—	—	992	0.4593	—	18	1.81	0.0033
2002-04	1283	—	—	155	0.1208	—	3	1.94	0.0023
2003-04	1285	—	—	75	0.0584	—	15	20.00	0.0117
2004-04	1818	—	—	475	0.2613	—	2	0.42	0.0011
2005-04	2860	—	—	1278	0.4769	—	59	2.06	0.0206
2006-04	2860	—	—	2049	0.7163	—	54	1.89	0.0189
2007-04	2860	453	15.84	1656	0.5790	35	41	2.46	0.0143
2007-11	2860	461	16.12	1260	0.4406	10	11	0.87	0.0038
2008-04	2860	459	16.05	1293	0.4521	13	17	1.31	0.0059

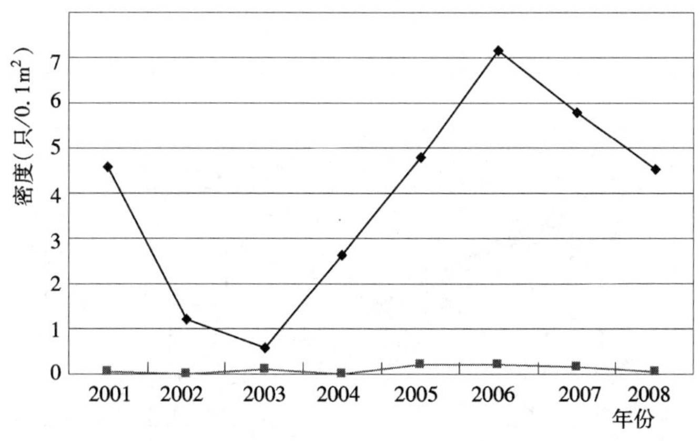

图 8.13　2001～2008 年君山区西闸垸外洲滩钉螺密度变化图

（2）闸内螺情。历年垸内查螺资料表明，西闸垸内长江村建闸前钉螺分布面积 90%在旱地及田园化沟，10%分布于西闸灌渠，2002 年还发现感染性钉螺。2004 年 3 月，进螺涵闸改造竣工，2006 年旱地、2007 年田园化沟已查不到钉螺，但西闸灌渠仍有密度较低钉螺分布，2008 年垸内已查不到钉螺（表 8.9、图 8.15）。

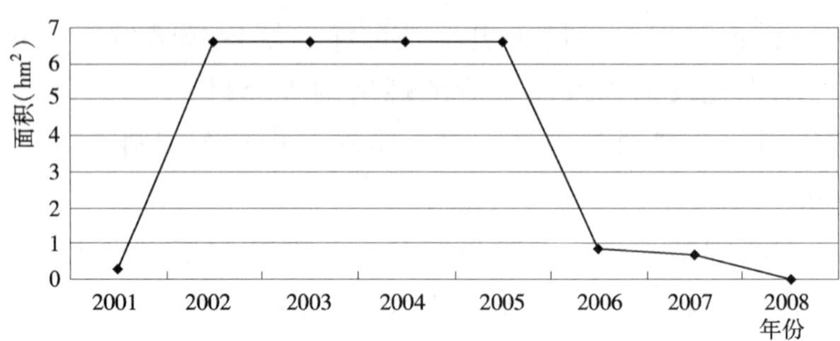

图 8.14 2001～2008 年君山区西闸中层引水工程垸内钉螺分布面积变化

表 8.9 2001～2008 年君山区西闸中层引水工程垸内钉螺调查结果

年份	调查框数	活螺				感染螺				钉螺面积（hm²）
		框数	出现率（%）	只数	密度（只/0.1m²）	框数	只数	感染率（%）	密度（只/0.1m²）	
2001	4500			80	0.0178	0	0	0.00	0.0000	0.30
2002	2959			6139	2.0747	3	3	0.05	0.0010	6.63
2003	1085			327	0.3014	0	0	0.00	0.0000	6.63
2004	1085			122	0.1124	0	0	0.00	0.0000	6.63
2005	1936			824	0.4256	0	0	0.00	0.0000	6.63
2006	1936			295	0.1524	0	0	0.00	0.0000	0.85
2007	20696	7	0.03	8	0.0004	0	0	0.00	0.0000	0.69
2008	20696	0	0.00	0	0.0000	0	0	0.00	0.0000	0.00

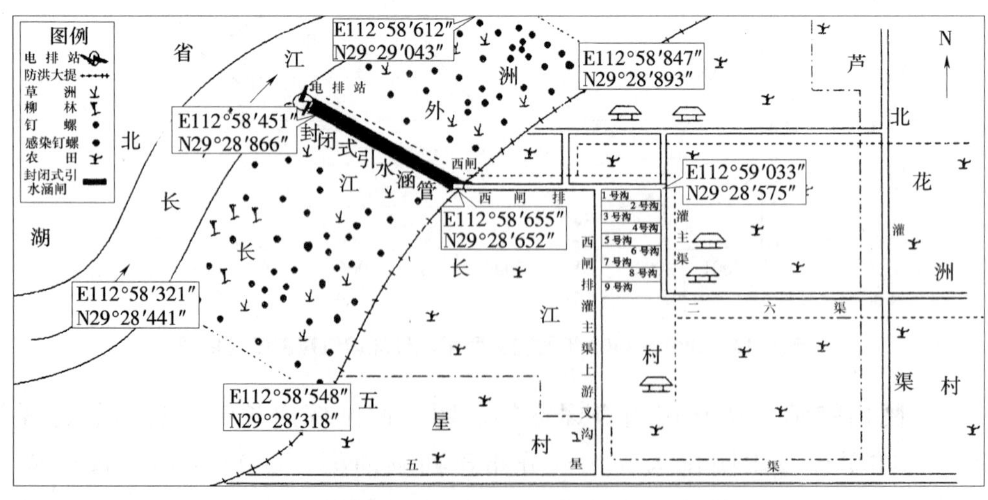

图 8.15 君山区西闸中层取水工程及 2008 年钉螺分布示意图

（3）工程评价指标监测考核评分。西闸中层取水改造进螺涵闸工程于

2004 年 3 月竣工。按照修改后的《水利血防工程评价指标监测考核评分表》，第一部分工程防治钉螺效果，2007 年、2008 年监测，涵闸及其灌溉下游渠道均未发现钉螺，各项指标均未扣分，得满分 100 分。

第二部分工程设计与管理，各项指标均未扣分，为满分 100 分。

3. 分析与小结

君山区西闸为引水灌溉涵闸，其闸外洲滩为血吸虫病易感地带，钉螺及感染性钉螺密度高，每年引水灌溉时，垸外洲滩钉螺随水经西闸向垸内扩散，造成垸内有较大面积钉螺分布，同时使垸内灭螺成果不能巩固。垸内较大面积钉螺的存在，以及引水灌溉时血吸虫尾蚴随水进入垸内，对居民形成严重感染威胁。为保护居民健康，君山区政府在湖南省财政厅的支持下，投入资金 424 万元（其中君山区血防投入 56 万元），于 2002 年 4 月～2004 年 3 月对西闸实施了中层引水防螺涵闸改造工程，在有螺洲滩修建封闭涵管，在长江岸边修建机埠，抽取长江中层安全水入垸内灌溉。螺情调查观察结果表明，在涵闸改造工程前后，西闸垸外洲滩钉螺和感染性钉螺密度无明显变化；但涵闸改造后，垸内经过 1～2 年药物灭螺，钉螺分布面积显著减少，2007 年仅灌渠内发现有少量残存钉螺，2008 年已查不到钉螺。说明实施中层引水防螺涵闸改造工程后，已控制了钉螺向垸内扩散，取得了较为理想的防螺效果。

8.1.4 湖南省君山区二洲子村跃进渠硬化防螺灭螺工程效果评价

根据《水利血防工程效果评价指标体系研究》项目的要求，为观察有螺沟渠硬化的防治血吸虫病效果，自 2007 年起，选择君山区二洲子村跃进渠硬化防螺灭螺工程作为试点进行观察、研究，现将结果报告如下。

1. 研究内容与方法

(1) 试点概况。二洲子村位于君山区君山垸东部，属湖沼型洲垸亚型 3 类流行村。全村居民 1960 人。牛 64 头，由于离湖洲较远，主要在渠道边放牧。耕地面积 267.33hm²，种植粮、棉、蔬菜等。灌溉用水的来源和途径是：东洞庭湖水→东闸→东干渠→二洲子村跃进支渠→分支→村农田，钉螺经灌溉用水不断由垸外扩入垸内灌溉渠道，东干渠、跃进支渠均有钉螺分布，尽管每年灭螺，但是钉螺灭之不尽。渠沟渠硬化前二洲子村垸内有钉螺分布面积 6hm²。东干渠于 1999 年实施渠道硬化工程，以后即查不到钉螺。2004 年 12 月～2005 年 3 月，对其一级支渠二洲子村跃进渠与东干渠连接部分进行渠道硬化，方法是：两侧渠壁用水泥预制板护坡，然后用水泥清缝。但由于资金问题，硬化长度只 1500m，以下部分 3000m 未能全部硬化（图 8.16、图 8.17）。

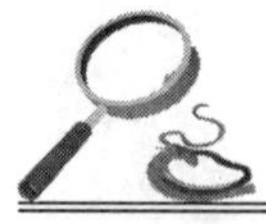

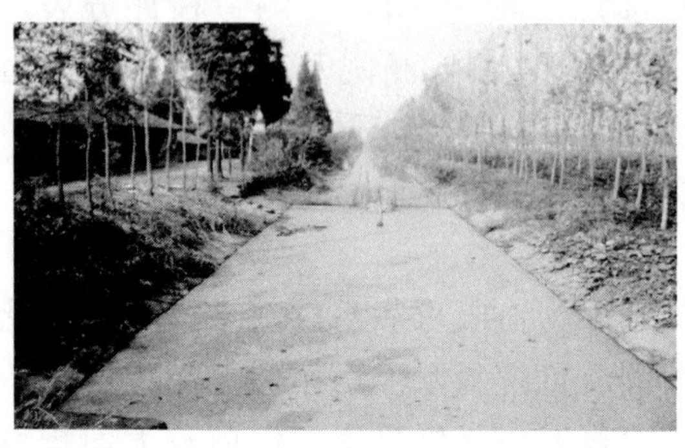

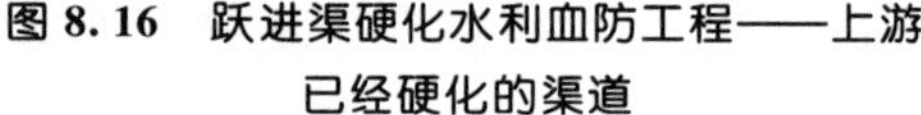

图 8.16 跃进渠硬化水利血防工程——上游已经硬化的渠道

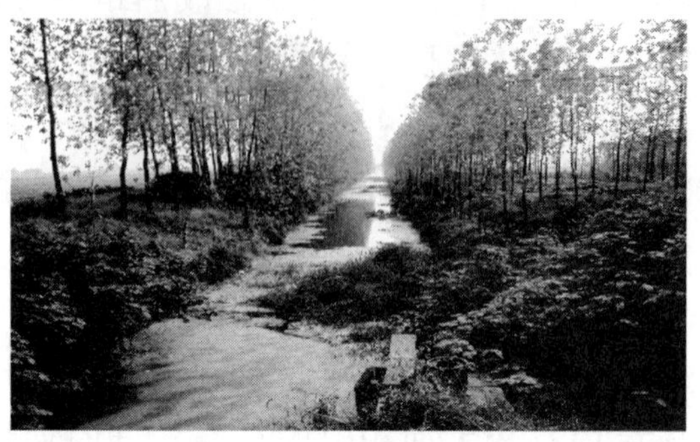

图 8.17 跃进渠硬化水利血防工程——下游尚未硬化的渠道

（2）钉螺调查。

1）时间：每年春季 3～4 月和秋季 10～11 月进行。

2）范围、抽样：跃进渠已硬化的 1500m 长度段和与之相接的尚未硬化的 1500m 长度段，以及上述已硬化和未硬化查螺段两侧 500m 范围内支渠、毛渠、水沟等环境，采取横向按 0.5m、纵向按 10m 等距离设框（0.1m^2/框）系统抽样方法查螺；框外如有可疑环境，增加环境抽查。

3）方法：查获的钉螺分框包装、解剖、登记，计算活螺平均密度、感染性钉螺密度和钉螺感染率等指标。

（3）收集资料。

1）螺情资料：收集二洲子村历史垸外洲滩、垸内螺情资料，包括渠硬化防螺灭螺工程建设前以及竣工后的螺情调查资料。

2）工程资料：收集跃进渠硬化防螺灭螺的工程有关资料。

2. 研究结果

（1）螺情。2002～2006 年查螺资料表明，跃进渠未硬化段 2002 年没有查到钉螺，以后在 2003 年、2004 年、2005 年、2006 年每年都查到了钉螺，但未发现感染性钉螺。2004 年 12 月～2005 年 3 月，对跃进渠与东干渠连接部分进行渠道硬化，自 2005 年起，已硬化段渠道及其支渠、旱地均未发现钉螺，而未硬化段渠道，尽管每年均进行药物灭螺，但每年均发现有钉螺分布（表 8.10、图 8.18）。

（2）工程评价指标监测考核评分。按照修改后的《水利血防工程评价指标监测考核评分表》，第一部分工程防治钉螺效果分值 100 分。工程实施前的 2004 年跃进渠有钉螺分布，工程竣工后，各年监测硬化段渠道均未发现钉螺，控制钉螺效果好，得满分 100 分。

表 8.10　　2002～2008 年君山区跃进渠钉螺调查结果

调查时间（年-月）	调查地点	查螺面积（hm²）	有螺面积（hm²）	调查框数	活螺		感染螺	
					只数	密度（只/0.1m²）	只数	密度（只/0.1m²）
2003-04	跃进渠	6.00	6.00	1200	16	0.0007	0	0
2004-04	跃进渠	6.00	4.00	1200	53	0.0442	0	0
2005-04	跃进渠未硬化段	4.00	4.00	800	269	0.3360	0	0
	跃进渠硬化段	2.00	0	1500	0	0	0	0
2006-04	跃进渠未硬化段	2.00	2.00	3040	93	0.2325	0	0
	跃进渠硬化段	2.00	0	360	0	0	0	0
2007-04	跃进渠未硬化段	2.70	2.00	7200	12	0.0022	0	0
	跃进渠硬化段	2.00	0	5400	0	0	0	0
	旱地排灌渠	0.12	0	1200	0	0	0	0
	机埠排灌渠	0.24	0	3200	0	0	0	0
	四组旱地	5.32	0	10640	0	0	0	0
2007-11	跃进渠未硬化段	2.70	0	7200	0	0	0	0
	跃进渠硬化段	2.00	0	5400	0	0	0	0
	旱地排灌渠	0.12	0	1200	0	0	0	0
	机埠排灌渠	0.24	0	3200	0	0	0	0
	四组旱地	5.32	0	10640	0	0	0	0
2008-04	跃进渠未硬化段	2.70	2.00	7200	7	0.0003	0	0
	跃进渠硬化段	2.00	0	5400	0	0	0	0
	旱地排灌渠	0.12	0	1200	0	0	0	0
	机埠排灌渠	0.24	0	3200	0	0	0	0
	四组旱地	5.32	0	10640	0	0	0	0

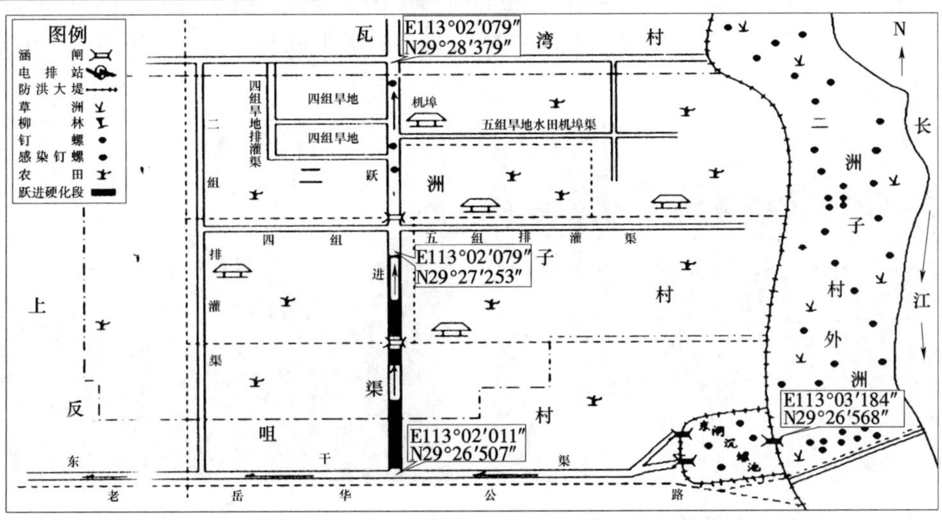

图 8.18　君山区跃进渠硬化水利血防工程及 2008 年钉螺分布示意图

第二部分工程设计与管理，分值100分。沟渠内少数地方有生活垃圾，少数坡面材料施工勾缝处长草，部分坡面有破损、裂缝，未修复，2007年得87分，2008年得83分。

3. 分析与小结

在湖沼型血吸虫病流行区，消灭垸内钉螺一直是血防工作的重要目标之一。而消灭钉螺的最有效方法就是彻底改造钉螺孳生环境，使之不适宜钉螺孳生繁衍，单纯药物灭螺是难以彻底消灭钉螺的。跃进渠硬化水利血防工程试点螺情调查观察表明，实施渠道硬化工程后当年即查不到钉螺，而未硬化段渠道虽然年年进行药物灭螺，但仍然年年能查获钉螺，表明该水利血防工程已取得了预期效果。湖区垸内钉螺的孳生环境主要为灌溉渠道，而实施节水灌溉也是水利部门的一项重要工作，因此在制定节水灌溉项目规划时，优先安排在疫区有螺渠道，可较好地发挥项目的综合效益。

8.1.5 湖南省君山区东闸沉螺池涵闸改造防螺工程效果评价

东闸位于君山区君山垸东部林角佬居委会段防洪大堤，垸外为东洞庭湖楼西湾洲滩，有钉螺分布，是血吸虫易感地带。垸内为林角佬居委会，属湖沼型洲垸亚型三类流行村。全村居民2450人。林角佬居委会无耕牛，耕地面积341.33hm²，种植粮、棉、蔬菜等。东闸为引水灌溉涵闸，引东洞庭湖水经东干渠灌溉君山区8个村的农田。用水的来源和途径是：东洞庭湖水→东闸沉螺池→东干渠→分支→各村农田，钉螺经灌溉用水不断由垸外扩入垸内灌溉渠道，东干渠及附近支渠均有钉螺分布，尽管每年灭螺，但是由于涵闸扩入钉螺一直难以彻底消灭钉螺。1999年对东干渠实施渠道硬化工程，辅以药物灭螺，3年后即查不到钉螺。为彻底阻止钉螺自垸外向垸内扩散，2008年12月～2009年4月又对东闸进行建沉螺池改造涵闸，耗资近100万元（图8.19、图8.20）。

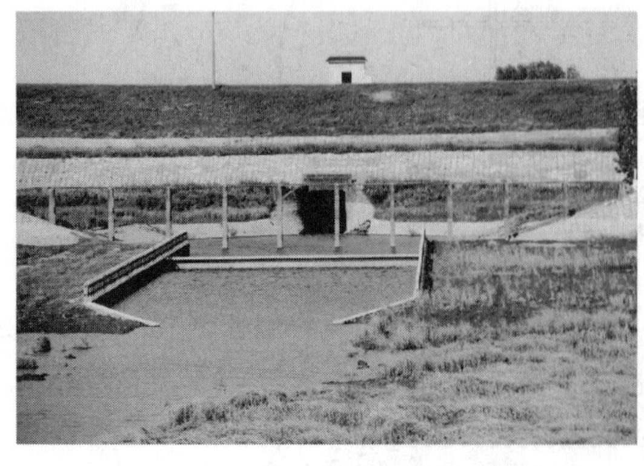

图8.19 君山区东闸沉螺池工程

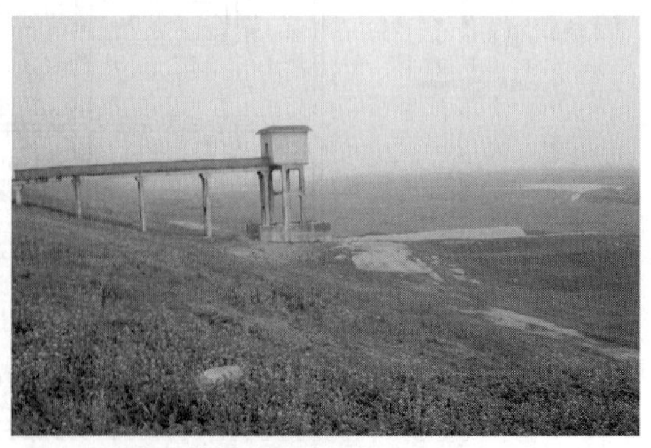

图8.20 君山区东闸沉螺池垸外血吸虫易感地带

由于人畜在垸外洲滩活动，特别是在洪水季节时污染更大，在沉螺池改造前后垸外洲滩都有感染性钉螺分布，但在垸内没有查到钉螺。

本试点监测工作于2009～2010年进行。

1. 研究内容与方法

（1）基本情况调查与资料收集。

1）工程情况资料收集：包括工程开始年月，竣工年月等；工程设计、规模；投资数量、来源；绘制工程断面图。

2）历史查螺灭螺资料收集：包括工程实施后前1～2年及工程实施后，各年垸内环境、垸外易感地带螺情等。

（2）钉螺调查。

1）时间：每年春季4～5月。

2）查螺范围、抽样方法：对沉螺池涵闸改造防螺工程试区垸外沿堤线1000 m范围内的易感地带洲滩，采取20m×20m设线设框（$0.1m^2$/框）系统抽样方法查螺。对涵闸内主渠自闸口起1500m长范围内，以及两侧500m范围内支渠、毛渠、水沟等环境，采取横向按0.5m、纵向按10m等距离设框（$0.1m^2$/框）系统抽样方法查螺；框外如有可疑环境，增加环境抽查。

2. 研究结果

（1）闸外易感地带洲滩螺情。2009～2010年现场监测及历史查螺资料显示，东闸垸外易感地带东洞庭湖洲滩历年钉螺密度较高，特别是感染性钉螺密度均各年均大于0.005只/$0.1m^2$；属血吸虫病高危易感地带（表8.11）。

表8.11 2007～2010年东闸垸外易感地带洲滩钉螺调查结果

年份	调查框数	活螺				感染螺			
		框数	出现率（%）	只数	密度（只/$0.1m^2$）	框数	只数	感染率（%）	密度（只/$0.1m^2$）
2007	1960	1512	77.14	2778	1.4173	12	14	0.50	0.0071
2008	2500	1720	68.80	4329	1.7316	15	18	0.42	0.0072
2009	2500	1572	62.88	4603	1.8412	16	20	0.43	0.0080
2010	3250	1902	56.60	5356	1.6480	6	6	0.18	0.0018

（2）沉螺池内及垸内查螺结果。历史上东干渠及附近支渠均有钉螺分布，1999年对东干渠实施渠道硬化工程，辅以药物灭螺，2002年以后，各年均未发现钉螺。

2009年、2010年春季调查，沉螺池内及垸内干渠、支渠、毛渠、水沟等环境查螺，结果均未发现钉螺（表8.12、图8.21）。

表 8.12　2009～2010 年东闸沉螺池工程闸内及垸内钉螺调查结果

年份	地点	调查框数	活螺		感染螺	
			只数	密度（只/0.1m²）	只数	密度（只/0.1m²）
2009	沉螺池内	4800	0	0	0	0
	东干渠	7200	0	0	0	0
	东排灌渠	4800	0	0	0	0
	六组排灌渠	3000	0	0	0	0
	东闸闸口	200	0	0	0	0
2010	沉螺池内	3000	0	0	0	0
	六组排灌渠	300	0	0	0	0
	东干渠	720	0	0	0	0
	东排灌渠	480	0	0	0	0

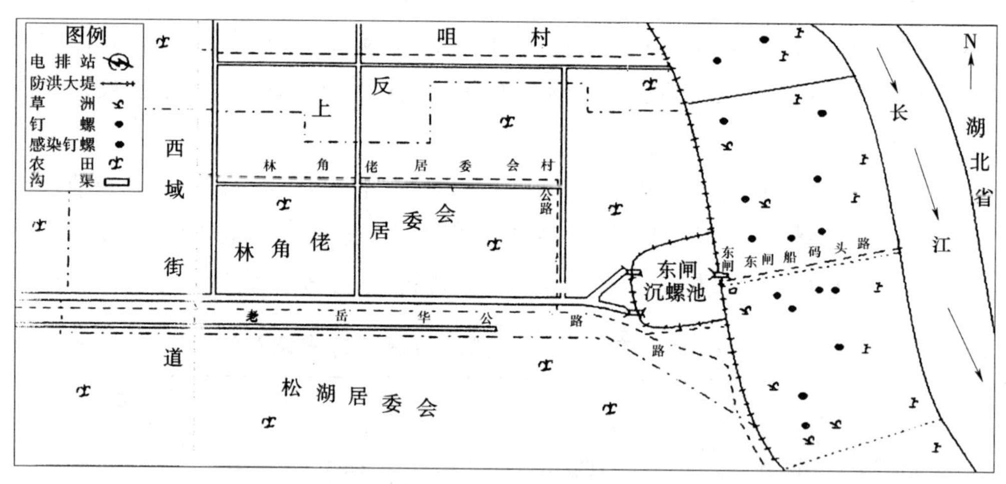

图 8.21　君山区东闸沉螺池工程及 2010 年钉螺分布示意图

（3）工程评价指标监测考核评分。沉螺池工程于 2009 年 4 月竣工。按照修改后的《水利血防工程评价指标监测考核评分表》，第一部分工程防治钉螺效果，2009 年、2010 年春季查螺，沉螺池内及下游渠道均未发现钉螺，各项指标均未扣分，得满分 100 分。

第二部分工程设计与管理，沉螺池竣工后至今不足 2 年，各项指标均未扣分，为满分 100 分。

3. 分析与小结

君山区东闸均为引水灌溉涵闸，其闸外洲滩为血吸虫病易感地带，钉螺及感染性钉螺密度高，每年引水灌溉时，垸外洲滩钉螺随水经涵闸向垸内扩散，造成垸

内有较大面积钉螺分布，同时使垸内灭螺成果不能巩固。垸内较大面积钉螺的存在，以及引水灌溉时血吸虫尾蚴随水进入垸内，对居民形成严重感染威胁。

君山区东闸下游东干渠及附近支渠历史上均有钉螺分布，尽管每年灭螺，但是由于钉螺从涵闸扩入一直难以彻底消灭。1999年对东干渠实施渠道硬化工程，取得较好的灭螺效果。为彻底阻止钉螺向垸内扩散，水利部门于2008年12月～2009年4月对东闸进行建沉螺池改造。2009～2010年螺情监测结果表明，在涵闸改造工程前后，闸外洲滩钉螺和感染性钉螺密度无明显变化，但是东闸沉螺池内、垸内东干渠及附近支渠均未查到钉螺，表明东闸沉螺池设计及近期防螺效果是较好的。但是，洞庭湖水体泥沙含量高，淤积较严重，其远期防螺效果有待进一步观测。

8.1.6 湖南省岳阳县中洲东西干渠硬化灭螺工程效果评价

岳阳县中州乡东西干渠全长5316m，位于中州垸内，东与宝塔河相通，西抵洞庭湖，其水系由涵闸相连，全渠贯穿湘江、十字、南套、平垸等村，其主要作用是引垸外洞庭湖水灌溉农田。灌溉用水的来源和途径是：东洞庭湖水→东西干渠→支渠→分支→村农田。2006年又发现钉螺，活螺平均密度为0.2只/0.1m^2，感染性钉螺平均密度为0.0024只/0.1m^2，垸外湘江洲滩活螺平均密度0.36只/0.1m^2，感染性钉螺平均密度0.0012只/0.1m^2，当地人群感染率达5.63%，家畜感染率5.41%。2006年12月实施国土整理项目，2007年6月竣工。项目建设规模1003.35hm^2，新增水田63.5hm^2。同时在东西干渠实行沟渠硬化工程，硬化范围：东至宝塔河，西至十字渠，长3316m，硬化总面积为3.25hm^2。项目总投资1438.26万元。

岳阳县中洲乡属湖沼型洲垸亚型血吸虫病流行区。东西干渠属历史有螺环境。为观察工程的效果，于2009～2010年作为试点进行监测，将结果报告如下。

1. 研究内容与方法

(1) 资料收集。

1) 收集工程资料：工程开始年月，竣工年月；硬化长度、宽度、面积、断面、流量、硬化材料等；投资数量、来源；绘制工程断面图。

2) 收集历史查螺灭螺资料：工程实施前1～2年及实施后各年垸内环境、垸外易感地带螺情：包括查螺时间、框数、活螺数、感染螺数等；垸内钉螺来源；垸内灭螺情况与效果。

(2) 钉螺调查。每年春季4～5月进行。方法是渠垸外易感地带沿堤线1000 m范围内的洲滩，采取20m×20m设线设框（0.1m^2/框）系统抽样方法查螺。主渠已硬化的1500m长度段和与之相接的尚未硬化的1500m长度段，以及上述已硬化和未硬化查螺段两侧500m范围内支渠、毛渠、水沟等环境，采取横向按0.5m、纵向按10m等距离设框（0.1m^2/框）系统抽样方法查螺；框外如有可疑环境，增加环境抽查。

2. 研究结果

（1）垸内查螺结果。历史查螺资料表明，2006年，中洲东西干渠四支渠十字村段有钉螺分布面积0.81hm^2，活螺平均密度0.56只/0.1m^2，感染性钉螺平均密度0.0067只/0.1 m^2。2006年12月实施渠道硬化工程，2007年6月竣工。2008年、2009年、2010年监测，东西干渠均未发现钉螺，调查干渠两侧500m内的南北一支渠、南北二支渠共2000m，亦未发现钉螺（表8.13、图8.22）。

表8.13　2006～2010年东西干、支渠钉螺调查结果

查螺年份	村名	地点	查螺面积（hm^2）	有螺面积（hm^2）	调查框数	活螺		感染螺	
						只数	密度（只/0.1m^2）	只数	密度（只/0.1m^2）
2006	合计		4.56	0.81	1666	333	0.20	3	0.0024
	十字	东西四支渠	1.50	0.81	600	333	0.56	3	0.0067
		南北二支渠	0.40	0	150	0	0	0	0
	湘江	东西四支渠	1.70	0	580	0	0	0	0
		南北一支渠	0.56	0	190	0	0	0	0
	南套	南北二支渠	0.40	0	146	0	0	0	0
2007	合计		4.56	0	1621	0	0	0	0
	十字	东西四支渠	1.50	0	600	0	0	0	0
		南北二支渠	0.40	0	159	0	0	0	0
	湘江	东西四支渠	1.70	0	542	0	0	0	0
		南北一支渠	0.56	0	170	0	0	0	0
	南套	南北二支渠	0.40	0	150	0	0	0	0
2008	合计		4.56	0	1589	0	0	0	0
	十字	东西四支渠	1.50	0	600	0	0	0	0
		南北二支渠	0.40	0	140	0	0	0	0
	湘江	东西四支渠	1.70	0	550	0	0	0	0
		南北一支渠	0.56	0	154	0	0	0	0
	南套	南北二支渠	0.40	0	145	0	0	0	0

续表

查螺年份	村名	地点	查螺面积（hm^2）	有螺面积（hm^2）	调查框数	活螺		感染螺	
						只数	密度（只/0.1m^2）	只数	密度（只/0.1m^2）
2009	合计		4.56	0	1609	0	0	0	0
	十字	东西四支渠	1.50	0	600	0	0	0	0
		南北二支渠	0.40	0	148	0	0	0	0
	湘江	东西四支渠	1.70	0	560	0	0	0	0
		南北一支渠	0.56	0	161	0	0	0	0
	南套	南北二支渠	0.40	0	140	0	0	0	0
2010	合计		4.56	0	1880	0	0	0	0
	十字	东西四支渠	1.50	0	600	0	0	0	0
		南北二支渠	0.40	0	200	0	0	0	0
	湘江	东西四支渠	1.70	0	600	0	0	0	0
		南北一支渠	0.56	0	280	0	0	0	0
	南套	南北二支渠	0.40	0	200	0	0	0	0

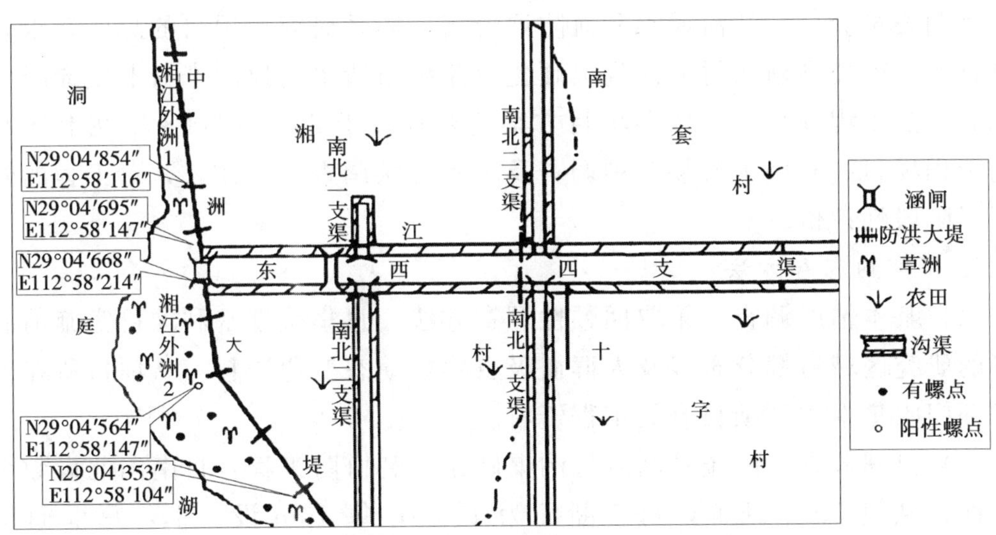

图 8.22 岳阳县中洲东西干渠硬化及 2009 年查螺示意图

（2）垸外易感地带洲滩螺情。中洲垸外东洞庭湖洲滩钉螺密度较高，有感染性钉螺分布，属血吸虫病易感地带（表 8.14）。

（3）工程评价指标监测考核评分。按照修改后的《水利血防工程评价指标监测考核评分表》，第一部分工程防治钉螺效果分值 100 分。工程实施前的 2006 年春季中洲东西干渠四支渠十字村段有钉螺分布，2007 年 6 月工程竣工，

表 8.14　2006～2010年中洲垸外易感地带洲滩钉螺调查统计表

调查时间（年-月）	调查框数	活螺				感染螺			
		框数	出现率（%）	只数	密度（只/框）	框数	只数	感染率（%）	密度（只/框）
2006-04	850	158	18.59	330	0.3882	1	1	0.3030	0.0012
2007-04	1130	278	24.60	367	0.3248	1	1	0.2725	0.0009
2008-04	1240	389	31.37	486	0.3919	1	1	0.2058	0.0008
2009-05	1500	297	19.80	522	0.3480	0	0	0	0
2010-04	1500	646	43.07	869	0.5793	0	0	0	0

2007～2010年监测均未发现钉螺，控制钉螺效果好，得满分100分。

第二部分工程设计与管理，分值100分。沟渠内少数地方有生活、建筑垃圾，少数坡面材料施工勾缝处长草，部分坡面有破损、裂缝，未修复，2009年得88分，2010年得82分。

8.1.7 安徽省南陵灌区沟渠硬化和芜湖江滩护坡水利血防工程效果评价

为了客观科学评价水利工程建设对钉螺控制及血吸虫病传播的影响，根据长江水利委员会《长江流域水利血防评价指标体系研究》项目的总体要求，安徽省选择了南陵县新陶村灌区沟渠硬化及芜湖市清水街道南辛村七里滩降滩护坡水利血防工程项目，并按照项目方案的要求，于2007～2008年在上述水利血防工程项目区开展了现场钉螺调查及工程现状调查等工作，并对工程的效果进行了阶段性评价。

1. 研究内容和方法

（1）基本情况调查。采取回顾性调查方法，收集整理水利项目实施前后所选择的研究区域钉螺分布以及人群血吸虫感染动态变化资料。从项目所在地区水务部门收集本水利项目有关工程资料。

（2）钉螺调查。南陵县新陶村沟渠硬化水利血防工程：自南向北设数个查螺断面，共设30个断面，每个断面为100m，每10m设一框，每框面积为$0.1m^2$，捕获框内全部钉螺，采用压碎法镜检解剖，以发现血吸虫胞蚴和尾蚴判定阳性钉螺；同步采用GPS对活螺点进行定位，制作观察点沿线和两侧500m范围平面图。同时在附近选择未进行水利血防工程改造的环境作为对照区，钉螺调查方法与硬化区域相同。

根据方案要求，共选择芜湖市清水街道南辛村堤身加培、护坡平台及抬洲降滩和南陵县新陶村沟渠硬化2个水利血防工程作为研究试点，同时在2个试

点附近选择未进行水利血防工程改造的环境作为对照区。

(3) 居民血吸虫感染情况。对项目工程沿线500m范围内的居民于11月中、下旬，采取血清免疫学方法对6～65岁人群进行检查，血清学检查阳性者，采用Kato－Katz法进行粪便检查，粪便检查阳性者进行血吸虫卵计数，计算血吸虫感染率和感染度。

2007年11月南陵县新陶试点采用Kato－Katz法对灌区附近居民进行血吸虫感染情况检查，芜湖市南辛试点采用IHA检查，阳性者采用Kato－Katz法检查，粪检阳性者进行虫卵计数。

(4) 血防工程效果评估。根据各项目区钉螺调查结果，对照初步拟订的水利血防工程血防效果评价指标及评价方法，对各项目血防效果进行评估。

2. 研究结果

(1) 项目工程及试点基本情况。

1) 南陵县新陶村沟渠硬化：南陵县新陶村东二支渠西分渠全长2980m，原有钉螺面积1.2万m^2，为该村重要的钉螺孳生环境。为有效控制该流域血吸虫病流行，该分渠于1997年9月～1998年3月进行了全程水泥沟渠硬化，硬化面积为2万m^2。现为血吸虫病疫情控制村，属山丘型丘陵亚型流行区。现有农户1218户，总人口4328人，常住人口3451人，耕地面积200.67hm^2，2006年人均产值6067元，人均年收入4463元；主要经济来源为农作物种植与外出务工，耕作方式主要为机耕与牛耕，现有各种家畜存栏589头，其中耕牛数22头，13头为敞放。现使用机压井水1012户，使用自来水232户；厕所总数1218座，其中：三格式（无害化）厕所240座，有厕屋1189座，露天厕所29座。经常使用新鲜粪便施肥，且施肥地点有钉螺孳生。截至2006年年底，该村历史累计钉螺面积259919m^2，现有钉螺面积68352m^2，2006年年底该村人群平均粪检阳性率约3.78%。

2) 芜湖市清水街道南辛村七里滩降滩护坡：芜湖市清水街道南辛村七里滩东起南辛窑场，西至小河嘴渡口，北起水阳江防洪大堤，南至水阳江边，总面积65.415hm^2。2002年对该环境实施降滩护坡水利血防工程（图8.23、图8.24），该工程2003年10月通过工程验收。其中降滩面积50.73hm^2，防洪大堤水泥护坡面积4.005hm^2，仍留有滩涂面积10.68hm^2。降滩后形成面积大约宽度190m，长度2670m的48hm^2的低洼水面，常年维持在水掩状态，并自项目工程完成后进行水产养殖。工程实施前该村为血吸虫病疫情未控制流行村，属湖沼型血吸虫病流行区。南辛村现有居民912户、人口3464人，常住人口2119人，辖34个村民组。人均年收入3502元，经济来源于农业生产、水产养殖和外出务工，主要经济作物为水稻、油菜、棉花。现有耕地面积

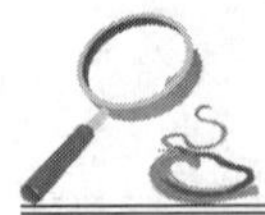

145.18hm²，其中水田 143.33hm²，有耕牛 3 头、羊 10 只、猪 157 头、狗 64 只，现有 538 户居民使用井水。现有钉螺面积 50.01hm²，近年来有散在血吸虫急性感染病例发生。

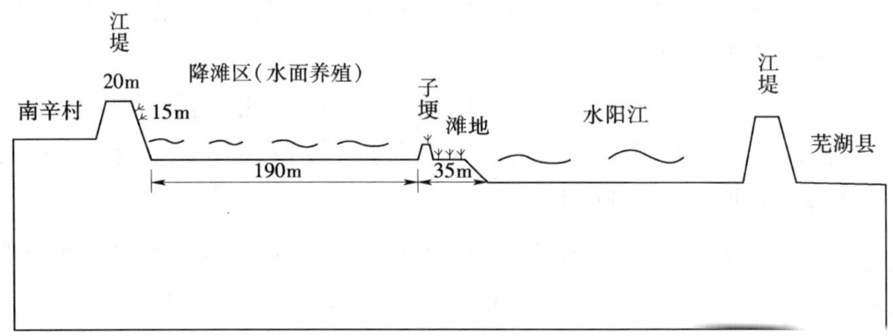

图 8.23 芜湖市清水街道南辛村七里滩降滩护坡工程示意图

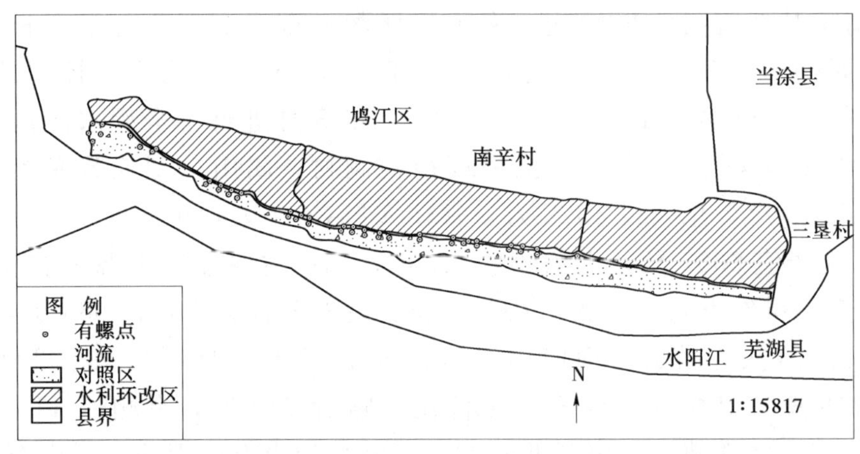

图 8.24 芜湖市清水街道南辛村七里滩降滩护坡工程 GPS 示意图（2008 年）

（2）钉螺调查结果。

1）南陵县新陶村沟渠硬化：2008 年调查硬化灌区 30 个断面，有 10 个断面发现钉螺孳生，有螺框 21 框，活螺数 69 只，统计每 100m 活螺框出现率为 7%，每 100m 平均活螺数 0.23 只/0.1m²，最高 23 只/0.1m²。未发现感染性钉螺。两年度钉螺监测比较，2008 年较 2007 年减少 1 个有螺断面，活螺密度降低了 64.06%。对照区 2008 年调查 105 框，有螺框 105 框，活螺框出现率为 52.3%，活螺密度为 4.16 只/0.1m²（表 8.15）。

2）芜湖市清水街道南辛村七里滩降滩护坡：2007 年、2008 年项目区分别查螺 32 框和 159 框，均未发现钉螺。对照滩涂区 2007 年查螺 901 框，捕获活螺数 132 只，检出感染性钉螺 2 只；活螺平均密度 0.15 只/0.1m²，钉螺感染

表 8.15 1998～2008 年南陵县新陶村水利血防项目试验区和对照区钉螺调查结果

年份	沟渠硬化环境（试验区）						非硬化环境（对照区）					
	调查面积（m^2）	有螺面积（m^2）	调查框数（框）	活螺框数	框现率（%）	活螺密度（只/框）	调查面积（m^2）	有螺面积（m^2）	调查框数（框）	活螺框数	框现率（%）	活螺密度（只/框）
1998	20000	0	169	0	0	0	1500	1500	62	26	41.9	2.34
1999	20000	0	152	0	0	0	1500	1500	64	24	37.5	2.14
2000	20000	220	197	11	5.58	0.07	1500	1500	49	27	66.1	3.12
2001	20000	220	179	13	7.26	0.1	1500	1500	61	33	54.1	2.08
2002	20000	300	172	22	12.79	0.13	1500	1500	59	35	59.3	2.27
2005	20000	550	199	26	13.06	0.29	1500	1500	63	37	58.7	2.33
2006	20000	900	196	36	18.37	0.46	1500	1500	94	63	67	4
2007	20000	1700	200	44	22.0	0.64	2800	1500	104	69	66.3	4.19
2008	20000	900	298	21	7.05	0.23	2800	2700	105	57	52.3	4.16

率为 1.52%、感染性钉螺密度为 0.0022 只/0.1m^2；2008 年查螺 187 框，活螺框数 48 框，活螺数 110 只，活螺框出现率 25.67%，活螺平均密度 0.588 只/0.1m^2（表 8.16、表 8.17）。

表 8.16 2001～2008 年芜湖市南辛村水利血防项目对照区钉螺调查结果

年 份	调查面积（m^2）	调查框数（框）	活螺数（只）	阳性螺数（只）	活螺密度（只/框）	感染螺密度（只/框）	感染率（%）
2001	550000	233	871	25	3.74	0.11	2.87
2002	500000	256	634	18	2.48	0.07	2.84
2003	200000	58	184	2	3.17	0.03	1.09
2004	600000	222	538	5	2.42	0.02	0.93
2005	550000	431	781	6	1.81	0.01	0.77
2006	777500	511	178	1	0.35	0.0019	0.56
2007	500050	901	132	2	0.15	0.0022	1.52
2008	106800	187	110	0	0.588	0	0

表 8.17 芜湖市南辛村 2001～2008 年水利血防项目试验区钉螺调查结果

年份	调查面积（m^2）	调查框数（框）	活螺数（只）	阳性螺数（只）	活螺密度（只/框）	感染螺密度（只/框）	感染率（%）
2001	20000	55	86	0	1.56	0	0
2002	20000	41	69	0	1.68	0	0
2003	20000	27	0	0	0	0	0
2004	20000	31	0	0	0	0	0

续表

年份	调查面积 (m^2)	调查框数 (框)	活螺数 (只)	阳性螺数 (只)	活螺密度 (只/框)	感染螺密度 (只/框)	感染率 (%)
2005	20000	42	0	0	0	0	0
2006	20000	39	0	0	0	0	0
2007	20000	32	0	0	0	0	0
2008	547350	159	0	0	0	0	0

(3) 人群血吸虫感染情况。南陵县新陶村对该硬化灌区沿线7个自然村6岁以上居民直接采用Kato-Katz法查病，2007年秋季共查病249人，阳性3人，阳性率为1.2%。项目实施前的1997年居民粪检阳性率为25.45%（57/224）；1998年降为19.92%（49/246），1999年为8.65%（16/185）。2007年人群血吸虫感染率较项目实施前下降了95.3%。芜湖市南辛村2007年血检1607人，阳性52人，血检阳性率3.24%，粪检未发现阳性病人。

(4) 血防工程效果评估。按照初步拟订的血防效果评价指标体系内容及评价指标，根据2008年钉螺调查结果，2个项目的综合评价得分为南陵新陶村沟渠硬化94分，其中工程防治钉螺效果64分、工程设计与管理30分；芜湖市清水街道南辛村七里滩降滩护坡96分，其中工程防治钉螺效果70分、工程设计与管理26分（表8.18）。

表8.18　　安徽省水利血防项目血防效果综合评分情况

项目地点	项目名称	防螺效果		工程设计与管理		合计
		应得分	实得分	应得分	实得分	
南陵新陶	沟渠硬化	70	64	30	30	94
芜湖南辛	降滩护坡	70	70	30	26	96

3. 分析与小结

结合水利、水产养殖水淹灭螺，是改变钉螺孳生环境，消灭钉螺的一种有效方法，这种方法投资少，收益大，易于推广使用。芜湖市南辛村七里滩通过实施降滩护坡水利血防项目后，原有螺环境高程降低，常年处于水淹状态，该区域自2002年至今连续7年未检获钉螺，达到了消灭钉螺的目的。降滩区划块，承包给村民进行水产养殖（养鱼、养蚌等），不仅消灭了钉螺，产生社会效益，而且带来了经济效益。但降滩仅是区域性，降滩环境之外的滩涂仍处于开放状态，随着季节性的水位变化，滩地杂草丛生，有利于钉螺的孳生和繁衍。由此可见，实施降滩水利血防工程措施后，每年要清除岸边杂草，加强螺情监测，一旦发现钉螺要及时采取有效的措施处理，对于圩外少量开放滩涂还

应坚持药物灭螺，方能巩固灭螺成果。

长期纵向观察，南陵新陶沟渠硬化工程具有较好的防螺控螺效果。由于沟渠硬化仅是节段性实施，并没有形成区域性规划，所以，沟渠硬化难以达到消灭钉螺的目标，随着工程的运行，有螺框出现率及活螺密度呈现逐年上升的趋势，但钉螺密度和有螺框出现率明显低于与其相通的尚未硬化的渠道。硬化渠道孳生钉螺主要是因为坡面堆积淤泥生长杂草或涵闸处理不符合抑螺要求所致，钉螺系附着水流漂浮物从上游迁徙而致。为此，及时清除坡面新生淤泥杂草，将提高灭螺效果。

从螺情纵向观察结果及人群血吸虫感染现状调查表明，沟渠硬化和降滩护坡水利血防工程具有较好的血防效果，目前选用的评价指标基本上能够反映防螺效果及工程管理与设计，能够作为水利血防项目评价指标体系内容。

8.2 灭螺效果显著的水利工程实例

8.2.1 江苏省朱家山河水利血防工程

朱家山河位于南京市浦口区泰山街道，为明清年代开挖的滁河入江分洪道，全长 18km，从分洪口张堡自北向南，至泰山街道老江口入江。区间汇水面积 111.32km^2，其中山丘 50.72km^2，圩区 60.6 km^2。根据地形，从上游至下游分为上游段（沿滁圩区段）、中段（切岭山区段）和下游段（沿江圩区）。2001 年距朱家山河入江口约 260m 建成朱家山河节制闸，总净宽 24m（3 孔×8m），设计行洪流量 215m^3/s。该闸基本功能为汛期挡（泄）洪，非汛期蓄水。

朱家山河钉螺分布：1994 年首次发现钉螺，有螺面积为 6.67hm^2，1999～2005 年有螺面积为 10.005hm^2，其中 2003 年、2004 年、2006 年查出感染性钉螺。该河道涉及 2 个流行乡（镇）、9 个流行村，沿河居民约 7000 余人。

工程任务和工程范围：柳州路桥（工程桩号 K0＋000）至上游向阳桥以上 300m（工程桩号 K5＋000）长 5.0km 河道左右两岸堤防硬化护坡。坡面护砌下限 5.5m，上限 9.2m；坡比为 1∶2.5 或 1∶3.0。均采用现浇 C20 混凝土块护坡结构。混凝土护坡按 1.0m×2.0m 分块（纵向×横向），厚 100mm，设二毡一油伸缩缝，缝宽 5mm，下铺 50mm 碎石垫层及 350g/m^2 土工布一层。护砌下限（高程 5.5m）设一道 400mm×600mm 纵向 M15 浆砌石格埂，护砌上限（高程 9.2m）处设 300mm×500mm 纵向 M15 浆砌石格埂一道。格埂每隔 15m 做一道分缝。沿河道迎水坡面每 30m 设 M15 浆砌石横格埂一道，尺寸

300mm×500mm。遇涵洞、泵站等交叉建筑物用过渡段平顺连接。清淤及抬洲降滩范围为工程范围内5.0km长河道。

工程于2007年实施，2009年通过验收（图8.25）。工程完工运行后河道钉螺即完全消除。

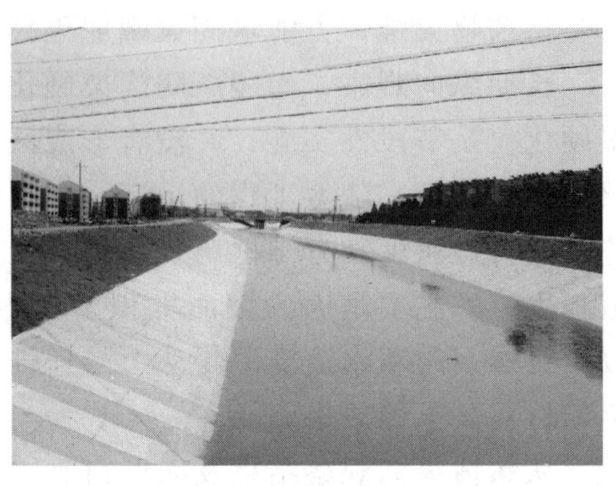

图8.25　南京市浦口区朱家山河水利血防工程

8.2.2　江苏省七里河水利血防工程

七里河为南京市浦口区一支入江河道，是原江浦县和浦口区的界河。其西支发源于大椅子山，东支发源于石波山，东西两支在老七里桥处汇合成圩区主河道，在七里河口入江。流域面积28.1km^2，其中山丘区为16.3km^2，圩区11.8km^2。

七里河涉及2个乡（镇）、14个流行村，流行村人口为2.039万人。原有钉螺面积5.9万m^2，2002～2005年均查出感染性钉螺，对疫区人民健康危害极大。

工程任务和工程范围如下：

（1）河道硬化护坡。七里河口护坡（工程桩号K0＋000）至上游已有护坡（工程桩号K1＋731）之间长1.732km的河道右岸。七里桥以上至撇洪沟长0.27km河道两岸。迎水坡高程6.0～9.3m之间采用C20现浇混凝土护坡，坡比为1∶2.5～1∶3.0，下铺50mm碎石垫层及350g/m^{2}土工布一层。坡面高程6.0及9.3m处各设一道M15浆砌石纵格埂，6.0～9.3m之间每30m设M15浆砌石横格埂一道，坡脚格埂断面为0.4m×0.6m，其余格埂断面均为0.3m×0.5m。

（2）于七里河口建滚水坝一座。宽顶堰型式，坝长44m，坝顶高程7.0m。坝高2m，顶宽3m，底宽5m。坝体为C20块石混凝土结构，底板为C25钢筋混凝土结构，厚0.5m，宽6m。由于河口修建了滚水坝，可使河道护坡下限部分淹没于水下不少于8个月，水深不小于1.0m，更有利于钉螺控制。

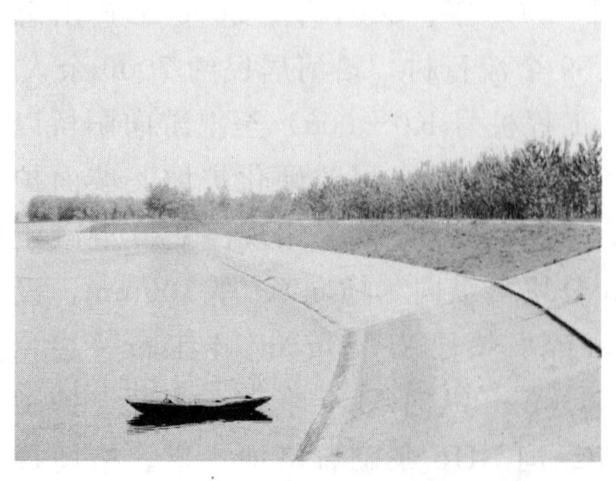

图8.26　南京市浦口区七里河水利血防工程

工程于2007年实施，2009年通过验收（图8.26）。工程建成运行后河道钉螺即完全消除。

8.2.3 江苏省潘家河水利血防工程

潘家河位于仪征市南部的沿江冲积平原，源于赵洼水库北瓦屋李，下通长江，全长 9.2km，流域面积为 19.24km^2，其中沿山河以南 2.2km 为干河。干河原设计断面为河底高程 1.5m，底宽 5m，边坡 1∶3.5，两岸堤顶高程 8.0～8.5m。潘家河上承泄山洪，同时受江潮涨落影响，10 年一遇排洪设计流量为 68m^3/s，引水设计流量为 2.8m^3/s。多年运行后河道积淤平均达 1.2m，两岸滩面杂草丛生，通江河口上游的青山滩有钉螺面积 13.87hm^2，钉螺可随长江水流向潘家河内扩散。

潘家河涉及仪征市青山镇砖井和滨江办事处沙窝 2 个行政村，有居民 1387 户、5102 人；家畜 86 头，其中有牛 5 头；有耕地 282.93hm^2。青山村上年人均收入为 8155 元，沙窝村为 4850 元；两村全部饮用自来水，601 户建无害化厕所。两村历史有螺面积为 81.64hm^2，历史血吸虫病人 561 人；工程实施前有钉螺面积 16.85hm^2，居民感染率青山村为 0.088%，沙窝村为 0.025%。

工程任务为清淤疏浚，恢复河道水利设计标准，同时进行河岸硬化，修建或改建沿岸 5 座涵闸。河道疏浚标准为：河底高程 1.5m，底宽 5m，边坡 1∶3.0，在 6.0 处设青坎一道。全线采用现浇混凝土板护砌，护砌总长 1133m，护砌高程：闸上段 1.5～6.0m，闸下段下限护至河底 1.5m，上限东岸护至堤顶（9.1～9.4m），西岸护至挡浪墙脚（7.4～8.2m）。河（堤）坡护砌采用 C20 现浇混凝土板（闸上段 10cm 厚，闸下段 15cm 厚），下铺 10cm 厚碎石垫层和土工布一层。

工程于 2006 年开工，至 2008 年 5 月已完成河道工程，投入资金 603 万元（图 8.27、图 8.28）。工程实施后河道及灌区钉螺即全部消除。

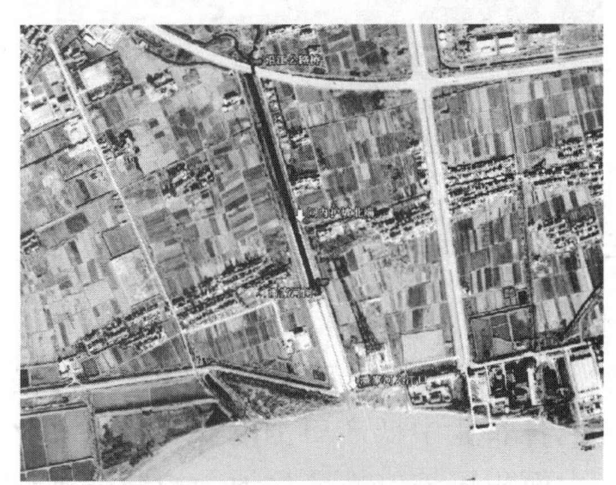

图 8.27 潘家河水利血防工程位置图

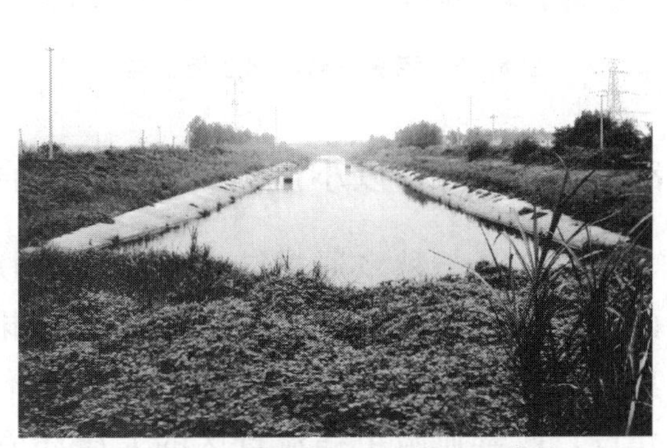

图 8.28 潘家河水利血防工程护坡

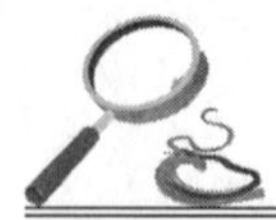

8.2.4 江苏省老便民河水利血防工程

老便民河位于沪宁铁路北侧、江苏句容市与丹徒区交界处，干流总长4.85km，流经句容市下蜀镇和丹徒高资镇，由虹桥口入长江。该流域属长江冲积河滩地，有较多低洼沼泽地，适宜钉螺孳生。工程位于句容市下蜀大黄桥河至虹桥口入江3.85km及大黄桥河、桥头河口门段。工程包括7424.7m长河道切滩清淤及混凝土河道护砌、400m长堤防加高培厚、新建泥结石防汛道路6040m，拆除封堵5座涵洞，翻建8座涵洞并增设出水口沉螺池等。

老便民河护坡高程上限取10年一遇标准，护坡上限高程6.65m（吴淞8.50m）。为减少切滩清淤量，保证河道内每年至少连续8个月以上淹水，在A17处，设一道浆砌块石蓄水槛。槛顶高程2.6m（吴淞4.5m），槛尺寸为高800mm，宽500mm，长200m，埋深600mm。

主河道沿线涉及句容市下蜀镇的4个流行村（分别为裕课、沙地、桥头、新村），共5274户，常住人口13861人。该地区历史累计钉螺面积为268576m^2，累计血吸虫病人5060人。工程前钉螺面积4.149hm^2。

工程于2006年11月开工，2009年5月验收。工程实际总投资约1661万元（图8.29、图8.30）。工程建成运行后主河道钉螺即全部消除。

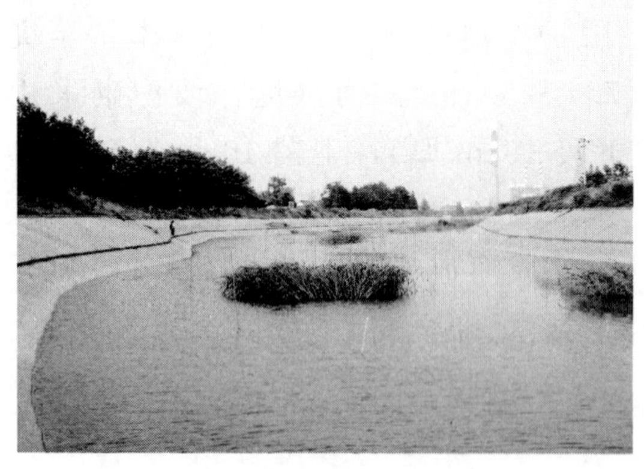

图8.29 老便民河水利血防工程

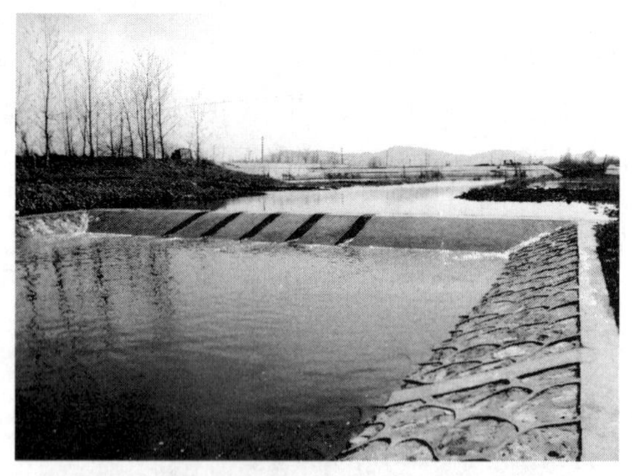

图8.30 老便民河入江口浆砌块石蓄水槛

8.2.5 四川省以小流域综合治理为主的“蒲江模式”

蒲江县长秋乡通过结合小型人畜饮水工程（塘堰整治、修建水窖等），坡面水系工程（小型排灌沟渠、山坡截排水沟等），沟道治理工程（修建溪沟堤坝、疏浚沟道）等小流域治理工程措施，配合农业中低产田土改造及生态农业建设，改善血吸虫病流行区的人居环境，大面积压缩钉螺孳生地，控制了血吸

虫病传播。

长秋乡地处蒲江县东部，属丘陵地区，为历史血吸虫病重流行乡，全乡流行村 4 个，流行村民小组 45 个，总户数 440 户，人口 4488 人，历史累计钉螺面积 455.44 hm²，历史累计病人数 4835 人，现有晚血 45 例。长秋乡在历史上流行就非常重，长秋乡古福村在 1949 年刚解放的 15 年间，在 101 户农中，有 61 户中的 132 人先后死于“蛊胀病”，其中有 21 户人家家破人亡。20 世纪 70 年代长秋乡古佛村，人群感染率为 70%，耕牛感染率为 60.6%，1995 年，第二次全国血吸虫病流行病学抽样调查，全乡居民、耕牛、犬感染率分别为 17.95%、32.43%、20.43%，由于该病的长期流行，给当地劳动人民的身体健康带来了极大威胁和灾难。

1999 年，长秋乡被省水利厅列为全省集雨节灌工程示范区，县委、县政府把解决长秋山区干旱缺水问题和血吸虫病流行问题作为改善山区群众生产生活条件的重点工作及扶贫开发攻坚工程，广泛发动群众投资投劳，大力实施综合治理的血防水利工程。新建蓄水池 1120 口，整治山平塘 65 口，整治石河堰 4 口，完成渠道硬化 4.8km，新建集中供水工程 2 处，扩建集中供水工程 2 处，打井 285 口（图 8.31～图 8.35）。

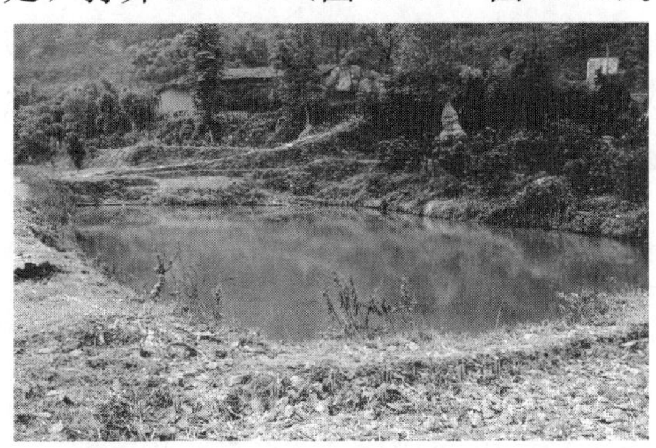

图 8.31 蒲江县长秋乡改造前的土蓄水池

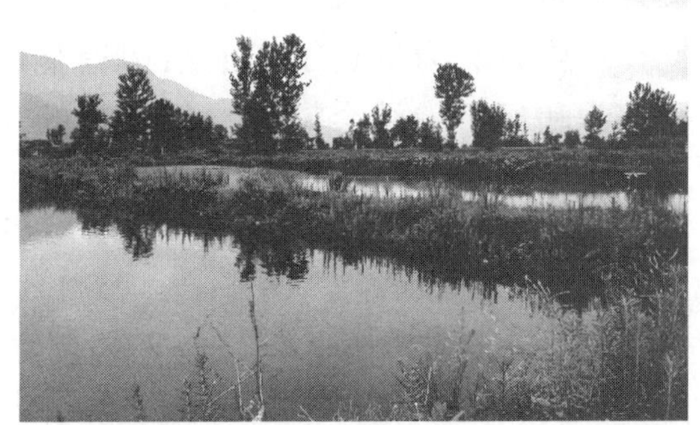

图 8.32 蒲江县长秋乡改造前的土山平塘

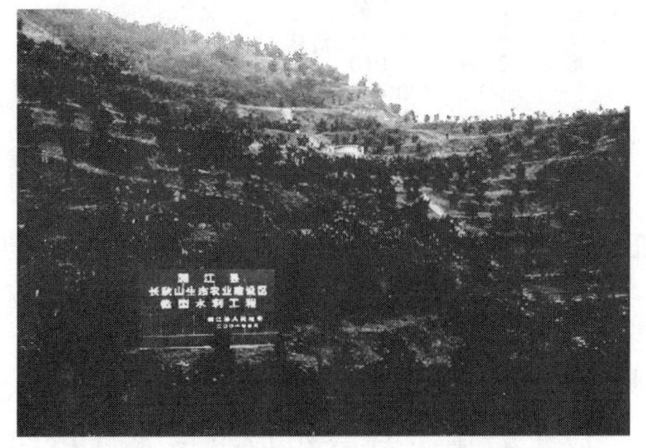

图 8.33 蒲江县长丘山微型水利建设工程

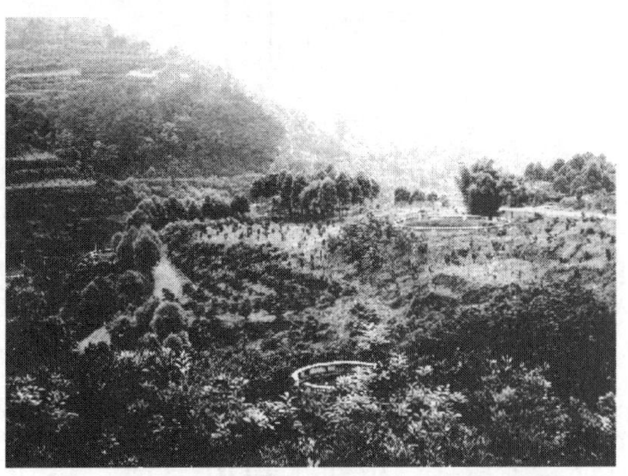

图 8.34 蒲江县长秋乡改造后的蓄水池

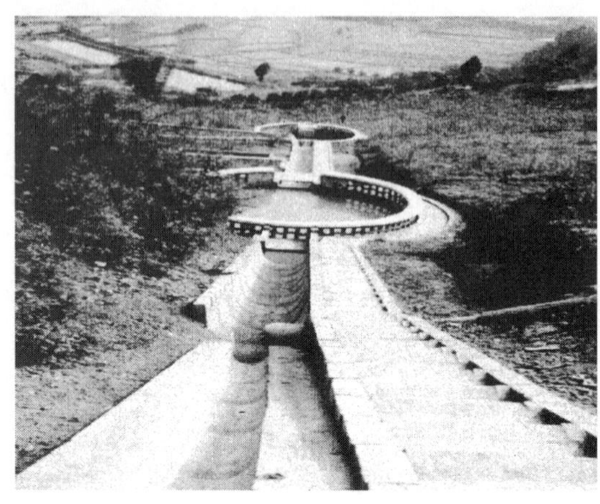

图 8.35 蒲江县长秋乡改造后的山平塘和相连的硬化沟渠

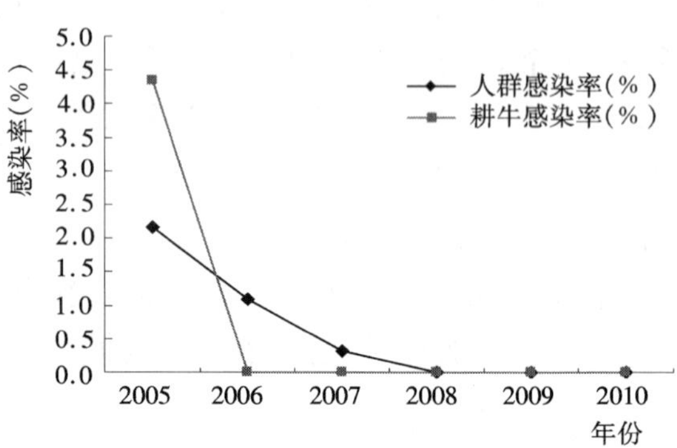

图 8.36 蒲江县长秋乡监测点古佛村人群、耕牛病情变化情况

集雨节灌工程的建设，解决长秋山区 0.23 万人饮水安全。结束了长秋乡生产生活用水困难，直接消灭钉螺 50hm^2，间接灭螺 100hm^2，从监测点古佛村 2005 年来的监测数据可以看出（图 8.36、图 8.37），人畜病情和钉螺面积都大幅度下降，为消灭血吸虫病，保护群众身体健康，起到了积极作用。同时又有效防止了水土流失，提高了土壤的保水保肥能力，极大地改善了长秋山的生态环境，有力促进了产业结构调整和农业增效、农民增收，取得了良好的生态效益和经济、社会效益。使今日的长秋山区“山更绿、水更清、人更富”。

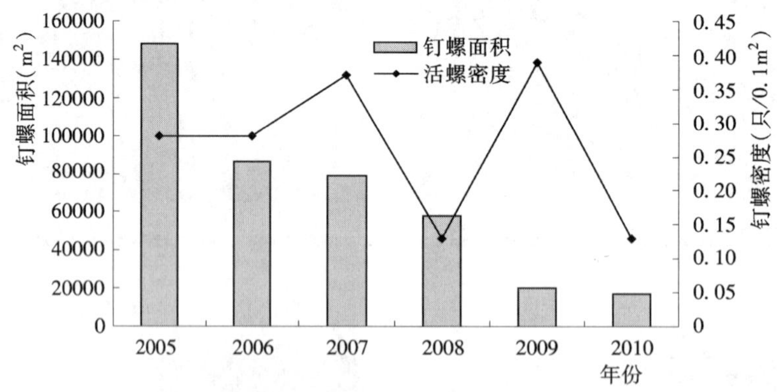

图 8.37 蒲江县长秋乡监测点古佛村人群、耕牛螺情变化情况

8.2.6 四川省黄连埂水库灌区水利血防工程

黄连埂水库位于眉山市东坡区盘鳌乡清水村境内岷江水系盘鳌河上，是一座以灌溉为主，兼向盘鳌乡生产生活供水的小型水利工程。水库设计灌溉面积 0.17 万 hm^2，枢纽工程由大坝、溢洪道、放水设施三部分组成，该水库枢纽于 1970 年 12 月动工修建，1975 年 8 月竣工，灌区覆盖东坡区盘鳌、秦家和

万胜3个乡镇59个流行村，灌区有人口7.5万余人，历史钉螺面积686.32hm^2。建设之初由于经济条件限制，配套灌溉渠系多为土沟，渗漏严重，造成当地钉螺面积和密度增加，血吸虫病流行加重。2002年灌区内的盘鳌村、郑湾村和小学村的人群血吸虫病感染率分别为25.8%、15%和17.7%。进入21世纪以后，该地区加强综合治理环境面貌得以改善，但是由于灌区的配套渠系仍没有发生较大的变化，致使该地区的血吸虫病仍然流行。2007年由水利部长江水利委员会投资，开始建设“黄连埂水库灌区水利血防项目”，该项目硬化沟渠45.595km，改造渠系建筑物315处，整治山坪塘45口，共投资1707.9217万元，减少钉螺面积37.64hm^2，改造钉螺孳生环境206.4hm^2，从根本上改变了该地区的生态环境（图8.38～图8.41）。通过水库灌区改造，监测点马沟村的钉螺面积由2005年的3.7hm^2，下降到现今的500m^2，钉螺密度降至1只/0.1m^2以下，人群感染降至0，且已连续4年维持为0（图8.42）。使原来的血吸虫病重流行区变成今天群众安居乐业的好地方。

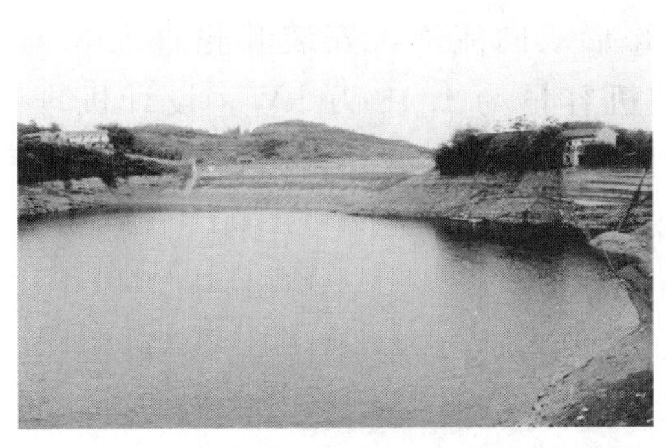

图8.38 眉山市东坡区黄连埂水库

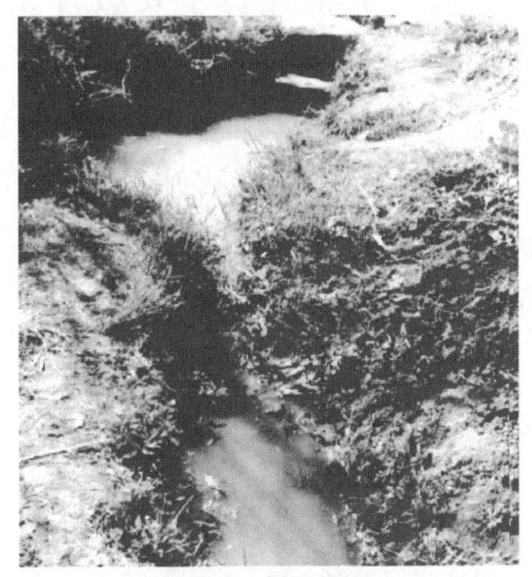

图8.39 眉山市东坡区黄连埂灌区未改造前的沟渠

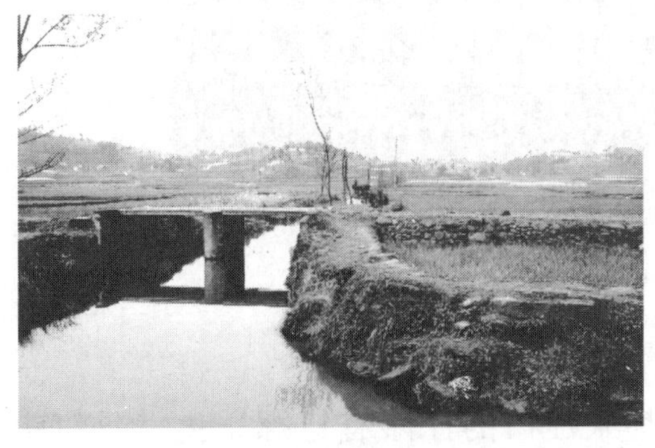

图8.40 未改造前的黄连埂水库灌区

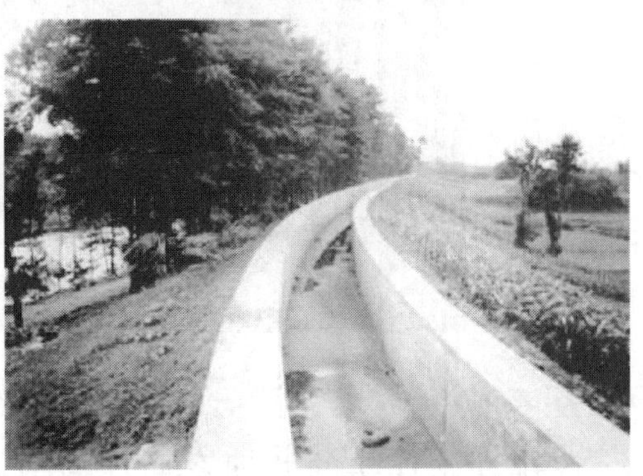

图8.41 改造后的黄连埂水库灌区

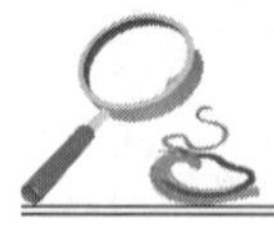

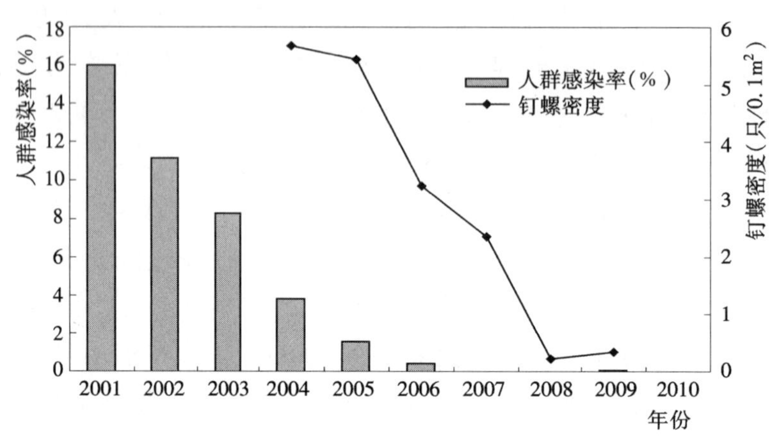

图 8.42 黄连埂水库灌区马沟村人群病情和钉螺密度变化情况

8.2.7 安徽省凤凰颈排灌站防钉螺扩散工程

凤凰颈排灌站位于安徽省无为县刘渡镇，属国家级大型沿江排涝泵站工程枢纽，又是安徽省规划的引江济淮（济巢）的起点工程。该排灌站 1986 年 11 月 25 日动工，1990 年 6 月基本建成，1991 年 3 月底验收正式交付使用，总投资 7035 万元。排灌站站身采用河床式 X 形双向流道，安装叶轮直径 3.1m 的轴流泵 6 台，配套同步电机 6 台，总装机容量为 1.48 万 kW。设计机排流量 $240m^3/s$，机引灌流量 $200m^3/s$，自流排灌为 $380m^3/s$（图 8.43）。

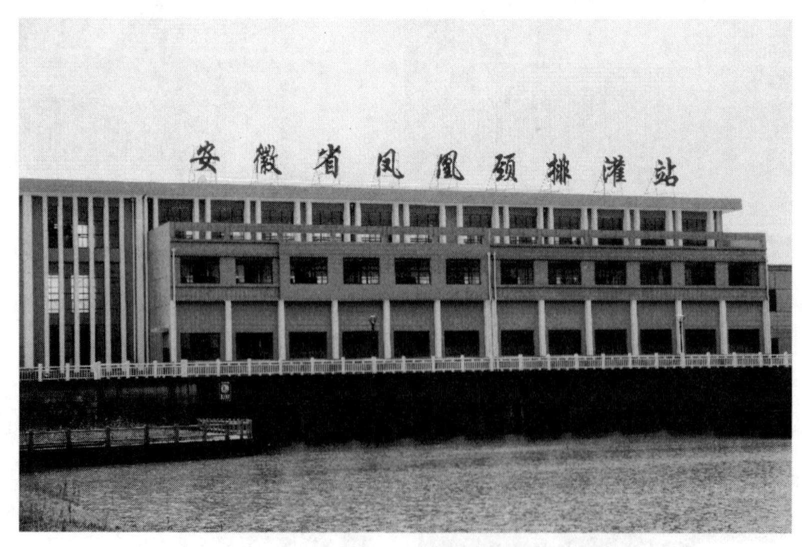

图 8.43 安徽省凤凰颈排灌站水利工程

该排灌站连接的西河系通江河道，其入江口的江滩有钉螺孳生，且钉螺密度高，并曾经多次发现过阳性钉螺，但排灌站的闸内蓄水池和下游河道没有钉

螺分布（图 8.44、图 8.45）。该排灌站建成之后，长江江水通过涵闸的中层取水以及沉螺池的阻螺作用，有效阻止了钉螺向下游河道扩散，建站近 20 年时间内，每年均对排灌站下游渠道、闸内蓄水池周边环境、闸外江滩环境螺情进行监测，均未发现钉螺扩散，工程设施的建设起到了很好的防螺、控螺效果，

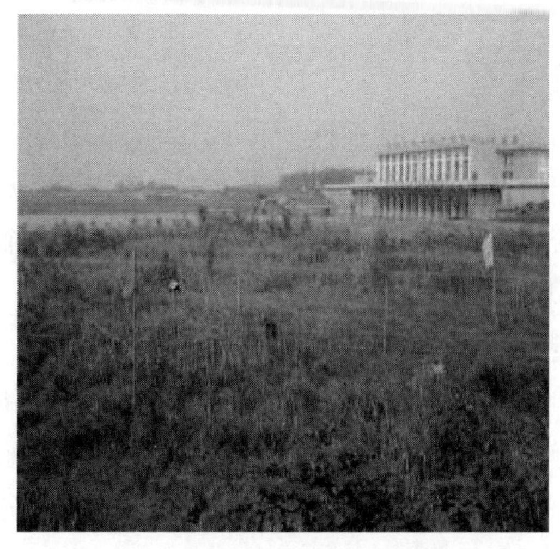

图 8.44 凤凰颈排灌站闸外江滩有螺环境

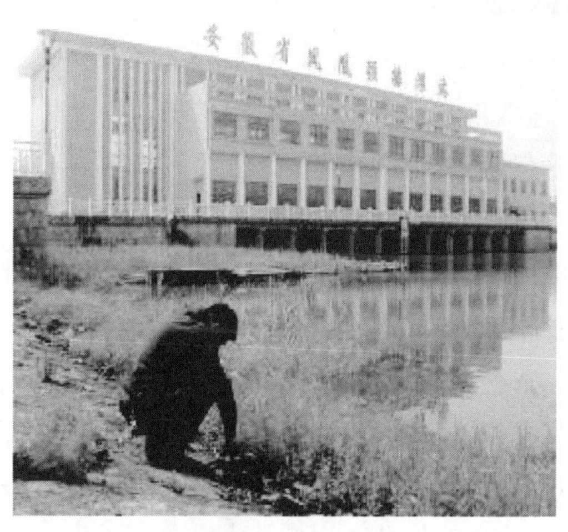

图 8.45 凤凰颈排灌站闸内蓄水池环境

并对安徽省引江济淮（济巢）工程防止钉螺扩散及血吸虫病传播蔓延发挥了重要作用。截至 2009 年之前，蓄水池内及下游渠道均未查获钉螺。而闸外江滩环境每年度均查获钉螺，2008 年、2010 年甚至查出阳性钉螺，2010 年闸外江滩环境活螺密度为 1.53 只/0.1m^2，感染螺密度为 0.0355 只/0.1m^2，钉螺感染螺为 1.24%。

2008 年 9 月 28～30 日，该泵站在进行维护时将蓄水池漂浮栅拿掉，造成江外滩地钉螺随着漂浮物进入蓄水池，蓄水池面由于建设时间长，部分损害表面没有及时维修，造成漏水和断裂，加之淤泥没有即时清理，导致钉螺聚集性分布。此外，排灌站沉螺池建设年代较长，周边由于长期淤泥淤积，植被生长，易使进入沉螺池的钉螺在此孳生繁殖。2009 年蓄水池及下游渠道发现了钉螺，其中蓄水池内活螺密度为 0.81 只/0.1m^2，活螺框出现率为 33.8%；下游渠道活螺密度为 0.023 只/0.1m^2，活螺框出现率为 2.3%。发现钉螺后，当地血防专业机构于 2009 年和 2010 年对排灌站外江滩、蓄水池及下游渠道及时实施了反复药物灭螺，灭螺面积分别为 7.6hm^2、4.8hm^2。2010 年钉螺调查结果表明，蓄水池内活螺平均密度与活螺框出现率较 2009 年分别下降了 89.1% 和 79.7%，排灌站下游渠道则未查出钉螺。可见，水利血防工程在防止钉螺扩散过程中发挥重要作用，但科学管理及维护是发挥工程长期防螺效果的关键。水利血防工程要想从根本上杜绝钉螺孳生，在保证工程质量的同时，必须

做好工程的后期管理工作，及时对杂草和淤泥进行清理，防止人畜粪便污染，并且发现钉螺后应及时进行灭螺，否则很难保证水利血防工程的长期防螺、控螺效果，甚至有可能重新成为钉螺孳生地。

8.2.8 湖南省白石港水利血防工程

1. 白石港疫区基本情况

（1）白石港流域基本情况。白石港流域位于湖南省株洲市城区东北部，湘江右岸，地理位置：东经113°06′～113°16′，北纬27°51′～28°01′。河流穿城区而过汇入湘江，途经荷塘、石峰和芦淞3个区（因行政区划变动，现为4个区），全长29km；城区总人口数达70余万人。该河流的特点是河岸凹凸不平，坑洼地多，河滩杂草丛生，适宜钉螺孳生；堤防等级低，抗洪能力差。

（2）白石港血吸虫病流行基本情况。株洲市1998年被确定为血吸虫病新疫区，疫区辖3个区，5个乡镇，17个行政村，总人口1.8万人。调查居民血吸虫病粪检阳性率为16.71%；家畜血吸虫病粪检阳性率15.38%；有钉螺分布面积238.37hm^2，活螺平均密度2.12只/0.1m^2，活螺最高密度达528只/0.1m^2，并有感染性钉螺分布。分析当地疫情，特点是疫区较为封闭，外来传染源输入的机会不多，因而采取了以化疗为主辅以药物灭螺的综合防治对策，经过连续7年的防治，疫情得到了较好的遏制，人、畜血吸虫感染率显著下降但仍存在如下主要问题：

1）钉螺扩散严重。白石港疫区的钉螺主要分布在白石港中、下游16.8km范围的河滩及其两岸700m范围内田间，其中两岸100m内钉螺分布最为集中，而两岸耕地地势较低，一般高程为35～38m，大部分地段无防洪堤段，已有的几段堤防标准也很低，一到洪水季节常常被漫淹，造成洪灾频繁发生，河道中钉螺则随着洪水扩散到田间、沟渠，导致灭螺成果难以巩固。

2）钉螺面积难以下降。河道泥沙淤积严重，滩地面积不断增加；河岸凹凸不平，坑洼地多、杂草丛生；两岸农田多、沟渠长，以种植水稻为主。白石港复杂的钉螺孳生环境，单靠药物灭螺效果差，作用小。

3）威胁范围广。疫区位于株洲市城区，人口70余万人，市民和外来流动人群经常在疫区活动。2001年，曾发生一批感染急性血吸虫病10例的事件。疫区下游是长沙、湘潭等文化、经济重镇，一旦疫情向下游扩散，会给这些地区带来重大损失，影响经济的可持续发展与社会稳定，同时也加大治理的难度。为消除这一重大隐患，2005年经国务院审查批准同意《白石港水利血防工程》立项。工程于2005年开工，于2007年年底竣工。

2. 白石港水利血防工程措施

(1) 加高、加固或新修堤防。按 10 年一遇最高洪水位的防洪标准设计堤防，加高堤防高程 1 m 以上。新修白石港流域乡村段及支流大堤；硬化加固原有堤防。水利作用是保护大堤和防止白石港洪水外溢淹没农田；血防作用是控制钉螺因洪水扩散。

(2) 抬洲降洲。设计的技术标准是根据钉螺在洲滩的分布特点，将洲滩底部降至多年平均枯水位以下 0.5m，筑台的台顶高程在无螺线高程 1.5m 以上；混凝土护坡从台底护至无螺线高程 1.5m 以上。以此改变钉螺孳生环境，致使钉螺不能生长繁殖。

(3) 堤岸水泥硬化护坡。对白石港及其支流疫区沿线堤防岸坡护坡，范围从枯水位以下 0.5m 至当地无螺线高程以上 1.5m。

(4) 涵闸改造。涵闸设计的技术标准是控制白石港河水进入周边水系。涵闸结构：闸身出口设置闸室，并设置启闭机排架及启闭平台，采用螺插式启闭机启闭，闸门选用钢质平板闸门。功能是排除与白石港相通的较大沟渠内的渍水和限制白石港内洪水进入田间。

(5) 河道清淤。白石港淤积严重，杂草丛生，钉螺密度。工程清除河道淤泥，疏通河道。

(6) 沟渠硬化。对疫区乡村有螺沟渠进行硬化，消灭钉螺孳生环境。先清除沟渠表面杂草，再将沟渠边坡用混凝土砌硬化。

3. 白石港水利血防工程效果

(1) 螺情变化。白石港河内沿岸及抬洲降洲区域的灭螺效果。2005 年工程实施前钉螺面积、活螺框出现率和活螺平均密度分别为 413.00hm^2、8.39% 和 0.12 只/0.1m^2；工程实施后钉螺面积、活螺框出现率和活螺平均密度均有显著下降，2008 年与 2005 年比较，分别下降了 39.01%、92.37%和 92.50%（表 8.19）。

表 8.19　白石港水利血防工程实施前后螺情变化

年份	查螺框数	活螺框数	活螺数	活螺框率（%）	活螺密度（只/0.1 m^2）	钉螺感染率（%）	钉螺面积（hm^2）
2005（工程前）	34426	2890	8	8.39	0.12	0	413.00
2006	58012	2179	695	3.75	0.07	0	315.31
2007	6129	59	81	0.96	0.013	0	251.87
2008	5904	38	84	0.64	0.009	0	251.87

白石港大堤沿岸700m范围内的灭螺效果。2006年春季调查，钉螺主要分布在距大堤100m范围内。水利血防工程实施后，活螺框出现率和活螺平均密度均有显著下降，下降最低的为50%，最高的达90%以上；活螺框出现率下降最明显的是离堤51～100m为90.38%，其次是离堤101～200m为87.59%；活螺平均密度下降最明显的是离堤51～100m为93.52%，其次是离堤301～400m为91.67%（表8.20）。

表8.20 白石港水利血防工程实施前后离堤不同距离的螺情变化

离堤（m）	2006年			2007年			2008年		
	查螺框数（0.1m²）	活螺框率（%）	活螺密度（只/0.1m²）	查螺框数（0.1m²）	活螺框率（%）	活螺密度（只/0.1m²）	查螺框数（0.1m²）	活螺框率（%）	活螺密度（只/0.1m²）
0～50	5940	6.65	0.0117	6129	0.96	0.013	5904	0.64	0.009
0～100	1692	5.56	0.108	2436	0.53	0.007	2617	0.69	0.007
0～200	1455	2.41	0.043	2270	0.48	0.006	2188	0.37	0.004
0～300	1302	0.38	0.005	2338	0.21	0.003	2352	0.17	0.002
0～400	1092	0.92	0.012	1680	0.42	0.005	1619	0.12	0.001
0～500	994	0.70	0.007	1495	0.33	0.004	1426	0.14	0.001
0～600	1350	0.37	0.004	2202	0.14	0.001	2164	0.23	0.002
0～700	1990	0.20	0.002	1199	0.33	0.002	1026	0.10	0.001
合计	15815	3.51	0.062	19749	0.54	0.007	19296	0.39	0.005

（2）人群病情变化。连续6年在白石港对云龙区响塘村常住居民进行病情监测，水利血防工程实施前，2005年居民血吸虫血检阳性率为6.03%，感染率为0.41%，工程实施后居民血检阳性率和感染率均显著下降，人群感染率2008～2010年3年均为0。6年人群感染率监测结果见表8.21。调查流动人口30人，均未发现血吸虫病病例。无急性和新发晚期血吸虫病病例。

表8.21 白石港水利血防工程实施前后响塘村人群血吸虫感染率监测结果

年份	人口数（人）	6～65岁人数（人）	血检人数（人）	阳性人数（人）	阳性率（%）	粪检人数（人）	阳性人数（人）	感染率（%）
2005	1520	1487	730	44	6.03	44	3	0.41
2006	1531	1480	736	11	1.49	11	1	0.14
2007	1535	1474	756	22	2.91	22	1	0.13
2008	1705	1630	716	26	3.63	25	0	0
2009	1810	1721	778	5	0.64	5	0	0
2010	1472	1018	563	11	1.95	11	0	0

(3) 家畜病情变化。从 2005～2010 年每年对响塘村存栏牛羊全部检查，受检率达 100%，水利血防工程实施前 2005 年家畜感染率为 2.40%，2006～2010 年无牛羊感染（表 8.22）。

表 8.22 白石港水利血防工程实施前后响塘村家畜血吸虫感染率监测结果

年份	存栏牛羊（头）	检查牛羊（头）	阳性数（头）	感染率（%）
2005（工程前）	83	83	2	2.40
2006	45	45	0	0
2007	15	15	0	0
2008	19	19	0	0
2009	26	26	0	0
2010	26	26	0	0

4. 白石港水利血防工程效果分析

白石港水利血防工程治理前，河岸凹凸不平，坑洼地多，河滩杂草丛生；实施治理工程后（图 8.46、图 8.47），河流抗洪能力得到了加强，洪水漫堤得到了治理，防止了钉螺扩散；河内洲滩钉螺孳生环境得到了改造，钉螺面积、活螺框出现率和活螺平均密度分别下降了 39.01%、92.37%和 92.50%，减轻了血吸虫感染威胁，居民、家畜血吸虫感染率显著下降，在控制白石港流域血吸虫病疫情中发挥了重要作用。

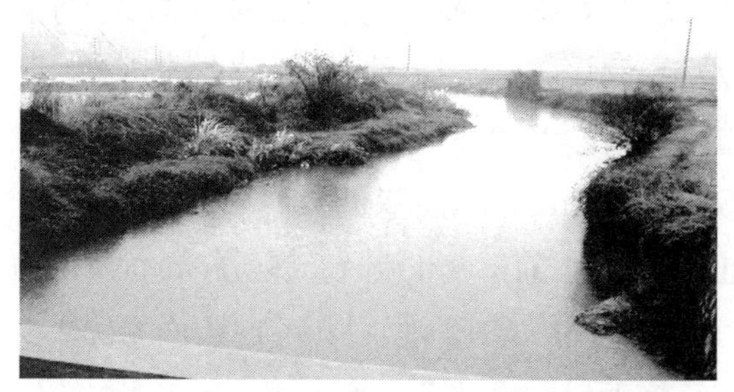

图 8.46 白石港治理前钉螺孳生地杂草丛生

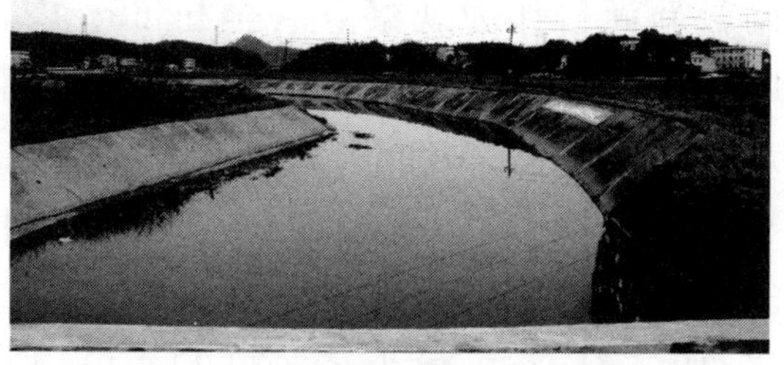

图 8.47 白石港水利血防工程治理后

8.2.9 湖南省沱江水利血防工程

1. 沱江基本情况

(1) 沱江流域基本情况。沱江是长江分洪洞庭湖—藕池河东支的一条分

支，北起湖南省南县南洲镇，南至南县茅草街镇，全长 41.02km。沱江河治理的先后进行了 2 次。第 1 次于 2001 年，主要治理是沱江河两端建坝建闸，蓄水养殖，水位波动在 30.05～33.50m。第 2 次于 2007 年立项为水利血防工程。沱江沿线两岸有 6 个乡镇，128 个行政村，总人口 23.97 万人。

（2）沱江血吸虫病流行基本情况。沱江治理前，河道泥沙淤积严重，洲滩杂草丛生，洲滩钉螺面积大达 262hm^2，是血吸虫严重易感环境。1982 年下游发现钉螺，并每年以 0.31km 速度向上游扩散，对两岸居民构成严重威胁，致使两岸沿堤一线居民血吸虫病感染率曾达到 8.7%，急性血吸虫病频繁发生，茅草街镇前哨村 1987 年一次发生急性血吸虫病 98 例，新尚村 1989 年一次发生急性血吸虫病 29 例，是南县血吸虫疫情最为严重的疫区之一。

2. 沱江水利血防工程措施

沱江水利血防工程 2007 年国家立项，投入资金 2334 万元，当年开工，于 2008 年年底竣工。水利血防工程措施包括：

（1）建拦水坝。在沱江河下游建拦河坝，稳定河水水位。

（2）堤岸水泥硬化护坡。对沱江两岸大堤进行水泥硬化护坡，长 17.23km。

（3）抬洲降洲。对有钉螺分布的 6 块洲滩实施抬洲降滩，治理面积 147 hm^2。

（4）开挖鱼池。在有螺洲滩开挖鱼池 400hm^2。

（5）涵闸防螺改造。涵闸防螺修建沉螺池 13 个。

（6）种植防病林。开发有螺洲滩，种植速生杨 333.33hm^2。

3. 沱江水利血防工程效果

沱江治理前的 2006 年，洲滩钉螺分布面积达 262hm^2；治理后钉螺分布面积减少了 259.56hm^2。为进一步观察治理后的效果，选择与沱江河一堤之隔的南县新尚村作为观察点。全村 698 户，人口 3404 人，以种植水稻、棉花、苎麻为主，生产用水主要通过本村涵闸引灌垸外沱江河水，生活用水全为机压井水。垸外易感环境 50.33hm^2，高程 29.5～32.5m（吴淞基面）。

（1）螺情变化。砣江实施水利血防工程前，洲滩钉螺分布面积为 50.33hm^2，主要分布于草洲、芦洲。改建为精养鱼池后，钉螺面积减少了 32.57hm^2，减少了 64.71%；工程实施后活螺平均密度也较工程实施前的 2007 年有所下降；2006 年以后连续 5 年均没有发现感染性钉螺（表 8.23 ）。

（2）人群病情变化。砣江水利血防工程实施前后居民血吸虫感染率均维持在较低水平，但病人感染度（EPG）下降显著，水利血防工程实施后比实施前（2007 年）下降了 85.71%（表 8.24）。连续 6 年无急性和新发晚期血吸虫病

病例。

表 8.23 沱江水利血防工程实施前后新尚村外洲钉螺监测结果

年 份	调查面积 (hm^2)	有螺面积 (hm^2)	查螺框数	钉螺密度（只/0.1m^2）		钉螺感染率 (%)
				活螺	感染螺	
2005	41.44	41.44	1125	0.0196	0.0018	9.09
2006	41.44	41.44	1125	0.0462	0	0
2007	41.44	41.44	1125	0.2044	0	0
2008	17.76	17.76	525	0.1581	0	0
2009	17.76	17.76	525	0.1790	0	0
2010	17.76	17.76	525	0.1809	0	0

表 8.24 沱江水利血防工程实施前后新尚村居民血吸虫病监测结果

年份	检查人数（人）	血 检		粪 检		居民感染率 (%)
		阳性人数（人）	阳性率（%）	检查人数（人）	阳性人数	
2005	461	111	24.08	101	3	0.72
2006	450	159	35.33	144	1	0.25
2007	396	138	34.85	125	1	0.28
2008	401	125	31.17	115	1	0.27
2009	346	90	26.01	81	2	0.64
2010	366	116	31.69	105	2	0.60

（3）家畜病情变化。敞放外洲有螺环境的家畜主要以牛、羊为主，沱江水利血防工程实施前的 2005 年、2006 年家畜血吸虫感染率在 16%左右，工程实施后，家畜感染率迅速下降，2010 年降至 0（表 8.25）。

表 8.25 沱江水利血防工程前后新尚村家畜血吸虫感染率监测结果

年 份	检查牛羊（头）	阳性数（头）	感染率（%）
2005	48	8	16.67
2006	38	6	15.79
2007	43	2	4.65
2008	31	1	3.23
2009	34	1	2.94
2010	29	0	0

4. 沱江水利血防工程效果分析

实施水利血防工程后，控制了沱江水位 95%的钉螺孳生环境得到了改造，基本消除了垸外血吸虫感染威胁，居民血吸虫感染率保持在较低水平，连续 6 年无急性和新发晚期血吸虫病病例；家畜血吸虫感染率 2010 年降至 0，基本控制了沱江流域血吸虫病疫情。沱江水利血防工程施工及控制闸完建情况见图 8.48、图 8.49。治理后还取得了较好的经济效益和社会效益：上下堵坝后至今未发生一次洪涝灾害，每年节约防汛资金约 300 多万元；每年可产鲜鱼 75 万 kg，产值 450 万元；开发洲滩种植速生杨，年获经济效益可达 100 万元以上。

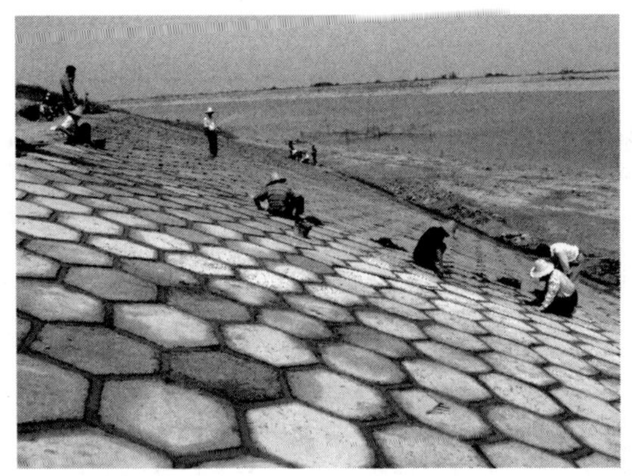

图 8.48　沱江水利血防工程施工中

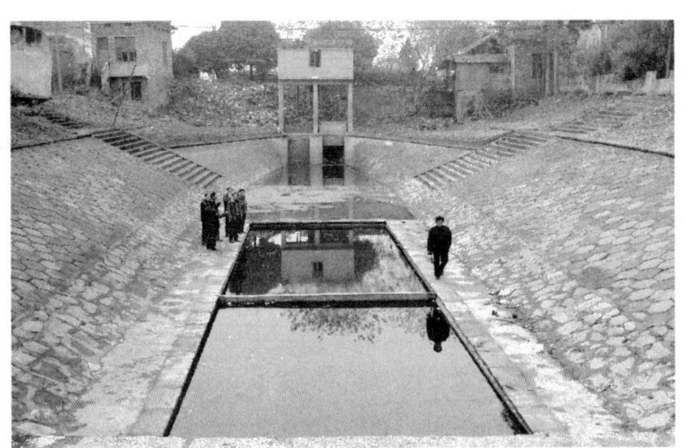

图 8.49　沱江水利血防工程～水位控制闸

8.2.10　湖北省阳新县富水下游防洪灭螺治理一期工程

1. 流域概况

富水流域属长江中游南岸，界跨湖北、江西两省，属长江一级支流，流域面积 5310km^2，客水面积 3065km^2，干流总长 194km，其流域界跨 2 省 7 县（市），富水水库至富池口为富水下游。富水流域属副热带地区，夏季炎热，冬季寒冷，年平均气温 16.6℃，全年无霜期 240～280 天；流域内雨量丰沛，多年平均年降雨量为 1466mm，降水年内分配不均，主要集中在 4～8 月，占全年的 2/3；受季风、台风的影响，常遭暴雨袭击，其洪水多发在 4～8 月。流域两岸均为湖滩、洲滩地，地面高程 12.5～20.2m。两岸堤线间距 200～1200m，堤内地形总体平坦，期间沟渠、支流分布较多，地面高程自上而下由 19.8m 渐变至 12.8m，相对高差 7m 左右，堤外漫滩宽约 100m，局部宽达 300m。由于有利 的地理环境条件，适宜于钉螺的孳生和繁殖。治理前有钉螺面积 0.314 万 hm^2，占阳新县钉螺面积的 97%，受威胁人口达 40 万余人，是该县血吸虫病主要疫源地。

2. 疫情概况

富水下游防洪灭螺一期工程涉及浮屠、兴国、陶港、富池镇和综合、半壁山农场。保护区人口为43.64万人，耕地面积0.892万hm^2。目前竣工有：十里湖、宝塔湖、网湖3个湖泊的宝塔村和十里湖大队与县城区。总人口293950人（其中宝塔村4595人，十里湖村3800人，县城区20万人），耕地面积1250.93hm^2（其中宝塔湖513.33hm^2，十里湖737.6hm^2），村民以种植水稻为主，兼有养殖业和蔬菜业。当地村民生产生活与疫水接触频繁。宝塔湖治理前钉螺面积246.6万m^2，活螺平均密度为6.65只/0.1m^2，最高密度为76只/0.1m^2，钉螺感染率为2.30％，钉螺分布具有“两线、三带”的湖沼型的分布规律，分布高程在15～17m之间，分布幅度均在3m高程范围内，相当于治理前的枯水期与洪水期之间；血吸虫病人698人，其中晚血9人，年发急感2例，人群感染率为34.77％；病牛106头，病牛感染率为56.99％，属湖沼型（亚型）血吸虫病重度流行区。十里湖村现有钉螺面积112.66万m^2，病人感染率为25％，晚血病人3人，2006年发生一例急感。

3. 治理项目

富河下游防洪灭螺一期工程主要是根据不同类型、自然环境和设计要求，采取堤防加固、加高，涵闸改造、外滩灭螺治理等项目：

（1）抬滩降滩、土埋灭螺工程。河道外滩灭螺治理总长度为31.379km，根据防洪设计标准，将河道、洲滩降至常年水位线以下，抬滩即将降滩处土层和砂石移至它处，形成外压浸平台高超常年水位2m，改造后洲滩高程按照自然地貌高程确定。

（2）堤防加固工程。加固、加高堤防总长35.937km，主要工程包括堤身加培、锥控灌浆、草皮护坡、垂直防渗墙等，按设计要求，“一期工程”堤高加高1～1.5m，加宽至8m，由过去5～10年一遇提高到20～30年一遇的防洪标准。

（3）防洪墙改建工程。将阳新县城防洪保护墙0.94km重新改造建设，增加绿化带和休闲场所。

（4）涵闸建造，增加阻螺沉螺工程。宝塔湖闸站改造后，增加阻螺沉螺设施，配套渠道硬化工程，到达深层提水灌溉的目的。

（5）改水改厕配套工程。根据中央血防项目的要求，由水利、农业部门制订的技术方案和措施，由村委会统一购材料，村民出工，组织实施改厕（三格式化粪池），建集中供水工程。

4. 治理概况

富水下游干流总长79.6km（不含三溪支流），堤防全长120km，工程总投资为7.28亿元。由于该工程任务重，投入大，国家财力有限，工程计划分二期

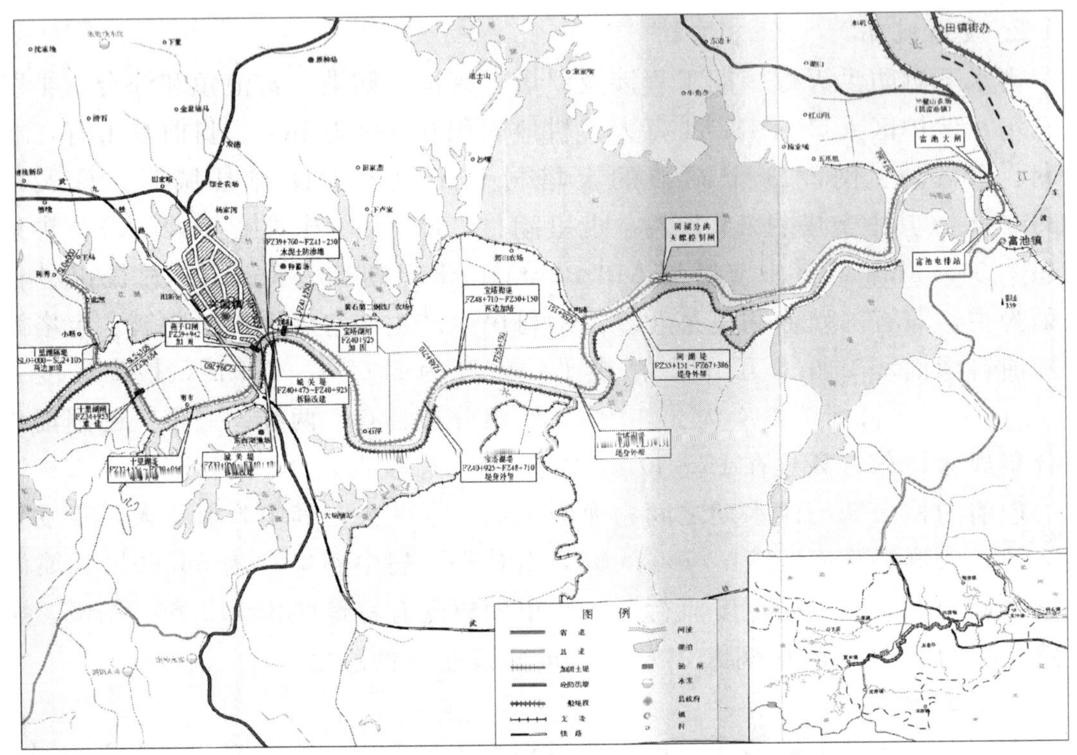

图 8.50 阳新县富水下游防洪灭螺一期工程示意图

实施。“一期工程”是将阳新县城防洪保护圈内富水下游左岸十里湖、宝塔湖、网湖进行综合治理（图 8.50）。设计施工工期为 3 年，于 2004 年获得国家立项，被列为国家水利血防三大重点工程之一，总投资 1.88 亿元，中央和地方各出资 50%进行建设。从 2004 年 12 月开工建设以来，2004 年、2005 年两年度共完成宝塔湖 14.25km 堤防、城关堤 0.94km 堤防平均加高 1.3m，堤面宽度加宽至 8.0m，河道滩面得到了有效整治，“一堤两林”堤防格局已经形成，防洪标准由过去 5～10 年一遇提高到 20～30 年一遇标准，有效地遏制住了血吸虫病疫情的扩散和蔓延，防洪灭螺效益得到了初步发挥。截至 2006 年 12 月底已完成：加固堤防 15.19km，占堤防总长度的 42.5%；土方填筑 253.88 万 m^3，占批复概算总土方的 51.47%；混凝土浇筑 1.1 万 m^3，占批复概算总混凝土的 65.87%；钢筋制安 410.48t，占批复概算总钢筋量的 65.89%；锥探灌浆 65.89 万 m，滩面灭螺整治 181.44 万 m^2，占批复概算总面积的 47.75%；涵闸灭螺改造 1 座，占批复概算总数的 33.33%；房屋拆迁 1.61 万 m^2，占批复概算总面积的 64.92%。

5. 疫情监测

（1）螺情。每年春季，采用系统抽样调查的方法对一期工程治理前后的宝塔湖护坡、抬滩降滩滩地，以及十里湖沉螺池进水涵闸草滩及灌区进行调查，同时对易感地带开展药物灭螺。

（2）病情。按照方案要求，对一期工程治理前后的宝塔村的大泉组、七里组、十里湖村三组的人群和家畜开展查治病，观察其人群和家畜的感染变化情况。

（3）水利工程。收集一期工程范围内护坡、河滩抬滩降滩和修建阻螺设施等，水利血防工程的计划与实施情况。

（4）行为因素调查。调查村民生活方式和经济状况以及卫生行为等。

（5）健康教育。每年对学生上血防知识课，每学期最少 2 次，在学校、村庄张贴血防宣传画，易感地带树立警示牌及刷写血防标语。

6. 调查结果

（1）螺情变化情况。通过抬洲降滩、平整滩面、深埋灭螺，钉螺面积、活螺平均密度及钉螺感染率有明显的下降。结果见表 8.26。

表 8.26　阳新县富河综合治理螺情指标消长变化

<table>
<tr><th>年份</th><th colspan="2">项　目</th><th>环境总面积（万 m²）</th><th>查出有螺面积（万 m²）</th><th>活螺框出现率（%）</th><th>活螺平均密度（只/0.1m²）</th><th>感染螺平均密度（只/0.1m²）</th><th>钉螺感染率（%）</th></tr>
<tr><td>2003</td><td colspan="2"></td><td>246.6</td><td>246.6</td><td>79.12</td><td>6.65</td><td>0.152</td><td>2.28</td></tr>
<tr><td>2004</td><td colspan="2"></td><td>246.6</td><td>246.6</td><td>80.02</td><td>6.61</td><td>0.152</td><td>2.30</td></tr>
<tr><td rowspan="2">2005</td><td colspan="2">未改造段　合计</td><td>54.88</td><td>54.88</td><td>82.26</td><td>10.98</td><td>0.222</td><td>2.02</td></tr>
<tr><td colspan="2">已改造段合计</td><td>171.92</td><td>0</td><td>0</td><td>0</td><td>0</td><td>0</td></tr>
<tr><td rowspan="4">2006</td><td rowspan="2">原改造段</td><td>合计</td><td>171.92</td><td>27</td><td>1.92</td><td>0.04</td><td>0</td><td>0</td></tr>
<tr><td>与 2003 年相比下降（%）</td><td></td><td>85.92</td><td>97.57</td><td>99.40</td><td>100</td><td>100</td></tr>
<tr><td colspan="2">现改造段合计</td><td>16</td><td>0</td><td>0</td><td>0</td><td>0</td><td>0</td></tr>
<tr><td colspan="2">未改造段　合计</td><td>38.88</td><td>38.88</td><td>51.46</td><td>7.42</td><td>0.095</td><td>1.28</td></tr>
<tr><td rowspan="3">2007</td><td colspan="2">合计</td><td>246.6</td><td>40.2</td><td>1.27</td><td>0.03</td><td>0.0003</td><td>0.56</td></tr>
<tr><td colspan="2">与 2006 年相比下降（%）</td><td></td><td>38.98</td><td>33.85</td><td>25</td><td></td><td></td></tr>
<tr><td colspan="2">与 2003 年相比下降（%）</td><td></td><td>83.70</td><td>98.39</td><td>99.55</td><td>99.80</td><td>75.44</td></tr>
</table>

（2）人群感染率变化情况。通过加大综合防治措施和宣传力度，人群感染明显下降，尤其是急性血吸虫病感染率，3 年来未发生 1 例。结果见表 8.27。

（3）耕牛感染率变化情况。河滩通过治理后，耕牛逐年被淘汰，污染指数逐年降低。结果见表 8.28。

（4）水利工程进展情况。通过 3 年的实施，目前进展顺利，见表 8.29。

（5）费用分析。根据《水利建设项目经济评价规范》（SL 72—94），工程经济评价的主要指标为经济内部收益率、经济净现值及经济效益费用比。经预测分析，工程完工后正常运行期第 1 年防洪经济效益为 1877.13 万元。见表

8.30、表 8.31。

表 8.27　　阳新县富河综合治理人群感染率变化情况

年　份	检 查 数	阳 性 数	阳性率（%）	晚血病人数	急感病例
2003	—	—	—	9	1
2004	256	89	34.77	9	0
2005	399	112	30.37	7	0
2006	762	70	10.49	5	0
2006 年与 2003 年比下降（%）			69.83	44.44	100.00

表 8.28　　阳新县富河综合治理耕牛感染率变化情况

年　份	检查数	阳性数	阳性率（%）
2003	186	106	56.99
2004	34	19	55.88
2005	6	2	33.33
2006	6	1	16.67
2006 年与 2003 年比下降（%）	96.77	99.06	70.75

表 8.29　　阳新县富水下游防洪灭螺一期工程进展情况

工程名称	计划数（%）	完成数	占工程比例（%）
堤防加固	35.4	15.19km	42.50
土方填筑		243.88 万 m^3	49.45
混凝土浇筑		1.1 m^3	65.87
锥柱灌浆		57.26 万 m^3	41.77
涵闸改造		1km	33.33
滩面整治		181.44km	47.75
改建防洪墙	0.94	0.94km	100

表 8.30　　阳新县富水下游防洪灭螺一期工程效益费用流量表

项　目	建设期（万元）			运行期（万元）				
	1	2	3	5	4	…	52	53
效益流量				1877.13	1933.44	…	7756.77	7989.48
防洪效益				1877.13	1933.44	…	7756.77	7989.48
费用流量	8389.37	9197.41	4675.69	668.14	668.14	…	668.14	668.14
固定资产投资	8389.37	9197.41	4675.69			…		
运行费用				668.14	668.14	…	668.14	668.14
净效益流量	−8389.37	−9197.41	−4675.69	1208.99	1265.30	…	7088.63	7321.33

指标计算：经济内部收益率 EIRR 8.33%

经济净现值 ENPV（万元）5380.31

经济效益费用比 EBCR 1.20

表 8.31　　阳新县富水下游防洪灭螺一期工程经济效益敏感性分析成果表

项　　目	投资增加 10%，效益不变	效益减少 10%，投资不变
经济内部收益率（%）	7.61	7.54
经济净现值（亿元）	2657.70	2119.67
经济效益费用比	1.00	1.08

7. 讨论分析

（1）富水下游防洪灭螺治理一期工程结合优化防治措施，取得了明显的成效。从表 8.26 结果显示：一是钉螺面积减少 2006.4 万 m^2，活螺平均密度下降 99.55%，钉螺感染率下降 75.44%，治理后未发生急感，有效遏制了血吸虫病流行；二是防洪由 5～10 年一遇提高到 20～30 年一遇标准，达到防洪灭螺的目的；三是村民环境得到进一步改善。通过村民的改水改厕以及村路建设，村民生活有了明显的改善，减少了人群接触疫水的频次，降低了人群感染率。2009 年完工的富水下游防洪灭螺一期工程实景见图 8.51、图 8.52。

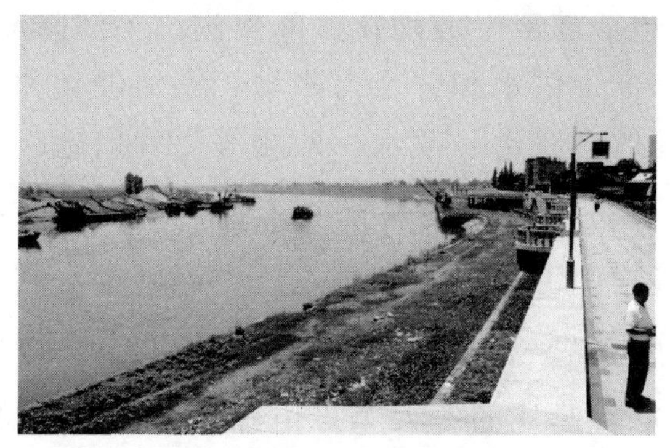

图 8.51　阳新县富水下游一期水利血防工程（2009 年完工）

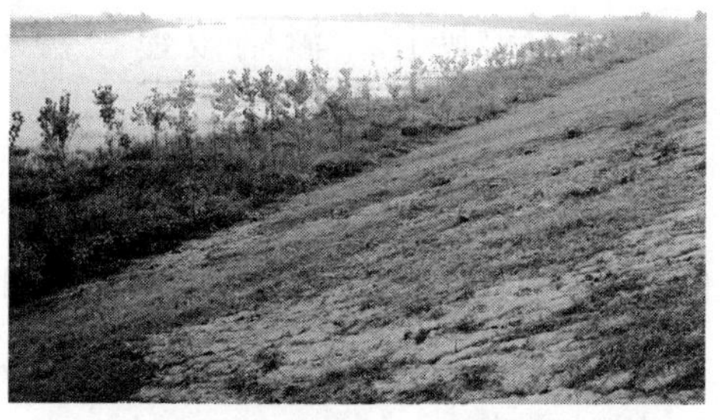

图 8.52　阳新县富水下游一期水利血防工程抬滩降滩改变钉螺孳生环境

（2）灭螺工程的远期效益有待进一步观察，但河对岸及上游未治理的河滩钉螺飘流扩散威胁仍然存在，且部分改造地段已经长草。2006 年在治理好的一期工程滩地面查获活螺，我们分析其原因是：治理滩面的上游由于钉螺分布密度高，汛期到来，上游或对岸的钉螺附着漂流物，随水向或风向汇集到水湾处着陆，导致现有钉螺少量分布。建议富水下游防洪灭螺二期工程尽快立项并予以实施，达到彻底根治的目的。

（3）富水下游干流防洪灭螺一期工程的经济净现值为 5380.31 万元，经济内部收益率为 8.33%，经济效益费用比达 1.20。各项指标均满足工程经济合理性要求，即使工程费用增加 10%或效益降低 10%，工程仍是经济可行的。工程完工后，还有巨大的社会效益。

附录1 水利血防常用术语解释

【水利血防】水利工程建设结合防螺和灭螺，简称水利血防。

【水利血防工程】以水利工程为主，结合防螺、灭螺修建的水利工程。

【水利血防工程效果评价】是对水利工程发挥防控钉螺扩散和控制血吸虫病传播流行作用的调查研究，并通过对各项指标和因素的综合分析，评估其达到控制和消除血吸虫病中间宿主——钉螺的孳生和蔓延的效果，从而确定水利工程是否达到预期的血防目标，评价水利工程血防措施是否合理有效。

【水利血防措施】为防螺、灭螺而采取的工程措施和非工程措施。

【水利血防工程措施】在疫区主要包括江河岸坡硬化、隔离沟、抬洲降滩、涵闸设置沉螺池、拦螺设施、手压井、集中供水和普及自来水、渠道硬化和涵闸改建、沟渠硬化、涵闸改建、蓄水塘堰合整治、改水、改厕等工程措施。

【水利血防非工程措施】指水利行业的人员卫生防护、查病治病、健康教育、水利血防规章和法规、水利血防机构能力建设和制定水库、涵闸等水利设施的水位调节蓄水灭螺、水利血防工程措施运行期维护管理等。

【防洪工程措施】为了防止洪灾的危害修建的各类工程措施，包括防洪墙、退洪闸、河道整治工程、水库等。

【防洪非工程措施】包括防洪法规、洪水预报、洪水调度、洪水警报、洪泛区管理、河道清障、超标准洪水防御措施、洪水保险、洪灾救济等。

【控制水位灭螺】即位于易感地带的水库（或湖泊）、涵闸等工程，通过合理制定水位高低调节方案，使蓄水水位高程高于当地有螺高程线 1～2m 上，蓄水时间至少持续 8 个月以上，达到水淹灭螺的目的。由于该方法是水利工程运行管理范围，其控制水位高程水淹灭螺要经许多管理部门，考虑的因素很多，在实际实施中难度很大，极少应用。

【河道护坡、渠道硬化灭螺】在疫区进行河道治理或灌区渠道建设和改造时，对河道或渠道采用混凝土或其他材料衬砌硬化，使钉螺无法生存和繁衍。

【防螺平台（水利工程称护堤平台）】在堤内侧按照防螺、灭螺要求兴建的护堤平台。

【防螺隔离沟（或称隔断灭螺）】在疫区江河湖泊洲滩区域为防螺、灭螺和防止人畜进入有螺区域，而在洲滩上挖筑的沟渠（即在堤内侧修筑护堤平台，覆盖堤脚和部分堤坡，结合护堤平台筑台取土，一般形成宽3～5m、深2m的隔离沟，沟中常年淹水（每年至少持续8个月），从而隔断钉螺在岸坡上生存。目前已不用。

【抬滩或降滩灭螺】为防螺、灭螺在堤内侧岸边洲滩区域填土修筑护堤平台，护堤平台抬顶部高程至有螺分布高程以上，称抬滩灭螺。采用疏浚方法将江河湖泊江心洲滩地沉积土高程降低至常年水位以下，使钉螺无法生存和繁衍。

【沉螺池】沉积和拦截水流中钉螺的建筑物（或者说在涵闸的闸口后修建沉螺池），它是利用过水断面大于渠道断面，使经过沉螺池的水流流速骤减，利用流速较低的特点，当钉螺随水流进入沉螺池时，沉淀于池底而淹死，防止钉螺向渠道扩散。

【拦螺墙】沉螺池中用于拦阻携带钉螺的漂浮物的墙。

【沉螺池平均流速】指钉螺在池内的起动流速，即钉螺在池底部保持静止不动的垂直平均流速，其值与池水深和钉螺的外形、大小及其在池底吸附状态等因素有关。

【钉螺的静水沉降流速】指钉螺在静水中的沉降流速，其值与钉螺的外形、大小等因素有关。

【拦网工程】在涵闸的闸前或闸后适当位置，根据实际情况在水面下设置孔径20目/英寸^2（成螺）或40目/英寸^2（幼螺）的钢丝网、尼龙网，拦截钉螺。目前已不使用。

【有螺高程线】有钉螺孳生的最低和最高高程线。

【无螺高程线】不孳生钉螺的最低和最高高程线。

【最高或最低无螺高程线】当地不适宜钉螺孳生环境的最低高程线和最高高程线。它与当地的水位、滩地、堤防平台的高程有直接关系。

【中层取水】根据钉螺主要分布在河岸常水位线上下1m范围内，将引水涵闸的进水管口底板高程置于当地最低有螺分布高程以下2～3m，避开在有螺层取水。

【中层取水防螺建筑物】从河和湖泊中取水，避开表层和底层有螺水体，

从中层无螺水体取水的建筑物。适用于进水口距主河槽较近且滩地较窄河段的涵闸（泵站）。

【水利水电工程主要建筑物】是指失事后将造成下游灾害或严重影响工程效益的建筑物，如堤坝、泄洪建筑物、输水建筑物、电站厂房及泵站等。在永久性建筑物中划分为“主要建筑物”和“次要建筑物”两个类别。

【水位】指水体的自由水面高出基面以上的高程，称为水位。

【常水位】在江河、湖泊的某一地点，经过长时期对水位的观测后，得出在一年或若干年中有50%的水位等于或超过该水位的高程值，称为常水位。

【枯水位】在江河、湖泊的某一地点，经过长时期对水位的观测后，得出在一年或若干年中河流水体枯水期的平均水位，称为枯水位。

【枯水】是河流断面较小流量的总称，枯水期就是发生枯水的这段时间，枯水不等于没有水。

【枯水期（季）】指流域内地表水流枯竭，主要依靠地下水补给水源的时期。在一年内枯水期历时久暂，随流域自然地理及气象条件而异。枯水期代表的是在全年水流量最少的时期。一般当月平均水量占全年总水量少于5%就属于枯水期了。

【平水期】指水位处于河流常年平均水位位置。

【丰水期】指江河水流主要依靠降雨和融雪补给径流的时期。一般是在雨季或春夏季气温持续升高的时刻，此时河水水量丰富，延续时间长。

【洪水位】汛期内河流超过滩地或主槽两岸地面时急剧上升的水位。多因流域内降雨或融雪而引起。也有依据历年观测资料确定某一历时的水位作为下限，超过此限的水位即称“洪水位”。

【设计水位】指与设计流量相对应的水位。

【设计枯水位】指在设计采用水文站多年1～3月月平均水位的平均值计的，所在工程位置的设计枯水位用上下两站的水位按内插得到。

【水位线】指在工程地质、岩土工程、水利水电工程等专业的地质剖面图等专业图中表示地表水或地下水水位的线，称作水位线。

【水库】它是指在山沟或河流的狭口处建造拦河坝形成的人工湖泊。水库建成后，可起防洪、蓄水灌溉、供水、发电、养鱼等作用。有时天然湖泊也称为水库（天然水库）。水库规模通常按库容大小划分。

【塘坝】总库容小于 10 万 m^3 时称为塘坝。

【水库总库容】是指校核洪水位以下的水库容积。

【河岸线】河岸线一般是指常水位时界线，投影至平面地图上通常用深蓝色线划，当中水域用淡蓝色表示。是地理、城市规划以及水利工程、航务管理等行业常用词语。

【河势】指河道水流（主流带）与岸线（或堤线）产生相互的态势。

【有利河势】如果在适当的河段长度上主流带与岸线平顺下延，并在适当长度（中游 5～7km）内左右过渡，这种情况可称为有利河势。

【不利河势】如果出现河形急剧弯曲（长江中游曲率半径小于 1500m）水流以较大角度顶冲河岸，或水流左右过渡段过长（一般还包括顺直段过长），水流易上、下、左、右摆动，或河段其间矶头、丁坝过多，挑流后形成折冲水流，称为不利河势。

【河道主流】就是河道各横断面上最大流速点的连线。

【河道险工险段】迎流顶冲，长年贴流，堤外无滩，河岸抗冲能力差的河段，一般多为弯道的凹岸，或水流左右岸过渡的下游逆流段，称之为险段。险段经护岸工程处理后，但并未根本改变其迎流顶冲、长年贴流、堤内外无滩的状况，称之为险工。护岸工程首先要把险工险段搞好。

【河道整治】用工程措施，使河道具备成稳定的良好或有利的河势。

【河流左右岸】河流的左右岸以面向下游为准。

【堤内】指堤坝向水、向河道一侧的。

【圩堤或圩垸】在沿江、滨湖的低洼地区，四周圈围田地房舍，内有灌排系统的农业区，防御外水侵入，以便进行垦殖的围堤，叫圩堤。在长江下游叫做“圩”，中游叫做“垸”，统称“圩垸”。

【圩区或圩垸地区】若干个圩垸连成一片，叫做圩区或圩垸地区。

【垸田或圩田】农田与外水隔开，通过灌排渠系及操纵堤上的水闸以调节内水和外水的进出。自流灌排有困难，则辅以提水机械，以满足圩内农田需水。这种农田水利形式在江浙太湖流域和安徽、浙江的长江流域一带称圩田或围田，明清以来则统称圩田。在湖南、湖北称作垸田。

【浅滩】相对于深槽而言的。高出枯水位下平均河床高程的河床沙堆积体，

它的形成是多种多样的，如两边渡航槽之间，一般就有浅滩，它是与两个航槽相对应的边滩在水下的过渡地形。

【边滩】由于河岸崩退，河床进一步扩宽，这种浅滩就进一步发展，有的与岸连接，就成为边滩。

【江心滩洲】河道内某较广阔处，由于输沙不平衡形成局部的床沙堆积体，高出枯水位下平均河床高程的河床沙堆积体，独立于江中，并逐步淤高，形成江心洲。

【护岸工程】用不同的工程措施，应用不同的工程材料，把河岸加固与保护起来，以达到控导水流和防止崩岸的目的。护岸工程的型式有：①平顺护岸；②丁坝护岸；③顺坝护岸。

【平顺护岸】顺着岸线将崩坍处水上、水下保护起来，对水流流态影响较少，对河面，航运较频繁的河段进行的工程措施。长江中游多采用平顺护岸。

【丁坝护岸】与水流方向有明显交角的突出于河中的建筑物，其接岸的坝根至坝尖呈一定的坡度（有上挑、下挑、长丁坝、短丁坝、矶头等）。

【顺坝护岸】与水流方向形成较小交角，对水流流向作适度调整并保护其内的岸线稳定。

【渠】渠是用来灌溉，沟是用来排水。但有的地方会把两者结合在一起，变成排灌渠，既用来排水又用来灌溉，但基本上这是分开的。渠道总体分为干、支、斗、农、毛五级，等级依次降低，即干渠的水分入其下的若干支渠，支渠分散到各个斗渠，依次类推，最终使水灌溉到各个田块中。大、中型灌区的固定渠道一般分为干渠、支渠、斗渠、农渠四级。

【干渠】引水灌溉的主水渠或从水源引水的渠道。

【支渠】由干渠分流出去的灌溉沟渠。

【斗渠】由支渠引水到毛渠或灌区的明渠。

【农渠】它是斗渠的下一级，农渠直接灌水或供水给毛渠灌溉，斗渠给农渠提供用水，斗渠有时也可用来灌溉的。

【毛（或斗）沟】农沟是用来排水的，农沟把水排到毛沟中，毛沟再排到项目区外，只要农沟附近有可排水的地方也可直接排出，不通过毛沟也可以。

【涵洞】修建在路基，堤坝或塘堰当中由洞身及洞口建筑组成的排水构造物，一般用来宣泄小量水流，做排洪，灌溉，也做交通，供行人，车辆通过。

【箱涵】它也是涵洞的一种构造型式，适用于软土地基，但施工困难且造价较高。

【微水工程】利用塘、堰、水窖等规模较小的拦蓄水或集雨工程设施。

【小流域】通常是指二三级支流以下以分水岭和下游河道出口断面为界，集水面积在 100km² 以下的相对独立和封闭的自然汇水区域。水利上通常指面积小于 1000km² 或河道基本上是在一个县属范围内的流域。

【小流域治理】指以小流域为单元进行综合规划，山、水、田、林、路综合治理。如根据小流域特点使用不同的水土保持措施，坡面上修水平梯田，造林、种草、沟道内建大小淤地坝，使工程措施、生物措施和耕作措施各尽其能，相互补充相互促进。对于水利工程是指通过结合小型塘堰整治、坡面水系工程（如小型排灌沟渠、山坡截排水沟等）、沟道治理工程（如修建溪沟堤坝、疏浚沟道）、修建水窖（人畜饮水工程）等工程措施，称小流域治理。

【流域】由分水线所包围的河流或湖泊的地面集水区和地下集水区的总和。平时所称的流域，一般都指地面集水区。每条河流都有自己的流域，一个大流域可以按照水系等级分成数个小流域，小流域又可以分成更小的流域等。

【分水线】流域之间的分水地带称为分水岭，分水岭上最高点的连线为分水线，即集水区的边界线。例如，中国秦岭以南的地面水流向长江水系，秦岭以北的地面水流向黄河水系。分水岭有的是山岭，有的是高原，也可能是平原或湖泊。山区或丘陵地区的分水岭明显，在地形图上容易勾绘出分水线。平原地区分水岭不显著，仅利用地形图勾绘分水线有困难，有时需要进行实地调查确定。

【湖北四湖地区】四湖地区位于湖北省境内，地处长江中游荆江北岸，汉江及其东荆河以南，为江汉平原腹地，介于东经 112°00′～114°00′、北纬 29°21′～30°00′之间。因境内流域干流串联 4 个大型湖泊（长湖、三湖、白露湖、洪湖）而得名。其地域包括荆州市的荆州区、沙市区、江陵县、监利县、洪湖市和石首市的一部分及荆门市的沙洋县、潜江市一部分。

【山丘型血吸虫病流行区】在我国分布十分广泛，除上海市外我国所有的流行省（自治区、直辖市）都有山区型流行区，主要分布在云南、四川两省。

【湖沼、水网型血吸虫病流行区】包括长江中下游的湖南、湖北、江西、江苏、安徽湖区 5 省。

【触水类型】按水上作业人员触水的时空条件，将触水类型分为 3 类：

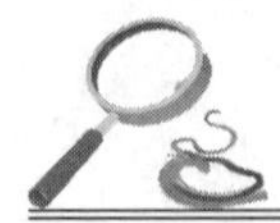

①固定触水型；②流动触水型（是病高发人群）；③机会触水型。

【固定触水型】主要是在疫区从事水管、水文、船员等工作的职工，一年四季均有机会感染血吸虫，以感染慢性血吸虫病为主，人员感染率约在 80%以上。

【流动触水型】主要是从事河道测量、水质监测、水利工程勘测施工等的人员，以成批或集体感染血吸虫病为主；人员感染率也达到了 60%～80%。

【机会触水型】主要是从事防汛抢险、工作检查等临时到疫区工作的人员，由于自身免疫力和防护知识缺乏，以感染急性血吸虫病为主。

【人畜饮水工程】采取建水厂、修建蓄水池、打井等办法，在血吸虫病流行区实施人畜饮用水改造工程，解决疫区群众饮用水安全卫生的问题，减少生活中接触疫水的几率。

【兴林抑螺】在岸边防浪林建设中，种植意杨等树种，可形成抑制钉螺生存的环境。

【螺情资料】包括钉螺的分布区域、面积、密度及钉螺感染与感染钉螺密度等资料。

【钉螺】钉螺是日本血吸虫的唯一中间宿主，是一种用鳃呼吸、雌雄异体、卵生、水陆两栖的淡水螺。

【疫水】含有血吸虫尾蚴的水体叫疫水。

【三改一控】包括：①改水；②改厕；③以机代牛（以机耕代牛耕）；④控制血吸虫病传播。改水包括：铺设或改造供水管网、修建蓄水池、打血防水井。改厕工程指改建血防厕所和修建三格式化粪池。

【血吸虫病】由血吸虫寄生于人、畜体内所引起的疾病。在我国特指日本血吸虫病，是由日本血吸虫寄生于人和哺乳动物所引起的疾病。

【急性血吸虫病】由于人在短期内一次感染或再次感染大量尾蚴而导致出现发热、肝脏肿大及周围血液嗜酸粒细胞增多等一系列的急性症状。潜伏期大多为 30～60d，平均约 41.5d。

【慢性血吸虫病】90%的血吸虫病人为此类血吸虫病。多数无明显症状或表现出间断性腹泻、脓血便、肝脾肿大、贫血和消瘦等。多次粪检可查到虫卵。

【晚期血吸虫病】由于反复或大量感染，肝硬化发展至后期，病人出现水

肿、腹水、巨脾，腹壁静脉怒张等严重症状。我国将晚期血吸虫病分为巨脾型、腹水型、结肠增殖型和侏儒型。

【感染性钉螺】含有血吸虫胞蚴、尾蚴的钉螺。

【重点防治地区】是指钉螺分布范围大、面广，易感地带多，人和家畜血吸虫感染率较高，防治难度较大，疫情处于未控制阶段的地区。

【一般防治地区】是指疫情处于疫情控制、传播控制和传播阻断的地区。

【疫情控制】按照《血吸虫病控制和消灭标准》（GB 15976—2006），是血吸虫病防治阶段性目标之一，应满足以下指标：①居民血吸虫感染率降至5%以下；②家畜血吸虫感染率降至5%以下；③不出现急性血吸虫病暴发；④以行政村为单位，2周内发生急性血吸虫病病例（包括确诊病例和临床诊断病例，下同）少于10例；⑤同一感染地点1周内连续发生急性血吸虫病病例少于5例；⑥已建立以行政村为单位，能反映当地病情、螺情变化的档案资料。

【传播控制】按照《血吸虫病控制和消灭标准》（GB 15976—2006），是血吸虫病防治阶段性目标之一，应满足以下指标：①居民血吸虫感染率降至1%以下；②家畜血吸虫感染率降至1%以下；③不出现当地感染的急性血吸虫病病例；④连续2年以上查不到感染性钉螺；⑤已建立以行政村为单位，能反映当地病情、螺情变化的档案资料。

【传播阻断】按照《血吸虫病控制和消灭标准》（GB 15976—2006），是血吸虫病防治阶段性目标之一，应满足以下指标：①连续5年未发现当地感染的血吸虫病病例；②连续5年未发现当地感染的血吸虫病病畜；③连续2年以上查不到钉螺；④已建立以行政村为单位，能反映当地病情、螺情变化的档案资料，并有监测巩固方案和措施。

【消灭】按照《血吸虫病控制和消灭标准》（GB 15976—2006），是血吸虫病防治的最终目标，应满足以下指标：达到传播阻断标准后，连续5年未发现当地感染的血吸虫病病例和病畜。

【血吸虫病突发疫情】是指在尚未控制血吸虫病流行的地区，以行政村为单位，2周内发生急性血吸虫病病例（包括确诊病例和临床诊断病例，）10例以上（含10例）；或同一感染地点1周内连续发生急性血吸虫病病例5例以上；在达到血吸虫病传播控制标准的地区，以行政村为单位，2周内发生急性血吸虫病病例5例以上，或同一感染地点1周内连续发生急性血吸虫病病例3例以上；在达到血吸虫病传播阻断标准的县（市、区），发现当地感染的血吸

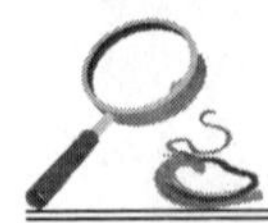

虫病病人、病畜或有感染性钉螺分布；在非血吸虫病流行县（市、区），发现有钉螺分布或当地感染的血吸虫病病人、病畜。

【一粪三检】指一个送检粪便样品，进行3次重复检查。改良加藤法指一个送检样品，做3张涂片；孵化法指一个送检样品，进行3次独立孵化。

【钉螺调查统计分析指标】该指标有：

（1）活螺平均密度（只/框或0.1m^2）＝捕获活螺数/调查框数；

（2）活螺框出现率（%）＝（活螺框数/调查框数）×100%；

（3）钉螺感染率（%）＝（感染螺数/解剖螺数）×100%；

（4）感染螺平均密度（只/0.1m^2）＝感染螺数/调查框数；

（5）活螺密度减少百分比＝（灭螺前活螺密度－本次调查活螺密度）/灭螺前活螺密度；

（6）有螺面积下降百分比＝（灭螺前有螺面积－本次调查有螺面积）/灭螺前有螺面积。

【血清免疫学诊断】血吸虫病普查常用的方法是用三项血清免疫学方法（环卵沉淀试验COPT、间接血凝IHA、ELISA）结合B型超声波及体检。

【血清流行病学】近年发展起来的应用血清学诊断方法作计量流行病学调查，称血清流行病学。

【哨鼠疫水测定调查】在流行季节（即每年汛期）将未感染过血吸虫尾蚴的小白鼠，装入两边置有浮筒的特制铁丝笼内，放入自然水体中，使小白鼠的四肢、腹部和尾巴等接触疫水水面一定时间。然后取出，分别饲养，35d后解剖感触哨鼠感染情况，判定水体感染情况。

【春查秋会（是国务院血防工作制度）】是我国血防工作的一项基本工作制度，每年春季由各部委分别牵头率领有关部门人员和卫生部血防专家组成的检查组，对各省的血防工作进行检查。每年秋季召开全国血防会，总结和交流血防工作。

【三化】是指①饮用水卫生化；②粪便无害化；③小环境绿化。

【四无】是指①无钉螺；②无疫水倒灌；③无粪便污染水源；④无急感病人发生。

【有螺土】指土表以下15cm的土层，即钉螺冬季在土层内生存深度。

附录2　我国水利血防和卫生血防大事记

1.1881年　德国学者P. Fuchsd在湖北省汉口地区采集到3颗肋壳钉螺，后经德国人V. Gredler鉴定，定名为“湖北钉螺”（Oncomelania hupensis）。

2.1904年　日本学者Katsurada在猫体发现血吸虫并命名“日本血吸虫”（Schistosoma Japanicum）。

3.1905年　美籍医师罗根（Logan 0. T.）在湖南常德发现我国国内第1例日本血吸虫病病人。

4.1913年　由日本学者宫人庆之助和铃木稔发现日本血吸虫与钉螺的关系，并阐明日本血吸虫的生活史。

5.1955年　11月，毛泽东主席在杭州会议上发出“一定要消灭血吸虫病”的指示。”中共中央成立防治血吸虫病领导小组。9人领导小组在上海召开了第1次全国防治血吸虫病工作会议。

6.1956年　1月26日，中共中央发布《1956年到1967年全国农业发展纲要（草案）》，将血防工作列入农业发展纲要第26条。我国南方各地开展大规模的血吸虫病病情和螺情调查。

7.1957年　4月20日，国务院发出《关于消灭血吸虫病的指示》。9月3日，卫生部血吸虫病防治局成立。

8.1958年　6月30日，《人民日报》报道了江西省余江县消灭血吸虫病的消息，毛泽东主席看后“浮想联翩、夜不能寐，欣然命笔，”写下了《七律：送瘟神》诗二首。

9.1958年　7月31日，中共中央防治血吸虫病9人领导小组颁布《基本消灭血吸虫病暂行标准》和《根除血吸虫病暂行标准》。

10.1962年　8月22日，中共中央批转《防治血吸虫病工作条例》（草案）。

11.1970年　1月31日，中共中央重建中央南方13省（自治区、直辖市）血吸虫病防治领导小组，5月26～31日，中共中央血吸虫病防治领导小组召开南方13省（自治区、直辖市）血吸虫病防治工作会议。

12.1970年　在中共中央〔1970〕2号文件的指引下，在20世纪50～60年代血吸虫病联防工作的基础上，相继在苏浙沪8县（市）、苏浙皖5县、浙赣4县（市）等相邻地区广泛开展血吸虫病联防工作。

13.1972年　我国学者在长沙马王堆西汉女尸发现有日本血吸虫虫卵，证实日本血吸虫病在我国的流行至少已有两千多年历史。

14.1978年　2月10日，中共中央批准《南方13省（自治区、直辖市）消灭血吸虫病规划》（草案）。

15.1980年　中央血防办公室制订《消灭血吸虫病试行标准》。

16.中共中央血吸虫病防治领导小组下发《消灭血吸虫病标准》和《基本消灭血吸虫病标准》。

17.1984年　邓小平同志批示："防治地方病，为人民造福"。

18.1986年　中共中央发出《关于撤销中央血吸虫病、地方病两个防治工作领导小组及其办事机构的通知》。《通知》指出，两个领导小组撤销后，其所承担的任务，由卫生部负责。卫生部成立地方病防治局。

19.1989年　国务院下发《关于进一步加强血吸虫病防治工作的决定》，血防工作实行"春查秋会"制度。全国湖区5省（湖南、湖北、江西、安徽、江苏）血吸虫病联防工作启动。

20.1989年　国务院下发《国务院关于加强血吸虫病防治工作的决定》（国发〔1990〕18号）。

21.1989年　江泽民同志在致湖区5省血防工作会议的信中指出："全心全意为人民服务，是共产党唯一的宗旨。和人民群众一起共同努力消灭血吸虫病，是党和政府义不容辞的责任。"

22.1991年　国务院下发《全国综合治理血吸虫病"八五"规划》。

23.1992年　世界银行贷款中国血吸虫病控制项目开始实施，并成立世界银行贷款血吸虫病控制项目联合科研管理委员会。2001年该项目结束，贷款总额度4.91亿元。

24.1993年　5月24日，卫生部、农业部、水利部、国家教育委员会颁布《关于加强急性血吸虫病预防工作的通知》。

25.1995年　中华人民共和国国家标准《我国控制和消灭血吸虫病标准》（GB 15976—1995）颁布实施。

26.1996年　卫生部、农业部、财政部、国家计委、水利部、林业部在湖北孝感、江西南昌、湖南常德开展血吸虫病综合治理试点工作。

27.1997年　国务院发布《国务院关于印发全国综合治理血吸虫病“九五”计划的通知》(国发〔1997〕25号)。

28.1998年　长江中下游发生百年未遇特大洪水，为防治抗洪人员急性感染，对30万参加抗洪解放军官兵和800万群众普服吡喹酮或青蒿琥酯。

29.2001年　国务院办公厅转发《全国综合治理血吸虫病“十五”计划》。

30.2003年　卫生部发布《血吸虫病重大疫情应急处理预案（试行)》。

31.2004年　5月13日，国务院发布《国务院关于进一步加强血吸虫病防治工作的通知》(国发〔2004〕14号)。

32.2004年　国务院办公厅发布《国务院办公厅关于成立国务院血吸虫病防治工作领导小组的通知》(国办发〔2004〕16号)。

33.2004年　5月，中共中央总书记胡锦涛同志作出重要指示：做好血吸虫病防治工作关系到人民的身体健康和生命安全，关系到经济社会发展和社会稳定。

34.2004年　6月3日，卫生部发布《我国控制和消灭血吸虫病标准》(GB 15976—1995)，并于6月3日生效。

35.2004年　国务院总理温家宝在《政府工作报告》中提出将血吸虫病列为国家重点关注的三大疾病之一。

36.2004年　6月，水利部长江水利委员编制完成《全国血吸虫病综合治理水利专项规划》(2004～2008年)。

37.2004年　7月8日，经国务院同意，卫生部、国家发改委、财政部、水利部、农业部、林业局联合印发《全国预防控制血吸虫病中长期规划纲要(2004～2015年)》(卫疾控发〔2004〕357号)。

38.2004年　7月23日，国务院办公厅关于转发卫生部等部门《全国预防控制血吸虫病中长期规划纲要（2004～2015年)》的通知（国办发〔2004〕59号)。

39.2004年　9月，《血吸虫病综合治理重点项目规划纲要（2004～2008年)》由卫生部、国家发改委、农业部、水利部、林业局、财政部共同印发，国务院血吸虫病领导小组办公室组织编制。

40.2005年　中央电视台播放“送瘟神国家行动”专题节目，国务院血吸虫病防治工作领导小组有关成员出席。

41.2005年　国务院血防办发布《国务院血防办关于提供2005年血吸虫病综合治理项目重点乡镇统计表的函》(血防办函〔2005〕4号)。

42.2005年　4月29日，水利部发布并实施《水利血防技术导则(试行》(SL/Z 318－2005)。

43.2005年　水利部发布《关于编报2005年中央水利基建血防工程投资建议计划的通知》(水规计〔2005〕170号)。

44.2006年　4月1日，国务院发布《血吸虫病防治条例》(国务院令第463号)，自2006年5月1日起施行。

45.2005年　7月8日，卫生部发布《血吸虫病重大疫情应急处理预案》的通知。2003年卫生部发布《血吸虫病重大疫情应急处理预案(试行)》同时废止。

46.2006年　在水利部领导和组织下，由长江水利委员会编制完成《全国血吸虫病综合治理水利专项规划报告(2004～2008年)》。

47.2006年　9月29日，发布中华人民共和国国家标准《血吸虫病控制和消灭标准》(GB 15976—2006)，2007年3月1日实施。1995年《我国控制和消灭血吸虫病标准》(GB 15976—1995)停止使用。

48.2008年　我国血防防疫区全部达到疫情控制标准，实现了我国血防中长期规划目标。

附录3　2004～2008年全国血防规划水利血防工程已完工程汇总表

附表1　　**湖南省水利血防工程已完工程汇总表**

序号	项目名称	建设地点	所属水系	工程建设内容
1	白石港整治水利血防工程	株洲市	洞庭湖	加高加固现有堤防3.16km，新修堤防16.7km，抬洲降洲、疏浚河道4处，河段长1733m，混凝土护（岸）坡33.215km，新建排水涵闸13处，硬化垸内有螺沟渠43垸内68km
2	沱江整治水利血防工程	南县	沱江	抬洲降洲6处、护坡硬化48km、涵闸防螺22处等
3	涔水整治水利血防工程	常德市	涔水	1处护坡，土方3.17万m^3、砂石垫层3480m^3、浆砌石1328m^3、混凝土3438m^3
4	华容河整治水利血防工程	华容县	华荣河	130km堤防岸坡全面硬化，对7处有螺洲滩进行抬洲降洲处理，对进螺涵闸进行改造等
5	湘江整治水利血防工程	望城县	湘江	采取抬洲埋螺、深水淹螺、硬化护坡、涵闸修建沉螺池等工程后，抑制钉螺蔓延，阻断血吸虫传播途径
6	汨罗江整治水利血防工程	汨罗市	汨罗江	东堤护坡L8＋000～L10＋500，L10＋500～L14＋000；翁家港沉螺池L1＋850；翁家港闸接长工程L1＋850
7	沅水整治水利血防工程	常德市	洞庭湖	（1）大堤护坡硬化41.46km； （2）挖隔离沟9.45km； （3）抬洲降洲15.99km； （4）涵闸改造、建沉螺池13处
8	澧水整治水利血防工程	常德市	澧水	对临澧、澧县、津市、安乡县及鼎城区的澧水河道两岸堤段护坡硬化合计41处共49.7km，在引水闸后增建沉螺池及重建部分不能安全运行的引水闸等工程措施，改变钉螺孳生环境，防止钉螺扩散。垸外易感地带抬洲降洲7处合计20.65km。易感地带挖隔离沟11处合计34.5km
9	松滋河整治水利血防工程	常德市	松滋河	防洪大堤硬化护坡总计43km。易感地带挖隔离沟，总计12km，易感地带抬洲降洲合计35km。涵闸改造、建沉螺池19处

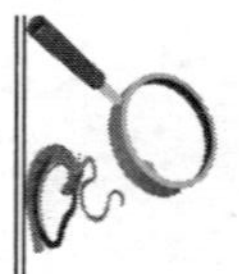

续表

序号	项 目 名 称	建设地点	所属水系	工 程 建 设 内 容
10	藕池河整治水利血防工程	安乡县	藕池河	护坡、降抬洲、涵闸重建、沉螺池修建等 8 处子项目工程等。计划主要工程量有：土方 8.53 万 m^3、砂石垫层 $6272m^3$、浆砌石 $4323m^3$、混凝土 94[illegible]8m^3
11	资水整治水利血防工程	益阳市	资水	（1）大湾堤段、关公潭堤段护坡灭螺工程； （2）焦潭湾进水闸、南湖闸、民乐闸、北闸、车乔涧闸沉螺池工程。易感地带抬洲降洲 8 处合计 15km，涵闸改造、建沉螺池 33 处。防洪大堤硬化护坡 22 处合计 54km
12	南洞庭整治水利血防工程	沅江市	南洞庭湖	（1）护堤平台加隔离沟 26.43km； （2）大堤护坡 15.67km； （3）涵闸改造、建沉螺池 26 处
13	东洞庭出口洪道整治水利血防工程	益阳市	东洞庭湖	（1）抬洲降洲 22.37km； （2）堤防护坡 25.7km； （3）涵闸改造、建沉螺池 39 处

附表 2

湖北省水利血防工程已完工程汇总表

序号	项 目 名 称	建设地点	所属水系	工 程 建 设 内 容
1	漳河水利血防工程	沙洋县、东宝区、荆州区	汉江、太湖港	渠堤整治和水污染防治
2	陆水水利血防工程	赤壁市	长江陆水	（1）对赤壁市陆水下游（含港堤）共 21.1km 堤段迎水面进行护坡； （2）对 5 座排灌涵闸兴建边沉螺池； （3）对干渠进行清淤疏浚、边坡坡硬化处理等内容； （4）疏挖白石港、赤马港 1.3km，对两岸长 2.6km 堤防护堤
3	三湖连江水利血防工程	嘉鱼县	长江嘉鱼段	新建余码河渡槽、陆码河混凝土钢架拱桥；重建多座水闸，更新改造东干渠马鞍山泵站节制闸；渠道进行防渗处理
4	淞水水利血防工程	松滋县、公安县	淞水	杨林市防螺平台填筑，土方开挖及填筑，混凝土护坡等
5	监利隔北水利血防工程	监利县	四湖	谢家湾闸与北口闸连接渠，疏挖衬砌 5500m 及临时工程；外引河及渠道疏挖衬砌等

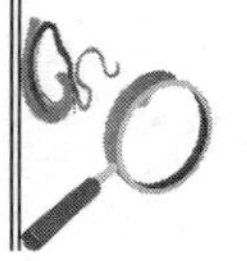

续表

序号	项 目 名 称	建设地点	所属水系	工 程 建 设 内 容
6	监利何王庙水利血防工程	监利县	四湖	中干渠衬砌及渠系建筑物疏挖，新建南三支渠分水闸及沉螺池；南干渠疏挖衬砌等
7	洪湖隔北水利血防工程	洪湖市	四湖	疏挖北干渠、中干渠、全胜河、公路河、南观河、河坝河等 6 条渠道，更新改造伍沟泵站、童桥泵站等 2 座泵站，整治加固大峰外闸、童岭节制闸、新颜河尾水闸、北干渠尾水闸、永利闸、向阳闸、童桥泵站配套闸、冒脑泵站配套闸等 8 座涵闸，新建施港节制闸，重建生产桥 3 座等工程
8	江陵观音寺水利血防工程	江陵县	四湖	观中渠渠道衬砌，木垸渠渠道疏挖 14km 等
9	兴隆灌区水利血防工程	潜江市	长江四湖流域	整治张金闸、高场南闸、万福河闸，重建韩石闸；兴建长嘴泵站 1 座，改造关山泵站 1 座；下西荆河渠道衬砌 1km，兴建韩石闸沉螺池 1 处；管护设施建设 500m² 等
10	泽口引水水利血防工程	潜江市、仙桃市	汉江、太湖港	河道清淤等
11	咸宁南川水库灌区水利血防工程	咸安区桂花镇	金水流域	五支渠渠道整治、五支渠建筑物整理和金属结构设备及安装等
12	公安县二圣寺灌区杨马干渠水利血防工程	公安县	荆州分蓄洪区	渠道疏挖 46.39km，杨马灌渠渠首硬化长 5.15km；新建杨马灌渠、百瓦排渠沉螺池 2 座；重建二圣寺上分水闸；加固改造十三线杨马闸、公石公路闸 2 座；更新二圣寺泵站节制闸闸门等
13	阳新县富水灌区干渠水利血防工程	阳新县	富水流域	渠道疏挖、硬化 20km，其中总干渠 1km、南干渠 15km、北干渠 4km；改造加固泄水闸 11 座，节制闸 2 座，渡槽 5 座，隧洞 3 座，斗门 27 座及机耕桥 20 座
14	南漳石门集水库灌区水利血防工程	南漳县	蛮河流域	二干渠三面护砌硬化 9000m，配套引水闸 1 座，溢流堰 3 座，整修渡槽 2 座，建设机耕桥 5 座，新疫区支渠硬化 100m 等
15	仙桃洪北灌区水利血防工程	仙桃市	汉江流域	渠道疏挖长 34.25km，老襄河 22.4km；渠道护砌长 [illegible]km，兴建跨洪北闸沉螺池 1 处，整修涵闸 3 座、改造泵站 1 处；新建长港倒虹管拦污栅等
16	仙桃冯保灌区水利血防工程	仙桃市	东荆河流域	渠道疏挖长 47km，中灌渠 12.25km，渠道护砌长 5km，兴建沉螺池 3 处，新建涵闸 2 座等

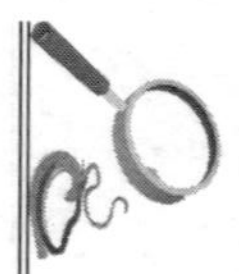

附表 3

江西省水利血防工程已完工程汇总表

序号	项目名称	建设地点	所属水系	工程建设内容
1	赣抚平原灌区水利血防工程	南昌县、进贤县、丰城市、南昌市青山湖区	抚河	渠道衬砌（块石或混凝土预制块）等
2	上饶市玉山县七一灌区水利血防工程	上饶市玉山县	信江	对灌区内灌溉 2.07 万 hm² 面积的 9 条 212.95km 干渠、147 条 416.4km 支渠进行三面硬化治理
3	鄱阳县鄱阳湖灌区重点干渠水利血防工程	鄱阳县侯家岗、游城等乡镇	鄱阳湖	渠道衬砌、渠系建筑物加固及改造等
4	瑞昌市石门灌区水利血防工程	瑞昌市	长江	渠道防渗衬砌、渠系建筑物加固及新建等
5	瑞昌市横港灌区水利血防工程	瑞昌市		渠道防渗衬砌、渠系建筑物加固及新建等
6	都昌县大港灌区水利血防工程	都昌县	鄱阳湖	主干渠硬化，新建排洪闸、桥，渡槽、涵闸维修等
7	彭泽县浪溪灌区水利血防工程	彭泽县	鄱阳湖、长江	渠道硬化和改造
8	庐山区梅山等 4 座灌区水利血防	庐山区	鄱阳湖	海会镇二堰沟渠道已用混凝土硬化 500 多米，庐山园艺场渠道硬化近 100m，海会长岭（四新）渠道硬化 200 余米。
9	上饶县上潭灌区水利血防工程	上饶县	信江	整治干渠 11.9km、支渠 18.79km，新建分水闸、泄洪闸各 4 座，维修进水闸、泄洪闸各 2 座
10	丰城市药湖灌区观桥南北干支渠水利血防工程	丰城市	赣江	观桥南北干渠混凝土护坡及渠系建筑物配套等
11	余江县白塔渠灌区水利血防工程	鹰潭市余江县	白塔河	白塔渠灌区（西片）水利血防工程位于白塔河中下游两岸，主要建设内容为四条干渠、排水渠以及渠系建筑物整治工程
12	星子县饶家山等 15 座灌区水利血防工程	星子县		渠道硬化和改造
13	南昌市昌东镇排灌渠水利血防工程	南昌市昌东镇		3km 渠道硬化，修建沉螺池 2 座
14	新建县大沙港排灌渠水利血防工程	新建县		
15	余干县湖家潭等 6 条灌渠水利血防工程	余干县		
16	瑞昌市大壤灌区水利血防工程	瑞昌市		渠道疏浚、土方开挖、渠道混凝土硬化、渠系建筑物维修加固、截螺建筑物新建等

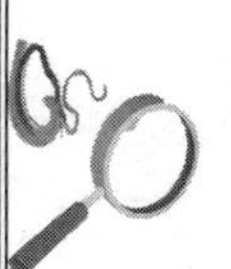

续表

序号	项目名称	建设地点	所属水系	工程建设内容
17	德安县紫荆排灌渠水利血防工程	德安县紫荆村		排灌渠水利血防工程
18	九江县永安等 10 座灌区水利血防工程	九江县		渠道工程，涵、闸工程，金属结构设备及安装工程等
19	湖口县殷山灌区水利血防工程	九江市湖口县殷山		灌区干渠 12.83km、支渠 18.914km 进行硬化，新建、加固整治渠系建筑物 40 处
20	永修县荷溪等灌区改造工程	永修县		对灌区干渠 1.9km、支渠 1.46km、排洪渠 6.3km 进行硬化，新建渠系建筑物 4 处
21	信州区红星等 7 座水库灌渠改造	上饶市信州区朝阳乡	信江	对 4km 堤防进行护坡硬化，硬化渠道 19km

附表 4　**安徽省水利血防工程已完工程汇总表**

序号	项目名称	建设地点	所属水系	工程建设内容
1	花凉亭灌区	太湖县，宿松县，怀宁县	太湖	进塘支渠及灰山支渠土建工程
2	青弋江灌区	泾县，宣州区	青弋江	青弋江灌区溪口渠首枢纽出险加固工程、总干渠山口铺泄洪闸拆除重建工程、总干渠左家等三座农桥拆除重建工程、总干渠三口双堤右侧堤防出险加固工程
3	巢湖市无为县白茆灌区水利血防工程	巢湖市无为县	巢湖	硬化干渠 6.8km、支渠 5.58km，新建节制闸 1 座、分水闸 5 座、溢流堰 5 座、倒虹吸 1 座、农桥 4 座，加固修复其他渠系建筑物 11 座
4	芜湖市南陵县柏山渠灌区水利血防工程	芜湖市南陵县	长江	渠道混凝土护砌 32.8km，改建干渠桥 4 座，更换总干渠进水闸闸门及启闭设施 3 台套，东、西干渠进水闸闸门及启闭设施 2 台套，新建挡土墙 3 处长 700m、沉螺池 1 座等
5	安庆市宿松县钓鱼台水库灌区水利血防工程	安庆市宿松县	长江	干渠 8.68km 长内坡混凝土衬砌、140m 长内坡浆砌石防塌，墨烟、保持支渠闸拆除重建，墨烟、先觉支渠共 4km 内坡衬砌

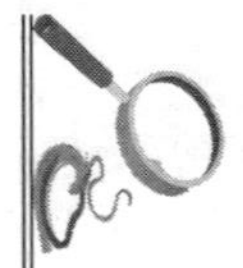

续表

序号	项目名称	建设地点	所属水系	工程建设内容
6	宣城市宣州区佟公坝灌区水利血防工程	宣城市宣州区	水阳江	（1）整修衬砌干渠2条计13.95km； （2）完善改建维修干渠的渠系建筑物6座（处）； （3）在东西干渠增设沉螺池，共5座（处）
7	宣城市广德县卢村水库灌区水利血防工程	宣城市广德县	卢村水库	对灌区内4个水库约66.77km干渠进行硬化防渗处理，清淤干渠43.18km，修建配套渠系建筑物38座等
8	安庆市望江县大治圩、漳湖圩灌区水利血防工程	安庆市望江县	长江	（1）大治圩灌区：沟渠土方工程；混凝土板衬砌排水沟工程；U形槽衬砌渠道工程；沟渠桥涵配套工程； （2）漳湖圩东南片灌区：沟渠土方工程；混凝土板衬砌排水沟工程；U形槽衬砌渠道工程；沟渠桥涵配套工程
9	宣城市泾县琴溪河灌区水利血防工程	宣城市泾县	琴溪河	琴溪镇、蔡村镇二、支渠、排涝沟及配套建筑物施工
10	宣城市郎溪县东夏联圩庄沿灌区水利血防工程	宣城市	水阳江	
11	池州市青阳县丁桥联圩、童埠圩灌区水利血防工程	池州市青阳县	长江	开挖沟渠、衬砌渠道、新建穿路涵洞、分水闸、穿堤涵、电灌站等工程措施等
12	繁昌石垅冲水库灌区水利血防工程	繁昌县平铺镇	长江	渠道整修衬砌、涵闸改造及干渠清淤等
13	安徽省铜陵县胥坝圩灌区水利血防	铜陵县	长江	节水灌溉结合灭螺——沟渠硬化，结合涵闸改造建沉螺池
14	安徽省迎江区永乐圩灌区水利血防工程	迎江区	长江	
15	安徽省贵池区九华河灌区水利血防工程	贵池区	长江	对观山、烟墩、八一、马牙、新河坝五大万亩灌区的渠系建筑物工程（包括主要干、支渠硬化，分水闸，涵闸等）进行配套
16	东至县白茆水库灌区水利血防工程	东至县	白茆水库	对灌区内东干渠及有螺支渠进行硬化
17	石台县丁莘河灌区水利血防工程	石台县	丁莘河	硬化干渠11.63km、支渠25.53km，新建沉螺池2座
18	怀宁县白洋湖圩灌区水利血防工程	怀宁县	白洋湖	整治干渠6条、清淤灭螺长20.94km，支渠衬砌7条、硬化长9.4km，加固涵闸1座，新建沉螺池1座、机耕桥6座、过路涵40座
19	潜山县杨荡圩灌区水利血防工程	潜山县	长江	填塘灭螺、设置防螺平台、沉螺池

附表 5

江苏省水利血防工程已完工程汇总表

序号	项目名称	建设地点	所属水系	工程建设内容
1	南京市便民河扫尾	南京市	便民河	河道滩面清淤工程、护砌工程、老护坡接长工程及抬洲降滩护砌工程
2	高旺河（驷马山河）综合整治工程	南京市	高旺河	堤防防渗处理，堤防防渗处理，抛石固脚
3	滁河干流水利血防工程	滁河	滁河	新筑干河堤防 1.88km，新筑支流堤防 1.41km；护坡接高 16.25km，曹庄下段护岸 200m，堤外填塘固基 2.74km；扩挖河道 10.52km，开挖排水通道 9.89km，右堤堤防加固 2.0km，清除滩面阻水塘埂 76.89km；新建堤顶防汛道路 45.95km，上堤道路 2.0km
4	朱家山河治理	南京市	朱家山	河道堤防硬质化护坡自柳州路桥开始，至上游向阳桥以上约 300m 长 5.0km 的河道左、右两岸堤防，总长 10km。工程范围内 5.0km 长河道清淤及抬滩降滩
5	水阳江（运粮河）	南京市	水阳江	堤防硬化护坡；局部堤防加高培厚；堤身防渗处理；堤顶防汛道路修复；河道降滩清淤；拆除重建穿堤建筑物 2 座，拆除封堵穿堤建筑物 2 座，新建沉螺池 1 座
6	南京市江宁河河道治理工程	南京市	水阳江	疏浚河道 4.34km，护砌 8.68km，局部堤身加高培厚，拆建招待所闸和八三闸，拆除寺庄闸
7	南京市工农河河道治理工程	南京市	工农河	护坡、降抬洲、涵闸重建、沉螺池修建等 76 处等
8	长江鼓楼区江东段	南京市	长江鼓楼区江	2.6km 的江堤外滩面整治等
9	南京市七里河河道治理工程	南京市	七里河	2.3km 堤防护坡及河口建 1 座滚水堰等
10	南京市城南河河道治理工程	南京市	城南河	3.6km 堤防护坡及河道清淤等
11	南京市板桥河（原京新引水河）治理工程	南京市	板桥河	5.2km 堤防护坡、建 1 座沉螺池及河道清淤等
12	南京市石碛河河道治理工程	南京市	石碛河	6km 堤防护坡及河道清淤等
13	扬州市潘家河治理工程	扬州市	潘家河	潘家河河道闸下 350m 进行疏浚，两边河坡护砌，沿线的 5 座涵闸进行翻建改造

续表

序号	项目名称	建设地点	所属水系	工程建设内容
14	扬州归江河道水利血防工程	邗江区的杭集镇、沙头镇、李典镇、头桥镇	归江	沿线37座引水涵闸进行拆建或加固，对沿线68处通江引水涵闸加设防螺、阻螺设施，对相关引排河道6.179km进行硬质化处理等
15	扬州市军桥港治理工程	扬州市	军桥港	军桥港闸下2.032km河道疏浚整治，4.18km河坡护砌，同时更换军桥港闸闸门、启闭机、拆建八字墙等
16	镇江市老便民河治理工程	镇江市	老便民河	8965m河道切滩清淤，10万m^2河道混凝土护砌，400m长堤防加高培厚，6040m泥结石防汛道路新建，5座涵洞拆除封堵，8座涵洞翻建并增设出水口沉螺池等
17	镇江市新竹河治理工程	镇江市	新竹河	河道进行降滩和硬质化护坡处理，对沿线17座涵洞出水口进行改造，增建沉螺池4座等

附表6

云南省水利血防工程已完工程汇总表

序号	项目名称	建设地点	所属水系	工程建设内容
1	古城区漾弓江及其支流河（渠）道整治项目	丽江	漾弓江	弓江七河段治理4.49km及支流金山东山河治理2.4km进塘支渠及灰山支渠土建工程
2	鹤庆县漾弓江河道治理工程	鹤庆县	漾弓江	对4.4km的河道进行综合治理，对海尾河分洪至漾弓江的分洪道进行治理
3	洱源县弥苴河及支流河道治理	洱源县	弥苴河	新修石护堤，补堤脚，治理凤羽河上龙门段580m
4	巍山县西河河道治理	巍山县	西河	河床治理1972m；修复坍塌，破损河道，建设景观带，埋设排污干管3994m
5	永胜县中泥河水利血防项目	永胜县	中泥河	修建沉螺池及闸门改造渠道硬化
6	大理市洱海支流治理	大理市	洱海	
7	弥渡县毗雄河及支流河道治理工程	弥渡县	毗雄河	里程桩号7＋340～8＋320，9＋046.9＋255，全长1190m

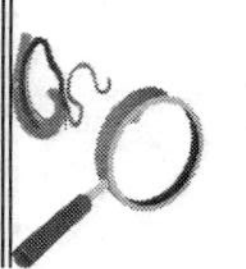

附表 7

四川省水利血防工程已完工程汇总表

序号	项目名称	建设地点	所属水系	工程建设内容
1	1－1 都江堰外江灌区石头堰	大邑县、邛崃市	岷江	
	1－2 都江堰人民渠 1－4 期 31～33 号支渠	罗江县蟠龙镇	沱江 涪江	修复损坏支、斗、农、毛渠系 48[illegible]9m 和建筑物
	1－3 都江堰人民渠 7 期干渠	中江县	涪江	
	1－4 人民渠 6 期灌区	绵阳市安县塔水镇、清泉镇，德阳市罗江县新盛镇	涪江	整治渠道长度 6.395km 及建筑物　增设水利血防设施
	1－4－1 都江堰人民渠 6 期干渠、西分干渠	涪城区	涪江	
	1－4－2 都江堰人民渠 6 期保文支渠	涪城区	涪江	
	1－5 都江堰黑龙滩水库灌区	仁寿县	沱江	都江堰灌区续建配套与节水改造黑龙滩东总干渠 4.942km 等
2	1－5－1 都江堰黑龙滩水库灌区东总干渠上段	仁寿县	沱江	
	1－5－2 都江堰黑龙滩水库灌区东总干渠中、下段	仁寿县	沱江	
	玉溪河灌区百丈水库右干渠及一、三分干渠	蒲江县大兴镇	岷江	改造渠道 5.1km，其中浆砌 2km，修补 3.1km；改造渠系建筑物 14 处，其中整治陡坡 4 处，重建机耕桥 1 座，人行桥 9 座等
3	通济堰灌区东干渠	彭山县、东坡区	岷江	渠道防渗减糙，整治渠道长度 5.6km 等
4	跃进渠干渠、牛头堰总干渠	夹江县，眉山市	青衣江	渠道的防渗、防冲、防塌整治处理及渠系建筑物整治。共整治明渠 5.78km，重建泄洪闸 1 座，分水闸 2 座，分水洞 10 座，机耕桥 3 座，人行桥 9 座，山溪涵洞 5 座
5	夹江县灌区改造水利血防工程（青衣江流域灌区）	夹江县	青衣江	青衣江流域乐山灌区工农兵干渠 405m 的钢筋混凝土薄壳渡槽及 600m² 管理房建设；乐山灌区工农兵干渠 3663m 的明渠与建筑物进行整治改造

续表

序号	项目名称	建设地点	所属水系	工程建设内容
6	东坡区黄连埂灌区水利血防工程	眉山市东坡区	黄连埂水库	
7	一大堰灌区	安县	涪江	
8	西昌市盐中灌区河西干渠	西昌市盐中灌区	安宁河	整治河西渠干渠云台寺至佑君泄洪闸渠段明渠2933m，整治保城河暗涵38m；改造河西渠佑君泄洪闸；新建及整治人行桥17座、机耕桥6座；布置放水、排水混凝土管涵25处共100m
9	丹棱县梅湾水库等灌区水利血防工程	眉山市丹棱县	梅湾水库	渠道防渗改造1处
10	沙湾区沫江堰灌区水利血防工程	乐山市沙湾区	沫江堰	
11	德昌县凤凰堰灌区水利血防工程	德昌县	凤凰堰水库	渠道整治9.742km
12	芦山县清思堰灌区水利血防工程	雅安芦山县	清思堰水库	清思堰干渠整治长度为20.38m；芦西堰支渠整治长度8.7km，周村堰支渠整治长度6.8km。包括明渠31.57km、暗渠4.05km、整治节制分水闸8处、隧洞1条，倒虹管2处、放水洞150处，新建沉螺池4个，新建溢流侧堰15处，新建人行桥20处
13	涪城区灌区改造水利血防工程	绵阳市	涪江	
14	天全灌区改造水利血防工程	天全县	天全渠	整治天全渠灌区、东风堰灌区和河西堰灌区，整治干渠3条，共43.84km，整治节制分水闸3处、放水洞160处，改建机耕桥1处，新建排洪堰6处，新建人行桥82处
15	洪雅县灌区改造水利血防工程	洪雅县洪川镇、余坪镇	涪江	中型灌区整治工程
16	普格县灌区改造水利血防工程	普格县	西洛河	
17	大邑县石头堰灌区水利血防工程	大邑县	石头堰	
18	罗江县42支渠水利血防工程	德阳市罗江县	涪江	
19	夹江县马村水库灌区水利血防工程	夹江县马村乡	青衣江	硬化干、支渠，新建倒虹管2处，改建爬山干渠、西干渠渠首进水闸，新建分水闸，防渗整治山坪塘等

参 考 文 献

［1］ 徐兴建，刘建兵，等．长江中游湖区防止灌溉系统钉螺扩散新技术研究［J］．中华流行病学杂志，2002，23（2）：94－98.

［2］ 左引萍，孙道宽，黄轶昕，等．南水北调东线一期工程血吸虫病监测预警研究 II 钉螺和血吸虫病监测［J］．中国血吸虫病防治杂志，2010，22（5）：420－424.

［3］ 操治国，汪天平，吕大兵，等．“引江济淮”工程途经地区血吸虫病流行现状调查［J］．中国病原生物学杂志，2006，1（1）：39－42.

［4］ 操治国，汪天平，吴维铎，等．“引江济淮”工程对钉螺扩散和血吸虫病蔓延的影响［J］．中国寄生虫学与寄生虫病杂志，2007，25（5）：385－389.

［5］ 闻礼永，朱明东，严晓岚，等．合溪水库建设工程对血吸虫病传播的影响以及预防控制对策［J］．中国血吸虫病防治杂志，2010，22（5）：407－410.

［6］ 张世清，张功华，鲍建国，等．水利血防工程控制钉螺效果纵向观察［J］．人民长江，2009（13）：100－102.

［7］ 朱朝峰，张世清，蔡凯平．长江流域水利血防评价指标研究探讨［J］．人民长江，2009，40（1）：3－5，17.

［8］ 徐兴建，卢金友，彭汛．我国水利血防工程对控制血吸虫病传播的作用和意义［J］．中国血吸虫病防治杂志，2010，22（5）：403－407.

［9］ 卓尚炯，等．洲垸地区血吸虫病疫源地类型与流行特点［J］．中国血吸虫病防治杂志，1996，8（6）：331－335.

［10］ 吴昭武，等．湖南省湖沼地区血吸虫易感地带分级及分型的探讨［J］．湖南医学，1988，5（2）：83－85.

［11］ 陈焱，蔡凯平，何永康，等．长江集成垸平垸行洪后血吸虫病疫情变化及防治对策研究［J］．中国血吸虫病防治杂志，2002，11（3）：196－199.

［12］ 陈焱，蔡凯平，何永康，等．洞庭湖区蓄洪垸血吸虫病流行趋势分析［J］．中国血吸虫病防治杂志，2003，15（2）：142－143.

［13］ 蔡凯平，侯循亚，李以义，等．洞庭湖区 41 个平垸行洪退田还湖堤垸钉螺扩散调查［J］．中国血吸虫病防治杂志，2005，17（2）：86－88.

［14］ 蔡凯平，徐陵琦．洞庭湖区水利工程与血吸虫病防治［J］．人民长江，2009，40（15）：101－104.

［15］ 李书华，黄希宝，徐新建，等．湖北省平垸行洪 退田还湖 移民建镇对人畜血吸虫感染的影响．中国血吸虫病防治杂志，2002，14（5）：360－364.

［16］ 苏正明，魏凤华，何汇，等．湖北省平垸行洪 移民建镇地区螺情和洲滩野粪污染动态观察［J］．中国血吸虫病防治杂志，2004，16（1）：47－50.

[17] 何加芬，严涛，林丹丹．“平垸行洪 退田还湖 移民建镇”对长江流域血吸虫病传播的影响［J］．国际医学寄生虫病杂志．2006，4：25－28.

[18] 朱朝峰，方育红，王家生．三峡工程蓄水后对长江中游洲滩与洞庭湖洲滩血吸虫影响的研究［J］．人民长江，2011，42（1）：102－105.

[19] 卓尚炯，等．洲垸地区血吸虫病疫源地类型与流行特点［J］．中国血吸虫病防治杂志，1996，8（6）：331－335.

[20] 陈红根，林丹丹，张绍基，等．洪涝灾害对鄱阳湖区血吸虫病传播的影响及其控制策略研究［J］．中国血吸虫病防治杂志，2001，13（3）：141－146.

[21] 蔡凯平，左家铮，等．三峡建坝后洞庭湖区泥沙淤积变化对血吸虫病流行的影响［J］．中国血吸虫病防治杂志，2000，7（1）：1－4.

[22] 米建，辜学广，许发森，三峡库区洪水外包线内钉螺孳生环境形成的研究［J］．实用寄生虫病杂志，2000（3）.

[23] 魏凤华，王汝波，徐兴建．三峡建坝后血吸虫病传播危险因素研究Ⅰ：库区生态环境变化对钉螺孳生可能性研究［J］．中国血吸虫病防治杂志，2007（2）.

[24] 吴晓华，徐兴建，肖邦忠，等．三峡建坝后血吸虫病传播危险因素研究Ⅱ：库区社会经济因素变化对血吸虫病传播的影响［J］．中国血吸虫病防治杂志，2007（3）.

[25] 沈辉长．巢湖水质污染现状与治理浅议［J］．安徽水利科技，1996（4）：24－25.

[26] 陈基余，赵培根．安徽大辞典［M］．上海：上海辞书出版社，1992.

[27] 高蓉菁，张利明，邹敏．巢湖流域水质现状及保护对策的调研报告［J］．污染防治技术，2003，16（3）：88－89，96.

[28] 俞汉青．巢湖水资源开发问题的探讨［J］．自然资源，1992（6）：27－31.

[29] 操治国，汪天平，张世清，等．钉螺在巢湖生存繁殖的模拟试验［J］．中国血吸虫病防治杂志，2008，20（4）：281－284.

[30] 水利部国际合作与科技司．《水利血防技术导则（试行）》SL/Z 318—2005 实施指南［M］．北京：中国水利水电出版社，2005.

[31] 中华人民共和国卫生部疾病控制司．血吸虫病防治手册．［M］3版．上海：上海科学技术出版社，2000.

[32] 张世清，张功华，鲍建国，等．水利血防工程控制钉螺效果纵向观察［J］．人民长江，2009，40（13）：100－102.

[33] 乔鑫位，黄荣宗，吴欢强．水利血防工程措施的探讨［J］．安徽水利水电职业技术学院学报，2009，9（1）：63－64，67.

[34] 朱朝峰，王志坚．水泵间接“中层取水防螺池”的改建及效果分析［J］．人民长江，2009，40（7）：102－104.

[35] 邱建新，黄丽平．水利工程结构灭螺法在血防工作中的应用［J］．浙江水利科技，2005（2）：93－95.

[36] 张文洁，安中仁，等．水利建设项目后评价［M］．北京：中国水利水电出版社，2008.

[37] 周晓农．实用钉螺学［M］．北京：科学出版社，2005.

[38] 张康波．水利血防工程中的几个关键问题探讨［J］．水利发展研究，2006（11）：17－19.

[39] 邓瑶，周晓农，等．我国血吸虫病流行的社会因素［J］．中国血吸虫病防治杂志，2007，19（5）：393－396.

[40] 吕尚标，陈红根，徐邦和，等．全球定位仪在鄱阳湖区查螺中的应用［J］．中国血吸虫病防治杂志，2009，21（6）：538－539.

[41] 李明．浅谈水利血防工程管理［J］．人民长江，2009，4（7）：100－101.

[33] [illegible]. [illegible][M]. [illegible]: [illegible]出版社, [illegible].

[34] 张[illegible]. 水利面临的工程中的几个公共问题探讨[J]. 水利发展研究, 2006 (11): 17-19.

[35] [illegible]. [illegible][J]. [illegible], [illegible].

[36] [illegible][J]. [illegible], 2006, [illegible]: [illegible]-585.

[37] [illegible][J]. [illegible], 2009, [illegible]: 100-101.

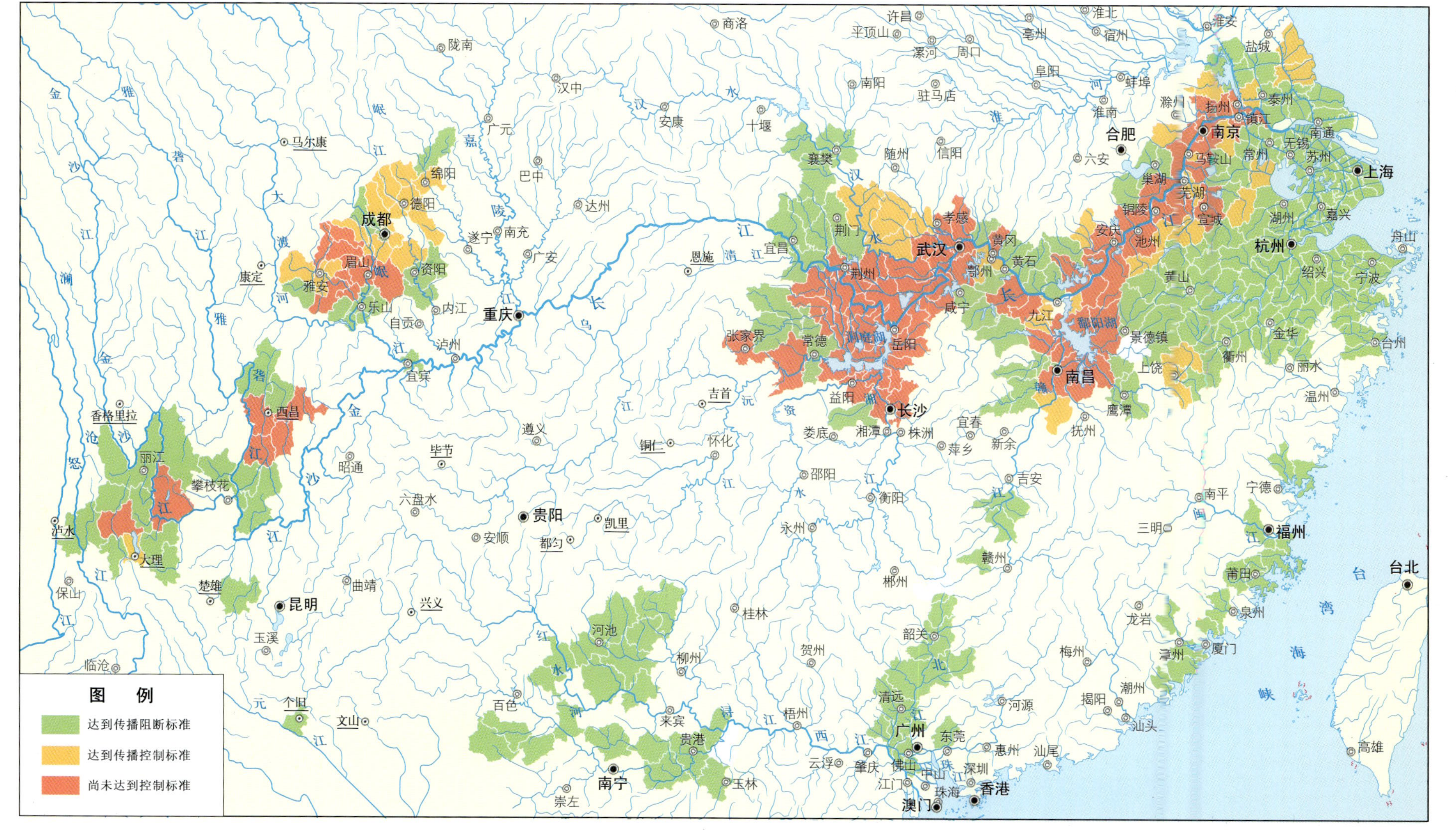

血吸虫病流行区分布示意图

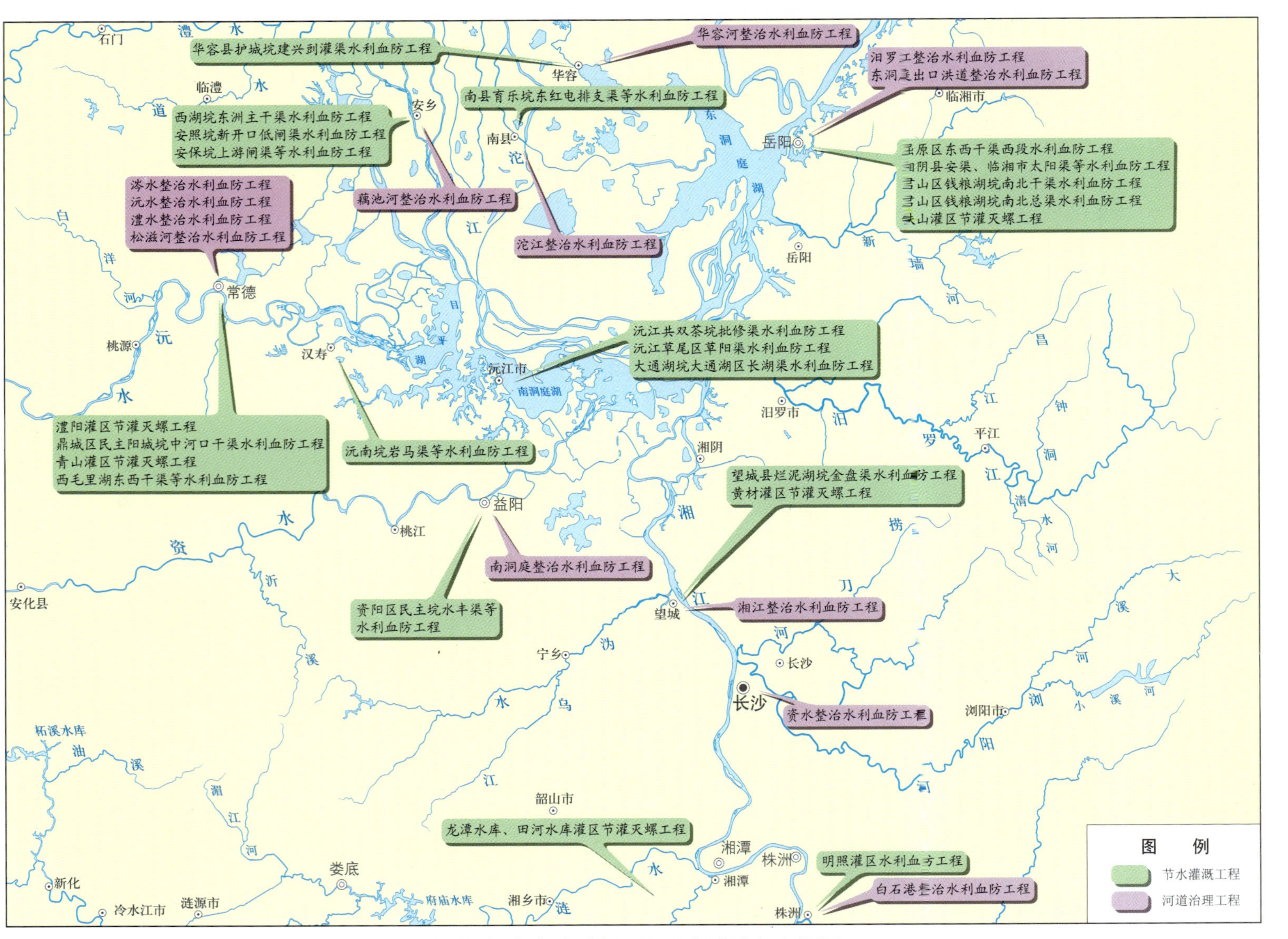

湖南省境内水利血防工程布局示意图

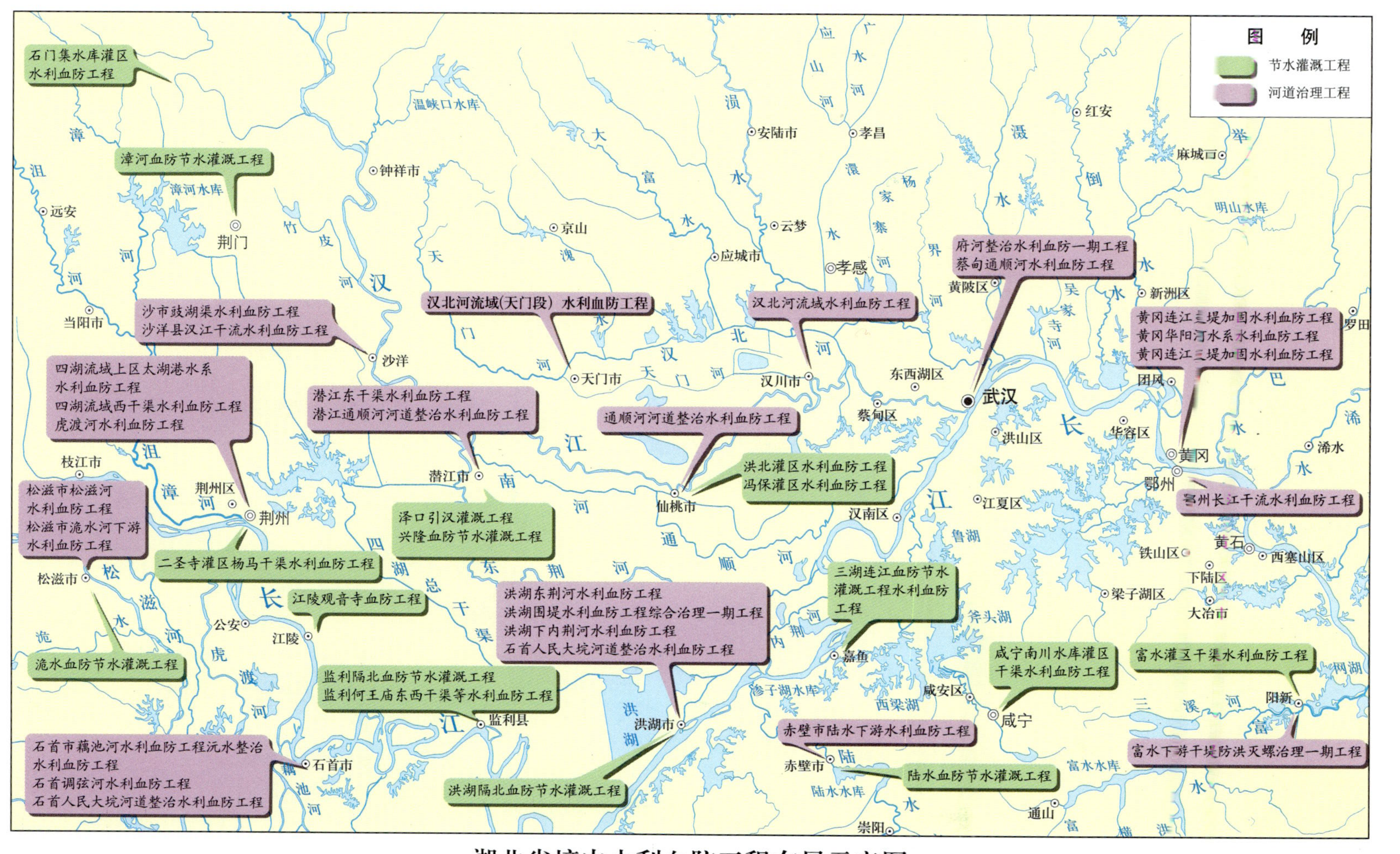

湖北省境内水利血防工程布局示意图

梅山等四座灌区水利血防工程
永修县荷溪等灌区改造工程
湖口县殷山灌区水利血防工程
永安等十座灌区水利血防工程

石门灌区水利血防工程
横港灌区水利血防工程
大壤灌区水利血防工程

爱民圩等6座垸堤整治水利血防工程（五联）
芳湖及杨乐水系河道整治水利血防二程
太泊湖水系河道整治水利血防工程

浪溪灌区水利血防工程

湖口县鄱阳湖等两座湖
堤整治水利血防工程

防堤等4座水利血防圩堤整治
水利血防工程
长河等五条河流治理工程

江洲大堤等19座堤防
整治水利血防工程
忠安河、沙河等18条
河道整治水利血防工程
蔡家湖等11座垸堤
水利血防工程

饶家山等15座灌区
水利血防工程

星子县冰玉涧、流泗港河道整治水利血防工程

德安县紫荆河堤水利血防工程

太港灌区水利血防工程

紫荆排灌渠水利血防工程

鄱阳湖灌区重点干渠水利血防工程

南昌市昌东镇岭永堤整治水利血防工程　南昌县南新联圩整治水利血防工程
南昌县红旗联圩整治水利血防工程　南昌县长乐联圩整治水利血防工程
南昌县蒋港联圩整治水利血防工程　新建县廿四联圩整治水利血防工程
新建县赣西联圩整治水利血防工程　进贤县军山湖堤联圩整治水利血防工程

玉山县七一灌区水利血防工程、上潭灌区水利
血方工程、信州区红星等7座水库灌渠改造

胡家潭等6条灌渠水利血防工程

赣抚平原灌区水利血防工程
昌东镇排灌渠水利血防工程
大沙港排灌渠水利血防工程

余江县白塔渠灌区水利血防工程

上饶县尊桥河治理水利血防工程、
信州区朝阳河堤治理水利血防工程
玉山县金沙溪、玉琊溪河道整治
水利血防工程、鄱阳县潼津河治理
水利血防工程
鄱阳县珠湖联圩整治水利血防工程、
鄱阳县饶河联圩整治水利血防工程
余干县康山大堤整治水利血防工程、
余干县信瑞联圩整治水利血防工程

丰城市药湖堤整治水利血防工程

药湖灌区观桥南北干支渠水利血防工程

图　例

节水灌溉工程

河道治理工程

江西省境内水利血防工程布局示意图

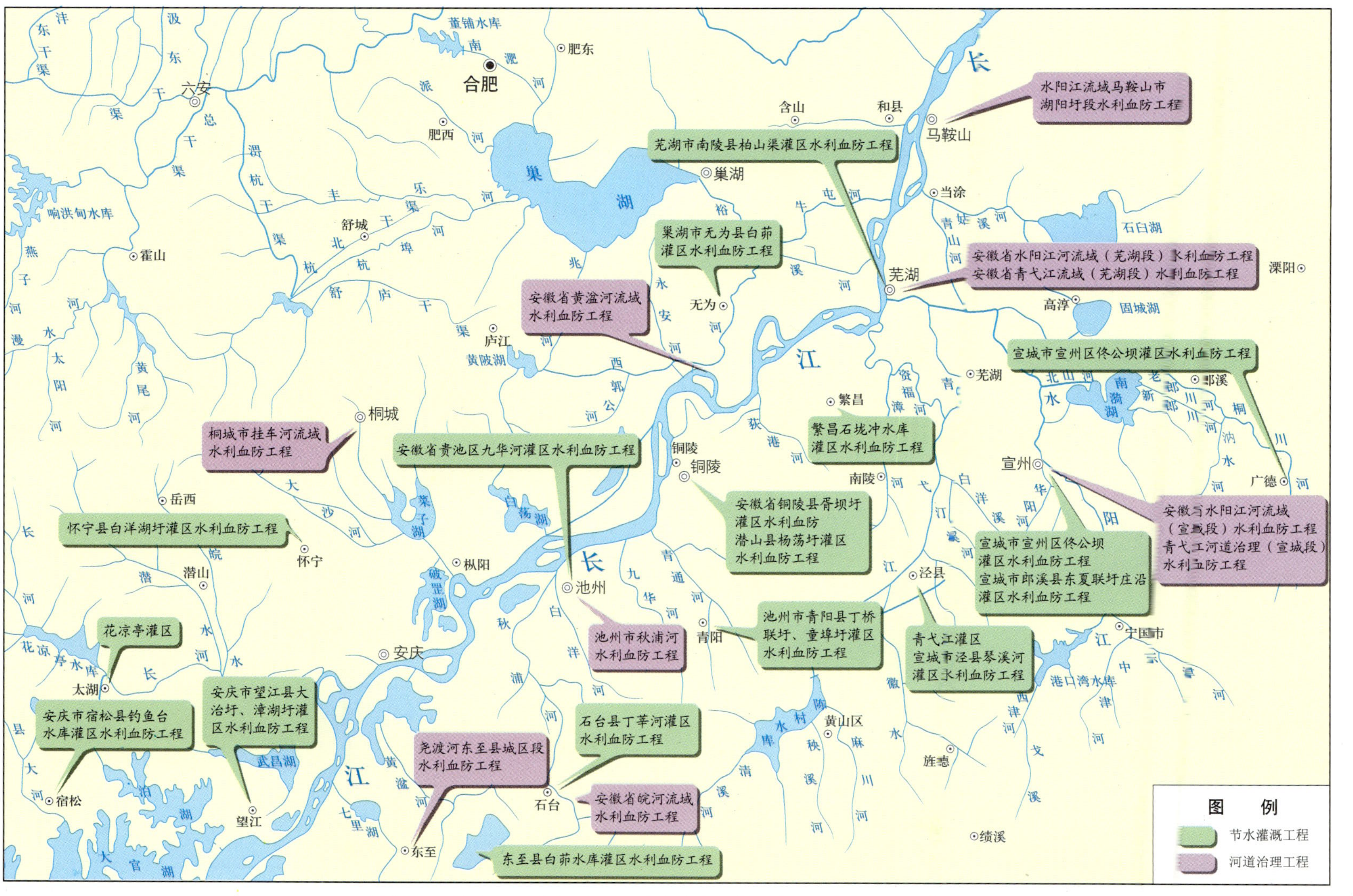

安徽省境内水利血防及河流综合治理工程布局示意图

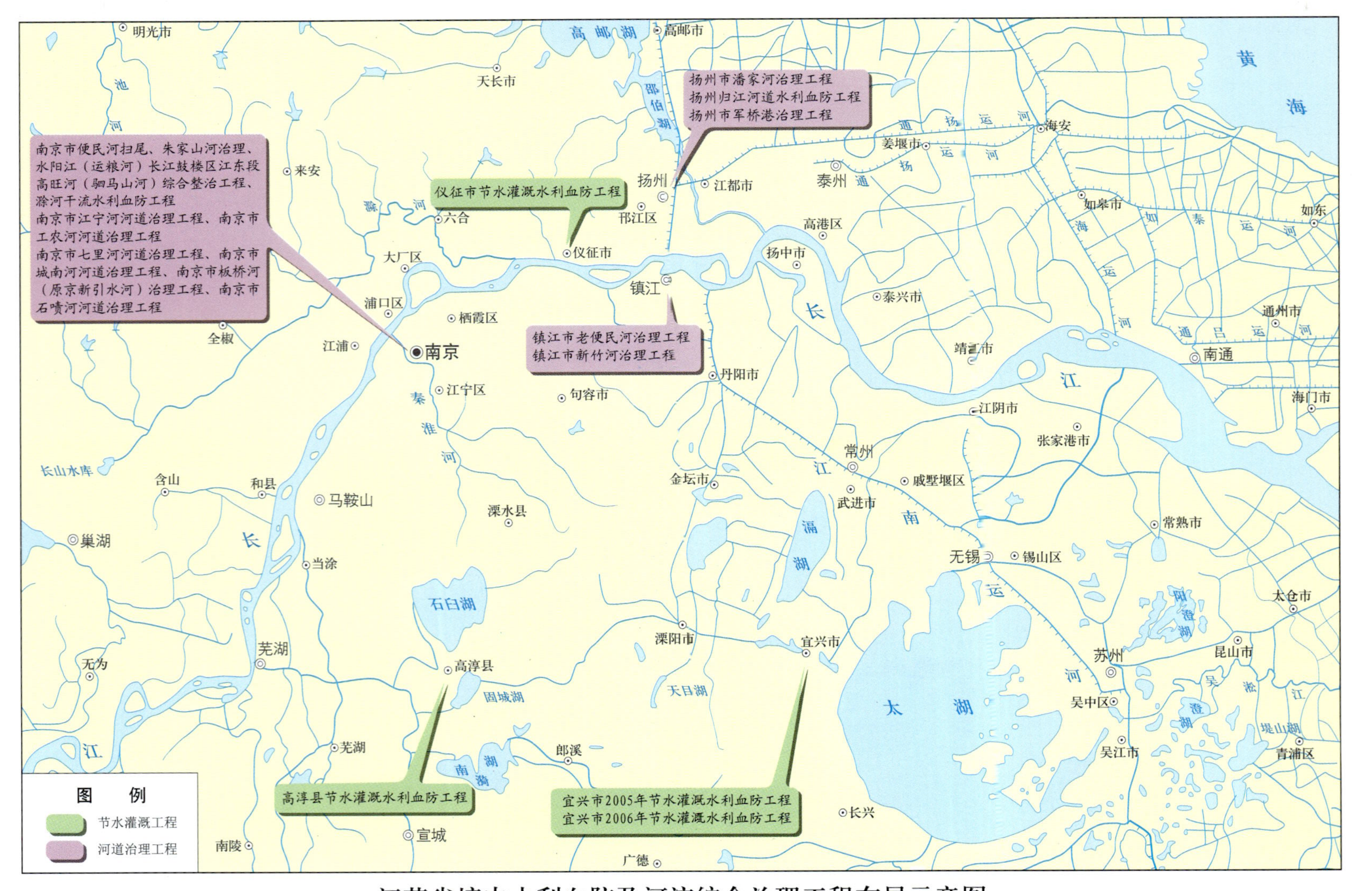

江苏省境内水利血防及河流综合治理工程布局示意图

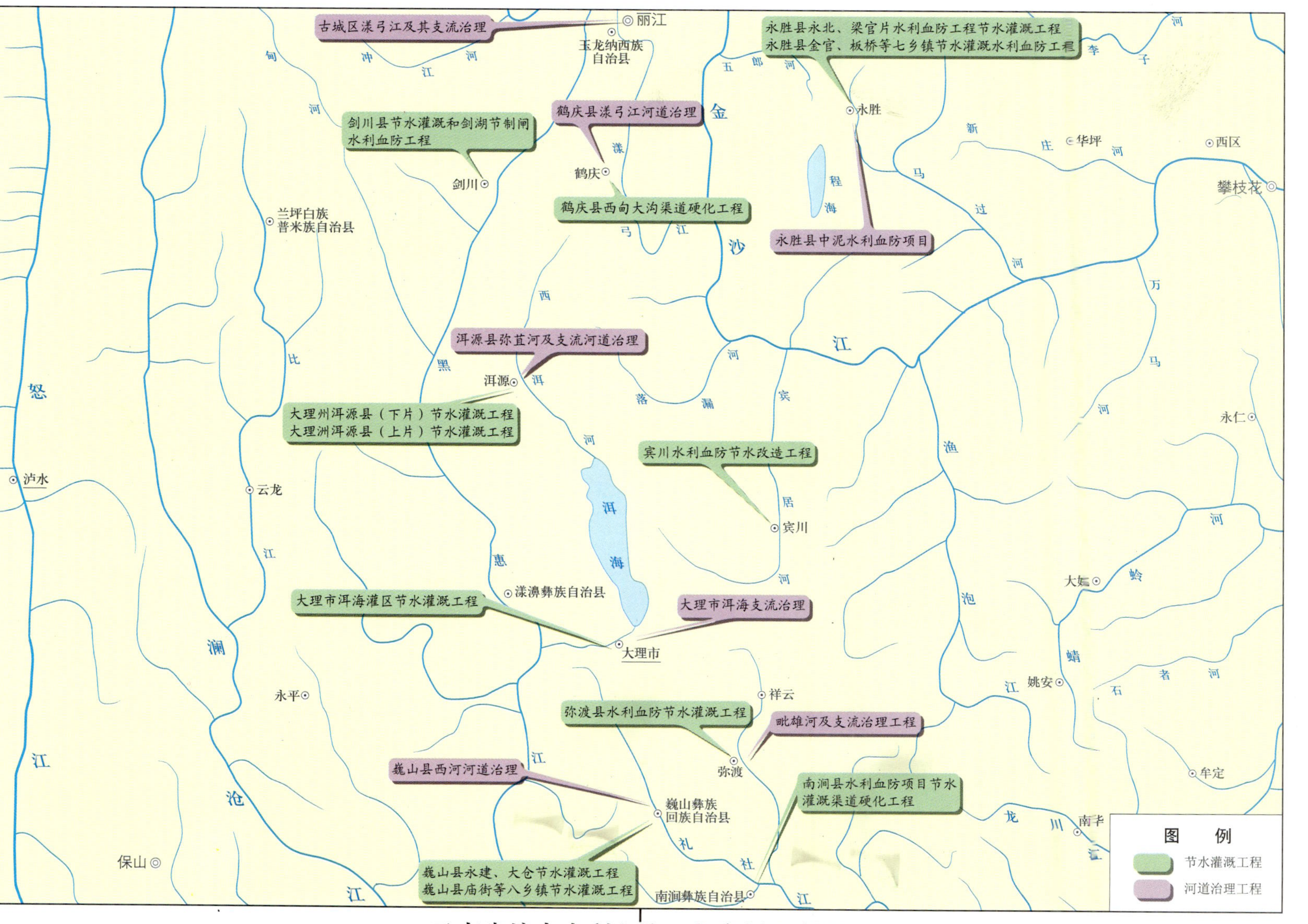

云南省境内水利血防工程布局示意图

涪城区灌区改造水利血防工程
都江堰人民渠6期干渠、西分干渠
都江堰人民渠6期保文支渠
一大堰灌区

安县涪江支流水利血防工程
涪城区涪江江支流水利血防工程
扬州市军桥港治理工程

都江堰人民渠1～4期31～33#支渠
都江堰人民渠7期干渠
罗江县42支渠水利血防工程

广汉市沱江支流水利血防工程

玉溪河灌区百丈水库右干渠及一三干分渠
大邑县石头堰灌区水利血防工程

彭山县岷江支流水利血防工程
大渡河支流水利血防工程

芦山县清思堰灌区水利血防工程
天全灌区改造水利血防工程

都江堰黑龙潭水库东总干渠上段
都江堰黑龙潭灌区东总干渠中、下段
通济堰灌区东灌区
东坡区黄连埂灌区水利血防工程
跃进渠干渠、牛头堰总干渠
丹棱县梅湾水库等灌区水利血防工程
洪雅县灌区改造水利血防工程

天全县青衣江支流水利血防工程

黑水河支流水利血防工程

德昌县凤凰堰灌区水利血防工程
普格县灌区改造水利血防工程
西昌市盐中灌区河西干渠

沙湾区青衣江支流水利血防工程

西昌市安宁河支流水利血防工程
昭觉河治理水利血防工程

夹江县灌区改造水利血防工程
沙湾区沫江堰灌区水利血防工程
夹江县马村水库灌区水利血防工程

图　例

节水灌溉工程

河道治理工程

四川省境内水利血防工程布局示意图